Humanstudien in der Diätetik und Ernährungsmedizin

Luzia Valentini

Humanstudien in der Diätetik und Ernährungsmedizin

Planung, Durchführung und Integration in Lehre und Praxis

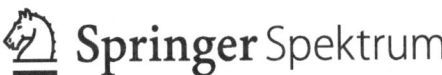

Luzia Valentini
Hochschule Neubrandenburg – University of Applied Sciences
Neubrandenburg, Deutschland

ISBN 978-3-662-69970-6   ISBN 978-3-662-69971-3 (eBook)
https://doi.org/10.1007/978-3-662-69971-3

Die Deutsche Nationalbibliothek verzeichnet diese Publikation in der Deutschen Nationalbibliografie; detaillierte bibliografische Daten sind im Internet über https://portal.dnb.de abrufbar.

© Der/die Herausgeber bzw. der/die Autor(en), exklusiv lizenziert an Springer-Verlag GmbH, DE, ein Teil von Springer Nature 2025

Das Werk einschließlich aller seiner Teile ist urheberrechtlich geschützt. Jede Verwertung, die nicht ausdrücklich vom Urheberrechtsgesetz zugelassen ist, bedarf der vorherigen Zustimmung des Verlags. Das gilt insbesondere für Vervielfältigungen, Bearbeitungen, Übersetzungen, Mikroverfilmungen und die Einspeicherung und Verarbeitung in elektronischen Systemen.
Die Wiedergabe von allgemein beschreibenden Bezeichnungen, Marken, Unternehmensnamen etc. in diesem Werk bedeutet nicht, dass diese frei durch jede Person benutzt werden dürfen. Die Berechtigung zur Benutzung unterliegt, auch ohne gesonderten Hinweis hierzu, den Regeln des Markenrechts. Die Rechte des/der jeweiligen Zeicheninhaber*in sind zu beachten.
Der Verlag, die Autor*innen und die Herausgeber*innen gehen davon aus, dass die Angaben und Informationen in diesem Werk zum Zeitpunkt der Veröffentlichung vollständig und korrekt sind. Weder der Verlag noch die Autor*innen oder die Herausgeber*innen übernehmen, ausdrücklich oder implizit, Gewähr für den Inhalt des Werkes, etwaige Fehler oder Äußerungen. Der Verlag bleibt im Hinblick auf geografische Zuordnungen und Gebietsbezeichnungen in veröffentlichten Karten und Institutionsadressen neutral.

Planung/Lektorat: Ken Kissinger
Springer Spektrum ist ein Imprint der eingetragenen Gesellschaft Springer-Verlag GmbH, DE und ist ein Teil von Springer Nature.
Die Anschrift der Gesellschaft ist: Heidelberger Platz 3, 14197 Berlin, Germany

Wenn Sie dieses Produkt entsorgen, geben Sie das Papier bitte zum Recycling.

Vorwort

Die Fortschritte in der ernährungsmedizinischen Forschung haben die Ernährungstherapie in den letzten Jahrzehnten maßgeblich vorangebracht. Insbesondere in der enteralen und parenteralen Ernährungstherapie, der Diabetologie und der konservativen Adipositastherapie wurden zahlreiche evidenzbasierte Erkenntnisse gewonnen und in qualitativ hochwertige Leitlinien umgesetzt. Im Gegensatz dazu sind diätetische Fragestellungen insbesondere zu verhaltensmodifizierenden Ernährungsinterventionen – also der klassischen „Ernährungsberatung" – bislang nicht in vergleichbarer Tiefe bearbeitet worden.

Die Untersuchung dieser speziellen diätetischen Fragestellungen ist nicht Aufgabe der Ernährungsmedizin. Vielmehr liegt diese Verantwortung bei den qualifizierten Ernährungsfachkräften aus der Diätetik, Ernährungswissenschaft und Oecotrophologie. Es ist ihre Aufgabe, diätetische Fragestellungen wissenschaftlich zu erforschen, in die Praxis umzusetzen und das Feld der evidenzbasierten Diätetik (EBD) weiterzuentwickeln.

Ein Meilenstein wurde 2018 erreicht, als die ambulante Ernährungstherapie in Deutschland als verordnungsfähiges Heilmittel in die Heilmittel-Richtlinie aufgenommen wurde. Bislang sind dort zwei Indikationen – seltene angeborene Stoffwechselerkrankungen und Mukoviszidose – verankert. Damit können Betroffene mit diesen Diagnosen ernährungstherapeutische Interventionen durch qualifizierte Fachkräfte in Anspruch nehmen, die von den gesetzlichen Krankenkassen finanziert werden.

Für andere Indikationen im Bereich der Diätetik und Ernährung gibt es jedoch keine Anerkennung, da keine ausreichende Evidenz für die Wirksamkeit diätetischer Ernährungsinterventionen vorliegt.

Seit Beginn meiner beruflichen Laufbahn höre ich immer wieder von Kolleg*innen, dass der Nachweis der Wirksamkeit von Ernährungsinterventionen unmöglich sei. Zu individuell seien die Beratungen, zu heterogen die Patientengruppen, und der Nachweis klinischer Effekte werde als nicht machbar angesehen. Der Gemeinsame Bundesausschuss (G-BA) verfolgt hier jedoch eine klare Linie: Ohne den Nachweis klinisch relevanter Wirkungen in Form von randomisierten kontrollierten Studien (RCTs) wird es keine Anerkennung als Heilmittel geben. Die Prinzipien der evidenzbasierten Medizin gelten auch für die Ernährung – und damit für die EBD.

So rigoros dieser Ansatz erscheinen mag, so nachvollziehbar ist er. Nur Interventionen, deren Wirksamkeit anhand relevanter klinischer und patientenbezogener

Endpunkte nachgewiesen ist, rechtfertigen den Einsatz von Geldern aus dem Gesundheitssystem.

Die Expertise qualifizierter Ernährungsfachkräfte ist von unschätzbarem Wert. Ihre fundierte und in der Regel mindestens dreijährige Ausbildung und ihre täglichen Erfahrungen in der Praxis belegen anekdotisch eindrucksvoll den Nutzen frühzeitiger und gezielter Ernährungsinterventionen. Diese Expertise kann nicht von anderen Berufsgruppen übernommen werden. Häufig fehlt jedoch der medizinisch-naturwissenschaftliche Zugang, der für die Durchführung von Humanstudien und damit für den Wirksamkeitsnachweis erforderlich ist. Dies ist ein Aspekt, der schrittweise verbessert werden kann – beginnend mit der Hochschullehre. Bereits hier können die Grundlagen für die EBD gelegt werden, und für diese ersten Schritte ist nicht unbedingt eine Drittmittelfinanzierung erforderlich.

Dieses Buch richtet sich in erster Linie an Personen, die erste Schritte in der praxisnahen Humanforschung unternehmen möchten, sowie an Studierende und Lehrende in diesem Bereich. Für alle Interessierten ist es wichtig, die Grundlagen der Humanstudiendurchführung auf internationalem Niveau und nach den Prinzipien der evidenzbasierten Medizin bzw. der EBD zu kennen.

Im Fokus des Buches stehen damit quantitative Forschungsansätze, da diese für die Generierung von Evidenz zentral sind. Das Buch schließt jedoch Mixed-Methods-Studien nicht aus, die qualitative und quantitative Ansätze kombinieren, um zusätzlich das „Warum" und die Wahrnehmungen der Menschen zu erfassen.

Bestimmte Themenbereiche – wie die Validierung von Fragebögen, Grundlagen der Biostatistik oder die Einwerbung von Drittmitteln – werden nicht behandelt, da sie anderweitig ausführlich dokumentiert sind oder fortgeschrittene Kenntnisse voraussetzen. Ebenso bietet dieses Buch keine Lösungen für die strukturellen Herausforderungen der diätetischen Praxis.

Die EBD erfordert eine enge Verzahnung von Praxis und Wissenschaft. Der German Nutrition Care Prozess (G-NCP) bietet hier eine vielversprechende Struktur, die mit den Prozessschritten Assessment, Diagnostik, Interventionsplanung und Outcome-Evaluation dem Forschungsprozess ähnelt. Parallel dazu sind Entwicklungen wie die Etablierung von Core Outcome Sets (COS) voranzutreiben, um die Wirksamkeit von Ernährungsinterventionen anhand von Praxisdaten nachweisen zu können.

Dieses Buch versteht sich als ein Mosaikstein, der auf zehn Jahren Erfahrung basiert und zeigt, wie Humanstudien erfolgreich in die Regellehre eines Bachelorstudiengangs integriert werden können. An der Hochschule Neubrandenburg konnten wir dank eines viermonatigen Pflichtpraktikums fast alle Studierenden dazu befähigen, ihre Bachelorarbeiten auf Basis eigener Humanstudien zu erstellen. Auch wenn solche Modelle nicht in allen Studiengängen realisierbar sind, können einzelne Elemente übernommen werden, um erste Einblicke in die EBD zu ermöglichen und eine wissenschaftskonforme Dokumentation in der Praxis zu fördern.

Ich hoffe, dass dieses Buch einen Beitrag zur Hochschullehre und Berufspraxis von Ernährungsfachkräften leistet und zur Weiterentwicklung der EBD beiträgt.

Neubrandenburg, Deutschland
Dezember 2024

Luzia Valentini

Danksagung

Dieses Buch wäre ohne die Unterstützung von vier außergewöhnlichen Persönlichkeiten, die meinen beruflichen Weg in der klinischen Ernährung und Ernährungsforschung maßgeblich geprägt haben, nicht entstanden. Alle vier sind Universitätsprofessoren und Pioniere der Ernährungsmedizin, wobei drei von ihnen als Mitbegründer der Österreichischen Arbeitsgemeinschaft für Klinische Ernährung (AKE) eine besondere Rolle spielen. Sie begleiten mich seit meinem Studium der Ernährungswissenschaften an der Universität Wien und haben entscheidend zu meinem Werdegang beigetragen.

Prof. Dr. rer. nat. Erich Roth, ehemaliger Leiter der chirurgischen Forschungslaboratorien an der Medizinischen Universitätsklinik (AKH) Wien, Biochemiker, mein Doktorvater und späterer Vorgesetzter im Wissenschaftlichen Servicezentrum der AKE, legte den Grundstein für meine wissenschaftliche Karriere. Seine Unterstützung und sein Vertrauen ermöglichten mir den Einstieg in die Welt der Forschung.

Prof. Dr. med. Wilfred Druml, ehemaliger Leiter der Abteilung für Nephrologie und Hämodialyse an der Medizinischen Universitätsklinik Wien, beeindruckte mich bereits während meines Studiums durch seine präzise, fordernde und inspirierende Art. Heute tragen wir gemeinsam die inhaltliche Verantwortung für die von ihm initiierte Informationsbroschüre Nutrition News.

Prof. Dr. med. Herbert Lochs, ehemaliger Direktor der Medizinischen Klinik und Poliklinik mit Schwerpunkt Gastroenterologie, Hepatologie und Endokrinologie an der Charité Universitätsmedizin Berlin Mitte, ermöglichte mir über ein Jahrzehnt wissenschaftliche Tätigkeit in seiner Abteilung und unterstützte meine Habilitation. Es schmerzt mich, dass er das Erscheinen dieses Buches nicht mehr erleben kann.

Prof. Dr. Michael Meguid, der in den USA lebt, war ebenfalls ein prägender Mentor. Als ehemaliger Brustchirurg an der State University of New York Medical School in Syracuse und Gründer sowie Herausgeber der Zeitschrift Nutrition – The International Journal of Basic and Applied Nutritional Sciences gewährte er mir auf Grundlage einer formlosen E-Mail einen Ausbildungsaufenthalt an seiner Universitätsklinik. Dieser Aufenthalt sowie die anschließende Schulung am Beth Israel Hospital in Boston waren entscheidend für meine Spezialisierung im Ernährungssupport und in der Teamarbeit.

Mein besonderer Dank gilt auch Prof. Dr. Michael Koller, dem Leiter des Zentrums für Klinische Studien am Universitätsklinikum Regensburg. Seine wertvollen Ratschläge und anregenden Diskussionen begleiten mich seit 20 Jahren, und unsere langjährige Freundschaft ist mir sehr wichtig.

Ein herzliches Dankeschön richte ich an die Studierenden des Studiengangs Diätetik, die mit großem Engagement und positiver Resonanz den anspruchsvollen Weg der Durchführung von Humanstudien im Rahmen ihres Bachelorstudiums gegangen sind. Ihre Ausarbeitungen bereicherten dieses Buch und machten es in dieser Form erst möglich. Es erfüllt mich mit besonderer Freude, dass einige dieser Studierenden bereits erfolgreich in der universitären und außeruniversitären Forschung tätig sind und damit zur Verwirklichung der Vision einer evidenzbasierten Diätetik beitragen.

Schließlich möchte ich meinen ehemaligen Doktorandinnen Dr. rer. hum. Sara Ramminger und Dr. rer. hum. Fatuma Meyer sowie Maria del Pilar Garzon Riveros, M.Sc., für ihre wertvolle Unterstützung in der Lehre und Betreuung von Abschlussarbeiten im Modul Wissenschaftliches Arbeiten während der letzten zehn Jahre danken. Mein Dank gilt ebenso allen Praktikumspartnern, die die Durchführung von Humanstudien während des Praxissemesters ermöglicht haben.

Inhaltsverzeichnis

1	**Einführung**...	1
	1.1 Hauptaufgaben der Ernährungsforschung	1
	1.2 Warum Humanstudien in die Lehre integrieren?...............	2
	1.3 Evidenzbasierte Medizin, evidenzbasierte Ernährung, evidenzbasierte Diätetik........................	4
	1.4 Eine der ersten Interventionsstudien in der Medizin war eine Ernährungsstudie............................	6
	1.5 Gesetzliche Regelungen und Besonderheiten von klinischen Ernährungsstudien........................	8
	1.6 Die naturwissenschaftliche Methode.......................	11
	Literatur...	12
2	**Die Ideenfindung und Wahl der Fragestellung**	15
	2.1 Der komplexe Prozess der Wahl der Fragestellung bis zur Studiendurchführung	15
	2.2 Wie erkennt man eine gute Forschungsidee?.................	16
	2.3 Die Überprüfung der Wissenschaftlichkeit	19
	2.4 Die Überprüfung der Relevanz	21
	2.5 Die Überprüfung der Machbarkeit........................	26
	2.6 Die Literaturrecherche – Welche Ressourcen stehen zur Ideenfindung zur Verfügung?........................	30
	2.6.1 Review-Artikel (Übersichtsarbeiten).................	32
	2.6.2 Originalarbeiten.................................	36
	2.6.3 Graue Literatur................................	37
	2.6.4 Wie erkennt man eine gute Literaturquelle?	37
	2.7 Wie formuliert man eine Forschungsidee? Das PICO(T)-Schema	41
	2.8 Übungsbeispiel zur Formulierung einer Fragestellung nach dem PICO(T)-Schema........................	42
	Literatur...	45
3	**Hypothesen und Ziele**...	47
	3.1 Hypothesengenerierende vs. hypothesenprüfende Studien	47
	3.2 Die statistische Hypothese	48
	3.3 Nullhypothese und Alternativhypothese	49

3.4	Ungerichtete vs. gerichtete Alternativhypothesen	50
3.5	Primäre vs. sekundäre Hypothesen	51
3.6	Zielformulierungen	52
Literatur.		54

4 Grundlagenforschung in der evidenzbasierten Diätetik und Ernährungsmedizin. ... 55

4.1	Methodenentwicklung		55
4.2	Präklinische Forschung		59
	4.2.1	Tierversuche.	59
	4.2.2	Zellversuche.	60
Literatur.			62

5 Epidemiologische Ernährungsforschung ... 63

5.1	Deskriptive Epidemiologie		65
	5.1.1	Online-Plattformen mit Daten aus der epidemiologischen Ernährungsforschung.	66
5.2	Analytische Epidemiologie		68
	5.2.1	Querschnittstudien.	68
	5.2.2	Kohortenstudien.	70
	5.2.3	Fall-Kontroll-Studien.	79
Literatur.			82

6 Klinische Forschung – nicht- interventionelle Studien ... 83

6.1	Fallberichte und Fallserien.	84
6.2	Querschnittstudien.	91
6.3	Retrospektive Datenerhebungen und Anwendungsbeobachtungen.	97
Literatur.		101

7 Klinische Forschung – interventionelle Studien. ... 103

7.1	Begriffsbestimmungen.		105
	7.1.1	Bias	105
	7.1.2	Confounder	106
	7.1.3	Verblindung	106
	7.1.4	Placebo.	107
	7.1.5	Placebo-Effekt	108
	7.1.6	Nocebo-Effekt	108
	7.1.7	Hawthorne-Effekt.	108
	7.1.8	Randomisierung.	109
7.2	Unkontrollierte Interventionsstudien		110
7.3	Nicht-randomisierte kontrollierte Interventionsstudie (NRCTs)...		114
7.4	Randomisierte kontrollierte Interventionsstudien (RCTs).		116
	7.4.1	RCTs im Paralleldesign.	118
	7.4.2	RCTs im Crossover-Design.	119
Literatur.			123

Inhaltsverzeichnis

8 Endpunkte in der evidenzbasierten Diätetik und Ernährungsmedizin ... 125
- 8.1 Endpunkte in der EBM ... 127
  - 8.1.1 Primäre und sekundäre Endpunkte in der traditionellen EBM ... 127
  - 8.1.2 Harte und weiche Endpunkte in der traditionellen EBM ... 129
  - 8.1.3 Von der Alternativbewegung zu den Patient-Reported Outcome Measurements (PROMs) ... 131
- 8.2 Besonderheiten in der evidenzbasierten Diätetik ... 134
  - 8.2.1 Endpunktgestaltung zur Erhöhung des Impacts von Ernährungsstudien ... 134
  - 8.2.2 Multidimensionale Endpunktmodelle ... 136
  - 8.2.3 Biomarker der Ernährung sind wichtig, alleine genügen sie aber nicht ... 137
  - 8.2.4 Outcome-Management bei Ernährungsinterventionen ... 138
- 8.3 Beispiel einer Endpunktformulierung ... 140
- Literatur ... 141

9 Strukturelle Voraussetzungen für Humanstudien in der Hochschullehre ... 143
- 9.1 Prinzipielle Überlegungen zur Einbindung von Humanstudien in die Lehre ... 144
- 9.2 Qualifikation der Lehrenden ... 145
- 9.3 Infrastrukturen und Ausstattung ... 146
  - 9.3.1 Ethikkommission (EK) ... 146
  - 9.3.2 Weitere infrastrukturelle Maßnahmen ... 148
  - 9.3.3 Ausstattung ... 149
- 9.4 Zeitliche und personelle Planung ... 149
  - 9.4.1 Allgemeine Überlegungen ... 149
  - 9.4.2 Humanstudien in den Modulen zum wissenschaftlichen Arbeiten ... 150
  - 9.4.3 Humanstudien im Rahmen von Bachelor- und Masterarbeiten ... 155
  - 9.4.4 Alternativen, wenn die Durchführung von Humanstudien nicht möglich ist ... 158
- Literatur ... 159

10 Grundlagen der Studienplanung ... 161
- 10.1 Was bedeutet gute klinische Praxis (GCP)? ... 162
- 10.2 Warum sollten die Grundregeln der GCP schon in Lehrstudien eingehalten werden? ... 162
- 10.3 Die Hierarchie der Studientypen nach Evidenzstärken ... 163
- 10.4 Validität und ihre Beeinflussung durch Verzerrungsfaktoren ... 164
  - 10.4.1 Interne Validität ... 165
  - 10.4.2 Externe Validität ... 167
  - 10.4.3 Trade-off zwischen interner und externer Validität ... 168
  - 10.4.4 Bias und Confounder ... 169

10.5		Pseudonymisierte versus anonymisierte Studiendurchführung	170
10.6		Anforderungen an randomisierte kontrollierte Studien (RCTs)	173
	10.6.1	Die CONSORT-Checkliste	174
10.7		Das Studienteam	178
	10.7.1	Aufgaben der Studienleitung	178
	10.7.2	Aufgaben der Studierenden (Studierendenteam)	180
	10.7.3	Integration weiterer Personen und Institutionen	181
	10.7.4	Kommunikation	182
Literatur.			189

11 Das Exposé 191

11.1		Struktur	192
11.2		Studientitel	193
11.3		Studienakronym	194
11.4		Studienteam	195
11.5		Rationale	195
11.6		Studiendesign und Zeiträume	195
11.7		Hypothesen, Ziele, Endpunkte	196
11.8		Eignungskriterien und Stratifizierung	196
	11.8.1	Einschlusskriterien	196
	11.8.2	Ausschlusskriterien	199
	11.8.3	Stratifizierung	201
	11.8.4	Tipps zur Auswahl von Eignungskriterien	202
11.9		Rekrutierung	204
11.10		Fallzahlen	204
	11.10.1	Lasagna's Law oder weniger Teilnehmende als erwartet	205
	11.10.2	Berücksichtigung von Drop-outs	205
	11.10.3	Fallzahlrationale bei hypothesengenerierenden Studien	207
	11.10.4	Fallzahlberechnung bei hypothesenprüfenden Studien	208
11.11		Untersuchungsmethoden	212
	11.11.1	Validierte Fragebögen	213
Literatur.			217

12 Studienprotokoll und Erstellung studieneigener Fragebögen 219

12.1		Das Studienprotokoll	219
	12.1.1	Struktur des Studienprotokolls	220
	12.1.2	Deckblatt, Zusammenfassung, Inhaltsverzeichnis	221
	12.1.3	Verantwortlichkeiten	221
	12.1.4	Zeiträume (Gantt-Chart)	224
	12.1.5	Wissenschaftlicher Hintergrund	226
	12.1.6	Hypothesen und Ziele	228
	12.1.7	Endpunkte	228
	12.1.8	Studienpopulation	228

		12.1.9	Studiendesign	229
		12.1.10	Studiendurchführung	236
		12.1.11	Erhebungsmethoden (Methodikteil)	240
		12.1.12	Gesetze und Verordnungen	243
		12.1.13	Versicherungen	244
		12.1.14	Biometrie (Statistik)	244
		12.1.15	Nutzen-Risiko-Abwägung	248
		12.1.16	Datenmanagement und Datenschutz	249
		12.1.17	Literatur	256
		12.1.18	Unterschriften	258
	12.2	Anfertigung eigener Fragebögen		258
	Literatur			262
13	**Der Ethikantrag**			**265**
	13.1	Wann ist ein Ethikvotum erforderlich?		265
	13.2	Was beurteilt die Ethikkommission?		269
	13.3	Einreichung des Ethikantrags		271
	13.4	Teilnehmendeninformation		273
		13.4.1	Besonderheiten bei nicht einwilligungsfähigen Personengruppen	278
	13.5	Einwilligungserklärung		278
		13.5.1	Besonderheiten bei nicht einwilligungsfähigen Personengruppen	279
	13.6	Was ist nach Erhalt des Ethikvotums zu beachten?		281
	Literatur			282
14	**Studiendurchführung und Auswertung**			**283**
	14.1	Vorbereitung der Datenerhebung		283
		14.1.1	Case Report Form (CRFs)	284
		14.1.2	Studienregistrierung	291
		14.1.3	Vorbereitung des Randomisierungsprozesses (nur RCTs)	294
		14.1.4	Organisatorische Vorbereitung der Datenerhebung	294
		14.1.5	Vorbereitung der Rekrutierung	296
		14.1.6	Investigator-Training – Grundlagen und Praxis	300
	14.2	Datenerhebung		301
		14.2.1	Studienvisiten und Interviews: Blockrekrutierung und Kommunikation	302
		14.2.2	Betreuung von Studienteilnehmenden	302
		14.2.3	Datendokumentation	306
		14.2.4	Was tun, wenn man im Studiendesign noch etwas ändern muss?	311
	14.3	Datenanalyse		311
		14.3.1	Dateneingabe	311
		14.3.2	Datenbereinigung (Data-Clearing)	313
		14.3.3	Erstellung des Analyseberichts	314
	Literatur			320

15	Veröffentlichung der Studienergebnisse		321
	15.1	Warum es wichtig ist, die Studienergebnisse zu veröffentlichen	321
	15.2	Wissenschaftliches Schreiben	322
		15.2.1 Die wissenschaftliche Sprache	322
		15.2.2 Aufbau von wissenschaftlichen Arbeiten	325
		15.2.3 Autorenschaft und Zugehörigkeiten	325
		15.2.4 Einleitung, wissenschaftlicher Hintergrund	328
		15.2.5 Methodik	329
		15.2.6 Ergebnisse	331
		15.2.7 Diskussion	334
		15.2.8 Literaturverzeichnis	335
		15.2.9 Ablauf des wissenschaftlichen Schreibens	335
	15.3	Abstract-Einreichung und Präsentation auf Fachtagungen	336
		15.3.1 Die Posterpräsentation	339
		15.3.2 Der freie Vortrag	342
	15.4	Der Kurzartikel	344
	Literatur		344

Stichwortverzeichnis 347

Abkürzungsverzeichnis

Abs.	Absatz
AE	Adverse Event
AKEK	Arbeitskreis Medizinischer Ethikkommission
AMG	Arzneimittelgesetz
APS	Article Processing Charges
ASPEN	American Society of Enteral and Parenteral Nutrition
AWMF	Arbeitsgemeinschaft der Wissenschaftlichen Medizinischen Fachgesellschaften
ÄZQ	Ärztliches Zentrum für Qualität in der Medizin
Bem.	Bemerkung
BfArM	Bundesinstitut für Arzneimittel und Medizinprodukte
BIA	Bioelektrische Impedanzanalyse
BMBF	Bundesministerium für Bildung und Forschung
BMI	Body Mass Index
bzw.	beziehungsweise
CDAI	Crohn's Disease Activity Index
CON	Kontrollgruppe
CONSORT	Consolidate Standards of Reporting Trials
COS	Core Outcome Sets
CRF	Case Report Form
CRP	C-reaktives Protein
CT	Computertomografie
CTIS	Clinical Trials Information System
DFG	Deutsche Forschungsgemeinschaft
DGE	Deutsche Gesellschaft für Ernährung
DIfE	Deutsches Institut für Ernährungsforschung
DIGA	Digitale Gesundheitsanwendungen
DLR	Deutsches Zentrum für Luft- und Raumfahrt
DRKS	Deutsches Register Klinischer Studien
DRV	Deutsche Rentenversicherung
DSGVO	Datenschutz-Grundverordnung
DXA	Dual-Energy X-Ray Absorptiometrie
DZGF	Deutsches Zentrum für Gesundheitsforschung
EBD	Evidenzbasierte Diätetik

EBM	Evidenzbasierte Medizin
EBN	Evidenzbasierte Ernährung
eCRF	electronic Case Report Forms
EDC	Electronic Data Capture
EFSA	European Food Safety Authority (Europäische Behörde für Lebensmittelsicherheit)
EK	Ethikkommission
EPIC	European Investigation into Cancer and Nutrition
EU	Europäische Union
EWGSOP	European Working Group on Sarcopenia in Older People
Forschungs-EK	Forschungs-Ethikkommission
FPFV	First Patient First Visit
FSS	Fatigue Symptome Score
FTE	Full Time Equivalent
G-BA	Gemeinsamer Bundesausschuss
GCP	Good Clinical Practice, Gute Klinische Praxis
ggf.	gegebenenfalls
GHO	Global Health Observatory
GLIM	Global Leadership in Malnutrition
G-NCP	German Nutriton Care Prozess
HIV	human immunodeficiency virus
HPN	heimparenterale Ernährung
IARC	International Agency for Research on Cancer
ICH	International Council für Harmonization
ICMJE	International Committee of Medical Journal Editors
ICTRP	International Clinical Trials Registry Platform
IF	Impact Factor
INT	Interventionsgruppe
IQWIG	Institut für Qualität und Wirtschaftlichkeit im Gesundheitswesen
ITT	Intention-to-Treat
JCR	Journal Citation Report
KVG	Krankenversicherungsgesetz
LDL	Low Density Lipoprotein
LFGB	Lebensmittel- und Futtermittelgesetzbuch
LPLV	Last Patient Last Visit
MDR	Medical Device Regulation
MNA-sf	Mini Nutritional Assessment short form
MPG	Medizinproduktegesetz
MPKPV	Verordnung über klinische Prüfungen von Medizinprodukten
MRT	Magnetresonanztomografie
N, n	Fallzahl
NCBI	National Center for Biotechnology Information
NCP	Nutrition Care Process
NemV	Nahrungsergänzungsmittelverordnung

NHANES	National Health and Nutrition Examination
NIH	National Institute of Health
NLM	United States National Library of Medicine
NQF	National Quality Form
NRCT	nicht randomisierte kontrollierte Studien
NRS-2002	Nutritional Risk Screening 2002
NVS II	Nationale Verzehrstudie II
ONS	Orale Nahrungssupplementation (oral nutritional supplement, ONS)
PEG	Perkutane endoskopische Gastrostomie
POC	Point of Care
PP	Per-Protocol
PROM	patient-reported outcome measurement
RCT	randomisierte kontrollierte Studie
RNA	Ribonukleinsäure
RYGB	Roux-en-Y Magenbypass
SG	Sleeve-Gastrektomie
SGB	Sozialgesetzbuch
SHIME	simulated human intestinal microbial ecosystem
SJR	SCImago Journal Rank
SOP	Standard Operating Procedure
Syn	Synonym
tw.	teilweise
UN	United Nations
VDD	Verband der Diätassistenten – Deutscher Bundesverband e. V.
VDOE	BerufsVerband Oecotrophologie e.V.
VeChi-Youth	Vegetarian and Vegan Children and Youth Studie
vs	versus
WHO	World Health Organization, Weltgesundheitsorganisation
WMA	World Medical Association
ZPP	Zentrale Prüfstelle Prävention

Einführung 1

> **Zusammenfassung**
>
> Humanstudien gelten als aufwendig, teuer und schwierig. Dies ist in der Regel auch richtig. Dennoch ist es möglich, Ernährungsstudien unter Einhaltung internationaler Qualitätskriterien weitgehend kostengünstig durchzuführen und in die Lehre bzw. Berufspraxis zu integrieren. In diesem Kapitel wird u. a. geklärt, warum Humanstudien in die Ausbildung zukünftiger Ernährungsfachkräfte integriert werden sollten und wie sich evidenzbasierte Diätetik (EBD) von evidenzbasierter Medizin (EBM) und evidenzbasierter Ernährung (EBN) unterscheidet.

1.1 Hauptaufgaben der Ernährungsforschung

Die Ernährungsforschung ist ein weites Feld, das sich mit verschiedenen Aspekten der Ernährung und ihrer Auswirkungen auf die Gesundheit, Krankheitsprävention, Leistungsfähigkeit und das Wohlbefinden befasst.

Die Gesundheitsförderung und Krankheitsprävention untersucht, wie verschiedene Nahrungsbestandteile und Ernährungsgewohnheiten die Gesundheit beeinflussen können. Ziel ist es, Ernährungsrichtlinien zu entwickeln, die dazu beitragen, Krankheiten vorzubeugen und die allgemeine Gesundheit zu fördern. Bei den Untersuchungen zum Nährstoffbedarf versuchen die Forschenden herauszufinden, welche Nährstoffe der Körper benötigt, um optimal zu funktionieren. Dazu gehören Makronährstoffe wie Kohlenhydrate, Proteine und Fette, aber auch Mikronährstoffe wie Vitamine und Mineralstoffe. Die Erforschung des Nährstoffbedarfs ist wichtig, um Empfehlungen für eine ausgewogene Ernährung abzuleiten. Die Ernährungsphysiologie untersucht, wie der Körper Nährstoffe aufnimmt, verarbeitet, speichert und verwertet. Dazu gehören der Stoffwechsel, die Energieproduktion und der Einfluss von Nahrung auf verschiedene Körperfunktionen. Bei der Erforschung ernährungsbedingter Krankheiten geht es darum, wie Ernährungsfaktoren das Risiko für bestimmte Krankheiten beeinflussen. Dies beinhaltet die Untersuchung von Ernährungsgewohnheiten im Zusammenhang mit Herz-Kreislauf-Erkrankungen, Diabetes, Krebs und anderen Gesundheitsproblemen.

Die Forschung im Bereich Lebensmittelqualität und -sicherheit befasst sich mit der Bewertung von Lebensmitteln hinsichtlich ihrer Qualität, Sicherheit und ihres Nährwerts. Dazu gehört die Untersuchung von Lebensmittelzusatzstoffen, Pestizidrückständen, Lebensmittelkontaminanten und anderen potenziell schädlichen Substanzen. In der Ernährungsepidemiologie werden epidemiologische Daten erhoben und ausgewertet, um Zusammenhänge zwischen Ernährungsfaktoren und Gesundheit bzw. Krankheit in großen Bevölkerungsgruppen zu ermitteln. Die Forschung zur Ernährungsbildung und -aufklärung trägt dazu bei, evidenzbasierte Ernährungsempfehlungen zu entwickeln, die dann in Bildungsprogrammen und Gesundheitskampagnen zur Aufklärung über gesunde Ernährung eingesetzt werden können.

Die Ernährungsforschung ist interdisziplinär und bezieht Fachgebiete wie Medizin, Biologie, Chemie, Psychologie, Epidemiologie und Soziologie mit ein, um ein umfassendes Verständnis der Zusammenhänge zwischen Ernährung und Gesundheit zu entwickeln.

1.2 Warum Humanstudien in die Lehre integrieren?

Haben Sie es bemerkt? In der Aufzählung der etablierten Bereiche der Ernährungsforschung fehlt ein Bereich, der für die Zielgruppe dieses Buches von besonderer Bedeutung ist, nämlich Diätassistent*innen, Diätolog*innen, ernährungsmedizinische Berater*innen, sowie in der Ernährungsberatung tätige Oecotropholog*innen und Ernährungswissenschafter*innen. Diese Zielgruppe wird im Folgenden als Ernährungsfachkräfte zusammengefasst.

Es geht um die Forschung zum Nachweis, dass die eigenen Tätigkeiten zu einem quantifizierbaren Mehrwert für die Gesellschaft und das Gesundheitssystem führen. Tatsächlich sind die Fragen des diätetischen und ernährungstherapeutischen Handelns kaum beantwortet. Die Strukturen der prozessgeleiteten Ernährungstherapie nach dem German Nutrition Care Prozess (G-NCP) oder anderer diätetischer Prozessmodelle sind kaum auf ihre klinische Wirksamkeit untersucht. Zeitsparende und praxistaugliche Erhebungsverfahren zur Einschätzung der Nahrungsaufnahme und Ernährungsqualität sind kaum validiert. Die Mindestanforderungen an die Ernährungsberatung in Abgrenzung zur Ernährungsinformation sind nicht definiert. In der Praxis tätige Ernährungsfachkräfte sind in der Regel nicht darauf vorbereitet, ihre Ernährungstherapien so zu gestalten und zu dokumentieren, dass ein Nachweis der Wirksamkeit ihrer eigenen Tätigkeit möglich ist. Den Ernährungsfachkräften fehlen allgemeine, praxisorientierte Vorgaben zur Standardisierung von Ernährungstherapien, die eine Vereinheitlichung der Qualitätsstandards ermöglichen würden.

Dies führt z. B. dazu, dass Metaanalysen meist alle Arten und Qualitäten der Ernährungsberatung ("dietary advice", "dietary counselling") zusammenfassen und damit oft zu einem geringen und fehlenden Zusatznutzen der Ernährungsberatung kommen. Dies schwächt die Berufsgruppe gegenüber dem Gesundheitssystem, das – zu Recht – stark auf den Nachweis der Kosteneffektivität und des klinischen Nutzens von Therapien und Interventionen drängt. Derzeit ist in Deutschland nur

1.2 Warum Humanstudien in die Lehre integrieren?

die Ernährungstherapie bei seltenen angeborenen Stoffwechselerkrankungen oder Mukoviszidose als Heilmittel anerkannt. Warum stehen andere ernährungstherapeutische Interventionen noch nicht auf dieser Liste?

Das Wissenschaftsgebiet der Diätetik bzw. der Praxis der Ernährungsintervention ist fast ebenso komplex wie das der Medizin, da es prinzipiell nahezu alle Erkrankungen und Zustände entweder als Hauptindikation für eine Ernährungsintervention oder als Begleiterkrankungen umfasst. Während jedoch in der Medizin die Verzahnung von Forschung und Praxis selbstverständlich ist, stand in der Diätetik bis vor kurzem die Praxis im Vordergrund.

Es ist notwendig, ein Wissenschaftsgebiet der evidenzbasierten Diätetik (EBD) zu entwickeln, dessen Hauptsäule die naturwissenschaftliche Methode ist, die durch sozialwissenschaftliche Methoden ergänzt werden kann. Dies ist unabdingbar, da die Evidenzbasierung stark von der Quantifizierung der Ergebnisse durch ausgewählte Studiendesigns, vorrangig randomisierte kontrollierte Studien (RCTs), abhängt. Dies begründet auch, warum es wichtig ist, die Grundlagen von Humanstudien in die Ausbildung von Ernährungsfachkräften zu integrieren. Nur so können die Entwicklung einer eigenständigen wissenschaftlichen Disziplin und in der Praxis das Verständnis für das wissenschaftliche Vorgehen gefördert werden.

Ein Nachtrag zur Verdeutlichung des letzten Arguments: Eine aktuelle Publikation von Jent und Tedde (2023) betont, dass in Ländern, in denen wenig Daten zur Wirksamkeit von Ernährungsinterventionen erhoben werden, Ernährungsfachkräften weniger Wertschätzung entgegengebracht wird und Stellen in den letzten Jahrzehnten teilweise massiv abgebaut wurden (Vanherle et al. 2018; Buzby und Colaizzo-Anas 1998). Ein systematisches Outcome-Management in der Praxis der Ernährungsberatung und -therapie ist daher unerlässlich, um die Wirksamkeit von Ernährungsinterventionen zu belegen und die Profession der Ernährungsfachkräfte zu stärken (Jent und Tedde 2023) (siehe Abschn. 8.2.4). Für die strukturierte und nachhaltige Entwicklung dieser systematischen Outcome-Management-Systeme für verschiedene Indikationen ist es erforderlich, dass die in der Praxis tätigen Ernährungsfachkräfte über Grundkenntnisse in Humanstudien verfügen, da das Outcome-Management-System praxisbezogene Daten auswertbar machen soll und für die Ergebnisqualität die Anforderungen von Humanstudien gelten.

▶ **Intervention in Medizin und Diätetik Was bedeutet Intervention?**
Lat: "intervenire" = dazwischenschreiten oder sich einmischen.

Im medizinischen Kontext bezeichnet der Begriff „Intervention" jede aktive Behandlungsform, die sich vom passiven Abwarten unterscheidet. Dazu gehören z. B. der Einsatz von Arzneimitteln und apparative oder chirurgische Maßnahmen zur Prävention und Behandlung von Krankheiten. Wichtig ist, dass der Begriff „Intervention" sowohl therapeutische als auch präventive Maßnahmen umfasst.

Erweitert auf die Diätetik bedeutet „Intervention" jede Form einer strukturierten und definierten diätetischen Maßnahme, an der Ernährungsfachkräfte und natürlich auch Ärzt*innen direkt oder indirekt beteiligt sind (z. B. Ernährungsberatung, Ernährungsinformation, Sondenernährung, Nutzung einer Online-Ernährungsplattform, eine bestimmte Diätform etc.). Man spricht hier von Ernährungsinterventionen und auch diese umfassen sowohl therapeutische als auch präventive Maßnahmen.

In Humanstudien der Medizin und Diätetik werden folgende Unterscheidungen getroffen:
Interventionsgruppe (Verumgruppe): Diese Studiengruppe erhält die neue, noch nicht ausreichend untersuchte oder noch nicht etablierte Interventionsform, deren Wirkung geprüft werden soll.
Routinebehandlungen: Hierbei handelt es sich um die Versorgungsmaßnahmen, die derzeit am Studienort für die Zielgruppe und Fragestellung der Studie üblich sind. Routinebehandlungen umfassen häufig Interventionen, können aber auch das Fehlen bestimmter Interventionen darstellen. Routinebehandlungen eignen sich entweder als Kontrollgruppe oder für den Vergleich zweier Routinebehandlungen.

1.3 Evidenzbasierte Medizin, evidenzbasierte Ernährung, evidenzbasierte Diätetik

Evidenzbasierte Medizin (EBM) ist ein Ansatz in der medizinischen Forschung und Praxis, bei dem Entscheidungen in der Patientenversorgung auf der Grundlage der besten verfügbaren wissenschaftlichen Evidenz getroffen werden. Der Begriff bezieht sich auf die systematische Erarbeitung und Anwendung aktueller wissenschaftlicher Erkenntnisse zur Diagnose, Behandlung und Prävention von Krankheiten. Ziel der evidenzbasierten Medizin ist es, die medizinische Praxis auf eine solide wissenschaftliche Grundlage zu stellen, um die Qualität der Patientenversorgung zu verbessern.

▶ **Was „evidenzbasiert" wirklich bedeutet** Evidenzbasiert bedeutet, Entscheidungsmöglichkeiten auf Basis von empirischen Beweisen, Forschungsergebnissen und objektiven Daten zu schaffen und anzuwenden.

Evidenz leitet sich hier nicht vom deutschen Begriff „evident" ab, der das viel weichere „offensichtlich" bedeutet, sondern vom englischen Begriff „evidence" für „Beweis".

Die EBM zielt darauf ab, klinische Expertise, Patientenpräferenzen und die bestmögliche wissenschaftliche Evidenz in die Patientenversorgung zu integrieren. Diese Evidenz wird durch kontrollierte klinische Studien, systematische Übersichtsarbeiten und Metaanalysen gewonnen und gezielt in der medizinischen Versorgung eingesetzt. Dieser Ansatz soll verhindern, dass medizinische Entscheidungen ausschließlich auf traditionellen Praktiken, individuellen Erfahrungen oder persönlichen Meinungen beruhen.

Der evidenzbasierte Ansatz legt besonderen Wert auf die standardkonforme Durchführung klinischer Studien nach der Deklaration von Helsinki und den ICH-GCP-Richtlinien (siehe Abschn. 1.5), deren kritische Bewertung und die Anwendung der bestverfügbaren Evidenz in der Praxis. Angehörige der Gesundheitsberufe, die EBM anwenden, nutzen evidenzbasierte Leitlinien, um fundierte Entscheidungen über Diagnose, Therapie und Prävention von Krankheiten zu treffen.

Die Prinzipien und Anwendungsbereiche der evidenzbasierten Ernährung (Evidence-Based Nutrition, EBN) und der evidenzbasierten Diätetik (Evidence-

Based Dietetics, EBD) leiten sich direkt aus der EBM ab. Im internationalen Kontext werden EBN und EBD oft synonym verwendet, da beide auf der Schaffung und Anwendung wissenschaftlicher Evidenz im Bereich der Ernährung basieren. Dennoch gibt es Nuancen in der Verwendung der Begriffe, die spezifische Schwerpunkte der jeweiligen Disziplinen widerspiegeln.

Die **EBN** betont die Schaffung und Anwendung wissenschaftlicher Evidenz für bevölkerungsweite Ernährungsmaßnahmen. Der Fokus liegt daher auf der Entwicklung und Umsetzung von evidenzbasierten Ernährungsempfehlungen und Referenzwerten, die eine gesundheitsfördernde, sichere, zielgruppenorientierte und nachhaltige Ernährung unterstützen. Diese Maßnahmen zielen auf die Förderung der Gesundheit, den Erhalt der Leistungsfähigkeit und die Prävention ernährungsmitbedingter Erkrankungen ab. Wesentliche Instrument der Evidenzbasierung in der EBN sind Kohortenstudien (siehe Abschn. 5.2.2), die häufig auf epidemiologischer Forschung beruhen.

Die **EBD** konzentriert sich auf die Entwicklung und Anwendung wissenschaftlich fundierter Aussagen, Fakten und Handlungsalgorithmen für die individualisierte Betreuung von Menschen durch Ernährungsfachkräfte. Zielgruppe sind sowohl Gesunde als auch Menschen mit Risikofaktoren und bereits erkrankte Menschen. Ziel der EBD ist die Förderung der Gesundheit und die Prävention bzw. Behandlung von Krankheiten auf individueller Ebene oder in kleineren Gruppen (z. B. durch Gruppenschulungen) unter Berücksichtigung der Kosteneffizienz im Gesundheitssystem.

Die EBD umfasst daher die Entwicklung und Umsetzung wissenschaftlich fundierter Empfehlungen in den Bereichen Ernährungsinformation, -beratung, -therapie und anderer ernährungsbezogener Interventionen. Darüber hinaus kann sie den spezifischen gesundheitlichen Nutzen von gezielt charakterisierten Lebensmitteln anhand klinischer Endpunkte ähnlich einer arzneimittelanalogen Prüfung untersuchen – ein Ansatz, der auch für die Beantragung von Health Claims erforderlich ist.

Als wissenschaftliche Grundlage verwendet die EBD in erster Linie Studiendesigns der klinischen Forschung (siehe Kap. 6 und 7), insbesondere randomisierte kontrollierte Studien (RCTs), die als Kernelement gelten. Dieses Fachgebiet bildet das wissenschaftliche und berufliche Tätigkeitsfeld von akademisch ausgebildeten Diätassistent*innen („Registered Dietitians"), die international sowohl diätetische als auch ernährungswissenschaftliche Kompetenzen vereinen. Die EBD steht im Mittelpunkt dieses Buches.

In Deutschland ist die EBD nicht nur die Domäne von Diätassistent*innen, sondern umfasst auch die Arbeit von klinisch und ambulant tätigen Oecotropholog*innen und Ernährungswissenschaftler*innen, und kann ernährungsberatend und -therapeutisch tätige Ärzt*innen sowie die entsprechenden Berufsverbände und wissenschaftlichen Fachgesellschaften einschließen.

In allen drei Fällen, ob EBD, EBN oder EBM, geht es darum, Entscheidungen auf der Grundlage solider wissenschaftlicher Beweise (Evidenz) zu treffen, die auf den neuesten wissenschaftlichen Erkenntnissen beruhen und systematisch gesammelt, analysiert und bewertet wurden. Ziel ist es, die bestmögliche Versorgung zu gewährleisten.

Der Anspruch der EBM und EBD ist es, Entscheidungen im Einzelfall in der täglichen Berufspraxis auf der Basis des besten heute verfügbaren Wissens zu treffen. Deshalb müssen sowohl Ärzt*innen als auch Ernährungsfachkräfte, die sich dem evidenzbasierten Ansatz verpflichtet fühlen, mit der Methodik klinischer Studien vertraut sein. Nur so können sie die Ergebnisse publizierter Studien bewerten und für ihre tägliche Arbeit am Menschen nutzbar machen.

1.4 Eine der ersten Interventionsstudien in der Medizin war eine Ernährungsstudie

Ernährungsstudien haben ihren Ursprung in der Medizin, aber warum sah man in der Medizin die Notwendigkeit, Studien durchzuführen? Man erkannte, dass jeder in der Therapie seine eigenen Beobachtungen und Erfahrungen machte und seiner Subjektivität ausgesetzt war, ohne zu wissen, ob die Anwendungen allgemeingültig waren. Selbst bei kollektiv angewandten Methoden wie dem Aderlass konnte man sich nicht sicher sein, ob er objektiv überhaupt wirksam war.

Vieles wurde mündlich überliefert, also forderte man eine genaue Dokumentation von Ergebnissen. Man wollte die Therapieauswahl empirisch begründet, also erprobt wissen. Man forderte die Objektivierung von Aussagen und Therapien. Diese führte Jahrzehnte, ja Jahrhunderte später zur evidenzbasierten Medizin, deren Anforderungsprofil streng definiert ist.

Interessanterweise ist das erste systematisch durchgeführte klinische und kontrollierte Experiment in der Geschichte der Medizin eine Ernährungsstudie. Es handelt sich um das Skorbut-Experiment von James Lind aus dem Jahr 1747, einem schottischen Arzt und Pionier der Schiffshygiene (Lind 1762).

Historisch gesehen war Skorbut ein ernstes Problem auf Seereisen, insbesondere während der Zeit der Entdeckungen und der Seefahrt vom 15. bis zum 18. Jahrhundert, als die Ursache der Krankheit noch nicht bekannt war. Vitamin C wurde erst 1930 entdeckt und war zu dieser Zeit noch lange nicht bekannt. Das Wort „Skorbut" stammt vom holländischen Wort „scheurbuik" ab, was „aufgerissener Bauch" bedeutet und sich auf die charakteristischen Symptome der Krankheit bezieht, nämlich auf Blutungen und Schwellungen im Bereich des Zahnfleisches und anderer Schleimhäute. 1740, also sieben Jahre vor diesem Experiment, erregte das traurige Ergebnis einer Weltumsegelung in Großbritannien großes Aufsehen. Von insgesamt 1900 Besatzungsmitgliedern starben 1400 an Skorbut. Laut James Lind forderte Skorbut damals in der Marine mehr Todesopfer als alle französischen und spanischen Waffen zusammen.

Daraus ergab sich für ihn eine relevante Forschungsfrage: Gibt es eine Therapie für Skorbut? Lind glaubte, dass Skorbut eine Folge von Fäulnis im Körper sei, die durch Säuren verhindert werden könne. Deshalb experimentierte er vor allem mit säurehaltigen Nahrungszusätzen.

Für seinen Versuch teilte er zwölf an Skorbut erkrankte Matrosen in sechs Gruppen ein. Alle erhielten die gleiche Kost, die erste Gruppe außerdem einen knappen Liter Apfelwein pro Tag. Gruppe zwei erhielt 25 Tropfen Schwefelsäure, Gruppe drei sechs Löffel Essig, Gruppe vier einen knappen Viertelliter Meerwasser, Gruppe fünf zwei Orangen und eine Zitrone täglich und die letzte Gruppe eine Gewürzpaste und

Gerstenwasser. Die Behandlung von Gruppe fünf musste abgebrochen werden, als die Früchte nach sechs Tagen ausgingen, aber zu diesem Zeitpunkt war einer der Matrosen bereits wieder dienstfähig und der andere fast genesen. Bei den anderen Versuchsteilnehmern zeigte nur die erste Gruppe eine gewisse Wirkung der Behandlung.

So konnte Lind in einem kontrollierten Studiendesign zeigen, dass Zitrusfrüchte Skorbut heilen können, aber es dauerte noch 50 Jahre, bis die Zitrusfrüchte-Diät von der britischen Marine eingeführt wurde. Dann aber mit durchschlagendem Erfolg. Wurden 1780 noch 1457 an Skorbut erkrankte Seeleute in das Royal Hospital Halsar, ein ehemaliges Militärkrankenhaus der britischen Royal Navy in der Grafschaft Hampshire, eingeliefert, so waren es 1806 nur noch zwei.

▶ **James Lind Library** Die **James Lind Library ist eine Online-Ressource** *des Royal College of Physicians of Edinburgh.*

Die James Lind Library wurde erstellt, um die Geschichte der medizinischen Forschung und die Bedeutung von randomisierten kontrollierten Studien (RCTs) zu dokumentieren und zu fördern. Sie bietet eine umfangreiche Sammlung von historischen Dokumenten, Lehrmaterialien und Analysen, die die Entwicklung und den Einsatz von RCTs in der Medizin illustrieren. Die Bibliothek ist eine wertvolle Ressource für Forschende, Studierende und andere, die sich für evidenzbasierte Medizin und die Geschichte der klinischen Forschung interessieren (Abb. 1.1).

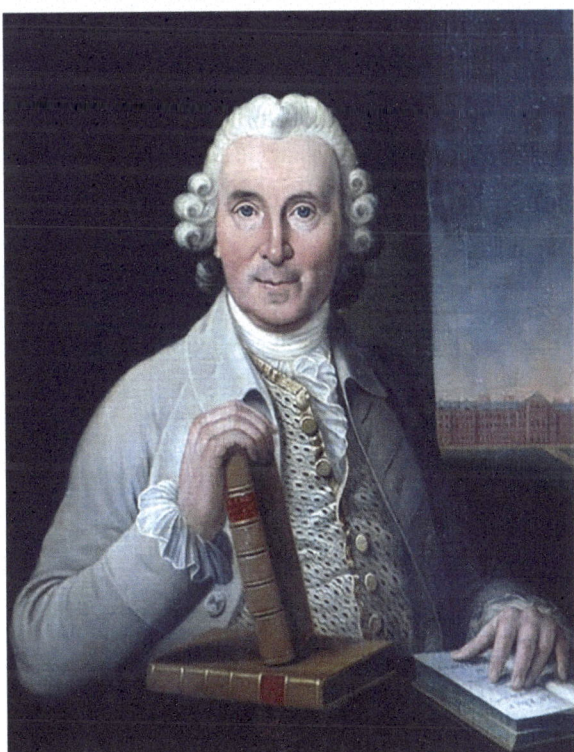

Abb. 1.1 Porträt von **James Lind (1716–1794).** Von George Chalmers, britischer Maler

1.5 Gesetzliche Regelungen und Besonderheiten von klinischen Ernährungsstudien

Klinische Studien in der Medizin unterliegen einer Vielzahl von Regelungen, die nicht zuletzt vor dem Hintergrund von Forschungsskandalen (Stichworte: Thalidomid (Contergan), Tuskegee-Syphilis-Experiment und das von der CIA durchgeführte Forschungsprogramm MKULTRA) entstanden sind und ständig weiterentwickelt werden.

Auf nationaler Ebene ist in Deutschland vor allem das Arzneimittelgesetz (AMG) einschließlich der Good Clinical Practice (GCP)-Verordnung von Bedeutung, welches die rechtlichen Rahmenbedingungen für Arzneimittelstudien beschreibt. Für die Durchführung von Studien mit Medizinprodukten sind das Medizinproduktegesetz (MPG) und verwandte Regularien (MPKPV) relevant. Auf europäischer Ebene gibt es eine Reihe von aktuellen Entwicklungen, die die Studienlandschaft in den nächsten Jahren und Jahrzehnten nachhaltig prägen werden. Die Arzneimittelforschung wird durch die Verordnung (EU) 536/2014 geregelt. Analog dazu regelt die Medical Device Regulation (MDR) europaweit einheitlich klinische Bewertungen zu Medizinprodukten.

All diese Regularien sind für Ernährungsstudien mit Lebensmitteln nur bedingt relevant und gesetzlich nicht bindend. Eine Ausnahme bilden parenterale Nährlösungen, da diese als Arzneimittel registriert sind. Dennoch ist die Einhaltung der allgemeinen ethischen Grundlagen der Studiendurchführung, der allgemeingültigen Datenschutzbestimmungen und die GCP-gerechte Vorgehensweise unabdingbar. Qualitativ hochwertige Ernährungsstudien orientieren sich in ihrer Konzeption an Arzneimittelstudien, sodass Kenntnisse der Rahmenbedingungen von Arzneimittelstudien auch für Ernährungsfachkräfte von großem Vorteil sind.

Die ethischen Grundsätze für die Durchführung von Studien am Menschen sind in der Deklaration von Helsinki festgelegt. Diese Richtlinie beschreibt die ethischen Prinzipien, die Ärzt*innen und andere Fachkräfte, so auch Ernährungsfachkräfte, bei Humanstudien berücksichtigen müssen. Die Deklaration wurde erstmals 1964 vom Weltärztebund (World Medical Association WMA) verabschiedet und seitdem mehrfach überarbeitet, zuletzt im Oktober 2024 (World Medical Association 2024). Die Prinzipien der Deklaration stellen sicher, dass Forschung am Menschen ethisch verantwortungsvoll durchgeführt wird und die Rechte, das Wohl und die Würde der Teilnehmenden geschützt werden.

Als Anwendungsbereich definiert die Deklaration die „medizinische Forschung". Als deren Hauptziel wird die Gewinnung von Erkenntnissen beschrieben, die ein besseres Verständnis der Ursachen, des Verlaufs und der Auswirkungen von Krankheiten ermöglichen, präventive, diagnostische und therapeutische Maßnahmen verbessern und letztlich die individuelle und öffentliche Gesundheit fördern. Damit ist die Deklaration nicht nur für die Ernährungsmedizin, sondern auch für die EBD von Bedeutung.

Die Deklaration stärkt die wissenschaftliche Integrität, indem sie explizite Verbote gegen Fehlverhalten in der Forschung enthält und betont, dass alle Forschungseinrichtungen – ob Einzelpersonen, Teams oder Organisationen – während des gesamten Forschungsprozesses ethisches Verhalten einhalten müssen. Ein weiterer bemerkenswerter Zusatz betrifft den verantwortungsvollen Umgang mit personenbezogenen Daten, der transparente Einwilligungsverfahren für die Erhebung und Weiterverwendung von Daten vorschreibt und damit den wachsenden Bedenken hinsichtlich des Datenschutzes und der Autonomie in der Forschungspraxis Rechnung trägt. Darüber hinaus legt die aktuelle Fassung einen stärkeren Akzent auf globale Gerechtigkeit, indem sie einen gerechten Zugang verschiedener Bevölkerungsgruppen zu den Vorteilen der Forschung fordert und der Achtung der Rechte und der Würde von Studienteilnehmenden, insbesondere in unterversorgten Gemeinschaften, Vorrang einräumt.

Deklaration von Helsinki
Die Kernaussagen der Deklaration von Helsinki sind (World Medical Association 2024):

- **Grundprinzipien der Forschungsethik:**
  - Das Leben, die Gesundheit, die Würde, die Integrität, die Autonomie, die Privatsphäre und die Vertraulichkeit der personenbezogenen Daten von Forschungsteilnehmenden müssen während des gesamten Forschungsprozesses respektiert und geschützt werden, insbesondere bei vulnerablen Gruppen. Forschung an diesen Gruppen darf nur durchgeführt werden, wenn sie einen direkten Nutzen oder einen signifikanten wissenschaftlichen Wert hat.
- **Freiwilligkeit der Einwilligung:**
  - Die freiwillige Einwilligung nach Aufklärung („informed consent") der Teilnehmenden ist von grundlegender Bedeutung. Forschung sollte nur mit Zustimmung der Teilnehmenden durchgeführt werden, die über alle relevanten Aspekte der Studie informiert wurden.
- **Nutzen und Risiken abwägen:**
  - Forschung sollte einen angemessenen Nutzen für die Gesellschaft haben und die Risiken für die Teilnehmenden sollten angemessen begrenzt sein. Das Verhältnis von Nutzen zu Risiko sollte positiv sein.
- **Wissenschaftliche Anforderungen:**
  - Medizinische Forschung am Menschen muss wissenschaftlich fundiert und streng konzipiert sein, um zuverlässige, gültige und wertvolle Erkenntnisse zu gewinnen und Forschungsverschwendung ("research waste") zu vermeiden.
  - Die Forschung muss allgemein anerkannten wissenschaftlichen Grundsätzen entsprechen und sich auf eine gründliche Kenntnis der wissenschaftlichen Literatur und anderer relevanter Informationsquellen sowie auf angemessene Labor- und gegebenenfalls Tierversuche stützen.

- **Unabhängige ethische Prüfung:**
  - Forschungsprotokolle müssen vor Beginn der Studie von einer unabhängigen Ethikkommission geprüft werden. Diese Überprüfung soll die ethische Integrität der Studie sicherstellen.
- **Wissenschaftliche und gesellschaftliche Relevanz:**
  - Forschungsprojekte müssen wissenschaftlich begründet und gesellschaftlich relevant sein. Die Bedeutung der Forschung soll die Belastung der Teilnehmenden rechtfertigen.
- **Gerechte Teilnehmendenauswahl:**
  - Die Auswahl der Teilnehmenden soll fair sein und Belastungen und Nutzen der Forschung sollen gleichmäßig auf verschiedene Bevölkerungsgruppen verteilt sein.
- **Zeitnahe Verfügbarkeit der Studienergebnisse:**
  - Die Studienergebnisse sollten veröffentlicht und der Öffentlichkeit zugänglich gemacht werden, um den wissenschaftlichen und gesellschaftlichen Fortschritt zu fördern.
- **Transparenz der Forschung**:
  - Die Deklaration fordert klare Publikationsrichtlinien für alle Studienergebnisse, einschließlich negativer und nicht schlüssiger Ergebnisse. Dies soll die Transparenz erhöhen und Verzerrungen in der wissenschaftlichen Literatur verhindern.
- **Wissenschaftliche Integrität und Prävention von Fehlverhalten:**
  - Alle Beteiligten sollen sicherstellen, dass Forschungsergebnisse ehrlich und transparent erhoben und veröffentlicht werden.

Die International Council for Harmonisation – Good Clinical Practice (ICH-GCP) ist ein weiteres Regelwerk, das aus mehreren Richtlinien besteht. Für klinische Ernährungsstudien ist insbesondere eine Richtlinie, die ICH-GCP-Guideline E6(R3) (International Council for Harmonisation 2025), wichtig. In ihr werden die Pflichten der Studienleitung und viele weitere Details zur Studiendurchführung genau beschrieben. Während also die detaillierte Kenntnis der Deklaration von Helsinki für alle Humanforschenden – und damit auch für Studierende, die ihre ersten Schritte in der Forschung machen – ein Muss ist, ist die detaillierte Auseinandersetzung mit der ICH-GCP-Guideline E6(R3) etwas für fortgeschrittene Humanforschende.

Die EU-weite Datenschutz-Grundverordnung (DSGVO) ist ebenfalls in Kraft getreten. Kerngedanke ist, dass der Einzelne mehr Rechte über seine Daten erhält (z. B. das Recht auf Auskunft über gespeicherte Daten). Die angemessene Aufbewahrung der Daten (im Falle von klinischen Studien nunmehr 25 Jahre, bei Ernährungsstudien kann es auf 10 Jahre verkürzt werden) ist ebenso wichtig wie die Löschung der Daten, sobald der Zweck der Datenverarbeitung erfüllt ist. Studienteilnehmende sind im Rahmen der Aufklärung ausführlich über ihre Datenschutzrechte zu informieren, auch unter Nennung der Adressen der zuständigen Datenschutzbeauftragten und Beschwerdestellen.

Tab. 1.1 Die wichtigsten Regularien für Ernährungsstudien

Regelwerk	Inhalt	Web-Adresse
Deklaration von Helsinki (World Medical Association 2024)	Ethische Richtschnur für Ärzte und andere Fachkräfte bei der Durchführung von Studien am Menschen. Erstmals 1964 vom Weltärztebund verabschiedet.	https://www.wma.net/policies-post/wma-declaration-of-helsinki-ethical-principles-for-medical-research-involving-human-subjects/
ICH-GCP E6 (R3) (International Council for Harmonisation 2025)	Für die Durchführung klinischer Studien ist insbesondere E6 von Bedeutung, deren 3. Revision im Januar 2025 verabschiedet wurde.	https://database.ich.org/sites/default/files/ICH_E6%28R3%29_Step4_FinalGuideline_2025_0106.pdf
GCP-V	Gilt für klinische Prüfungen von Arzneimitteln und Medizinprodukten am Menschen, enthält aber auch für Ernährungsstudien viele qualitätssichernde Informationen zur Studiendurchführung.	https://www.gesetze-im-internet.de/gcp-v/
Datenschutz-Grundverordnung (DSGVO)	Europäische Verordnung zum Datenschutz mit unmittelbarer Anwendbarkeit in Deutschland.	https://dsgvo-gesetz.de/

Tab. 1.1 gibt einen Überblick über die wichtigsten Regelungen, die für Ernährungsstudien am Menschen relevant sind.

1.6 Die naturwissenschaftliche Methode

Die naturwissenschaftliche Methode gehört zu den empirischen Methoden, das heißt, durch Wahrnehmung gewonnene Erfahrungen werden systematisch quantitativ erfasst und ausgewertet.

▶ **Was bedeutet Empirie in der Forschung?** Empirie (griech. "empeiria": Erfahrung, Erfahrungswissen):

Empirische Methoden werden in der Forschung eingesetzt, wenn von durch Wahrnehmung gewonnenen Erfahrungen und feststellbaren Phänomenen ausgegangen wird und diese systematisch erfasst und ausgewertet werden.

Der naturwissenschaftliche Prozess beginnt mit einer Forschungsidee, die auf vorhandener Literatur oder eigenen Beobachtungen basiert (siehe Kap. 2). Aus der Forschungsidee wird eine Fragestellung entwickelt, zu der Ziele und Hypothesen formuliert werden (siehe Kap. 3). Hypothesen basieren auf vorhandenem Wissen und müssen testbar und falsifizierbar sein. Das heißt, es muss möglich sein, Hypothesen durch Experimente oder Beobachtungen zu widerlegen. Es folgt eine durchdachte und detaillierte Planung der Studie (siehe Kap. 10, 11 und 12). Der Ergebnisparameter (Endpunkt) des primären Studienziels sollte isoliert messbar und klinisch relevant sein (siehe Kap. 8). Während der Studiendurchführung werden standardisierte Daten genau und präzise erfasst und die erhobenen Daten anschließend analysiert (siehe Kap. 14). Dabei werden statistische Methoden verwendet, um die Daten deskriptiv und inferenziell darzustellen. Auf Basis eines Analyseberichts kommt es zu einer Schlussfolgerung und damit zur Annahme oder der Ablehnung der Hypothese bzw. gibt es Sonderformen, bei denen am Ende eine Hypothese erst generiert wird. Der letzte Schritt ist die Veröffentlichung der Ergebnisse in Fachzeitschriften, auf wissenschaftlichen Konferenzen oder in anderen Foren (siehe Kap. 15).

Die naturwissenschaftliche Methode umfasst in der Regel folgende Schritte
1. Ideenfindung und Wahl einer Fragestellung
2. Formulierung von Zielen und Hypothesen
3. Planung der Studie
4. Durchführung der Studie
5. Auswertung der Ergebnisse
6. Veröffentlichung der Ergebnisse
7. Kommunikation der Ergebnisse

Verständnisfragen
1) Was sind die Ziele der Ernährungsforschung und welche Aspekte der Ernährung werden dabei untersucht?
2) Warum wird in dem Text darauf hingewiesen, dass ein Bereich in der Aufzählung der etablierten Bereiche der Ernährungsforschung fehlt, und welche Konsequenzen hat dieses Fehlen für die Zielgruppe des Buches?
3) Was sind die grundlegenden Prinzipien der evidenzbasierten Medizin und wie unterscheidet sich die Anwendung dieses Ansatzes in der Medizin von der Anwendung in der Ernährungswissenschaft und Diätetik?
4) Welche ethischen Grundsätze werden in der Deklaration von Helsinki festgelegt und warum sind sie für die Durchführung von klinischen Studien von entscheidender Bedeutung?
5) Wie lässt sich die naturwissenschaftliche Methode charakterisieren, und welche Schritte umfasst sie typischerweise bei der Durchführung einer Humanstudie?

Literatur

Buzby K, Colaizzo-Anas T. The nutrition support team. In: Gottschlich MM, Matarese LE, Herausgeber. Contemporary nutrition support practice: a clinical guide. Philadelphia: W.B. Saunders; 1998. S. 3–14.
International Council for Harmonisation (ICH). ICH E6(R3) guideline for good clinical practice. 2025 Januar 06. https://database.ich.org/sites/default/files/ICH_E6%28R3%29_Step4_Final-Guideline_2025_0106.pdf. Zugegriffen am 07.06.2025.

Literatur

Jent S, Tedde G. Outcomes Management: Wirksamkeitsnachweis in der Ernährungsberatung und -therapie. Hintergrund, Begrifflichkeiten und Konzepte. Ernährungs. Umschau. 2023; 70(2):M94–104.

Lind J. An essay on the most effectual means of preserving the health of seamen. London: D Wilson; 1762. https://archive.org/details/b30511410/mode/2up. Zugegriffen am 21.02.2024.

Vanherle K, Werkman AM, Baete E, Barkmeijer A, Kolm A, Gast C, Ramminger S, Höld E, Kohlenberg-Müller K, Ohlrich-Hahn S, Walters ME, Wewerka-Kreimel D, Adam M, Valentini L. Proposed standard model and consistent terminology for monitoring and outcome evaluation in different dietetic care settings: results from the EU-sponsored IMPECD project. Clin Nutr. 2018;37(6 Pt A):2206–16.

World Medical Association. Declaration of Helsinki – ethical principles for medical research involving human subjects. 2024 October. https://www.wma.net/policies-post/wma-declaration-of-helsinki-ethical-principles-for-medical-research-involving-human-subjects/. Zugegriffen am 07.06.2025

Die Ideenfindung und Wahl der Fragestellung

2

Zusammenfassung

Der Prozess der Ideenfindung und Themenwahl für Humanstudien weist eine komplexe Dynamik auf. Die Generierung von Ideen erfordert ein kontinuierliches Sammeln und Abwägen von Informationen sowie eine intensive Diskussion innerhalb des Studienteams. Es ist unumgänglich, dass einige Ansätze verworfen und dafür neue Aspekte integriert werden. Dabei sind Wissenschaftlichkeit und Relevanz von großer Bedeutung. Besonders im Kontext von Lehre und täglicher Praxis spielt auch die Machbarkeit eine große Rolle, da die personellen und finanziellen Ressourcen begrenzt sind. Die Wahl der Fragestellung erfordert daher eine beträchtliche Investition von Zeit und Energie, um die geplante Humanstudie auf eine solide Basis zu stellen.

2.1 Der komplexe Prozess der Wahl der Fragestellung bis zur Studiendurchführung

„Was würden Sie im Bereich der Diätetik und Ernährungstherapie gerne wissen? Nehmen Sie sich fünf Minuten Zeit, um eine Forschungsidee zu formulieren."

So beginnen meine Lehrveranstaltungen zur Konzeption von Humanstudien im Modul Wissenschaftliches Arbeiten im Bachelor-Studiengang Diätetik an der Hochschule Neubrandenburg. Hier werden die Studierenden in Kleingruppen von 3 bis 6 Studierenden im Laufe von zwei Studiensemestern eine Humanstudie konzipieren, durchführen und auswerten. Der zeitliche Ablauf wird in Kap. 9 vorgestellt.

Allein die Entwicklung der Studienidee nimmt ca. zwei Monate in Anspruch. Nun, warum ist die Ideenfindung und Wahl der Fragestellung so langwierig? Die kurze Antwort ist, weil sehr viel berücksichtigt werden muss, was im Moment der ersten Idee noch nicht evident ist. Im Rahmen der Lehre und bei Abschlussarbeiten spielen Zeitrestriktionen und fehlende Finanzierung von Sachmitteln eine stärkere

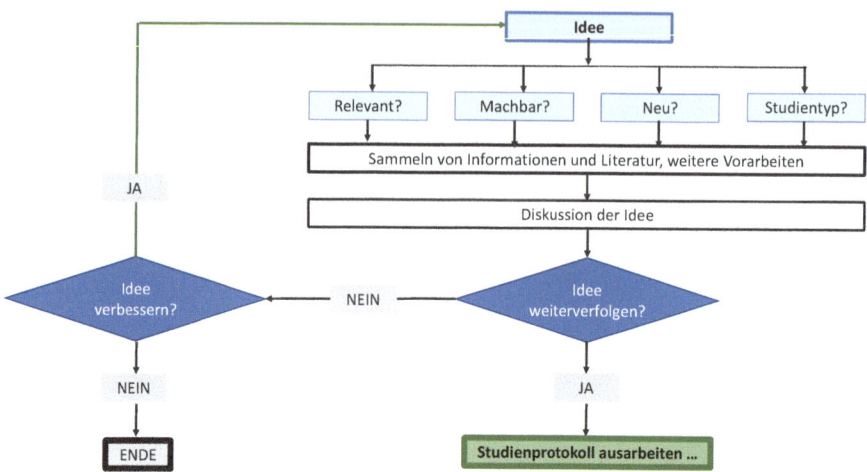

Abb. 2.1 **Algorithmus der Ideenfindung.** (Modifiziert nach Neugebauer et al. 2011)

Rolle als bei der herkömmlichen Drittmittelforschung. Dies ist auch bei der Integration von Forschung in die tägliche Praxis in der außeruniversitären Arbeitsumgebung der Fall.

Darüber hinaus sind – wie bei „großen" Studien – die Wissenschaftlichkeit und Relevanz der Fragestellung von entscheidender Bedeutung. Dazu sind Grundkenntnisse in der Ziel- und Hypothesenformulierung (siehe Kap. 3), der Wahl des Studientyps (siehe Kap. 6 und 7) und der Endpunkte (siehe Kap. 8) erforderlich, um die Aussagekraft der Studie im Rahmen der gegebenen Möglichkeiten und Einschränkungen so gut wie möglich zu gestalten. Wir werden uns daher in diesem und den folgenden Kapiteln mit den Grundlagen des Studiendesigns beschäftigen, bevor wir uns ab Kap. 10 den Details zur Studienplanung, der Erstellung eines Exposés und des Studienprotokolls zuwenden.

Zur Auswahl der Fragestellung werden Ideen, Informationen und Literatur gesammelt, auf Wissenschaftlichkeit, Machbachkeit und Relevanz geprüft und reflektiert, die Idee in der Studiengruppe diskutiert, Ideen verworfen, Alternativen gefunden, neue Teilaspekte einbezogen und dieser Prozess so lange wiederholt, bis alle Aspekte passen. Dieser komplexe und dynamische Prozess, der für alle Humanstudien gilt, ist in Abb. 2.1 dargestellt.

2.2 Wie erkennt man eine gute Forschungsidee?

Ethik und gute klinische Praxis (Good Clinical Practice, GCP) verlangen, dass Forschung sowohl relevant als auch durchführbar ist. Forschung sollte einen positiven Beitrag zur Gesellschaft leisten und die Werte und Rechte der Betroffenen respektieren, wie in der Deklaration von Helsinki (World Medical Association 2024) dargelegt ist (siehe Abschn. 1.5) Gute wissenschaftliche Praxis erfordert, dass Forschung auf soliden Methoden und realistischen Zielen basiert, um verlässliche und aussagekräftige Ergebnisse zu erzielen. Forschende sind dafür verantwortlich, ihre Arbeit so zu gestalten, dass sie effektiv ist und einen Mehrwert schafft.

Wissenschaftlichkeit, Relevanz und Machbarkeit sind gleich wichtig. Beeindruckende Forschungsprojekte, die sich während der Durchführung als nicht realisierbar erweisen, bedeuten Zeit- und Geldverschwendung für Forschungsgemeinschaften und Förderorganisationen und setzen die Teilnehmenden unnötigen Risiken aus. Sie führen zu einer schlechten öffentlichen Wahrnehmung von Forschung, die hohe Erwartungen weckt, aber keine greifbaren Ergebnisse liefert. Dies musste beispielsweise die Europäische Forschungsgemeinschaft in ihren Anfangsjahren bitter erfahren. Viele der sehr beeindruckenden Projekte der Spitzenforschung mit Konsortien aus hochrangigen Forschenden waren nicht realisierbar. Die Konsequenz war, dass die Machbarkeit nun bei der Antragstellung klar und transparent dargestellt werden muss. Bei Forschungsanträgen ist eine Bewertung als „overambitious" durch die Gutachtenden oft ein Killerkriterium für die Annahme eines Forschungsantrages.

Was im Großen gilt, gilt auch im Kleinen. Was für die evidenzbasierte Medizin (EBM) gilt, gilt auch für die evidenzbasierte Diätetik (EBD). Daher gelten diese Anforderungen auch für studentische Projekte im Rahmen der Lehre inklusive Abschlussarbeiten oder für Forschungsprojekte, die von praktisch tätigen Ernährungsfachkräften initiiert werden.

Relevanz stellt sicher, dass die Studienergebnisse positive Auswirkungen haben, sei es durch die Generierung neuen Wissens, die Lösung praktischer Probleme oder die Förderung des Verständnisses in einem bestimmten Bereich der Diätetik oder Ernährungstherapie.

Die Realisierbarkeit einer Forschungsidee bezieht sich darauf, ob sie innerhalb der vorhandenen Ressourcen, Zeitrahmen und technischen Möglichkeiten umgesetzt werden kann.

Im Folgenden wird eine Checkliste zum Erkennen einer gute Forschungsidee vorgestellt.

Checkliste zum Erkennen einer guten Forschungsidee
- **Ist die Forschungsidee relevant?**
  - Wie ist der aktuelle Stand der Literatur (national und international)?
  - Handelt es sich um ein bisher ungelöstes Problem?
  - Für wen ist die Lösung des Problems wichtig?
  - Wie groß ist die Zielgruppe, die das Problem betrifft?
  - Gibt es Gründe, warum die Fragestellung noch nicht bearbeitet wurde?
- **Ist die Umsetzung der Forschungsidee realisierbar?**
  - Haben wir genügend personelle Ressourcen, um die Umsetzung zu gewährleisten?
  - Können wir sie im vorgegebenen Zeitrahmen umsetzen (z. B. im Zeitrahmen einer Bachelorarbeit)?

- Benötigen wir Partner*innen und haben wir Zugang zu solchen?
- Benötigen wir finanzielle Unterstützung?
- Können wir die Forschungsidee eingrenzen, um die Umsetzung zu gewährleisten?

Ein ganz zentrales Element der Ideenfindung ist die Literaturrecherche, die bei fast allen Fragestellungen international durchgeführt werden muss. Daher wird diesem Punkt ein eigenes Unterkapitel in Abschn. 2.6 gewidmet.

Wir gehen nun davon aus, dass Sie bereits eine Literaturrecherche durchgeführt haben und dabei festgestellt haben, dass der Stand der Wissenschaft noch Lücken aufweist und das Problem noch nicht gelöst ist. Oder vielleicht für ein anderes Land oder eine andere Region gelöst ist, aber nicht für Deutschland oder Ihre Zielgruppe.

Nun müssen Sie sich fragen, für wen die Lösung dieses Problems wichtig ist. Ist sie wichtig für Ihre (zukünftigen) Patient*innen oder Klient*innen? Für die Ernährungsfachkräfte oder das Versorgungssystem? Für das Gesundheitssystem? Oder nur für Sie selbst? Je mehr Personengruppen oder Systeme von der Lösung profitieren, desto relevanter ist die Fragestellung.

Wie groß ist die Zielgruppe, die von dem Problem betroffen ist? Je größer die Gruppe, desto relevanter ist die Idee. Diese Grundregel trifft häufig zu. Es kann aber auch sein, dass die Gruppe klein ist, wie z. B. bei seltenen Stoffwechselerkrankungen. Auch hier kann die Fragestellung relevant sein. Wenn Ihre Forschungsidee noch nie untersucht wurde, sollten Sie sich auch fragen, warum das so ist. Gibt es dafür einen sachlichen Grund? Vielleicht ist die Durchführung nicht sinnvoll oder technisch nicht möglich.

Wenn sich die Forschungsidee als relevant erweist, stellen sich die Fragen der Machbarkeit.

- Sind genügend personelle Ressourcen vorhanden? Wenn Sie eine praktisch tätige Ernährungsfachkraft sind, kann es sein, dass Sie die Forschungsarbeit neben der täglichen diätetischen Praxis zeitlich nicht leisten können. Eine Möglichkeit wäre hier z. B. die Einbindung von Studierenden der Diätetik oder Ernährungswissenschaften, die ein Pflichtpraktikum oder ihre Bachelorarbeit bei Ihnen absolvieren.
- Eine weitere wichtige Frage ist, ob die Forschungsidee in der zur Verfügung stehenden Zeit umgesetzt werden kann. Können in der zur Verfügung stehenden Zeit genügend Teilnehmende rekrutiert werden? Welche Interventionsdauer ist in der vorgegebenen Zeit möglich und welche ist für die Fragestellung mindestens notwendig?

In der Regel ist es relativ leicht, Partner*innen für Forschungsprojekte zu finden, vor allem, wenn man über die notwendigen Netzwerke verfügt. Partner*innen bei diätetischen Forschungsprojekten in der Lehre können z. B. die Berufsverbände der Ernährungsfachkräfte und andere Fachgesellschaften sein, die der Fragestellung nahestehen. Es ist auch möglich, Patienten- oder Betroffenenorganisationen sowie Selbsthilfegruppen in das Projekt zu involvieren. Diese Partner*innen können zum Beispiel bei Fragebogenentwicklungen oder bei der Rekrutierung von Teilnehmenden unterstützen.

Hochschulen bieten sehr gute Voraussetzungen für die Forschungsstruktur, indem sie über Labore und Skill Labs verfügen, Zugang zu Bibliotheken, Online-Umfragetools und statistischer Software bieten. Bei Forschungsprojekten in der Lehre stellt sich manchmal die Frage nach finanzieller Unterstützung, wenn es z. B. um die Bereitstellung von Verpflegung, um Portokosten für den Versand oder Empfang von Fragebögen oder um Reisekosten geht. Diese können in der Regel relativ schnell über die Budgets der Studiengänge gelöst werden, und die zunehmenden Möglichkeiten der Digitalisierung haben auch hier einige Probleme von selbst gelöst.

Sollten sich Umsetzungsprobleme abzeichnen (was fast immer der Fall ist), kann überlegt werden, ob die Forschungsidee eingeschränkt werden kann, z. B. indem weniger Teilnehmende einbezogen werden oder der Interventionszeitraum verkürzt wird.

▶ Die Forschungsidee sollte vor Beginn der Studienplanung anhand von drei Kriterien geprüft werden:

- Ist die Forschungsidee wissenschaftlich fundiert?
- Ist die Forschungsidee relevant?
- Ist die Durchführung der Forschungsidee machbar?

In den nächsten drei Abschnitten wird anhand von Beispielen gezeigt, wie man die Kriterien Wissenschaftlichkeit, Relevanz und Machbarkeit überprüfen kann. Dann gehen wir zur Literaturrecherche über und schließlich zur richtigen Formulierung der Forschungsidee.

2.3 Die Überprüfung der Wissenschaftlichkeit

Eine gute Forschungsidee ist in den Kontext der aktuellen wissenschaftlichen Literatur eingebettet und stellt einen klaren Bezug zu bisherigen Forschungsergebnissen her. Sich mit dem aktuellen Stand der Wissenschaft vertraut zu machen, ist eine wesentliche Voraussetzung für die Überprüfung einer Forschungsidee (siehe Abschn. 2.6). Forschungsideen können innovativ sein und Erfahrungen aus der Praxis aufgreifen. Aber auch hier ist es wichtig, diese Ideen im Kontext des aktuellen Standes der Wissenschaft und auf Basis einer fundierten Fachexpertise zu entwickeln, um sie logisch und theoretisch fundiert ableiten zu können.

Hier nun die Überprüfung der Wissenschaftlichkeit anhand von drei Beispielen von studentischen Projektideen aus dem Studiengang Diätetik der Hochschule Neubrandenburg.

> **Beispiel 1 (studentische Kleingruppenprojekt, wissenschaftliches Arbeiten)**
>
> **Forschungsidee:**
> Wir wollen wissen, ob sich der Ernährungszustand und das Ernährungsverhalten von Pflegekräften mit und ohne Nachtdienst in einem Krankenhaus der Akutversorgung unterscheiden.
>
> **Stand der Wissenschaft**:
>
> - Eine aktuelle türkische Studie zeigt, dass Nachtschichten bei Pflegekräften mit einer höheren Energieaufnahme und einer schlechteren Ernährungsqualität assoziiert sind (Ulusoy et al. 2022).
> - Einige Originalarbeiten deuten auf ein erhöhtes Adipositasrisiko hin (z. B. Kim et al. 2013), obwohl eine Metaanalyse von sieben Studien noch keine statistisch signifikant erhöhte Prävalenz von Übergewicht/Adipositas bei Pflegekräften im Schichtdienst nachweisen konnte (Saulle et al. 2018),
>
> **Prüfergebnis:**
> In der internationalen wissenschaftlichen Literatur gibt es also Hinweise auf einen Zusammenhang von Nachschichten und einem schlechteren Ernährungsverhalten bzw. schlechterem Ernährungszustand. Diese Hinweise sind nicht konsistent, aber es wurden bisher erst sieben Studien zusammengefasst. Die vorhandene Literatur ist also noch relativ begrenzt. Zudem ist es etabliertes Wissen, dass eine höhere Energieaufnahme und schlechtere Ernährungsqualität das Adipositasrisiko erhöht. Damit ist die wissenschaftliche Fundierung dieser Forschungsidee gegeben. ◀

> **Beispiel 2 (studentische Kleingruppenprojekt, wissenschaftliches Arbeiten)**
>
> **Forschungsidee:**
> Wir wollen wissen, ob die übliche einmalige Schulung von Patient*innen zur Pankreasenzymersatztherapie (PEET) ausreicht, um die korrekte Einnahme der Enzyme im Alltag zu gewährleisten.
>
> **Stand der Wissenschaft**:
>
> - Die aktuellen S3-Leitlinien zu Pankreatitis (Beyer et al. 2022) und neuere aktuelle internationale Literatur (Berry und Bilbo 2024) bestätigen, dass die PEET eine wirksame und sichere Behandlung der exokrinen Pankreasinsuffizienz ist und als Standardtherapie für diese Erkrankung gilt.
> - Die korrekte Einnahme von Pankreasenzymen im Rahmen der PEET ist entscheidend für die effektive Behandlung von Verdauungsproblemen (Beyer et al. 2022).
> - Die Dosierung der Enzyme sollte individuell angepasst werden, basierend auf dem Schweregrad der Insuffizienz und dem Ernährungsverhalten der Betroffenen (Beyer et al. 2022).

- In der nationalen und internationalen Literatur finden sich keine Studien, die die korrekte Einnahme von Pankreasenzymen nach einer einmaligen Schulung überprüft haben.

Prüfergebnis:

Die Pankreasenzymersatztherapie (PEET) ist als Standardtherapie bei exokriner Pankreasinsuffizienz anerkannt (Beyer et al. 2022). Hinzu kommt das eigene Fachwissen, dass die Patient*innen die Dosierung selbstständig an die Art und Menge der Mahlzeiten anpassen und zu den richtigen Zeitpunkten während der Mahlzeiten einnehmen müssen. Dies erfordert ein hohes Maß an Kompetenz von den Patient*innen und es ist unklar, ob diese durch die in Deutschland übliche einmalige Schulung erreicht werden kann. Da keine Daten aus der Literatur vorhanden sind, besteht eine Wissenslücke, die sich logisch aus dem aktuellen Stand der Wissenschaft und Fachexpertise ableiten lässt. Die wissenschaftliche Fundierung dieser Forschungsidee ist daher gegeben. ◂

Beispiel 3 (Bachelorarbeit)

Forschungsidee:

Ich möchte wissen, ob die Serumalbumin-Konzentration als Surrogatmarker zur Beurteilung einer verminderten Muskelmasse bei der Diagnose von Mangelernährung nach den Kriterien der *Global Leadership in Malnutrition* (GLIM) verwendet werden kann.

Stand der Wissenschaft:

Lange Zeit wurde in der Ernährungsmedizin die Serumalbumin-Konzentration als Biomarker für den Proteinstatus angesehen, woraus sich prinzipiell die Begründung für diese Studienidee ableiten ließe. Diese Annahme wurde in den letzten 15 Jahren zunehmend in Frage gestellt. Zuletzt wurde in einem Positionspapier der American Society of Enteral and Parenteral Nutrition (ASPEN) aus dem Jahr 2020 klargestellt, dass Serumalbumin als negatives Akute-Phase-Protein nicht den Ernährungszustand oder eine Proteinmangelernährung beschreibt, sondern negativ mit dem Ausmaß von Entzündungsreaktionen assoziiert ist (Evans et al. 2021).

Forschungsergebnis:

Die Forschungsidee basiert auf veraltetem Wissen, ist daher wissenschaftlich nicht fundiert und abzulehnen. Eine Überprüfung auf Relevanz und Machbarkeit muss nicht mehr erfolgen. ◂

2.4 Die Überprüfung der Relevanz

Einige Aspekte der Relevanz wurden bereits in Abschn. 2.2 vorgestellt, nun wollen wir das Thema aus Sicht der EBD genauer betrachten. Eine Forschungsidee ist dann relevant, wenn sie für das Fachgebiet, die Betroffenen, die Gesellschaft und/oder das Gesundheitssystem von Bedeutung ist. Die Relevanz einer Forschungsidee steigt, je größer und überzeugender der Nutzen für die Gesundheitsfachkräfte, Meinungsbildende, Betroffene und/oder Kostenträger ist.

> **Eine relevante Forschungsidee in der EBD**
> 1. füllt eine bestehende Wissenslücke oder greift zumindest ein ungelöstes Problem auf. Sie wirft Fragen auf, die bisher nicht ausreichend untersucht wurden (davon gibt es in der Diätetik zum Glück viele) und liefert neue Erkenntnisse.
> 2. hat praktische Auswirkungen auf die diätetische oder ernährungsmedizinische Praxis. Sie trägt dazu bei, diagnostische, therapeutische oder präventive Maßnahmen und Prozesse zu verbessern und die Wirkung von Ernährungsberatung und -therapie zu optimieren. Sie kann z. B. zum Praxistransfer des G-NCPs beitragen.
> 3. ist im Idealfall über das eigene Fachgebiet hinaus von Bedeutung und fördert interdisziplinäre Ansätze und die Sichtbarkeit der Diätetik. Dies kann zur Zusammenarbeit verschiedener wissenschaftlicher Disziplinen führen und innovative Lösungen hervorbringen.
> 4. unterstützt die EBD, indem sie zur Entwicklung, Überprüfung und Verbesserung von evidenzbasierten Richtlinien und Praktiken beiträgt.
> 5. hat das Potenzial, einen relevanten positiven Einfluss auf eine definierte Zielpopulation mit oder ohne Erkrankung zu haben. Dies kann sowohl die Behandlung als auch die Prävention von Krankheiten oder Symptomen betreffen.
> 6. bringt wirtschaftliche Vorteile und unterstützt gesundheitspolitische Entscheidungen. Studien, die kosteneffiziente Lösungen oder evidenzbasierte Empfehlungen für die Gesundheitspolitik liefern, sind besonders wertvoll (siehe dazu auch Abschn. 8.2).
> 7. ist zeitgemäß. Sie berücksichtigt aktuelle Trends, neue Entwicklungen oder Erkenntnisse in Forschung und Gesellschaft.

Sind diese Anforderungen zu hoch und unrealistisch? Ja und nein. Die vollständige Erfüllung dieser Relevanzkriterien ist nicht nur für studentische Projekte zu ambitioniert, auch große Forschungsprojekte können nicht immer alle Kriterien gleichzeitig erfüllen. Dennoch ist es auch bei studentischen Projekten und Abschlussarbeiten sinnvoll, diese Kriterien bei der Ideenentwicklung zu reflektieren. Eine Forschungsidee sollte mindestens ein Kriterium voll erfüllen.

Dabei spielt die Idee selbst eine entscheidende Rolle. Mit einer innovativen Forschungsidee können auch „kleine" studentische Projekten ohne großen zeitlichen und personellen Aufwand beachtliche Ergebnisse erzielen. Ein Beispiel dafür ist die Studie mit Menschen mit Blindheit und Sehbehinderung, die wir damals (vielleicht politisch nicht ganz korrekt) Sehbehindertenstudie genannt haben.

2.4 Die Überprüfung der Relevanz

Die Sehbehindertenstudie oder die Bedeutung der Idee

Während der Corona-Pandemie entwickelten Studierende im Modul „Wissenschaftliches Arbeiten" die Idee, sehbehinderte Menschen zu ihrem Einkaufs-, Koch- und Ernährungsverhalten zu befragen. Über den Blinden- und Sehbehindertenverein Neubrandenburg rekrutierten sie 26 blinde und sehbehinderte Menschen (Sehvermögen höchstens 30 %) und führten telefonische Interviews auf Basis eines selbst entwickelten Fragebogens durch. Obwohl die Stichprobe klein war, war das Thema so neu und innovativ, dass die Studierenden ihre Ergebnisse in mehreren Fachzeitschriften veröffentlichen (Benzin et al. 2021; Schmidt et al. 2021; Bischof et al. 2022) und auf dem Jahreskongress der *European Society for Clinical Nutrition and Metabolism* (ESPEN) präsentieren konnten (Klindworth et al. 2021, siehe Abb. 2.2).

Darüber hinaus sorgte eine Pressemitteilung unseres Hochschulmarketings für ein unerwartet hohes Medienecho in lokalen und überregionalen Medien. Sogar das Ärzteblatt und Zeit Online berichteten damals über die Studie. Die Ergebnisse wurden als relevant angesehen, da sie Einblicke in eine wenig bekannte Welt von geschätzten 1,2 Mio. Menschen in Deutschland gaben. Die Betroffenen nannten wertvolle Hinweise für eine inklusivere Gestaltung des Einkaufsumfeldes, an der die Lebensmittelindustrie interessiert war (Bischof et al. 2022). Die Durchführung der Studie hat auch uns viele Aha-Erlebnisse beschert, denn Sehende nehmen Dinge oft als selbstverständlich hin, die für Sehbehinderte eine Herausforderung darstellen (… wie z. B. das Lesen von Einverständniserklärungen). Dies ist ein Bereich, der auch in Zukunft für die EBD und für Ernährungsfachkräfte als Aufgabengebiet von Interesse sein könnte und diese Einsicht konnte mit einer Humanstudie erreicht werden, für deren Datenerhebung im Rahmen der Lehre nur 6 Tage zur Verfügung standen. ◄

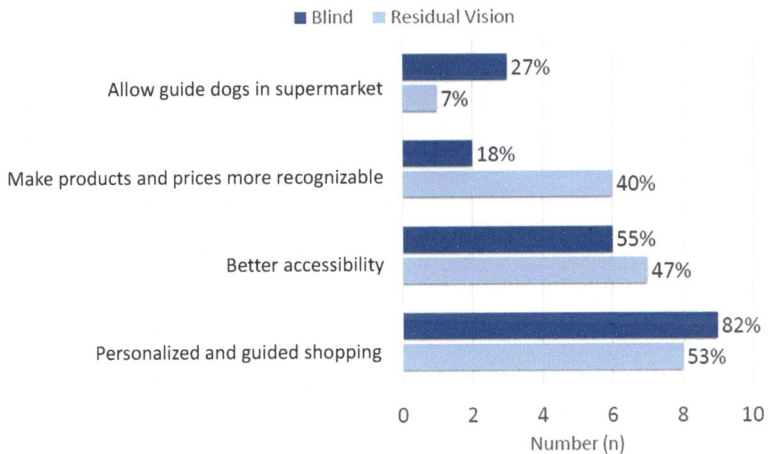

Abb. 2.2 Verbesserungsvorschläge für Einkaufsmöglichkeiten von Menschen mit Sehbehinderung. Nennungen von Teilnehmenden mit Restsehvermögen (n = 22), Nennungen von Teilnehmenden mit Blindheit (n = 18). Auszug aus der Posterpräsentation der „Sehbehindertenstudie" auf dem Jahreskongress der European Society for Clinical Nutrition and Metabolism (ESPEN) 2021. (Klindworth et al. 2021)

Im Allgemeinen wird es jedoch als vorteilhaft angesehen, wenn eine Studienidee eine große Anzahl von Menschen betrifft, wie beispielsweise Personen mit kardiovaskulären Risikofaktoren wie Bluthochdruck, Prädiabetes, Diabetes oder Hyperlipidämie. Für „kleine" studentische Projekte eignen sich jedoch spezielle Populationen besonders gut, weil hier auch kleine Fallzahlen akzeptiert werden. Es gibt sicherlich weitere Subgruppen in der Bevölkerung, über die wenig bekannt ist und die sich ebenso gut eignen.

Bereits gelöste Probleme sollten nicht erneut erforscht werden. Zum Beispiel ist es überflüssig, zu untersuchen, ob eine lakto-vegetarische Kostform eine ernährungsphysiologisch adäquate Ernährung in der Allgemeinbevölkerung ermöglicht. Große epidemiologische Studien haben dies bereits gezeigt.

Werfen wir noch einmal einen Blick auf die Beispiele 1 und 2 aus dem vorigen Abschnitt, um zu sehen, ob sie den Test auf die sieben Relevanzkriterien bestehen (siehe Tab. 2.1 und 2.2).

Tab. 2.1 Überprüfung der Relevanz der Studienidee zur Schichtarbeit

Kriterium	Relevanz	Sterne	Begründung
1	Wird ein ungelöstes Problem adressiert?	★★★★★	Ja, die Ergebnisse in der Literatur sind nicht eindeutig.
2	Gibt es praktische Auswirkungen für die Diätetik?	★★★★	Ja, die Problemlösung könnte ein zukünftiges Arbeitsgebiet von Ernährungsfachkräften sein.
3	Ist es über das eigene Fachgebiet hinaus von Bedeutung?	★★★	Ja, es herrscht Pflegekräftemangel, daher sind die Ergebnisse auch für Arbeitgebende und Kostenträger relevant. Allerdings könnten die Ergebnisse auch Ängste hervorrufen, dass der Pflegeberuf dadurch noch unattraktiver wird oder Pflegekräfte höhere Forderungen stellen.
4	Unterstützt die Idee die Entwicklung der EBD?	★★	Nicht direkt, aber mit viel Fantasie zumindest etwas
5	Hat die Idee das Potenzial, einen positiven Einfluss auf die Zielgruppe zu haben?	★★★	Ja, sie betrifft direkt die Gesundheit der Betroffenen und kann zur Bewusstseinsbildung, Prävention und Vermeidung von Erkrankungen führen.
6	Bringt sie wirtschaftliche Vorteile?	★	Nein, hier gibt es einen kleinen Haken, denn die daraus resultierenden verhältnispräventiven Maßnahmen und Umstellungen werden Kosten verursachen. Sie können aber auch zu einer geringeren Beanspruchung des Gesundheitssystems durch weniger Krankschreibungen und weniger Inanspruchnahme von Gesundheitsleistungen führen.

(Fortsetzung)

2.4 Die Überprüfung der Relevanz

Tab. 2.1 (Fortsetzung)

Kriterium	Relevanz	Sterne	Begründung
7	Ist die Idee zeitgemäß und berücksichtigt sie aktuelle Trends?	★★★	Sie ist in jedem Fall zeitgemäß, aber berücksichtigt nicht unbedingt aktuellen Trends.
8	Größe der Zielgruppe	★★★★	Die Zielgruppe ist in Deutschland mit über 500.000 Beschäftigten im Pflegedienst in Krankenhäusern ausreichend groß; die Ergebnisse wären zusätzlich weltweit übertragbar.

Tab. 2.2 Einschätzung der Relevanz der Studienidee zur PEET

Kriterium	Relevanz	Sterne	Begründung
1	Wird ein ungelöstes Problem adressiert?	★★★★★	Es gibt viele Hinweise aus der Praxis, dass das Problem besteht und bis jetzt nicht erkannt wurde.
2	Gibt es praktische Auswirkungen für die Diätetik?	★★★★	Ja, zukünftig stärkere Einbeziehung von Ernährungsfachkräften wahrscheinlich
3	Ist die Idee über das eigene Fachgebiet hinaus von Bedeutung?	★★★	Ja, das Problem ist zumindest auch für ärztliche Fachkräfte relevant.
4	Unterstützt sie die Entwicklung der EBD	★★★★	Ja, zukünftig wäre die Erstellung von evidenzbasierten Handlungsempfehlungen möglich.
5	Hat die Idee das Potenzial einen positiven Einfluss auf die Zielgruppe zu haben?	★★★★★	Definitiv, da es den Betroffenen unnötige Komplikationen, wie chronische Gewichtsverluste, Arbeitsausfälle und Zeit für ärztliche Abklärungen, erspart und die Lebensqualität erhöht.
6	Bringt die Idee wirtschaftliche Vorteile?	★★★	Wahrscheinlicher werden weniger Leistungen im Gesundheitssystem beansprucht; eventuell weniger Krankenstände; aber die Mehrfachschulungen würden die Kosten im Gesundheitssystem erhöhen.
7	Ist die Idee zeitgemäß und berücksichtigt sie aktuelle Trends?	★★	Das Problem ist zeitgemäß, aber es berücksichtigt keine aktuellen Trends.
8	Größe der Zielgruppe	★★	Genaue Zahlen zu Patienten mit exokriner Pankreasinsuffizienz sind nicht leicht zugänglich. Die Prävalenz variiert nach zugrunde liegender Ursache: ca. 80 % der Patienten mit Mukoviszidose, ca. 30–50 % der Patient mit chronischer Pankreatitis (Beyer et al. 2022), ca. 5–10 % der Patienten mit Diabetes mellitus. Bei 8 Mio. Menschen mit Diabetes in Deutschland könnten alleine hier schon rund 400.000 bis 800.000 Menschen eine PEET benötigen.

> **Beispiel 1 (studentische Kleingruppenprojekt, wissenschaftliches Arbeiten)**
>
> **Relevanz des Vergleichs des Ernährungszustands und Ernährungsverhalten von Pflegekräften mit und ohne Nachtschichtarbeit in einem Krankenhaus der Akutversorgung**
>
> Zusammengefasst handelt es sich also um ein ungelöstes Problem in einer größeren Zielgruppe, dessen Lösung neue Aufgaben für die Diätetik generieren kann. Damit ist das Thema relevant.
>
> Die Reflexion brachte zudem einen weiteren wichtigen Aspekt zu Tage, der mit der Relevanz wenig zu tun hat, aber in der späteren Planung und Kommunikation der Studie bedacht werden sollte: Wenn der Ernährungsstatus und das Ernährungsverhalten von Pflegekräften mit Nachtschichten tatsächlich schlechter sind, könnten zunächst für die Krankenhäuser Kosten durch Forderungen nach verhältnispräventiven Maßnahmen, Verbesserungen des Gesundheitsförderungsangebotes bis hin zu höheren Gehaltsforderungen entstehen. Die Entscheidungsträger im Krankenhaus könnten Bedenken entwickeln, dass der Pflegeberuf durch diese Erkenntnisse noch unattraktiver wird, und dies in Zeiten des massiven Pflegekraftmangels. Das wäre sozusagen „Kollateralschäden", die am Ort der Durchführung Widerstände erzeugen könnten. Das frühzeitige Erkennen hilft, diese Bedenken frühzeitig zu adressieren und abzuschwächen. ◄

> **Beispiel 2 (studentische Kleingruppenprojekt, wissenschaftliches Arbeiten)**
>
> **Relevanz der Studienidee zur korrekten Einnahme von Pankreasenzymen bei Menschen mit exokriner Pankreasinsuffizienz**
>
> Zusammengefasst handelt es sich bei der potenziell falschen Einnahme von Pankreasenzymen nach einmaliger Schulung um ein möglicherweise unerkanntes Problem, das bei Betroffenen unnötige Gewichtsverluste, Mangelernährung und zahlreiche Arztbesuche verursachen kann und möglicherweise von der schulenden Institution gar nicht wahrgenommen wird. Allein in Deutschland betrifft die exokrine Pankreasinsuffizienz Hunderttausende Menschen, was die Relevanz des Themas unterstreicht. Das Problem deutet auf ein mögliches strukturelles Versorgungsdefizit hin, das durch eine stärkere Einbindung von Ernährungsfachkräften gelöst werden könnte. Dieses Thema eignet sich gut für eine evidenzbasierte Untersuchung und ist daher für die EBD von Bedeutung. Zudem stärkt es die Rolle der Ernährungsfachkräfte. Nach Prüfung der sieben Relevanzkriterien bleibt das Thema relevant. ◄

2.5 Die Überprüfung der Machbarkeit

Eine wissenschaftlich interessante und innovative Humanstudie kann scheitern, wenn sich während der Durchführung herausstellt, dass die geplante Zeit nicht ausreicht, um genügend Teilnehmende zu rekrutieren und zu betreuen, dass Schnittstellen nicht wie geplant funktionieren und dass die notwendigen personellen und zeitlichen Ressourcen für die Durchführung fehlen.

Tab. 2.3 Übersicht über die Realisierbarkeit von Studien mit oder ohne Erreichbarkeit einer Ethikkommission (EK)

Studientyp		Regellehre		Bachelorarbeit		Masterarbeit	
		m. EK	o. EK	m. EK	o. EK	m. EK	o. EK
Nicht-interventionelle Studie							
Fallstudien		(✓)	(✓)	✓	(✓)	✓	(✓)
Fallserien		✗	✗	✓	(✓)	✓	(✓)
Prospekt. Querschnittstudie	Methodik						
	Online-Surveys	✓	✓	✓	✓	✓	✓
	Persönliche Befragungen	✓	✗	✓	✗	✓	✗
	Körperliche Untersuchungen	✓	✗	✓	✗	✓	✗
Retrospektive Datenanalyse		✓	(✓)	✓	(✓)	✓	(✓)
Anwendungsbeobachtung		✗	✗	✓	(✓)	✓	(✓)
Interventionsstudie	Intervent.dauer						
Einarmig oder Paralleldesign	0–4 h	✓	✗	✓	✗	✓	✗
	1–14 Tage	✗	✗	✓	✗	✓	✗
	15–28 Tage	✗	✗	✓	✗	✓	✗
	> 1–2 Monate	✗	✗	✗	✗	✓	✗
	> 2–3 Monate	✗	✗	✗	✗	(✓)	✗
	> 3 Monate	✗	✗	✗	✗	✗	✗
Cross-Over-Design	0–4 h	✓	✗	✗	✗	✓	✗
	1–14 Tage	✗	✗	✗	✗	✓	✗
	15–28 Tage	✗	✗	✗	✗	✓	✗
	> 1–2 Monate	✗	✗	✗	✗	(✓)	✗
	> 2–3 Monate	✗	✗	✗	✗	✗	✗
	> 3 Monate	✗	✗	✗	✗	✗	✗

✗ nicht realisierbar, ✓ realisierbar, (✓) bedingt realisierbar. Intervent.dauer: Interventionsdauer; Prospekt.: prospektiv; m. EK: mit Ethikkommission, o. EK: ohne Ethikkommission

Tab. 2.3 gibt einen Überblick über die Arten von Humanstudien, die im Rahmen von studentischen Projekten in der Lehre sowie im Rahmen von Bachelor- und Masterarbeiten mit oder ohne Zustimmung einer Ethikkommission durchgeführt werden können. Die tatsächliche Durchführbarkeit muss jedoch im Einzelfall geprüft werden. Eine detaillierte Beschreibung der verschiedenen Studiendesigns findet sich in Kap. 6 und 7, die strukturellen Voraussetzungen für die Integration von Humanstudien in die Hochschullehre werden in Kap. 9 erläutert.

Ohne Ethikvotum dürfen nur anonymisierte Studien durchgeführt werden und das auch nicht in allen Fällen (siehe Abschn. 13.1). Unter bestimmten Voraussetzungen können jedoch auch Routinedaten ohne Ethikvotum für wissenschaftliche Zwecke verwendet werden. Dies muss jedoch im Einzelfall mit dem Datenverantwortlichen und dem Datenschutzbeauftragten der jeweiligen Institution abgeklärt werden.

Für die Durchführung von Interventionsstudien ist eine Pseudonymisierung der Daten erforderlich, die zwingend ein Ethikvotum voraussetzt. Daher sind solche Studien ohne die Zustimmung einer Ethikkommission nicht durchführbar.

Bei der Planung von Interventionsstudien ist die Dauer der Intervention zu berücksichtigen, die an die für die Datenerhebung zur Verfügung stehende Zeit angepasst werden muss. Kurzzeitstudien, wie sie z. B. nach einmaligem Verzehr eines Lebensmittels durchgeführt werden, sind bereits im Rahmen der studentischen Lehre zum wissenschaftlichen Arbeiten möglich, da die Datenerhebung oft nur wenige Tage in Anspruch nimmt. Ein Beispiel hierfür wird in Abschn. 7.4.1 mit unserer „Bierstudie" vorgestellt. In dieser Quadruple-Crossover-Studie wurden die kognitive Leistungsfähigkeit und die Blutglukosekonzentration nach dem Konsum von je einem halben Liter Wasser, Apfelschorle, alkoholhaltigem und alkoholfreiem Bier untersucht.

Eine weitere Gruppe von Studierenden führte einmal eine randomisierte kontrollierte Crossover-Studie (RCT) als Kurzzeitstudie durch. Sie untersuchte den optimalen zeitlichen Abstand für die Aufnahme von niedermolekularen Kohlenhydraten vor einer körperlichen Belastung (Hellmann et al. 2018). Die Studie wurde in einem Fitnessstudio durchgeführt, zu dem einer der Studierenden Kontakt hatte. Denkbar wären auch Kurzzeitstudien zu verschiedenen Mahlzeiten in der Mensa und deren Einfluss auf die postprandiale Konzentrationsfähigkeit oder andere kognitive Leistungen. Hier sind Kreativität und Einfallsreichtum gefragt.

Damit können bereits in der Lehre qualitativ hochwertige Studien durchgeführt werden, deren Erfolg wesentlich von der zugrunde liegenden Idee abhängt. Solche Projekte sind jedoch eher die Ausnahme; tatsächlich handelt es sich bei fast 90 % aller Humanstudien in der Lehre um prospektive Querschnittstudien.

Bisher haben wir uns bei der Bewertung der Machbarkeit auf die zeitlichen Einschränkungen konzentriert. Zur Machbarkeit gehören aber auch andere Faktoren, wie die Rekrutierung der Teilnehmenden, die Verfügbarkeit einer ausreichenden Anzahl von Teilnehmenden, die Nutzung bestehender Netzwerke zur Problemlösung und die Bereitstellung aller notwendigen infrastrukturellen Voraussetzungen. Diese Überlegungen variieren von Studie zu Studie und sollen anhand unserer beiden Beispiele näher betrachtet werden.

Beispiel 1 (studentische Kleingruppenprojekt, wissenschaftliches Arbeiten)

Überlegungen zur Machbarkeit der Untersuchungen des Ernährungszustands und Ernährungsverhaltens von Pflegekräften mit und ohne Nachtschichtarbeit in einem Krankenhaus der Akutversorgung

Tab. 2.4 zeigt die wichtigsten Überlegungen zur Machbarkeit dieser Studie. Damit sind die wesentlichen Eckpunkte geklärt und man kann mit der Planung der nächsten Schritte beginnen. ◄

2.5 Die Überprüfung der Machbarkeit

Tab. 2.4 Überlegungen zur Machbarkeit der Untersuchung des Ernährungszustands und Ernährungsverhaltens von Pflegekräften mit und ohne Nachtschichtarbeit

Problem	Überlegung	Lösung
Wie kommen wir zu den Pflegekräften?	Naheliegend ist das Klinikum Neubrandenburg, mit dem eine Kooperation in der Lehre besteht.	- Anfrage beim ärztlichen Direktor der Klinik, der gleichzeitig Leiter des dortigen Ernährungsteams ist – dieser stimmt grundsätzlich zu, die Untersuchungen können während der Arbeitszeit durchgeführt werden, müssen aber auf max. 20 min begrenzt werden. - Nachfrage bei der Pflegedienstleitung – diese stimmt zu und würde die Pflegekräfte über ihre Verteiler über die Teilnahmemöglichkeit informieren. - Die Betriebsärztin sagt ebenfalls ihre Unterstützung bei der Rekrutierung zu.
Wo können die Untersuchungen durchgeführt werden?	Im Rahmen der Untersuchung soll eine Bestimmung der Körperzusammensetzung mit Gewichts- und Größenmessung durchgeführt werden. Der Weg zu den Räumlichkeiten der Hochschule ist zu weit. Es stellt sich die Frage, ob die Räumlichkeiten und Geräte des Ernährungsteams im Klinikum genutzt werden können.	- Das Ernährungsteam stimmt der Nutzung der Geräte und Räumlichkeiten an den sechs Untersuchungstagen zu.

> **Beispiel 2 (studentische Kleingruppenprojekt, wissenschaftliches Arbeiten)**
>
> **Überlegungen zur Machbarkeit der Studie zur üblichen einmaligen PEET-Schulung auf die korrekte Einnahme von Pankreasenzymen bei Menschen mit exokriner Pankreasinsuffizienz**
>
> Für die PEET-Studie waren andere Probleme zu lösen. Tab. 2.5 zeigt die wichtigsten Machbarkeitsüberlegungen für diese Studie und auch, dass aus Gründen der Machbarkeit nicht selten Kompromisse eingegangen werden müssen.
>
> Wie alle Professor*innen habe auch ich Netzwerke, die genutzt werden können, in diesem Fall zum Verband der Diätassistenten (VDD) und zum BerufsVerband Oecotrophologie (VDOE). So konnten wir dieses Problem der Machbarkeit relativ schnell lösen. Eventuell ist es sinnvoll, die ungefähren Termine für den Studienaufruf vorab zu besprechen, da die Printmedien einen längeren Vorlauf haben können. Auch hier reicht für den Moment die Sicherheit, dass ein Weg in Sicht ist; alle weiteren Details können später geklärt werden. ◄

Tab. 2.5 Überlegungen zur Machbarkeit der Überprüfung der üblichen einmaligen PEET-Schulung auf die korrekte Einnahme von Pankreasenzymen im Alltag der Menschen mit exokriner Pankreasinsuffizienz

Problem	Überlegung	Lösung
Wie kommen wir zu Menschen mit Pankreasinsuffizienz?	Naheliegend wäre natürlich eine direkte Befragung von Menschen unter PEET, aber die PEET umfasst Personen mit unterschiedlichen Erkrankungen und es gibt keine Selbsthilfegruppe zur Pankreasenzymersatztherapie. Daher würde die Rekrutierung zu viel Zeit in Anspruch nehmen und wäre im Rahmen der Lehre nicht durchführbar. Außerdem müssten viele Personen befragt werden, um aussagekräftige Ergebnisse zu erhalten.	Keine. Rekrutierung der Betroffenen zu aufwendig
Gibt es Alternativen?	Eine geeignete Alternative ist die Befragung von ambulanten Ernährungsfachkräften, da Menschen unter PEET meist dort landen, wenn es Probleme gibt. Die ambulanten Ernährungsfachkräfte können aufgrund ihrer Praxiserfahrung kumulativ einschätzen, ob es sich um ein relevantes Problem handelt und welche Ursachen es haben könnte.	- Rekrutierung von Ernährungsfachkräften über die Verteiler von VDD und VDOE – beide Verbände erklären sich bereit, den Studienaufruf in ihren elektronischen Netzwerken und Newslettern bzw. in der Verbandszeitschrift zu veröffentlichen.

▶ **Wichtig** Wie Sie sicher bemerkt haben, geht es bei der Prüfung einer Studienidee um viel mehr als nur eine schnelle Bewertung. Durch eine sorgfältige Reflexion ergeben sich oft neue Ideen und Perspektiven.

Zusammengefasst kann die Bewertung einer Studienidee hinsichtlich Wissenschaftlichkeit, Relevanz und Durchführbarkeit die weitere Planung einer Humanstudie erheblich verbessern. Sie ermöglicht frühzeitig notwendige Anpassungen, liefert wertvolle Anregungen für zusätzliche Ideen und sekundäre Ziele und hilft, die Zielgruppen genauer zu definieren. Auf diese Weise wird eine solide Grundlage geschaffen, die die Effizienz und die Erfolgschancen der Studie erhöht, potenzielle Probleme frühzeitig erkannt und damit Zeit- und Ressourcenverschwendung vermieden.

2.6 Die Literaturrecherche – Welche Ressourcen stehen zur Ideenfindung zur Verfügung?

Durch die Analyse der vorhandenen Literatur können offene Fragen und Forschungslücken identifiziert sowie der Forschungsbedarf fundiert begründet werden. Eine gründliche Literaturrecherche hilft, Doppelarbeit zu vermeiden, Zeit und Ressourcen zu sparen und sicherzustellen, dass die geplante Studie einen echten Beitrag zur

Wissensbasis leistet. Zudem ermöglicht sie die Auswahl geeigneter Forschungsmethoden, inspiriert zur Optimierung von Ansätzen und bietet wertvolle Hintergrundinformationen für die Formulierung präziser Hypothesen und Forschungsfragen. Sie unterstützt auch bei ethischen Überlegungen und der Einhaltung von Sicherheitsrichtlinien, während bewährte Methoden und validierte Instrumente für das Forschungsdesign genutzt werden können.

Artikel aus internationalen Fachzeitschriften sind die erste Wahl bei der Literaturrecherche. Sie bieten die aktuellsten und umfassendsten Informationen. Generell ist bei Fachartikeln zu beachten, dass sie „peer-reviewed" sind, das heißt von gleichrangigen Fachkolleg*innen begutachtet wurden. Bei Artikeln, die über Literaturdatenbanken angeboten werden, ist dies in der Regel gewährleistet.

Tab. 2.6 gibt einen Überblick über die zur Verfügung stehenden Ressourcen zur Literaturrecherche.

Wissenschaftliche Literaturdatenbanken wie PubMed, MEDLINE, Scopus oder Web of Science ermöglichen eine systematische, weltweite Suche nach Artikeln anhand von Schlüsselwörtern ("keywords") in nach bestimmten Qualitätskriterien vorselektierten Zeitschriften.

PubMed (https://pubmed.ncbi.nlm.nih.gov/) ist eine frei zugängliche Datenbank des *National Center for Biotechnology Information* (NCBI) und stellt damit eine praktikable Lösung für einen kostenlosen Zugang zu einer weltweiten, wissenschaftlichen Literaturdatenbank im Bereich der EBD dar. Sie enthält Artikel aus den Bereichen Medizin, Biowissenschaften, Gesundheitswissenschaften und verwandten Disziplinen. **MEDLINE** ist eine Unterabteilung von PubMed und enthält bibliografische Informationen zu Artikeln aus medizinischen Fachzeitschriften. **Scopus** ist eine multidisziplinäre Abstract- und Zitationsdatenbank des Verlages Elsevier. Sie deckt ein breites Spektrum wissenschaftlicher Disziplinen ab. Der volle

Tab. 2.6 Für die Literaturrecherche zur Verfügung stehende Ressourcen. (Modifiziert nach Ritschl et al. 2016)

	Vorteile	Nachteile
Wissenschaftliche Literaturdatenbanken (z. B. PubMed, Scopus, Web of Science)	International, umfassend, relevant, peer-reviewed Systematische Suche von Artikeln nach Schlüsselbegriffen ("keywords") möglich	Eventuell zugangsbeschränkt Nationale Fachzeitschriften nur lückenhaft erfasst
Internet	Ermöglicht erstes Einlesen Gut geeignet für graue Literatur, z. B. Berichte von Organisationen (z. B. WHO) und Gesetzestexte	Selbsteinschätzung der Seriosität und Qualität erforderlich
Fachbücher	Ermöglichen einen ersten Einstieg in die Thematik Geben einen guten Überblick über die Grundlagen	Zum Zeitpunkt des Erscheinens oft nicht mehr ganz aktuell Oft keine Unterscheidung zwischen Expertenmeinung und wissenschaftlicher Evidenz möglich

Zugang zu Scopus erfordert in der Regel ein Abonnement, das von Institutionen oder Bibliotheken erworben werden kann. Einzelpersonen können jedoch in begrenztem Umfang kostenlos auf bestimmte Funktionen zugreifen. **Web of Science**, bereitgestellt von Clarivate Analytics, ist eine multidisziplinäre Datenbank, die wissenschaftliche Literatur aus verschiedenen Fachgebieten enthält. Der Zugang zu Web of Science erfordert in der Regel ebenfalls ein Abonnement, das von Institutionen oder Bibliotheken erworben werden kann.

Für die Suche nach Fachartikeln für den Bereich der EBD sind alle genannten Optionen sehr gut geeignet. Natürlich könnte man auch gezielt in einzelnen Ernährungsfachzeitschriften suchen. Dies wäre jedoch zu selektiv, um einen Überblick über die gesamte Studienlage zu erhalten. Diätetisch relevante Artikel werden auch in medizinischen und anderen Fachzeitschriften publiziert.

▶ **Peer-Review-Verfahren** Ein Peer-Review (engl. von *Peer* = gleichrangige*r Fachkolleg*in und *Review* = Begutachtung) bezeichnet die meist anonyme Begutachtung eines Artikels durch mindestens zwei unabhängige Forschende oder Personen mit ähnlicher Expertise (Ritschl et al. 2016). Diese entscheiden, ob der Artikel den Anforderungen an wissenschaftlichen Inhalt, Aktualität und weiteren Qualitätskriterien entspricht. Nur wenn diese Personen den Artikel für wertvoll halten, wird er veröffentlicht.

Die Begutachtung nennt man Review und die begutachtenden Kolleg*innen Reviewer*innen.

Der Begriff „Review" wird in der deutschen und englischen Wissenschaftssprache nicht nur in der wörtlichen Bedeutung von „Überprüfung" und „Begutachtung" verwendet, wie oben im Peer-Review-Prozess dargestellt. Eine weitere Wortbedeutung ist „etwas noch einmal betrachten". Diese Bedeutung findet sich in dem im deutschen Fachjargon häufig verwendeten Begriff „Review-Artikel" als Synonym für das deutsche Wort „Übersichtsartikel"

Review-Artikel geben einen guten Überblick über den Stand des Wissens, insbesondere wenn sie aktuell sind. Die darin enthaltenen Literaturlisten ermöglichen einen schnellen Zugriff auf einzelne Originalarbeiten. Zusätzlich kann über PubMed, MEDLINE, Scopus oder Web of Science nach weiteren Originalartikeln gesucht werden. Dies ist immer zwingend dann notwendig, wenn keine aktuellen Übersichtsarbeiten verfügbar sind.

2.6.1 Review-Artikel (Übersichtsarbeiten)

Review-Artikel, auch Übersichtsarbeiten oder Literaturübersichten genannt, sind wissenschaftliche Arbeiten, die sich mit der Zusammenstellung und Analyse bereits vorhandener Daten und Informationen befassen. Review-Artikel dienen Forschenden, Praktizierenden und anderen Interessierten als wertvolle Ressource, um sich rasch einen Überblick über den Stand der Wissenschaft zu verschaffen und informierte Entscheidungen zu treffen

Sekundärforschung

> Die Werkzeuge der Sekundärforschung geben einen Überblick über den Stand der Forschung zu einem bestimmten Thema.

Review-Artikel (Übersichtsarbeiten)

Qualitative oder quantitative Zusammenfassung der Ergebnisse einzelner Studien:

- Narrative Reviews
- Systematische Reviews
  - Systematische Reviews ohne biometrische Auswertung
  - Systematische Reviews mit biometrischer Auswertung
    - Metaanalysen publizierter Studienergebnisse
    - Metaanalysen von Individualdaten

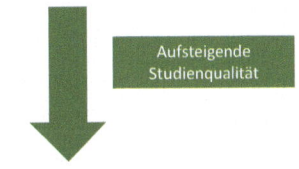
Aufsteigende Studienqualität

Abb. 2.3 Die Arten von Review-Artikeln als Teil der Sekundärforschung

Review-Artikel gehören zur Sekundärforschung (siehe Abb. 2.3). Während die Primärforschung neu erhobene Daten beschreibt, fasst die Sekundärforschung bereits vorhandene Studien oder Daten zusammen.

Es werden zwei Arten von Review-Artikeln unterschieden, die sich in der Studienqualität voneinander abheben: narrative Reviews und systematische Reviews. „Systematische Reviews" ist ein Oberbegriff, der sowohl systematische Reviews ohne biometrische Auswertung als auch systematische Reviews mit biometrischer Auswertung umfasst. Letztere werden als Metaanalysen bezeichnet. Metaanalysen wiederum können sowohl aus bereits publizierten Studienergebnissen als auch aus Individualdaten, d. h. Rohdaten mehrerer Studien, erstellt werden.

Review-Artikel leisten einen wichtigen Beitrag zur Ideenfindung für Studien, indem sie vorhandenes Wissen kritisch sichten, integrieren, in einen größeren Kontext stellen und Forschungslücken aufzeigen.

▶ **Ernährungsforschung boomt und plädiert für hochwertige Sekundärforschung** Die Zahl der neu veröffentlichten Artikel zum Thema Ernährung nimmt stetig zu. Dies lässt sich anhand der in der Literaturdatenbank PubMed unter dem Schlüsselwort „nutrition" veröffentlichten Publikationen gut verfolgen, wie Abb. 2.4 zeigt. Wurden 1985 weltweit jährlich nur 3090 neue Artikel zum Thema Ernährung publiziert, waren es im Jahr 2000 bereits 9712, also mehr als dreimal so viele. Bis 2010 verdoppelte sich diese Zahl nochmals auf 18.864 neue Publikationen pro Jahr und stieg bis 2022 kontinuierlich auf 68.953 an und ist seither mit 68.999 Publikationen im Jahr 2024 in etwas gleichbleibend. Ausgehend von den Zahlen für 2024 bedeutet dies, dass Ernährungsfachkräfte 189 Artikel pro Tag lesen müssten, um über die gesamte Entwicklung der Ernährung auf dem Laufenden zu bleiben.

Die Welt der Ernährungsforschung hat sich also in den letzten 40 Jahren mehr als verzwanzigfacht und ist förmlich explodiert. Das ist auch

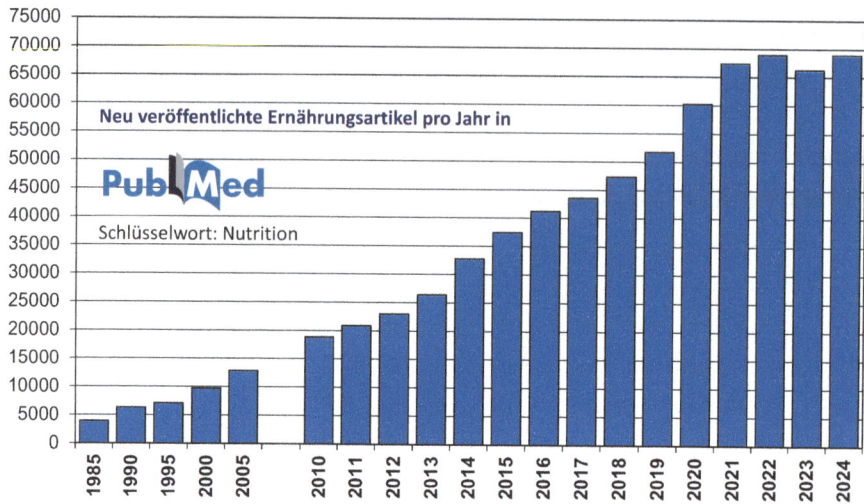

Abb. 2.4 Neu veröffentlichte Ernährungsartikel pro Jahr. Beispiel anhand der Literaturdatenbank PubMed

gut so, denn es zeigt die wachsende Bedeutung der Ernährung. Für Ernährungsfachkräfte ist diese Informationsmenge aber nicht mehr zu bewältigen, selbst wenn nur ein Bruchteil der Originalarbeiten für die eigene Arbeit relevant ist und sie täglich – neben ihrer eigentlichen Arbeit – mehrere Stunden ihrer Freizeit für die Lektüre aufwenden.

Mit der rasanten Zunahme neuer Literatur hat daher auch die Bedeutung qualitativ hochwertiger Sekundärforschung in Form von systematischen Reviews und Metaanalysen zugenommen. Hier ist in den letzten Jahren ein deutlicher Anstieg der Qualitätsanforderungen zu verzeichnen. Systematische Reviews und Metaanalysen geben zeitsparend einen verzerrungskontrollierten Überblick über den meist weltweiten Stand der Forschung zu einem bestimmten Thema oder einer bestimmten Fragestellung.

2.6.1.1 Narrative Reviews (Erzählende Übersichtsartikel)

Narrative Reviews sind beschreibender Natur und basieren auf einer weniger formalen Zusammenstellung von Forschungsliteratur. Sie sind vor allem in der deutschsprachigen Fachliteratur die häufigste Form von Review-Artikeln und kommen natürlich auch in der englischsprachigen Fachliteratur vor. Kürzlich in anerkannten Fachzeitschriften erschienene und damit aktuelle narrative Reviews eignen sich gut für einen ersten Einstieg in ein Thema und damit zur Ideenfindung für Humanstudien. Die dort zitierte Literatur kann zeitsparend für Detailinformationen und Vertiefungen genutzt werden.

Dennoch gelten sie in der Sekundärforschung als Format mit geringer Studienqualität, da kein Anspruch auf eine evidenzbasierte und vollständige Literaturrecherche erhoben wird. Die Literaturauswahl kann subjektiv und unsystematisch erfolgen und die Gefahr einer Verzerrung durch eigene Meinungen und Ansichten ist relativ hoch. Dies kann durch bewusstes oder unbewusstes Weglassen von Studien geschehen, z. B. von Studien, die keine Wirksamkeit zeigen, der eigenen Meinung widersprechen oder deren Volltexte schwer zugänglich sind.

2.6.1.2 Systematische Reviews und Metaanalysen

Im Gegensatz zu narrativen Reviews zeichnen sich systematische Reviews durch ein methodisch rigoroses Vorgehen aus. Sie folgen einem vordefinierten Protokoll, um eine objektive und systematische Synthese der verfügbaren Evidenz zu gewährleisten. Ein systematischer Review umfasst klare Kriterien für die Auswahl der Studien, eine systematische Literaturrecherche, eine Qualitätsbewertung der eingeschlossenen Studien und eine detaillierte Analyse der Ergebnisse.

Das Hauptziel eines systematischen Reviews besteht darin, eine umfassende und objektive Zusammenfassung der verfügbaren Evidenz zu liefern, um fundierte Schlussfolgerungen zu einem bestimmten Thema ziehen zu können. Systematische Reviews gehören zu den Studien mit hoher Studienqualität.

Systematische Reviews ohne biometrische Auswertung

Bei dieser Art des systematischen Reviews wird die gesamte vorhandene Originalliteratur zu einem Thema recherchiert, geordnet und nach vordefinierten Ein- und Ausschlusskriterien ausgewählt. Im Gegensatz zur Metaanalyse erfolgt jedoch noch keine statistische Auswertung. Systematische Reviews sind sehr anspruchsvoll und zeitaufwendig in der Ausarbeitung. Sie werden daher in der Regel für ein internationales Publikum geschrieben und sind in der deutschen Fachliteratur kaum zu finden.

Eine Ausnahme bilden die S3-Leitlinien der deutschen Fachgesellschaften. Diese S3-Leitlinien werden zunehmend in Anlehnung an die Regeln eines systematischen Reviews erstellt und liegen in deutscher Sprache vor. Bei internationalen Leitlinien ist im Gegensatz zu deutschen Leitlinien aus dem Titel nicht ersichtlich, ob sie nach den Kriterien eines systematischen Reviews erstellt wurden. Bei deutschen Leitlinien wird dies durch den Zusatz „S3-Leitlinie" oder „S2e-Leitlinie" kenntlich gemacht.

Die Cochrane Library hat als erste Online-Bibliothek Mitte der 1990er-Jahre begonnen, systematische Reviews zu veröffentlichen und damit die *Cochrane Database of Systematic Reviews* ins Leben gerufen. Sie hat insbesondere mit dem *Cochrane Handbook for Systematic Reviews of Interventions* (Higgins et al. 2023) maßgeblich zur Qualitätsentwicklung der systematischen Reviews beigetragen. Während Cochrane Reviews lange Zeit als besonders hochwertig galten, sind die Qualitätsanforderungen an systematische Reviews inzwischen insgesamt auf das Niveau von Cochrane Reviews gewachsen.

Die Qualitätsanforderungen für die Veröffentlichung von systematischen Reviews verlangen, dass die Bezeichnung „systematisches Review" im Titel des Artikels erscheint. So können sie leicht gefunden werden. In PubMed ist es möglich, nach „Systematic Review" zu filtern und so schnell zu sehen, ob systematische Reviews zum gewünschten Thema vorhanden sind.

Bei systematischen Reviews muss für jede ausgewählte Originalarbeit eine Studienübersicht erstellt werden. Diese werden in Evidenztabellen zusammengefasst, die die wichtigsten Charakteristika, Outcome-Parameter und Ergebnisse für alle eingeschlossenen Studien enthalten. Diese Studienübersichten können auch gut zur Ideenfindung verwendet werden

Darüber hinaus muss das Verzerrungsrisiko jeder einzelnen eingeschlossenen Studie bewertet werden. Hierfür wird in der Regel ein methodisches Vorgehen aus dem Cochrane-Handbuch auch für andere systematische Reviews verwendet. Bei RCTs, die in systematische Reviews eingeschlossen werden, wird z. B. die Angemessenheit der Sequenzgenerierung der Randomisierungsreihenfolge, der Maskierung der Gruppenzuordnung und der Verblindung bewertet sowie weiterhin, ob unvollständige Datensätze vorlagen und, wenn ja, ob dies ausreichend thematisiert wurde, ob vollständig oder nur selektiv berichtet wurde und ob andere Verzerrungsfaktoren vorlagen oder nicht. Auch dies hilft bei der schnellen Einschätzung der Studienqualität einer RCT im Rahmen der Ideenfindung.

Metaanalysen mit biometrischer Auswertung (Metaanalysen)
Metaanalysen sind eine Sonderform der systematischen Reviews. Ihr Alleinstellungsmerkmal ist die statistische Auswertung, die zu einer quantitativen Bewertung des Wirkeffektes führt. Dazu werden sogenannte gepoolte Effektschätzer berechnet. Dies ermöglicht eine genauere Schätzung der Wirksamkeit und eine Beurteilung der Konsistenz der Ergebnisse über verschiedene Studien hinweg.

Das Hauptziel einer Metaanalyse ist es, eine quantitative Zusammenfassung der verfügbaren Evidenz zu liefern, um die Stärke und Konsistenz eines Effekts zu bewerten. Bei Metaanalysen wird das statistische Ergebnis in der Regel grafisch in Form eines Forest-Plots dargestellt. Der selten verwendete deutsche Begriff dafür ist Walddiagramm. Im Forest-Plot werden die Effektschätzer für jede einzelne Studie angegeben und am Ende das Gesamtergebnis berechnet und dargestellt.

Eine seltene Sonderform ist die Metaanalyse aus Einzeldaten, bei der die verantwortlichen Autor*innen der ausgewählten Studien persönlich kontaktiert werden mit der Bitte, ausgewählte Rohdaten ihrer Studie zur Verfügung zu stellen. Hier werden die Rohdaten über alle Studien hinweg gepoolt und Reanalysen durchgeführt. Auch hier werden gepoolte Effektschätzer berechnet.

2.6.2 Originalarbeiten

Die „Originalarbeit" ist Teil der Primärforschung und ein Sammelbegriff für originäre Forschungsarbeiten, in denen neue Daten erhoben und analysiert werden. Im Gegensatz zu Review-Artikeln, die bestehende Literatur zusammenfassen und interpretieren, zielt eine Originalstudie darauf ab, eigenständige wissenschaftliche Erkenntnisse zu generieren. Wenn Sie also selbst eine Studie konzipieren, durchführen und veröffentlichen, ist das eine Originalarbeit im Rahmen der Primärforschung und das gilt natürlich auch für andere Forschende.

Originalarbeiten sind grundlegend für die Weiterentwicklung wissenschaftlicher Erkenntnisse in verschiedenen Disziplinen. Sie bilden die Grundlage für Review-Artikel.

> **Merkmale einer Originalarbeit**
> - **Neue Datenerhebung**: Originalstudien beinhalten in der Regel die Erhebung neuer, noch nicht untersuchter Daten. Dies kann durch Untersuchungen, Umfragen, Beobachtungen oder andere Forschungsmethoden geschehen.
> - **Forschungsfrage oder Hypothese**: Eine Originalstudie beginnt oft mit einer klaren Forschungsfrage oder Hypothese, die durch die Datenerhebung und -analyse überprüft wird.
> - **Methodische Beschreibung**: Die in einer Originalstudie angewandte Methodik wird detailliert beschrieben, um anderen Forschern die Reproduktion der Studie zu ermöglichen. Dies umfasst die Auswahl der Stichprobe, das Forschungsdesign, die Datenerhebungsmethoden und die statistische Analyse.
> - **Ergebnisse und Diskussion**: Die Ergebnisse der Originalstudie werden präsentiert und diskutiert, wobei die Schlussfolgerungen im Kontext der Forschungsfrage oder Hypothese gezogen werden.

2.6.3 Graue Literatur

Der Begriff „graue Literatur" bezieht sich auf wissenschaftliche oder technische Publikationen und Materialien, die nicht kommerziell veröffentlicht wurden und daher nicht leicht über herkömmliche Buchhandlungen oder Bibliotheken verfügbar sind. Im Gegensatz zu „weißer Literatur", die in etablierten wissenschaftlichen Zeitschriften oder Verlagen veröffentlicht wird, wird graue Literatur oft in begrenztem Umfang verbreitet und kann unterschiedliche Formen annehmen. Dazu gehören Berichte von Regierungsbehörden, Konferenzberichte und -schriften, Bachelor- und Masterarbeiten, Dissertationen (letztere, wenn sie nur lokal verfügbar sind). Graue Literatur umfasst auch unveröffentlichte Arbeitspapiere, Diskussionspapiere und Forschungsvorhaben, die von Forschenden oder Institutionen erstellt wurden.

Der Begriff „graue Literatur" unterstreicht, dass diese Art von Materialien nicht so leicht zugänglich ist wie konventionelle, veröffentlichte Literatur. Dennoch können sie einen wertvollen ergänzenden Beitrag zum Gesamtkorpus wissenschaftlichen Wissens leisten und in bestimmten Forschungskontexten von Bedeutung sein.

2.6.4 Wie erkennt man eine gute Literaturquelle?

Ein erster guter Anhaltspunkt für eine ausreichende Qualität einer Fachzeitschrift und der darin veröffentlichten Artikel ist die Listung einer Fachzeitschrift in

Literaturdatenbanken wie PubMed, MEDLINE, Scopus oder Web of Science. Hier werden in der Regel nur peer-reviewte Artikel gelistet.

Für Fachzeitschriften gibt es verschiedene weitere Bewertungsansätze, die den Einfluss einer Zeitschrift im jeweiligen Wissenschaftsgebiet widerspiegeln. Je höher die Bewertung, desto höher wird die Qualität einer Zeitschrift eingeschätzt und desto größer ist der Einfluss ihrer Inhalte im jeweiligen Wissenschaftsgebiet. Aus diesem Grund sind Forschende bestrebt, möglichst hochrangig zu publizieren. Auch im Rahmen der Ideenfindung sind Argumente, die aus Inhalten hochrangiger Fachzeitschriften stammen, überzeugender als Argumente aus weniger bedeutsamen Fachzeitschriften.

> **Gängige Ansätze zur Bewertung von Fachzeitschriften in den Bereichen Ernährung und Medizin**
> **Impact Factor (IF):**
> Der Impact Factor ist eine weit verbreitete Metrik, die angibt, wie oft Artikel in einer Zeitschrift durchschnittlich zitiert werden. Er wird jährlich im Journal Citation Reports (JCR) veröffentlicht. Höhere Impact Factors können auf eine größere Sichtbarkeit und einen größeren Einfluss der Zeitschrift hinweisen, werden jedoch manchmal kritisiert, da sie nicht alle Aspekte der Forschungsqualität berücksichtigen.
> **Eigenfactor Score:**
> Der Eigenfactor Score ist eine weitere Metrik, die die Bedeutung einer Zeitschrift auf Basis der Zitationsdaten bewertet. Er bezieht auch die Qualität der zitierenden Zeitschriften mit ein. Der Eigenfactor Score ist im Wesentlichen eine Erweiterung des Impact Factors und berücksichtigt eine komplexere Netzwerkanalyse.
> **SCImago Journal Rank (SJR):**
> Der SJR ist eine Metrik, die ähnlich wie der Impact Factor mit Zitationsdaten arbeitet, aber eine andere Methode zur Berechnung des Journal Ranks verwendet. Er berücksichtigt auch die Reputation der zitierenden Zeitschriften und bezieht diese in die Berechnung ein.
> **CiteScore:**
> CiteScore ist eine Metrik von Scopus, die ähnlich wie der Impact Factor die durchschnittliche Zitationszahl pro Artikel in einer Zeitschrift angibt. CiteScore basiert jedoch auf einer breiteren Datengrundlage und deckt mehr Zeitschriften ab.

Es ist wichtig zu beachten, dass keine einzelne Metrik oder Bewertungsmethode alle Aspekte der Qualität einer Zeitschrift abdeckt. In der Regel führt jedoch eine bessere Metrik zu einem strengeren Auswahlverfahren für die Annahme von Artikeln. So wird geschätzt, dass in sehr hochrangigen Zeitschriften wie Science oder Nature mehr als 90 % der eingereichten Manuskripte abgelehnt werden. In diesen Zeitschriften werden selten Ernährungsartikel veröffentlicht, aber selbst in den besten Ernährungszeitschriften ist die Ablehnungsrate hoch und wird auf über 50 % der eingereichten Manuskripte geschätzt.

In den meisten Fällen sind internationale, d. h. englischsprachige Artikel, deutschsprachigen Publikationen vorzuziehen. Für die Bevorzugung internationaler gegenüber nationalen Artikeln gibt es mehrere Gründe. Die EBD und Ernährungsmedizin entwickeln sich global und internationale Artikel tragen besser dazu bei, die neuesten Erkenntnisse und aktuellen Forschungstrends zu einem Thema weltweit zu erfassen. Eine größere Datenmenge führt zu robusteren und aussagekräftigeren Ergebnissen über den Stand der Wissenschaft zu einem bestimmten Thema. Hinzu kommt, dass die qualitativ hochwertigsten Studientypen – RCTs, systematische Reviews und Metaanalysen – fast ausschließlich in englischer Sprache und in internationalen Fachzeitschriften veröffentlicht werden. Der Zugang zu globalen Entwicklungen verbessert die Qualität und Relevanz der eigenen Entwicklung einer Humanstudie.

Neben der Bewertung der Fachzeitschrift spielt auch die Bewertung der Studienqualität eine wichtige Rolle. Die Hierarchie der Studientypen nach Evidenzstärken wird im Abschn. 10.3 zusammengefasst.

Oft gibt es Diskussion um den Wert von Open-Access-Publikationen, darum gehen wir auf dieses Modell an dieser Stelle kurz ein.

Open-Access-Publikationen: Zwischen freiem Austausch von Wissenschaft und Geschäftsmodell
Bei traditionellen Veröffentlichungen behält der Verlag in der Regel das Urheberrecht an dem Artikel, und der Zugang zu dem Artikel ist oft nur gegen eine Gebühr oder über ein Abonnement möglich. Bei Open-Access-Veröffentlichungen zahlen die Autor*innen dem Verlag eine Gebühr (Article Processing Charges, APS), um das Urheberrecht an ihrem Artikel zu erwerben und ihn damit der wissenschaftlichen Gemeinschaft und allen Interessierten frei zur Verfügung zu stellen. Open Access ermöglicht also den kostenlosen elektronischen Zugriff auf den Volltext eines Artikels im Internet oder in einer Literaturdatenbank ohne rechtliche Einschränkungen. Dies ist insbesondere für Forschende im außeruniversitären Bereich von großem Vorteil.

Die Deutsche Forschungsgemeinschaft (DFG) und die Förderprogramme der Europäischen Union unterstützen Open-Access-Publikationen grundsätzlich, da sie den freien Austausch von Wissen fördern. Sie haben dafür entsprechende Richtlinien und Förderprogramme entwickelt. In den letzten Jahren hat die Zahl der Open-Access-Publikationen zugenommen, was die Literaturrecherche durch den verbesserten Volltextzugriff erheblich erleichtert.

Einige Kritiker argumentieren, dass Open-Access-Zeitschriften möglicherweise nicht demselben strengen Peer-Review-Verfahren unterliegen wie traditionelle Zeitschriften. Der Grund dafür ist, dass sie eine lukrative Einnahmequelle für Verlage darstellen können. Dadurch entsteht das Risiko, dass wirtschaftliche Interessen die wissenschaftliche Qualität beeinflussen. Besonders betroffen sind neue Verlage und Zeitschriften, die ausschließlich für das Open-Access-Modell gegründet wurden. Dagegen zeigen sich bei etablierten Verlagen, die Open-Access-Modelle zusätzlich zum herkömmlichen Modell anbieten, kaum Qualitätsunterschiede. Hier wird das Peer-Review-Verfahren unabhängig vom Publikationsmodell gleichwertig weitergeführt und die Gutachter*innen haben in der Regel keine Kenntnisse über die angestrebten Open-Access-Verfahren der Autor*innen. Insgesamt gibt es Befürworter und Kritiker von Open Access, und die Diskussion über die besten Wege zur Verbreitung wissenschaftlicher Erkenntnisse und zur Finanzierung von Forschung geht weiter.

▶ „Hier gibt es keinen Volltext" … sollte für Nachwuchswissenschaftler*innen niemals eine Ausrede sein, den Inhalt eines Artikels nicht zu kennen oder nicht zu berücksichtigen. Wenn Studierende und andere Nachwuchswissenschaftler*innen keinen Zugang zum Volltext einer Publikation über die eigene Institution haben und auch die Fernleihe keine zufriedenstellende Lösung bietet, gibt es verschiedene andere kostenlose Möglichkeiten, an den Volltext zu gelangen.

Hier einige Tipps:

1) Fragen Sie die Autor*innen: Kontaktieren Sie den*die Erstautor*in und/oder korrespondierenden Autor*in direkt per E-Mail und fragen Sie höflich um eine Kopie des Volltextes. Oft sind die Autor*innen bereit, ihre Forschung mit Ihnen zu teilen, und oft dürfen sie zumindest das Preprint des Artikels zusenden.
2) Fragen Sie Freunde, die im universitären Umfeld arbeiten. Universitäten und insbesondere Universitätsmedizinen bieten oft mehr Möglichkeiten für den Zugang zu Volltexten als Hochschulen und außerhochschulische Einrichtungen.
3) Nutzen Sie Forschendennetzwerke wie ResearchGate oder Academia.edu, um nach Autor*innen zu suchen und um eine Kopie des Artikels zu bitten. Oft stellen Forschende ihre Arbeiten dort zur Verfügung.
4) Stellen Sie Ihre Anfrage in sozialen Netzwerken, insbesondere in Fachgruppen oder Foren. Forschende tauschen dort häufig Ressourcen aus.

Bei der Beschaffung von Volltexten ist darauf zu achten, dass Urheberrechtsbestimmungen und ethische Richtlinien eingehalten werden.

▶ Was genau ist ein „Paper"? Im medizinischen und ernährungswissenschaftlichen Fachjargon wird der Begriff „Paper" häufig für eine – meist internationale – wissenschaftliche Publikation verwendet. Ein „Paper" ist eine schriftliche Arbeit, die die Ergebnisse einer Primär- und Sekundärforschung oder einer klinischen Fallbeschreibung darstellt und in einer anerkannten Fachzeitschrift online oder in gedruckter Form veröffentlicht wird. Ein „Paper" kann daher verschiedene Formate haben, wie z. B. Originalarbeiten, Review-Artikel, Fallberichte, Leitlinien oder Editorials.

2.7 Wie formuliert man eine Forschungsidee? Das PICO(T)-Schema

Der erste Schritt im evidenzbasierten Prozess ist die Formulierung einer relevanten Fragestellung. Je konkreter die Fragestellung formuliert ist, desto präziser kann später eine Literaturrecherche durchgeführt werden. Man spricht daher auch von suchtauglichen Fragestellungen.

Bei der Formulierung der Forschungsidee hilft das sogenannte PICO(T)-Schema (Abb. 2.5). Die formulierte wissenschaftliche Fragestellung sollte möglichst alle Teile des PICO(T)-Schemas enthalten.

Beim PICOT-Schema steht das **P für Patient*innen, Problem oder Population**. Das bedeutet, dass die Fragestellung die Zielgruppe oder das zu untersuchende Problem der Studie enthält. Das **I steht für Intervention**. Die Fragestellung sollte also die Art der Intervention benennen. **C steht für Comparator,** also Vergleich oder Vergleichsgruppe. Wenn möglich, sollte immer eine Vergleichsgruppe in Betracht gezogen werden. Ist kein Vergleich möglich, bleibt dieser Punkt im PICO(T)-Schema leer. **O steht für das Outcome**. Hier sollte vor allem der primäre Endpunkt, also der wichtigste Ergebnisparameter, angegeben werden. Auf die Endpunkte (Ergebnisparameter, Outcomeparameter) wird in Kap. 8 näher eingegangen. Das **T steht für Time**. Auch der geplante Zeitraum bis zum Erreichen des Ergebnisses sollte vorzugsweise in der wissenschaftlichen Fragestellung genannt werden. Dies wird jedoch nicht einheitlich gefordert. Deshalb steht dieser Punkt in Klammern. Man kann das Ergebnis z. B. nach einem Monat oder nach einem Jahr auswerten. Hier spricht man in der Regel von Langzeitstudien. Man kann aber auch Studiendesigns haben, bei denen es sinnvoll ist, das Ergebnis nach einer einmaligen Nahrungsaufnahme zu evaluieren, das nennt man dann postprandial, oder z. B. nach

---

Die Formulierung der Fragestellung richtet sich nach dem PICOT-Schema

P – Patient/Problem/Population:	Wen adressiert die Fragestellung?	
	*z. B.: Allgemeinbevölkerung, Schwangere, Patient*innen mit …*	
I – Intervention:	Was ist die Intervention, der Test, das Assessment?	
	z. B.: Prozessgeleitete Ernährungsberatung, App zur Gewichtsreduktion, Nahrungsergänzungsmittel …	
C – Comparison:	Mit was oder was soll verglichen werden?	
	z. B.: Herkömmliche Ernährungsberatung, sonstige Routinebehandlung, Placebo …	
O – Outcome:	Was soll der primäre Ergebnisparameter der Intervention sein?	
	z. B.: Mortalität, Morbidität, Kosten, Gewichtsverlust, Ernährungsumstellung …	
T – Time:	Nach welchem Zeitraum soll das Outcome erreicht worden sein?	
	z. B.: Postprandial, nach einer Woche, nach einem Monat, nach einem Jahr, nach 5 Jahre…	

Abb. 2.5 Das PICO(T)-Schema zur Formulierung einer suchtauglichen Fragestellung

einer Woche. Beides nennt man in der Regel Kurzzeitstudien. Kurzzeitstudien sind ideal für studentische Projekte in der Lehre, aber auch für Bachelorarbeiten. Sie sind dann aber nur für ausgewählte Fragestellungen und Endpunkte möglich.

2.8 Übungsbeispiel zur Formulierung einer Fragestellung nach dem PICO(T)-Schema

Vielleicht haben Sie sich schon Gedanken darüber gemacht, was Sie schon immer über Ernährung wissen wollten. Wenn nicht, nehmen Sie sich jetzt 5 min Zeit, um eine grobe Forschungsidee zu formulieren. Denken Sie dabei noch nicht an Relevanz und Machbarkeit, sondern nur an Ihr Interesse. Es geht zunächst nur um die Formulierung einer Forschungsidee nach dem PICO(T)-Schema

Notieren Sie die Forschungsidee in einem Satz:

„Ich möchte gerne wissen, …"

Überprüfen Sie im Folgenden, ob dieser Satz bereits alle (zutreffenden) Elemente des PICO(T)-Schemas enthält. Falls nicht, versuchen Sie, diese Elemente zu integrieren, bis Ihre Forschungsfrage endgültig formuliert ist.

Wie ist es Ihnen gelungen, Ihre Forschungsidee und Forschungsfrage zu formulieren? Im Folgenden möchte ich die einzelnen Schritte anhand eines Beispiels mit Ihnen durchgehen.

Schritte zur Formulierung einer Forschungsidee

Auch ich habe kurz überlegt, was mich interessiert, und bin auf folgende Frage gestoßen:

Ich will wissen, ob bei mangelernährten Patient*innen mit Leberzirrhose eine orale Nahrungssupplementation (ONS, besser bekannt als „Trinknahrung") wirklich etwas bringt.

Dies ist nun die grobe Forschungsidee. Der nächste Schritt vor der Formulierung der Forschungsfrage wäre nun eine erste Literaturrecherche zur Relevanz der Forschungsidee. Diesen Schritt überspringen wir hier.

Wir wollen nun gemeinsam diese Forschungsidee in eine suchtaugliche Forschungsfrage überführen.

Zunächst wird überprüft, welche Teile des PICO(T)-Schemas bereits erfüllt sind. Die **Patientenpopulation** ist bereits erwähnt und auch die Art der **Intervention** (Abb. 2.6). Es gibt jedoch noch viele leere Felder, sodass wir weitere Ideen sammeln müssen, um die Forschungsfrage zu vervollständigen.

Aber zuerst fragen wir uns noch mal, ob die Patient*innen schon gut genug beschrieben sind. Die Beschreibung sagt noch nichts über das sogenannte Setting aus, also die Umgebung, in der untersucht werden soll. Wollen wir denn stationäre oder eher ambulante Patient*innen untersuchen? Wir machen uns Notizen und gehen zum nächsten Punkt über – zur Intervention. Wir wollen also ONS geben, aber wollen wir nur ONS geben oder in Kombination mit einer Ernährungsberatung? Den Vergleich hatte ich in meiner Forschungsidee völlig vergessen. Womit könnten wir vergleichen? Da die Patient*innen mangelernährt sind, können wir nicht einfach

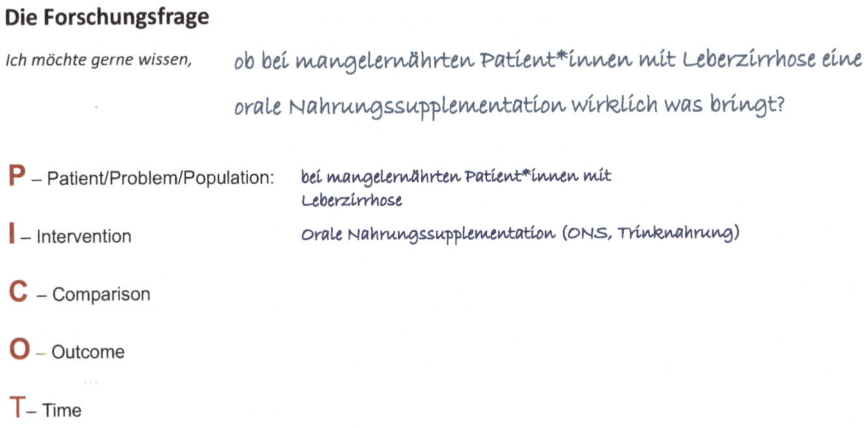

2.8 Übungsbeispiel zur Formulierung einer Fragestellung nach dem PICO(T)-Schema

Die Forschungsfrage

Ich möchte gerne wissen, ob bei mangelernährten Patient*innen mit Leberzirrhose eine orale Nahrungssupplementation wirklich was bringt?

P – Patient/Problem/Population: bei mangelernährten Patient*innen mit Leberzirrhose

I – Intervention: Orale Nahrungssupplementation (ONS, Trinknahrung)

C – Comparison:

O – Outcome:

T – Time:

Abb. 2.6 Erster Schritt in der Formulierung einer suchtauglichen Fragestellung nach dem PICO(T)-Schema

Die Forschungsfrage

Ich möchte gerne wissen, ob bei mangelernährten Patient*innen mit Leberzirrhose eine orale Nahrungssupplementation wirklich was bringt?

P – Patient/Problem/Population: bei mangelernährten Patient*innen mit Leberzirrhose — Stationär? ambulant?

I – Intervention: Orale Nahrungssupplementation (ONS, Trinknahrung) + Ernährungsberatung?

C – Comparison: Routinebehandlung?. Ernährungsberatung?

O – Outcome: Child-Pugh-Score? Wiederaufnahme ins Krankenhaus? Muskelmasse?

T – Time: 2 Wochen? 1 Monat? 6 Monate?

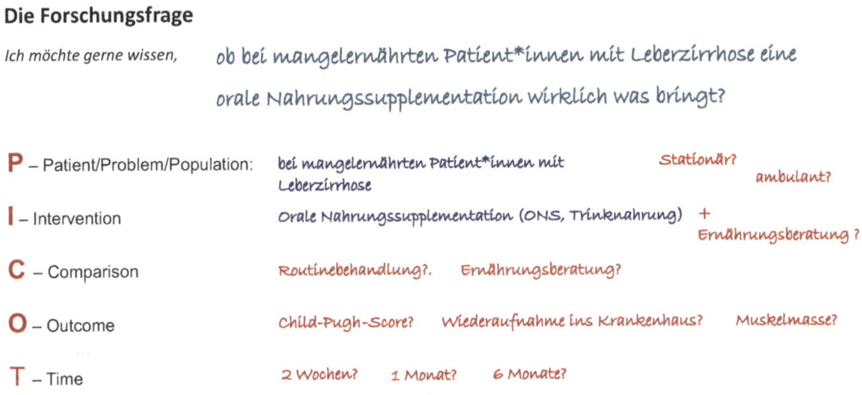

Abb. 2.7 Zweiter Schritt in der Formulierung einer suchtauglichen Fragestellung nach dem PICO(T)-Schema. Sammlung von Möglichkeiten

nichts tun. Das wäre unethisch. Aber eine Routinebehandlung wäre als Vergleichsgruppe möglich. Oder Ernährungsberatung allein, ohne die Gabe von ONS?

Jetzt muss im Wesentlichen nur noch das Outcome bestimmt werden. Hier sollten wir möglichst klinische Biomarker verwenden, wie später in Kap. 8 argumentiert wird. Der Child-Pugh-Score als Maß für die Krankheitsaktivität? Oder die Rehospitalisierungsrate als ökonomischer Endpunkt? Oder doch einen ernährungsassoziierten Parameter wie die Muskelmasse? Und nach welcher Zeitspanne wollen wir evaluieren? Nach zwei Wochen, nach einem Monat oder nach sechs Monaten? Kurzzeitstudien sind bei dieser Fragestellung leider nicht möglich.

Ich haben nun alle Möglichkeiten notiert und den PICO(T)-Schema zugeordnet (Abb. 2.7)

Jetzt haben wir gesammelt und müssen Entscheidungen treffen. Wollen wir nun stationäre oder ambulante Patient*innen untersuchen? ONS kann im ambulanten Bereich länger verabreicht werden, also entscheiden wir uns dafür. Die Ernährungsberatung ist im ambulanten Bereich schwieriger durchzuführen, also entscheiden wir uns gegen die Kombination von ONS und Ernährungsberatung. Mit unserer Entscheidung für den ambulanten Bereich fällt auch die Ernährungsberatung als Vergleichsgruppe weg, da sie bei den derzeitigen Versorgungsstrukturen in der Region, in der wir Patient*innen rekrutieren wollen, schwer zu realisieren ist. Als Outcome wählen wir den Parameter der Gesundheitskosten, also die Rehospitalisierungsrate. Wir wollen die Wirkung der Therapie möglichst lange beobachten, deshalb haben wir uns bei der Zeit für sechs Monate entschieden. Das bedeutet nicht, dass wir sechs Monate lang intervenieren müssen, sondern dass der Erhebungszeitpunkt für unseren primären Endpunkt sechs Monate nach Beginn der ONS-Therapie liegt. Die Therapie selbst könnte nur drei Monate dauern und wir wollen weitere drei Monate nachbeobachten.

Die Teile unserer Forschungsfrage sind geklärt, daher können wir die Gedanken, die wir nicht mehr benötigen, aus unserer Übersicht löschen (Abb. 2.8).

Und nun ist es soweit, die suchtaugliche Fragestellung kann nach dem PICO(T)-Schema formuliert werden (Abb. 2.9). ◄

Die Forschungsfrage

Ich möchte gerne wissen, ob bei mangelernährten Patient*innen mit Leberzirrhose eine orale Nahrungssupplementation wirklich was bringt?

P – Patient/Problem/Population: bei mangelernährten Patient*innen mit Leberzirrhose ambulant

I – Intervention Orale Nahrungssupplementation (ONS, Trinknahrung)

C – Comparison Routinebehandlung.

O – Outcome (Child-Pugh-Score) Wiederaufnahme ins Krankenhaus (Muskelmasse)

T – Time 6 Monate

Abb. 2.8 Dritter Schritt in der Formulierung einer suchtauglichen Fragestellung nach dem PICO(T)-Schema. Das Treffen von Entscheidungen

~~Ich möchte gerne wissen,~~ ~~ob bei mangelernährten Patient*innen mit Leberzirrhose eine orale Nahrungssupplementation wirklich was bringt?~~

Die fertige und suchtaugliche Forschungsfrage

Ich möchte gerne wissen, ob bei mangelernährten Patient*innen mit Leberzirrhose durch ambulante Gabe von ONS im Vergleich zur Routinebehandlung die Wiederaufnahmehäufigkeit ins Krankenhaus über 6 Monate verändert wird.

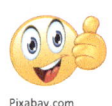
Pixabay.com

Abb. 2.9 Vierter und letzter Schritt in der Formulierung einer suchtauglichen Fragestellung nach dem PICO(T)-Schema. Das Zusammenfügen der Elemente des PICO(T)-Schemas in einen Satz

Wie sieht es bei Ihnen aus? Konnten Sie dem Beispiel folgen? Bitte überprüfen Sie nun Ihre Forschungsfrage auf Optimierungsmöglichkeiten, bevor wir weiter voranschreiten.

Verständnisfragen
1) Warum gestaltet sich die Ideenfindung und die Auswahl der Fragestellung für Humanstudien als langwierig?
2) Warum ist es sowohl ethisch als auch im Rahmen der guten wissenschaftlichen Praxis wichtig, dass Humanstudien sowohl relevant als auch machbar sind? Was ist bei der Überprüfung der Wissenschaftlichkeit, Relevanz und Machbarkeit einer Forschungsfrage zu beachten?
3) Warum ist eine gründliche Literaturrecherche entscheidend für die Ideenfindung und Planung einer Humanstudie und wie unterstützt sie den Prozess der Forschung?
4) Welche Rolle spielen Review-Artikel, insbesondere systematische Reviews und Metaanalysen, bei der Ideenfindung für Studien, und warum sind sie in Anbetracht der rasanten Zunahme neuer Literatur in der Ernährungsforschung besonders wichtig?
5) Welche verschiedenen Ansätze werden zur Bewertung von Fachzeitschriften in den Bereichen Ernährung und Medizin verwendet?

Literatur

Benzin W, Bischof C, Feidieker I, Klindworth R, Künnen S, Schmidt S, Valentini L. Ernährung bei Sehbehinderung – erste Ergebnisse aus Deutschland. Diät + Information 2021;(3):24.

Berry AJ, Bilbo A. Exocrine pancreatic insufficiency and pancreatic exocrine replacement therapy in clinical practice. Nutr Clin Pract. 2024;39(Suppl 1):S78–88.

Beyer G, Hoffmeister A, Michl P, Gress TM, Huber W, Algül H, Neesse A, Meining A, Seufferlein TW, Rosendahl J, Kahl S, Keller J, Werner J, Friess H, Bufler P, Löhr MJ, Schneider A, Lynen Jansen P, Esposito I, Grenacher L, Mössner J, Lerch MM, Mayerle J. S3-Leitlinie Pankreatitis – Leitlinie der Deutschen Gesellschaft für Gastroenterologie, Verdauungs- und Stoffwechselkrankheiten (DGVS). Z Gastroenterol 2022;60:419–521.

Bischof C, Schmidt A, Benzin W, Feidieker I, Klindworth R, Künnen S, Valentini L. Wie kaufen Menschen mit Sehbehinderung ein und was würden sie verbessern? Lebensmittelbrief. 2022;1:2–3.

Evans DC, Corkins MR, Malone A, Miller S, Mogensen KM, Guenter P, Jensen GL. The use of visceral proteins as nutrition markers: an ASPEN position paper. Nutr Clin Pract. 2021;36(1):22–8.

Hellmann D, Beyer F, Ghafari H, Graffigna V, Blank S, Ramminger S, Gottschalk U, Valentini L. Die Untersuchung der zeitlich optimalen Zufuhr von niedermolekularen Kohlenhydraten und deren Einfluss auf das Leistungsverhalten nach definierter körperlicher Ausbelastung. Aktuel Ernahrungsmed. 2018;43(03):238–9.

Higgins JPT, Thomas J, Chandler J, Cumpston M, Li T, Page MJ, Welch VA, Herausgeber. Cochrane handbook for systematic reviews of interventions version 6.4 (updated August 2023). Cochrane; 2023. http://www.training.cochrane.org/handbook. Zugegriffen am 15.08.2024.

Kim MJ, Son KH, Park HY, Choi DJ, Yoon CH, Lee HY, Cho EY, Cho MC. Association between shift work and obesity among female nurses: Korean Nurses' Survey. BMC Public Health. 2013;13:1204.

Klindworth R, Kuennen S, Bischof C, Schmidt A, Feidieker I, Benzin W, Meyer F, Valentini L. Adults with severe visual impairments: challenges in purchasing and processing food. Clin Nutr ESPEN. 2021;46:678.

Neugebauer EAM, Mutschler W, Claes L. Von der Idee zur Publikation. Erfolgreiches Wissenschaftliches Arbeiten in der medizinischen Forschung. 2. Aufl. Berlin/Heidelberg: Springer Berlin Heidelberg; 2011.

Ritschl V, Weigl R, Stamm T, Herausgeber. Wissenschaftliches Arbeiten und Schreiben. 1. Aufl. Berlin/Heidelberg: Springer; 2016.

Saulle R, Bernardi M, Chiarini M, Backhaus I, La Torre G. Shift work, overweight and obesity in health professionals: a systematic review and meta-analysis. Clin Ter. 2018;169(4):e189–e97.

Schmidt A, Feidieker I, Valentini L. Ernährung von Menschen mit Sehbehinderung: Kann Ernährungsberatung unterstützen? Ernährungsumschau. 2021;68(7):M426–9.

Ulusoy HG, Sanlier N, Rakıcıoğlu N. Do rotating night shifts change nurses' nutritional status? A cross-sectional study. J Am Nutr Assoc. 2022;41:608–16.

World Medical Association. Declaration of Helsinki – ethical principles for medical research involving human subjects. 2024 October. https://www.wma.net/policies-post/wma-declaration-of-helsinki-ethical-principles-for-medical-research-involving-human-subjects/. Zugegriffen am 27.11.2024.

3 Hypothesen und Ziele

Zusammenfassung

Nicht jede Forschungsfrage erfordert Hypothesen. Humanstudien können sowohl hypothesengenerierend als auch hypothesenprüfend angelegt werden. Tauchen Sie ein in die Definition statistischer Hypothesen als empirisch überprüfbare Annahmen und lernen Sie die Begriffe Nullhypothese, Alternativhypothese und Karl Poppers Falsifikationsprinzip kennen. Erkennen Sie den Unterschied zwischen ungerichteten und gerichteten sowie primären und sekundären Hypothesen. In der Forschung sind klare, messbare und realistische Zielformulierungen entscheidend.

3.1 Hypothesengenerierende vs. hypothesenprüfende Studien

Es kann sein, dass in der Wissenschaftswelt noch zu wenig Vorwissen über ein Thema vorhanden ist. Dann kann auch die Forschungsfrage nur allgemein formuliert werden. Forschungsansätze, die auf diesem Frageniveau durchgeführt werden, haben oft explorativen oder deskriptiven Charakter.

Beispiel für die Wahl einer explorativen Fragestellung

Studiendaten zeigen, dass Kinder mit Phenylketonurie (PKU) häufiger übergewichtig sind. Wir interessieren uns aber für erwachsene Menschen mit PKU und wollen wissen, ob das Übergewicht mit dem Grad der Diätadhärenz zusammenhängt. Dazu müssen wir aber wissen, ob erwachsene PKU-Betroffene überhaupt ein Übergewichtsproblem haben. Wir haben in internationalen Literaturdatenbanken recherchiert, jedoch ohne Ergebnis. Es gibt nur Daten von Kindern, nicht von Erwachsenen.

Tab. 3.1 Zielsetzungen von Forschung und dazugehörige Fragestellungen

Zielsetzung	Fragestellung	Art	Datenanalyse
Erstmaliges Vertrautmachen mit dem Phänomen, Generieren von Ideen	Allgemein: Wie?	Exploration	Explorative Datenanalysen, hypothesengenerierend
Genaue Beschreibung des Phänomens, Idee über mögliche Zusammenhänge	Spezifischer: Was? Wo? Wann? Wie?	Deskription	
Überprüfung von Annahmen	Zusammenhang: Warum?	Erklärung	Konfirmatorische Datenanalysen, hypothesenprüfend

Modifiziert nach (Ritschl et al. 2016)

Daher ist es sinnvoller, zunächst zu evaluieren, ob es überhaupt ein Übergewichtsproblem bei PKU-Betroffenen im Erwachsenenalter gibt. Das heißt, wir machen uns mit dem Phänomen vertraut und führen eine sogenannte Exploration durch. Wir können dabei die Gelegenheit nutzen und bereits weitere Daten zu sammeln, um das Phänomen genauer zu beschreiben. Das heißt, wir können bereits erste Daten zur Diätadhärenz erheben sowie weitere Informationen sammeln, um eine Beschreibung (Deskription) vorzunehmen.

Es macht jedoch wenig Sinn, eine statistische Hypothese zu formulieren, solange wir nicht wissen, ob das Problem überhaupt existiert und wie diese Personengruppe insgesamt charakterisiert ist. ◄

Explorative und deskriptive Studien fasst man unter dem Begriff explorative Datenanalysen zusammen (siehe Tab. 3.1). Das bedeutet, dass nur beobachtet und ausprobiert wird und auf der Grundlage der Ergebnisse weitere Ideen gesammelt werden. In diesem Fall können erst nach Abschluss der Studie Hypothesen formuliert werden. Diese Hypothesen können dann in nachfolgenden Studien getestet werden. Solche explorativen und deskriptiven Studien werden daher als hypothesengenerierende Studien bezeichnet.

Wenn genügend Vordaten vorliegen, ist es oft möglich, Hypothesen zu formulieren. Und **DAFÜR** haben wir in Kap. 2 unsere Forschungsfrage nach dem PICO(T)-Schema erarbeitet. Diese dritte Art nennt man konfirmatorische – also bestätigende – Datenanalysen. Und die daraus resultierenden Studien nennt man hypothesenprüfende Studien (siehe Tab. 3.1).

3.2 Die statistische Hypothese

▶ **Was sind Hypothesen?** Das Wort Hypothese leitet sich vom spätlateinischen Wort "hypothesis" für „Unterstellung" ab.

Auch im Alltag verwenden wir oft intuitiv und unbewusst Hypothesen. Zum Beispiel, wenn wir eine Person aufgrund ihrer Kleidung in eine Schublade stecken: Wer teure Kleidung kauft, hat viel Geld, oder wer sich schlampig kleidet, ist chaotisch und unzuverlässig (Benesch und Steiner 2023). In der Alltagssprache ist eine Hypothese also eine unbewiesene Annahme oder Unterstellung.

In der Wissenschaft müssen Hypothesen jedoch bestimmten Anforderungen genügen und empirisch überprüfbar sein. Man spricht hier von statistischen Hypothesen, also von Hypothesen, die mit Methoden der mathematischen Statistik an empirischen Daten überprüft werden können.

Statistische Tests haben die Aufgabe, wissenschaftliche Hypothesen anhand von Daten zu bestätigen oder zu verwerfen. Habe ich gerade bestätigen gesagt? – Das ist nicht ganz richtig.

Nach Karl Popper (*1902, † 1994), einem österreichisch-britischen Philosophen und Erkenntnistheoretiker, kann man wissenschaftliche Theorien und Hypothesen prinzipiell nicht durch Beobachtung bestätigen, sondern nur durch Falsifikation widerlegen.

Man kann also Theorien oder Hypothesen mathematisch WIDERLEGEN (falsifizieren), aber nicht bestätigen. Diese von Karl Popper begründete Wissenschaftstheorie nennt man Falsifikation.

Falsifikation erklärt: Der schwarze Schwan

Angenommen, jemand stellt die Hypothese auf, dass alle Schwäne weiß sind, weil er viele weiße Schwäne gesehen hat. Selbst wenn man Tausende von weißen Schwänen sieht, kann man die Hypothese im strengen Sinne niemals bestätigen, da man von Einzelfällen auf eine allgemeine Regel schließen müsste, was logisch nicht zulässig ist. Es genügt jedoch ein einziger schwarzer Schwan, um den logischen Schluss zuzulassen, dass die Behauptung, ALLE Schwäne seien weiß, falsch ist.

Dieses Beispiel zeigt, dass die Falsifizierbarkeit, also die Möglichkeit, eine Hypothese zu widerlegen, das entscheidende Kriterium für die wissenschaftliche Überprüfbarkeit ist. Die Theorie ist widerlegt, wenn sie nicht mit der Realität übereinstimmt. ◄

3.3 Nullhypothese und Alternativhypothese

Die Falsifikation ist auch der Grund, warum in Humanstudien nicht nur EINE Hypothese, sondern ein Hypothesenpaar, also ZWEI Hypothesen, formuliert wird: die Nullhypothese (H0) und die Alternativhypothese (H1).

Die Nullhypothese H0 geht davon aus, dass kein Unterschied besteht. Sie ist die Hypothese, die falsifiziert werden kann, und zwar anhand eines ausgewählten Endpunktes (siehe Kap. 8), d. h. eines Outcome-Parameters, den wir bereits in der Forschungsfrage nach dem PICO(T)-Schema eingegrenzt haben.

Wir haben jetzt etwas formuliert, was eigentlich nicht mit unserem Grundgedanken im Kopf vereinbar ist. Wir wollten ja den Unterschied zeigen. Dafür gibt es die Alternativhypothese H1. Die Alternativhypothese H1 beschreibt genau das, was wir eigentlich testen wollen.

> **Anhand des Beispiels aus Kap. 2 sieht das Hypothesenpaar wie folgt aus**
>
> Die **Nullhypothese (H0)** ist, dass bei mangelernährten Patient*innen mit Leberzirrhose die Wiederaufnahmehäufigkeit ins Krankenhaus bei ambulanter Gabe von ONS mit der Wiederaufnahmehäufigkeit bei Routinebehandlung VERGLEICHBAR ist.
>
> Die **Alternativhypothese (H1)** ist, dass sich bei mangelernährten Patient*innen mit Leberzirrhose die Wiederaufnahmehäufigkeit ins Krankenhaus bei ambulanter Gabe von ONS von der Wiederaufnahmehäufigkeit bei Routinebehandlung unterscheidet. ◄

Die Bezeichnungen „H0" für die Nullhypothese und „H1" für die Alternativhypothese sind gängige Konventionen in der Statistik. Diese Bezeichnungen erleichtern die Darstellung von Hypothesen in statistischen Tests und tragen zur Klarheit und Einheitlichkeit bei. In vielen statistischen Tests wird die Nullhypothese auf ihre Unwahrscheinlichkeit hin überprüft. Wenn die Irrtumswahrscheinlichkeit (p-Wert) klein genug ist, wird die Nullhypothese H0 abgelehnt und die Alternativhypothese H1 angenommen.

> **Wie würde dies anhand Ihrer eigenen Forschungsfrage aussehen?**
>
> Erarbeiten Sie zu Ihrer Forschungsfrage die Nullhypothese und Alternativhypothese. ◄

Wir haben nun das Hypothesenpaar, und bei korrekter wissenschaftlicher Vorgehensweise werden immer BEIDE genannt, die Nullhypothese H0 und die Alternativhypothese H1.

Wenn sich herausstellt, dass tatsächlich kein Unterschied besteht, wird die Nullhypothese angenommen und die eigentliche Annahme, die sich in der Alternativhypothese widerspiegelt, wird verworfen.

Wenn es einen Unterschied gibt, wird die Nullhypothese verworfen und die Alternativhypothese angenommen. Es konnte also nachgewiesen werden, was ursprünglich vermutet wurde.

3.4 Ungerichtete vs. gerichtete Alternativhypothesen

Sie haben vielleicht bemerkt, dass in der Alternativhypothese nur die Veränderung im Allgemeinen, nicht aber die Richtung der Veränderung genannt wurde. Damit kommen wir zum Thema ungerichtete versus gerichtete Alternativhypothesen.

Wir nehmen an, dass es eine Verbesserung gibt, aber können wir wirklich ausschließen, dass Patient*innen bei der Gabe von ONS nicht sogar häufiger wieder ins Krankenhaus aufgenommen werden als bei der Routinebehandlung? Das ist viel unwahrscheinlicher, aber nicht völlig auszuschließen. Daher schützen ungerichtete Hypothesen vor unerwarteten Ergebnissen und sollten bevorzugt verwendet werden. Die Richtung ergibt sich später aus den Ergebnissen. Die Ergebnisse können trotz ungerichteter Hypothese gerichtet formuliert werden. Trotz ungerichteter Hypothesen können wir also schreiben, dass die Anzahl der Rehospitalisierungen bei Verabreichung von ONS geringer war als bei der Routinebehandlung, und nicht nur, dass sie sich unterschied.

Ungerichtete Hypothesen werden auch als zweiseitige Hypothesen bezeichnet, da sie in beide Richtungen testen. Ungerichtete Tests sind in der Regel weniger sensitiv als gerichtete Tests, da die kumulative Wahrscheinlichkeit auf beide Richtungen des Effekts verteilt ist. Das bedeutet, dass ein Effekt, der in einer Richtung stark ist, nicht signifikant sein kann. Dies wird jedoch in der Regel in Kauf genommen.

Gerichtete Hypothesen, auch einseitige Hypothesen genannt, können sensitiver für eine bestimmte Richtung des Effektes sein, da sich die gesamte Wahrscheinlichkeit auf diese Richtung konzentriert. Einseitige Hypothesen sind jedoch anfällig für Verzerrungen, da Forschende dazu neigen können, Hypothesen zu formulieren, die ihren Erwartungen entsprechen. Ein gerichteter Test könnte unerwartete Effekte in die andere Richtung übersehen, da die Untersuchung nur auf die vorab festgelegte Richtung ausgerichtet ist.

Gerade für den Einstieg in das wissenschaftliche Arbeiten sind ungerichtete Hypothesen zu bevorzugen.

Gerichtete im Vergleich zur ungerichteten Alternativhypothese anhand des Beispiels aus Kap. 2

Ungerichtete Alternativhypothese:
Die Wiederaufnahmehäufigkeit unterscheidet sich zwischen der ONS-Gruppe und der Routinebehandlung.

Gerichtete Alternativhypothese:
Die Wiederaufnahmehäufigkeit ist in der ONS-Gruppe im Vergleich zur Routinebehandlung geringer. ◄

3.5 Primäre vs. sekundäre Hypothesen

Wir haben jetzt die Hypothesenformulierung, das Hypothesenpaar und ungerichtete versus gerichtete Hypothesen besprochen. Und das alles – bis jetzt unausgesprochen – für die wichtigste Hypothese, nämlich die primäre Hypothese. Pro Studie kann man nämlich nur eine Hypothese konfirmatorisch testen (siehe Abschn. 8.1.1). Nun haben Studien in der Regel nicht nur eine, sondern mehrere Fragestellungen. Die weiteren Fragestellungen werden meist nur noch als Alternativhypothesen formuliert und werden explorativ getestet.

In dem Beispiel aus Kap. 2 ist die primäre Hypothese bereits formuliert. Bei der Ideensammlung wurden jedoch weitere Endpunkte vorgeschlagen, wie z. B. der Schweregrad der Erkrankung und die Körperzusammensetzung. Diese können nun als sekundäre Hypothesen in die Studienplanung aufgenommen werden.

▶ Grundsätzlich gilt: Es wird immer nur EINE primäre Hypothese formuliert, die durch keine, eine oder mehrere sekundäre Hypothesen ergänzt werden kann. Nur die primäre Hypothese wird konfirmatorisch getestet, die sekundären Hypothesen werden explorativ untersucht und dienen der Generierung weiterer Erkenntnisse oder Hypothesen.

> **Vollständige Hypothesenformulierung für das Beispiel aus Kap. 2**
>
> Die **primäre Nullhypothese (H0)** ist, dass bei mangelernährten Patient*innen mit Leberzirrhose die Wiederaufnahmehäufigkeit ins Krankenhaus bei ambulanter Gabe von ONS vergleichbar ist mit der Wiederaufnahmehäufigkeit bei Routinebehandlung nach 6 Monaten.
>
> Die **primäre Alternativhypothese (H1)** ist, dass sich bei mangelernährten Patient*innen mit Leberzirrhose die Wiederaufnahmehäufigkeit ins Krankenhaus bei ambulanter Gabe von ONS von der Wiederaufnahmehäufigkeit bei Routinebehandlung nach 6 Monaten unterscheidet.
>
> Die **sekundären (Alternativ)hypothesen** sind, dass sich bei mangelernährten Patient*innen mit Leberzirrhose bei ambulanter Gabe von ONS im Vergleich zur Routinebehandlung nach 6 Monaten
>
> - die Krankheitsaktivität unterscheidet.
> - die Differenz der Muskelmasse unterscheidet. ◀

3.6 Zielformulierungen

Die klare und präzise Formulierung der Hypothesen hilft bei der fachgerechten Formulierung von Zielen. Im späteren Studienprotokoll wird zu jeder Hypothese ein korrespondierendes Ziel formuliert (Abb. 3.1), welches ebenfalls das PICO(T) Schema berücksichtigt. Damit sind Ziele konkret und messbar. Es ist wichtig zu wissen, was genau getestet und untersucht werden soll. Dadurch wird die Forschung fokussiert und die Ergebnisse können besser interpretiert werden.

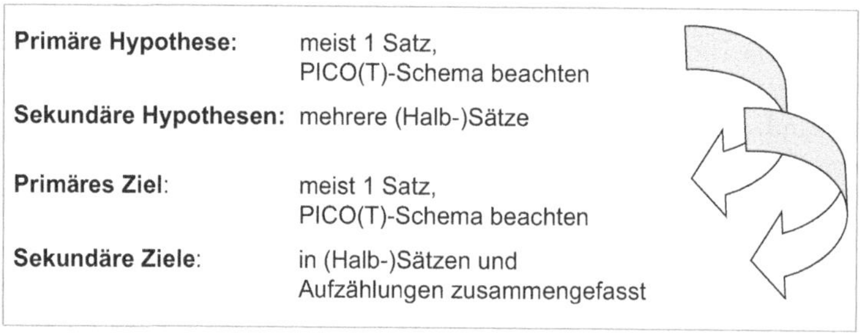

Primäre Hypothese:	meist 1 Satz, PICO(T)-Schema beachten
Sekundäre Hypothesen:	mehrere (Halb-)Sätze
Primäres Ziel:	meist 1 Satz, PICO(T)-Schema beachten
Sekundäre Ziele:	in (Halb-)Sätzen und Aufzählungen zusammengefasst

Abb. 3.1 Der Aufbau von Hypothesen und Zielformulierungen

3.6 Zielformulierungen

▶ Hypothesen und Ziele sollten in direktem Zusammenhang mit der Forschungsfrage stehen, um die Relevanz und Kohärenz der Untersuchung zu gewährleisten. Achten Sie darauf, dass Ihre Forschung dazu beiträgt, bestehende Wissenslücken zu schließen und die Forschungsfrage zu beantworten. Dabei ist es wichtig, Hypothesen und Ziele realistisch und erreichbar zu formulieren, da überzogene Erwartungen nicht nur zu Enttäuschungen führen, sondern auch die wissenschaftliche Qualität und Integrität der Forschung negativ beeinflussen können.

Die Zielformulierungen sollten während des Planungsprozesses der Studie regelmäßig überprüft und gegebenenfalls angepasst werden (siehe Kap. 10, 11, und 12). Ein Feedback-Mechanismus kann helfen sicherzustellen, dass die Forschung auf dem richtigen Weg ist.

Zielformulierungen für das Beispiel aus Kap. 2

Das primäre Ziel ist es, die Wiederaufnahmehäufigkeiten von mangelernährten Patient*innen mit Leberzirrhose bei ambulanter Gabe von ONS versus Routinebehandlung über 6 Monate nach Entlassung aus dem Krankenhaus zu untersuchen.

Die sekundären Ziele sind:

- Vergleich der Krankheitsaktivität am Tag der Entlassung versus 6 Monate nach Entlassung
- Vergleichende Evaluierung der Veränderungen der Muskelmasse 6 Monate nach Entlassung ◀

Verständnisfragen

1) Warum ist es sinnvoll, explorative oder deskriptive Forschungsfragen zu formulieren, wenn es noch wenig Vorwissen über ein bestimmtes Thema gibt, und welche Art von Studien werden unter diesen Fragestellungen durchgeführt?
2) Was sind Hypothesen in der wissenschaftlichen Forschung, und warum müssen sie bestimmten Anforderungen genügen? Wie lautet das grundlegende Prinzip der Falsifikation nach Karl Popper, und welches Beispiel wird verwendet, um dieses Prinzip zu illustrieren?
3) Was ist der Zweck der Nullhypothese (H0), und wie unterscheidet sie sich von der Alternativhypothese (H1)?
4) Warum werden ungerichtete Hypothesen in Humanstudien bevorzugt formuliert, und wie unterscheiden sie sich von gerichteten Hypothesen? Welche Vor- und Nachteile haben ungerichtete und gerichtete Hypothesen?
5) Warum ist es wichtig, Hypothesen klar und präzise zu formulieren und sie eng mit den Zielen einer Studie zu verknüpfen?

Literatur

Benesch M, Steiner E. Klinische Studien lesen und verstehen. 3. Aktual. Aufl. Stuttgart: UTB GmbH; 2023.

Ritschl V, Weigl R, Stamm T, Herausgeber. Wissenschaftliches Arbeiten und Schreiben. 1. Aufl. Berlin/Heidelberg: Springer; 2016.

4 Grundlagenforschung in der evidenzbasierten Diätetik und Ernährungsmedizin

> **Zusammenfassung**
>
> Auch in der evidenzbasierten Diätetik (EBD) und Ernährungsmedizin gibt es Forschung VOR der Anwendung am Menschen, also Grundlagenforschung. Auf diese wird nur kurz eingegangen, da wir uns auf Humanstudien konzentrieren wollen. Ziel der Grundlagenforschung ist einerseits die Entwicklung und Validierung neuer Methoden und Techniken. Andererseits untersucht sie die zugrunde liegenden biologischen Wirkmechanismen. Im letzteren Fall spricht man von präklinischer Forschung, die mit Zellkulturtechniken und Tiermodellen durchgeführt wird.

In der Grundlagenforschung wird zwischen Methodenentwicklung und präklinischer Forschung unterschieden.

4.1 Methodenentwicklung

Die Lebenswissenschaften haben in den vergangenen Jahrzehnten durch methodische und technologische Fortschritte einen tiefgreifenden Wandel erfahren. Moderne Hochdurchsatzverfahren und bioinformatische Ansätze ermöglichen heute die Sequenzierung kompletter menschlicher Genome in hoher Geschwindigkeit und zu vergleichsweise geringen Kosten. Gleichzeitig umfasst die Methodenentwicklung jedoch auch scheinbar weniger komplexe, aber nicht minder wichtige Ansätze wie die Entwicklung, Validierung und Optimierung von Fragebögen oder die Standardisierung von Prozessabläufen in der diätetischen Praxis.

Methodische Innovationen sind in den Lebenswissenschaften allgegenwärtig und in ihrer Vielfalt kaum überschaubar. In diesem Kapitel werden exemplarisch zwei spezifische Anwendungsbereiche herausgegriffen, um die Relevanz und Komplexität moderner Methodenentwicklungen zu verdeutlichen.

In der evidenzbasierten Diätetik (EBD) und Ernährungsmedizin hat insbesondere das intestinale Mikrobiom in den letzten Jahren erheblich an Bedeutung gewonnen. Nahrungsbestandteile, die im Dünndarm nicht resorbiert werden, gelangen in das Kolon und werden dort von den Darmmikrobiota metabolisiert. Dieser Prozess beeinflusst nicht nur die Zusammensetzung des Darmmikrobioms, sondern auch die Produktion bioaktiver Metaboliten, die eine zentrale Rolle für die gesundheitlichen Wirkungen von Lebensmitteln und Ernährungsgewohnheiten spielen können. Ein Großteil der Metaboliten des Darmmikrobioms ist noch unzureichend charakterisiert, was neue methodische Herausforderungen mit sich bringt.

Die zentralen Forschungsfragen lauten: In welcher Form gelangen die ursprünglich aufgenommenen bioaktiven Substanzen in das Kolon? Welche Veränderungen lösen sie in den Darmmikrobiota aus und welche spezifischen Metaboliten entstehen dabei? Um diese Fragen zu beantworten, ist es notwendig, den Verdauungsprozess und die Fermentationsprozesse der Darmmikrobiota in kontrollierten experimentellen Systemen nachzustellen.

Eine etablierte Methode zur Untersuchung solcher Prozesse ist die Verwendung von künstlichen Verdauungssimulatoren wie dem Simulated Human Intestinal Microbial Ecosystem (SHIME). Dieses In-vitro-Darmmodell besteht aus mehreren miteinander verbundenen Fermentationskammern, die verschiedene Abschnitte des menschlichen Verdauungstraktes repräsentieren (siehe Abb. 4.1). Durch die Zugabe

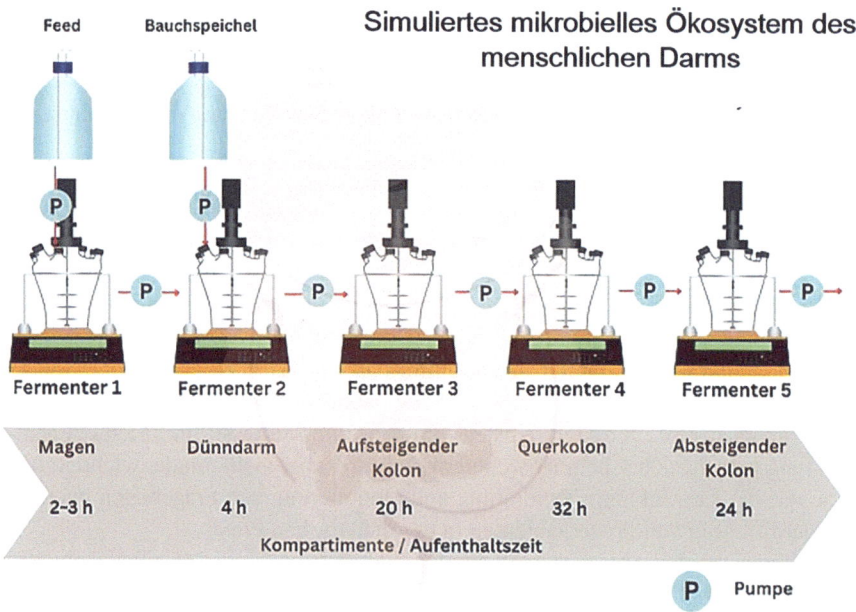

Abb. 4.1 Vereinfachtes Schema zur Darstellung des fünfstufigen Prozesses zur Simulation der Verdauung in den einzelnen Darmabschnitten. (Quelle: Lambda-instruments, lambda-instruments.com/de)

4.1 Methodenentwicklung

von Probenmaterial, wie etwa Stuhlproben oder spezifischen Nahrungsbestandteilen, können die Forschenden die Wechselwirkungen zwischen Nahrungsbestandteilen, Darmmikrobiota und Darmgewebe ex vivo simulieren. Auf diese Weise kann die Produktion und Funktion von Metaboliten durch das Darmmikrobiom systematisch analysiert werden.

Die kontinuierliche Weiterentwicklung und Validierung solcher Verdauungssimulatoren ist von essenzieller Bedeutung, um die Komplexität der mikrobiellen Fermentationsprozesse und deren gesundheitliche Implikationen präziser zu erfassen.

Ein weiteres Beispiel für die Notwendigkeit der Methodenentwicklung sind die Nährwertangaben von Lebensmitteln. Derzeit werden Tabellenwerte verwendet, die nicht unbedingt mit den tatsächlichen Nährwerten des jeweiligen Lebensmittels übereinstimmen. Die Zusammensetzung des Apfels, den man in der Hand hält, stimmt nicht unbedingt mit der Zusammensetzung des Modellapfels in der Nährwerttabelle überein. Deshalb werden derzeit Methoden entwickelt, mit denen die Zusammensetzung von Lebensmitteln in Echtzeit bestimmt werden kann. Ein Beispiel sind Nahinfrarot-Mikrospektrometer, die direkt auf das Lebensmittel aufgesetzt werden können. Derzeit wird die Technologie zunächst für die Qualitätsbestimmung von Lebensmitteln wie Reifegrad, Säure- und Zuckergehalt getestet (Grabska et al. 2023) (siehe Abb. 4.2).

Ebenso müssen ständig neue statistische Methoden entwickelt werden, um z. B. *Big Data* auszuwerten, die insbesondere bei Mikrobiom-, Metabolom-, Nutrigenetik- und Nutrigenomikstudien anfallen.

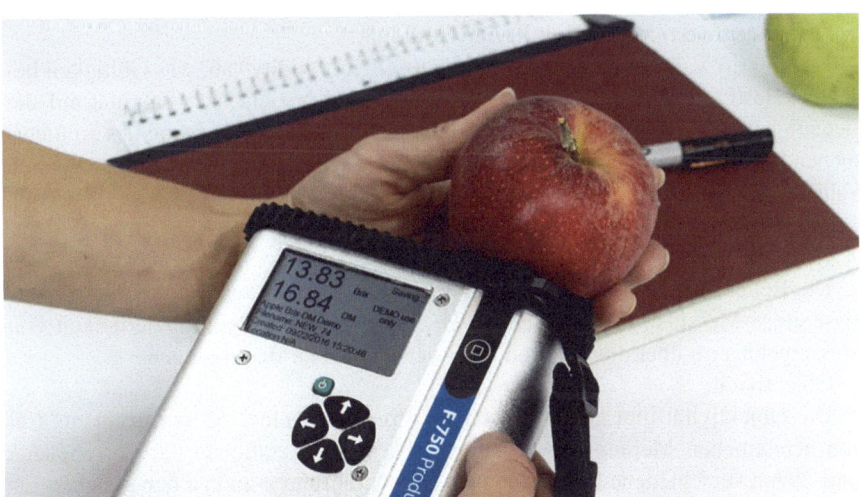

Abb. 4.2 Nutzung einer Nah-Infrarot-Mikrospektrometers zur Bestimmung von Qualitätskriterien bei Äpfeln. (Quelle: Felix instruments; https://felixinstruments.com)

▶ **Schlüsselbegriffe der personalisierten Ernährung und Systembiologie** Big Data:
Große Datenmengen, die aufgrund ihres Umfangs, ihrer Vielfalt und Geschwindigkeit mit herkömmlichen Datenverarbeitungsmethoden nicht mehr effizient verarbeitet oder analysiert werden können.

Mikrobiom:
Gesamtheit aller Mikroorganismen, einschließlich Bakterien, Viren und Pilze, und ihres genetischen Materials, die in einem bestimmten Lebensraum wie dem menschlichen Darm oder der Haut vorkommen.

Metabolom:
Gesamtheit aller niedermolekularen stoffwechselaktiven Bestandteile oder Metaboliten eines biologischen Systems, z. B. einer Zelle, eines Gewebes, eines Organs oder einer biologischen Flüssigkeit (Blutplasma, Urin, …). Das Metabolom spiegelt die Stoffwechselprozesse wider.

Nutrigenetik:
Untersuchung der genetischen Variationen von Individuen und ihrer Auswirkungen auf die Fähigkeit, Nährstoffe aus der Nahrung zu verstoffwechseln (Ahluwalia 2021).

Nutrigenomik:
Erforschung der Rolle von Nahrungsmittelbestandteilen auf die Genexpression, epigenetische Veränderungen und andere genetische Mechanismen (Ahluwalia 2021).

Im Vergleich dazu ist die Entwicklung von Testverfahren, wie z. B. die Validierung neuer Fragebögen für den Einsatz in Humanstudien oder in der diätetischen Praxis, eher profan. Hier geht es vor allem um die Hauptgütekriterien Validität, Reliabilität und Objektivität.

▶ **Kernbegriffe der Messgütekriterien** Validität:
Der Begriff Validität leitet sich vom englischen „validity" ab, was Gültigkeit bedeutet (Hartig et al. 2012). In der EBD und EBM bezieht sich Validität auf die Genauigkeit und Gültigkeit eines Messinstruments bei der Erfassung des zu untersuchenden Phänomens. Im Zusammenhang mit Fragebogentechniken bezieht sich Validität auf die Frage, ob ein Fragebogen tatsächlich das misst, was er zu messen vorgibt (Himme 2007; Hartig et al. 2012).

Reliabilität:
Die Reliabilität bezieht sich auf die Konsistenz und Zuverlässigkeit der Ergebnisse eines Messinstruments (Schweizer 2018), d. h. die Reproduzierbarkeit von Messergebnissen über die Zeit und unter verschiedenen Bedingungen.

Objektivität:
Die Objektivität gibt an, inwieweit die Ergebnisse eines Messinstruments frei von persönlichen Meinungen, Vorurteilen oder Interpretationen der Forschenden sind. Wenn verschiedene Personen einen Test durchführen und zu den gleichen Ergebnissen kommen, ist die Objektivität gegeben. Die Objektivität gliedert sich weiter in Durchführungsobjektivität, Auswertungsobjektivität und Interpretationsobjektivität (Himme 2007). Sie ergänzt die Validität. Wird ein Test als ungültig, d. h. als nicht valide eingestuft, so verlieren auch Objektivität und Reliabilität ihre Bedeutung (Hartig et al. 2012).

Diese wenigen Beispiele zeigen, wie wichtig neue Methoden für die EBD und Ernährungsmedizin sind. Sie müssen entsprechend den Erfordernissen der Zeit ständig weiterentwickelt werden.

4.2 Präklinische Forschung

Nicht immer kann und soll direkt am Menschen geforscht werden, daher hat die präklinische Forschung auch in der EBD und der Ernährungsmedizin nach wie vor einen festen Platz. Tierversuche werden hauptsächlich an Nagetieren wie Mäusen und Ratten durchgeführt.

4.2.1 Tierversuche

Der Einsatz von Tierversuchen in der Ernährungsforschung ist ein kontroverses Thema, das insbesondere aus ethischer Sicht immer wieder intensiv diskutiert wird. Trotz berechtigter Bedenken sind Tierversuche nach wie vor ein unverzichtbares Instrument, da sie entscheidend dazu beitragen, komplexe biologische Prozesse wie Reaktionen auf bestimmte Lebensmittel oder Nährstoffe im Detail zu verstehen.

Im Vergleich zu Humanstudien bieten Tierversuche ein wesentlich höheres Maß an Kontrolle und Standardisierung der Versuchsbedingungen. So kann beispielsweise die Zusammensetzung des Futters für alle Versuchstiere genau standardisiert werden. Darüber hinaus können Umwelteinflüsse, die in Humanstudien schwer kontrollierbar sind, wie z. B. beruflicher oder finanzieller Stress sowie klimatische Schwankungen, im Tierversuch nahezu vollständig ausgeschlossen werden. Ein weiterer Vorteil von Tierversuchen ist die Möglichkeit, genetisch identische Organismen zu untersuchen, wodurch mögliche Verzerrungen durch genetische Variabilität, wie sie in Humanstudien auftreten können, minimiert werden.

Von besonderer Bedeutung für die Ernährungsforschung ist der Einsatz genetisch veränderter Tiermodelle, insbesondere sogenannter Knock-out-Modelle. Bei diesen Modellen werden ein oder mehrere Gene gezielt ausgeschaltet, um deren spezifische Funktionen zu untersuchen. Solche Ansätze ermöglichen es, die physiologischen Auswirkungen einzelner Gene auf den Stoffwechsel, die Regulation der Nährstoffaufnahme sowie die Reaktionen auf unterschiedliche Ernährungszustände und Nahrungsbestandteile systematisch zu analysieren.

Darüber hinaus werden Tiermodelle auch zur Sicherheitsbewertung von Lebensmitteln und pflanzlichen Produkten (Botanicals) eingesetzt, um mögliche Risiken und unerwünschte Wirkungen auf die menschliche Gesundheit frühzeitig zu erkennen und zu minimieren.

Trotz dieser wissenschaftlichen Relevanz bleibt die ethische Problematik des Einsatzes von Tierversuchen eine zentrale Herausforderung, die nicht vernachlässigt werden darf. Vor diesem Hintergrund gewinnen Alternativmethoden wie In-vitro-Modelle oder computergestützte Simulationen zunehmend an Bedeutung. Diese Ansätze können den Bedarf an Tierversuchen kontinuierlich reduzieren und gleichzeitig die wissenschaftliche Qualität und Aussagekraft der Forschung sicherstellen.

4.2.2 Zellversuche

Zellversuche spielen in der Diätetik und Ernährungsmedizin eine wichtige Rolle, da sie zum Verständnis grundlegender zellulärer Mechanismen und Reaktionen auf Nährstoffe beitragen können. Sie haben den Vorteil, dass sie kostengünstig und unter streng kontrollierten Bedingungen durchgeführt werden können. Damit ergänzen sie Humanstudien und Tiermodelle.

Mit Hilfe von Zellexperimenten können Forschende z. B. den Prozess der Nährstoffaufnahme und -verwertung auf zellulärer Ebene untersuchen. Dies ist besonders wichtig, um zu verstehen, wie bestimmte Nährstoffe von Zellen aufgenommen, transportiert und verstoffwechselt werden. Beispielsweise können Zellversuche dazu beitragen, die Mechanismen der Glukoseaufnahme oder den Einfluss bestimmter Aminosäuren auf den Zellstoffwechsel zu verstehen. Auch die antioxidativen Eigenschaften bestimmter Lebensmittel oder die Auswirkungen bestimmter Ernährungsweisen können auf zelluläre Stressreaktionen untersucht werden. So können Zellversuche helfen zu verstehen, wie Omega-3-Fettsäuren Entzündungsreaktionen in Zellen beeinflussen.

Zellversuche können auch zur Identifizierung von bioaktiven Substanzen in Lebensmitteln eingesetzt werden. Dabei wird beispielsweise nach Verbindungen in Pflanzen oder Lebensmitteln gesucht, die entzündungshemmende, antioxidative oder zellschützende Eigenschaften besitzen. Auf diese Weise können Zellversuche dazu beitragen, potenzielle präventive oder therapeutische Ansätze für ernährungsbedingte Krankheiten zu identifizieren, die später in Humanstudien getestet werden können.

▶ **Das Vermächtnis von Henrietta Lacks** Die Geschichte von Henrietta Lacks ist ein bemerkenswertes und zugleich kontroverses Kapitel der medizinischen Wissenschaft. Sie erzählt von einer afroamerikanischen Frau, deren Zellen ohne ihr Wissen oder ihre Einwilligung für die Forschung entnommen und verwendet wurden. Im Jahr 1951 wurde bei Henrietta Lacks im Johns Hopkins Hospital ein Gebärmutterhalskarzinom diagnostiziert. Kurz vor ihrem Tod wurden Tumorzellen aus ihrem Körper entnommen. Diese Zellen, später als „HeLa-Zellen" bekannt, erwiesen sich als die erste menschliche Zelllinie, die erfolgreich in vitro kultiviert werden konnte. Ihre außergewöhnliche Teilungsfähigkeit und Widerstandsfähigkeit ermöglichten es, eine „unsterbliche" Zelllinie zu etablieren.

Die HeLa-Zellen wurden zu einem unverzichtbaren Werkzeug in der biomedizinischen Forschung. Sie spielten eine entscheidende Rolle bei der Entwicklung zahlreicher medizinischer Innovationen, darunter die Polio-Impfung, moderne Krebstherapien und Fortschritte in der Genetik sowie der Reproduktionsmedizin. Heute gehören sie zu den am häufigsten verwendeten Zelllinien weltweit und sind aus der präklinischen Forschung nicht mehr wegzudenken.

Trotz der bedeutenden wissenschaftlichen Beiträge, die durch HeLa-Zellen ermöglicht wurden, wurde Henrietta Lacks zu Lebzeiten weder über die Entnahme ihrer Zellen informiert, noch wurde ihre Familie nachträglich entschädigt. Dieses ethisch problematische Vorgehen blieb über Jahrzehnte weitgehend unbekannt. Erst Ende der 1990er-Jahre wurden die Identität von Henrietta Lacks und die Geschichte ihrer Zellen durch journalistische Nachforschungen und das Buch „The Immortal Life of Henrietta Lacks" von Rebecca Skloot (2012) einer breiteren Öffentlichkeit bekannt. Das Buch beleuchtet nicht nur die wissenschaftlichen Errungenschaften, sondern auch die ethischen und sozialen Implikationen der Nutzung biologischen Materials ohne informierte Zustimmung.

Die Veröffentlichung führte zu einer globalen Diskussion über ethische Standards in der biomedizinischen Forschung, insbesondere im Hinblick auf die informierte Einwilligung ("informed consent") und die Rechte von Spender*innen von Gewebeproben. Henrietta Lacks Geschichte symbolisiert somit nicht nur einen wissenschaftlichen Meilenstein, sondern auch die Notwendigkeit einer stärkeren Reflexion über die ethischen Prinzipien der medizinischen Forschung.

Für Interessierte an Medizinwissenschaft und Medizinethik ist das Buch von Skloot eine eindrucksvolle und empfehlenswerte Lektüre, die zugleich die komplexen Beziehungen zwischen Wissenschaft, Gesellschaft und individueller Autonomie beleuchtet.

Die Vor- und Nachteile von Tier- und Zellversuchen sind in Tab. 4.1 zusammengefasst

Zusammenfassend bleibt die Grundlagenforschung mit Methodenentwicklung und präklinischer Forschung einschließlich Tierversuchen ein wichtiger Bestandteil der diätetischen und ernährungsmedizinischen Forschung, um neue Erkenntnisse zu gewinnen, ohne direkt am Menschen zu forschen. Allerdings ist zu bedenken, dass

Tab. 4.1 Vor- und Nachteile von Tier- und Zellversuchen

	Nachteile	Vorteile
Tierversuche	Limitiert relevant für den Menschen, da andere Ernährungsmuster und Unterschiede im Nährstoffmetabolismus	Kostengünstiger
		Untersuchung genetisch identer Lebewesen möglich
	Ethische Fragestellungen	Möglichkeit der genetischen Modifikation (knock-out Mäuse)
		Limitierte Umwelteinflüsse
		Untersuchung systemischer Mechanismen möglich
Zellkulturtechnik	Zellkulturen oft aus Krebszelllinien	Kostengünstig
	Limitierte Übertragbarkeit auf den Gesamtorganismus	Untersuchung zellulärer und molekularer Mechanismen möglich
	Laborbedingungen entsprechen nicht der realen Welt	Detailaufnahme „ex vivo" ohne Interferenz des Gesamtorganismus

die Ergebnisse der Grundlagenforschung häufig nicht direkt auf den Menschen übertragbar sind. So werden beispielsweise die Wirkungen verschiedener Polyphenole in Zellversuchen oft eindrucksvoll belegt, bestätigen sich aber in Humanstudien oft nicht. Das heißt, Grundlagenforschung kann Humanstudien sinnvoll ergänzen oder ihnen zeitlich vorausgehen, sie aber niemals ersetzen, wenn es um den bestätigenden (konfirmatorischen) Nachweis einer spezifischen Wirkung geht.

Verständnisfragen
1) Welche Rolle spielt die methodische Entwicklung in Bezug auf die Fortschritte in der Diätetik, insbesondere im Zusammenhang mit der Erforschung des Darmmikrobioms und der Bestimmung des Nährwerts von Lebensmitteln?
2) Welche Rolle spielen die Hauptgütekriterien Validität, Reliabilität und Objektivität bei der Entwicklung validierter Fragebögen und wie werden sie in diesem Kontext definiert?
3) Warum bleiben Tierversuche trotz ethischer Bedenken ein wichtiger Bestandteil der diätetischen und ernährungsmedizinischen Forschung?
4) Welche Vorteile bieten Tierversuche im Vergleich zu anderen Forschungsmethoden und wie werden sie eingesetzt, um das Verständnis der physiologischen Reaktionen auf Lebensmittel und Ernährung zu vertiefen?
5) Welche Rolle spielen Zellversuche in der Diätetik und Ernährungsmedizin und wie tragen sie dazu bei, grundlegende zelluläre Mechanismen und die Wirkung von Nahrungsbestandteilen auf Zellfunktionen zu untersuchen?

Literatur

Ahluwalia MK. Nutrigenetics and nutrigenomics – a personalized approach to nutrition. Adv Genet. 2021;108:277–340.
Grabska J, Béc KB, Ueno N, Huck CW. Analyzing the quality parameters of apples by spectroscopy from Vis/NIR to NIR region: a comprehensive review. Foods. 2023;*12*(10):1946. https://doi.org/10.3390/foods12101946.
Hartig J, Frey A, Jude N. Validität. In: Moosbrugger H, Kelava A, Herausgeber. Testtheorie und Fragebogenkonstruktion. Berlin/Heidelberg: Springer; 2012. 143–171.
Himme A. Gütekriterien der Messung: Reliabilität, Validität und Generalisierbarkeit. In: Albers S, Klapper D, Konradt U, Walter A, Wolf J, Herausgeber. Methodik der empirischen Forschung. Wiesbaden: Gabler; 2007. S. 375–390.
Schweizer F. Intelligenzdiagnostik im Kindes- und Jugendalter: Befunde zur Konstrukt-, differentiellen und Kriteriumsvalidität der Intelligence and Development Scales: University_of_Basel; 2018. https://edoc.unibas.ch/66257/. Zugegriffen am 28.02.2024.
Skloot R. Die Unsterblichkeit der Henrietta Lacks. München: Goldmann; 2012.

5 Epidemiologische Ernährungsforschung

Zusammenfassung

Nach einem kurzen Überblick über die Grundlagenforschung wenden wir uns nun den Humanstudien zu und beginnen mit einer Diskussion der verschiedenen Studientypen. In der Humanernährungsforschung wird zwischen epidemiologischer und klinischer Ernährungsforschung unterschieden. Beiden sind spezifische Studientypen zugeordnet, wobei eine klare Abgrenzung teilweise schwierig ist und Überschneidungen und Mischformen möglich sind. Die epidemiologische Forschung unterteilt sich in deskriptive und analytische Epidemiologie. Epidemiologische Forschung lebt von hohen Fallzahlen und eignet sich daher selten für Studium und Lehre. Aus diesem Grund wird die Darstellung der epidemiologischen Forschung etwas kürzer ausfallen.

Zunächst stellt sich die Frage: Was ist Epidemiologie? Der Begriff leitet sich aus dem Griechischen ab: „Demos" bedeutet „Volk" und findet sich auch in Wörtern wie Demokratie oder Demonstration, während „Epi" mit „auf" übersetzt werden kann. In diesem Sinne bedeutet Epidemiologie wörtlich übersetzt die Lehre von der Verbreitung in der Bevölkerung.

Die Ergebnisse der epidemiologischen Ernährungsforschung tragen dazu bei, die Gesundheit von Bevölkerungsgruppen zu fördern, Präventionsstrategien zu entwickeln und Grundlagen für gesundheitsbezogene Interventionen auf Bevölkerungsebene zu schaffen. Damit unterscheidet sich die epidemiologische (Ernährungs-)Forschung von der klinischen (Ernährungs-)Forschung, die primär darauf abzielt, präventive oder therapeutische Lösungen für Einzelpersonen zu entwickeln. Dennoch stehen beide Forschungsbereiche in einer wechselseitigen Beziehung: Epidemiologische Studien können die Basis für klinische Studien bilden, während klinische Forschung Impulse für epidemiologische Fragestellungen geben kann.

Im Folgenden wird zunächst die Definition der Epidemiologie und der epidemiologischen Ernährungsforschung vertieft. Begriffe wie Mortalität, Morbidität, Prävalenz und Inzidenz, die eng mit der Epidemiologie verbunden sind, werden ebenfalls vorgestellt.

▶ **Grundbegriffe der Epidemiologie und epidemiologischen Ernährungsforschung**
Epidemiologie:
Die Epidemiologie befasst sich mit den Risikofaktoren, der Häufigkeit, der Verteilung, den Ursachen und den Folgen von Krankheiten in der Bevölkerung. Sie befasst sich sowohl mit lokalen als auch mit globalen Gesundheitsproblemen. Ihr Hauptziel ist es, die Häufigkeit und Verteilung von Krankheiten oder Gesundheitszuständen zu beschreiben, ihre Ursachen zu identifizieren und ihre Auswirkungen auf die Gesundheit der Bevölkerung zu analysieren. Epidemiologische Studien umfassen häufig die Sammlung und Analyse von Daten über Krankheitsfälle, Risikofaktoren, Expositionen und andere relevante Variablen.
Epidemiologische Ernährungsforschung:
Die epidemiologische Ernährungsforschung ist ein Teilgebiet der Epidemiologie, das sich mit der Untersuchung von Zusammenhängen zwischen Ernährungsfaktoren und Gesundheit bzw. dem Auftreten von Krankheiten befasst. Ziel ist es, mögliche Zusammenhänge zwischen spezifischen Ernährungsfaktoren und Gesundheitszuständen zu identifizieren, Risikofaktoren zu verstehen und präventive Maßnahmen abzuleiten. Die epidemiologische Ernährungsforschung ist Teil der evidenzbasierten Ernährung (EBN).
Mortalität:
Sterblichkeit oder Sterberate. Häufigkeit von Todesfällen innerhalb einer bestimmten Bevölkerungsgruppe während eines bestimmten Zeitraums, normalerweise ausgedrückt als Anzahl der Todesfälle pro 1000 oder 100.000 Personen pro Jahr. *Beispiel Säuglingssterblichkeit*: 400 Todesfälle pro 100.000 Geburten
Letalität:
Fähigkeit einer Krankheit oder Verletzung, tödlich zu sein. Verhältnis zwischen der Anzahl der Todesfälle, die durch eine bestimmte Krankheit oder Verletzung verursacht werden, und der Gesamtanzahl der Personen, die von dieser Krankheit oder Verletzung betroffen sind. *Beispiel Coronavirus-Infektion*: In Deutschland lag im Jahr 2024 die Letalitätsrate bei Coronavirus-Infektion durchschnittlich bei rund 0,5 %, was bedeutet, dass von 1000 Personen, die nachweislich mit dem Virus infiziert wurden, 5 verstarben.
Morbidität:
Erkrankungshäufigkeit. Ausmaß oder die Häufigkeit des Auftretens von Krankheiten oder Gesundheitsproblemen innerhalb einer bestimmten Bevölkerungsgruppe oder in einem bestimmten Gebiet während eines bestimmten Zeitraums.
Prävalenz:
Anzahl der Personen, die zu einem bestimmten Zeitpunkt oder über einen bestimmten Zeitraum hinweg von einer bestimmten Krankheit oder einem bestimmten Gesundheitszustand betroffen sind, unabhängig davon, ob sie neu diagnostiziert wurden oder schon länger an der Krankheit leiden. Wird oft als Verhältnis oder Prozentsatz der Gesamtbevölkerung ausgedrückt und kann als Punktprävalenz (zu

einem bestimmten Zeitpunkt) oder als Periodenprävalenz (über einen bestimmten Zeitraum) angegeben werden.*Beispiel Zöliakie*: In Europa 1:100 bis 250 oder 0,4 bis 1 % der Gesamtbevölkerung

Inzidenz:

Anzahl der neu aufgetretenen Fälle einer Krankheit oder eines bestimmten Gesundheitszustandes innerhalb einer bestimmten Bevölkerungsgruppe während eines bestimmten Zeitraums.Anders als die Prävalenz berücksichtigt die Inzidenz nur neu aufgetretene Fälle und gibt somit Aufschluss über das Risiko, eine bestimmte Krankheit zu entwickeln. Die Inzidenz wird oft als Rate pro 1000, 10.000 oder 100.000 Personen pro Jahr angegeben.*Beispiel Zöliakie*: In Europa 9,4 pro 100.000 Personen/Jahr

Konkrete Beispiele für die epidemiologische Ernährungsforschung sind die Untersuchung des Zusammenhangs zwischen dem Verzehr bestimmter Lebensmittel oder Nährstoffe (z. B. Obst, Gemüse, Fett, Zucker) und dem Auftreten von Herz-Kreislauf-Erkrankungen, Krebs, Diabetes oder anderen Gesundheitsproblemen. Die Ergebnisse solcher Studien können dann als Grundlage für gesundheitsfördernde Ernährungsrichtlinien und Präventionsstrategien dienen. Es ist wichtig zu beachten, dass epidemiologische Studien zwar Zusammenhänge, aber nicht unbedingt Kausalitäten aufzeigen können, und dass häufig weitere Forschung erforderlich ist, um die zugrunde liegenden Mechanismen besser zu verstehen.

Die epidemiologische Forschung unterteilt sich in deskriptive und analytische Epidemiologie.

Die analytische Epidemiologie verwendet hauptsächlich drei Arten von Studien, um Muster von Krankheiten oder bestimmten Gesundheitszuständen in Bevölkerungen zu erkennen und zu verstehen: Querschnittstudien, Kohortenstudien und Fall-Kontroll-Studien.

Wir beginnen jedoch mit der deskriptiven Epidemiologie, bei der es sich um eine reine Datensammlung handelt, die wertvolle Informationen zur Ideenfindung und Begründung einer Humanstudie liefern kann.

5.1 Deskriptive Epidemiologie

Die Hauptaufgabe der deskriptiven Epidemiologie besteht darin, den Gesundheitszustand einer Bevölkerung anhand statistischer Kennzahlen zu beschreiben, zu überwachen und eventuell erste Zusammenhänge mit Lebenswelten, Umwelt und genetischen Faktoren herzustellen. Damit wird die Grundlage für die Planung und Evaluation von medizinischer oder ernährungsorientierter Versorgung und von Präventionsmaßnahmen geschaffen.

Für den Teilbereich der deskriptiven epidemiologischen Ernährungsforschung werden z. B. Datenerhebungen durchgeführt, die den Anteil der Bevölkerung mit Übergewicht und Adipositas beschreiben. Diese Datenerhebungen können Faktoren wie regionale Unterschiede, Altersgruppen und geschlechtsspezifische Unterschiede berücksichtigen. Oder es können Datenerhebungen zu Ernährungsgewohnheiten in verschiedenen Regionen durchgeführt werden, um Unterschiede im Lebensmittelkonsum zu ermitteln und den Anteil von Veganismus und Vegetarismus in der Bevölkerung zu beobachten. Datenerhebungen könnten sich auch auf die Beschreibung der Prävalenz und Verteilung von Lebensmittelallergien in verschiedenen Bevölkerungsgruppen konzentrieren.

Charakteristisch für die deskriptive Epidemiologie ist also die Beschreibung. Sie hat noch keinen Studientyp im eigentlichen Sinne und stellt daher in diesem und den beiden folgenden Kapiteln eine Ausnahme dar.

Die deskriptive Epidemiologie allein kann keine Ursache-Wirkungs-Beziehungen aufzeigen, sondern dient der Generierung von Hypothesen (siehe Abschn. 3.1), die dann in analytischen Studien weiter untersucht werden können.

5.1.1 Online-Plattformen mit Daten aus der epidemiologischen Ernährungsforschung

Zu den Ergebnissen der deskriptiven epidemiologischen Ernährungsforschung können die Weltgesundheitsorganisation (WHO), Statista und das Statistische Bundesamt (Destatis) einige grundlegende Informationen liefern. Diese Quellen sind im Vergleich zu wissenschaftlichen Datenbanken und Daten aus Forschungseinrichtungen weniger spezialisiert, dafür aber leichter zugänglich. Tab. 5.1 gibt einen Überblick über die Inhalte und den Zugang zu diesen Plattformen.

Die **Weltgesundheitsorganisation (WHO)** sammelt und veröffentlicht umfassende Gesundheitsdaten, die für globale Strategien und die Überwachung von Fortschritten in Ernährung und Gesundheit essenziell sind. Viele dieser Informationen, einschließlich epidemiologischer und ernährungsbezogener Daten, sind über die WHO-Website und das Global Health Observatory (GHO) frei zugänglich. In Zusammenarbeit mit nationalen und internationalen Partnern sowie durch regelmäßige Überprüfungen wissenschaftlicher Literatur untermauert die WHO ihre Ernährungsrichtlinien und Empfehlungen.

Statista ist eine internationale Online-Statistikplattform mit Hauptsitz in Deutschland, die ein breites Spektrum an Daten aus verschiedenen Quellen sammelt, aufbereitet und in Form von Diagrammen, Infografiken und Tabellen präsentiert. Das Portal bezieht seine Informationen aus verschiedenen Quellen wie Regierungsbehörden (z. B. Statistisches Bundesamt), internationalen Organisationen (z. B. OECD), Marktforschungsunternehmen (z. B. Institut für Demoskopie Allensbach), wissenschaftlichen Publikationen und anderen offiziellen statistischen Quellen. Neben vielen anderen Themen bietet Statista Informationen zum Ernährungsstatus der Bevölkerung, zum Ernährungsverhalten der Verbraucher*innen und zu globalen Ernährungstrends.

Das **Statistische Bundesamt (Destatis)** ist die zentrale Behörde für amtliche Statistiken in Deutschland. Es erstellt und veröffentlicht umfassende Daten, darunter auch für die deskriptive Epidemiologie und Ernährungsforschung. Neben der eigenen Datenerhebung nutzt Destatis auch Informationen anderer Behörden und

5.1 Deskriptive Epidemiologie

Tab. 5.1 Übersicht über Online-Plattformen mit Daten aus der deskriptiven epidemiologischen Ernährungsforschung

Online-Plattform	Ernährungsrelevante Daten	Zugang
Weltgesundheitsorganisation (WHO)	- Daten zur Unterernährung und Mangelernährung in verschiedenen Regionen der Welt - Informationen zur Aufnahme von wichtigen Nährstoffen in verschiedenen Altersgruppen und Bevölkerungsgruppen - Daten zu ernährungsassoziierten Krankheiten, wie Adipositas, Diabetes und Herz-Kreislauf-Erkrankungen - Veröffentlichung von Richtlinien und Empfehlungen im Bereich Ernährung, um die öffentliche Gesundheit zu fördern	https://www.who.int/data/gho Die Plattform Global Health Observatory (GHO) ist für die Öffentlichkeit frei zugänglich https://www.who.int/data/gho/publications/world-health-statistics Die WHO veröffentlicht regelmäßig den Bericht „World Health Statistics", der eine umfassende Übersicht über globale Gesundheitsdaten bietet. Dieser Bericht enthält epidemiologische Informationen zu verschiedenen Gesundheitsthemen und ist kostenlos verfügbar. https://www.who.int/data/nutrition/nlis/gnmf Die WHO hat spezielle Ressourcen für die Überwachung der globalen Ernährung bereitgestellt, darunter den Global Nutrition Monitoring Framework (GNMF). Hier finden sich Daten zur Ernährung und Mangelernährung weltweit
Statista (Internationale Statistikplattform mit Hauptsitz in Hamburg)	- Prävalenz von Übergewicht, Adipositas - Information über den Konsum und die Ausgaben für bestimmte Lebensmittelkategorien - Information zu globalen Ernährungstrends - Prävalenz und Verbreitung von Nahrungsmittelallergien	https://www.statista.com/ https://de.statista.com/ Statista bietet eine Mischung aus kostenfreien und kostenpflichtigen Inhalten. Einige grundlegende Statistiken können kostenfrei eingesehen werden, während für den Zugriff auf umfassendere Datensätze und Funktionen eine kostenpflichtige Mitgliedschaft erforderlich ist.
Destatis – Statistisches Bundesamt (offizielle deutsche Statistikbehörde)	- Umfassende Gesundheitsstatistiken, die auch Daten zu ernährungsbezogenen Themen umfassen - Jährliche Befragung von Haushalten in Deutschland (Mikrozensus) - Konsum verschiedener Nahrungsmittelgruppen, Ernährungsgewohnheiten, Aufnahme von Nahrungsergänzungsmitteln	https://www.destatis.de/DE/Home/_inhalt.html Die meisten grundlegenden Statistiken und Informationen sind kostenfrei zugänglich.

Institutionen, wobei die Methoden je nach Datenquelle variieren, beispielsweise Befragungen, Register- oder Verwaltungsdaten.

Es wird empfohlen, die jeweiligen Websites zu besuchen, um genauere Informationen über den Zugang und die Verfügbarkeit der Daten zu erhalten. Diese können sich im Laufe der Zeit ändern. Beachten Sie, dass kostenpflichtige Abonnements oder Lizenzen oft zusätzliche Funktionen oder einen erweiterten Datenzugriff ermöglichen. Wenn Sie auf der Suche nach bestimmten Informationen sind, können Sie sich auch erkundigen, ob Ihre Bildungseinrichtung oder Bibliothek über ein Abonnement verfügt und Ihnen den Zugang zu diesen Plattformen ermöglichen kann.

5.2 Analytische Epidemiologie

Wir kommen nun zur analytischen Epidemiologie und damit (es wurde auch Zeit) zur Vorstellung der drei wichtigsten Studientypen in der Epidemiologie.

Die analytische Epidemiologie untersucht Faktoren, die Gesundheit und Krankheit in der Bevölkerung beeinflussen, und geht über die reine Beschreibung des Ist-Zustands oder von Entwicklungen hinaus, indem sie – soweit möglich – nach kausalen Zusammenhängen sucht. Häufig können jedoch nur assoziative Beziehungen identifiziert werden. Ein Beispiel ist die Beobachtung, dass Vegetarier ein geringeres Risiko für Herzerkrankungen aufweisen. Dabei lässt sich meist nicht zweifelsfrei nachweisen, dass der Vegetarismus ursächlich für die Risikoreduktion verantwortlich ist, sondern lediglich eine Assoziation zwischen diesen Faktoren erkennen. Solche Zusammenhänge werden als assoziative Verbindungen bezeichnet.

Die drei wichtigsten Studientypen in der Epidemiologie sind Querschnittstudien, Kohortenstudien und Fall-Kontroll-Studien. Dabei erlauben Querschnittstudien je nach Studienziel die Exploration, die Deskription oder bereits die valide Hypothesentestung, allerdings nur über assoziative Zusammenhänge. Kohortenstudien und Fall-Kontroll-Studien gehen über die explorative und deskriptive Beschreibung hinaus und erlauben in jedem Fall die valide Hypothesentestung auf assoziative und mit eingeschränkter Validität auch auf kausale Zusammenhänge.

5.2.1 Querschnittstudien

Wir beginnen mit Querschnittstudien, die in der Epidemiologie manchmal auch als Prävalenzstudien bezeichnet werden und im Englischen "cross sectional studies" heißen.

Querschnittstudien ermöglichen eine einmalige und zeitgleiche Erfassung des Gesundheitszustandes sowie der Verteilung von Risikofaktoren in einer definierten Stichprobe. Da Querschnittstudien Daten zu einem einzigen Zeitpunkt erheben und Informationen über das Vorhandensein bestimmter Merkmale oder Zustände in der Bevölkerung liefern, sind sie gut geeignet, die Prävalenz dieser Merkmale zu schätzen. Daher stammt auch das weniger gebräuchliche Synonym Prävalenzstudien.

Die einmalige Erhebung von Daten pro Person ist auch der Grund für eine wesentliche Einschränkung von Querschnittstudien, nämlich die fehlende Möglichkeit der Ableitung eines Ursache-Wirkungs-Prinzips. Wenn zum Beispiel ein Außerirdischer, der seinen ersten Tag auf der Erde verbringt, morgens in einen Hühnerstall geht, ein Foto macht und darauf die Anzahl der Hühner und Eier zählt, wird die Anzahl der Hühner und Eier in gewisser Weise übereinstimmen. Er kann mit dieser Momentaufnahme nicht beweisen, dass das Huhn (Ursache) die Eier (Wirkung) legt, sondern nur, dass beide gleichzeitig vorhanden sind. Dies ist bei jeder Querschnittstudie der Fall.

Beispiele für bekannte Querschnittstudien in der epidemiologischen Ernährungsforschung sind die Nationale Verzehrstudie II (NVS II) (Brombach et al. 2006), die *Vegetarian and Vegan Children and Youth Study* (VeChi-Youth-Studie) (Alexy et al. 2021) und die US-amerikanische *National Health and Nutrition Examination* (NHANES) (z. B. Liao et al. 2024).

Im Folgenden wird auf die VeChi-Youth-Studie näher eingegangen. Sie zeigt sehr schön, dass auch Querschnittstudien mit einem ausgereiften Studiendesign dazu beitragen können, neue Erkenntnisse zu etablieren und in diesem Fall ein altes Vorurteil über die vegane Ernährung bei Kindern und Jugendlichen auszuräumen.

Die VeChi-Youth-Studie

Die VeChi-Youth-Studie (Alexy et al. 2021) ist eine deutsche Querschnittstudie, die zwischen Oktober 2017 und Januar 2019 insgesamt 401 Kinder und Jugendliche im Alter von 6 bis 18 Jahren untersucht hat. Hauptziel der Studie war der Vergleich der anthropometrischen Daten, des Ernährungsverhaltens sowie der Nährstoffversorgung, insbesondere mit potenziell kritischen Nährstoffen, von Kindern und Jugendlichen, die sich vegan (n = 114), vegetarisch (n = 150) oder omnivor (n = 137) ernährten. Das Ernährungsverhalten wurde mit Hilfe eines 3-Tage-Wiegeprotokolls erfasst, weitere Daten mit Hilfe eines Fragebogens. Zusätzlich wurden die Kinder und Jugendlichen in drei Studienzentren (Herdecke, Berlin, Filderstadt) untersucht und es wurden Blut- und Urinproben entnommen.

Zwischen vegetarisch, vegan und omnivor ernährten Kindern und Jugendlichen gab es keine signifikanten Unterschiede in Körpergewicht und Körpergröße. Die Energiezufuhr lag bei allen drei Ernährungsformen leicht unter den Richtwerten. Die empfohlene Proteinzufuhr wurde von den sich vegetarisch oder vegan ernährenden Jugendlichen knapp erreicht, während sie in der jüngsten Altersgruppe bei allen Ernährungsformen über den D-A-CH-Referenzwerten lag. Bei der anhand von Blut- und Urinproben ermittelten Nährstoffversorgung ergaben sich keine spezifischen Risikonährstoffe für Vegetarier*innen oder Veganer*innen. Die Versorgung mit Riboflavin (Vitamin B2), Vitamin D und Jod war bei einem signifikanten Anteil der Kinder und Jugendlichen aller drei Ernährungsformen kritisch. Zudem zeigten die Verzehrprotokolle eine durchschnittlich niedrige Kalziumzufuhr bei allen Ernährungsformen, besonders aber in der Gruppe der Veganer*innen. Bei der Lebensmittelauswahl ergab sich vor allem bei den Veganer*innen ein präventivmedizinisch günstiger hoher Verzehr

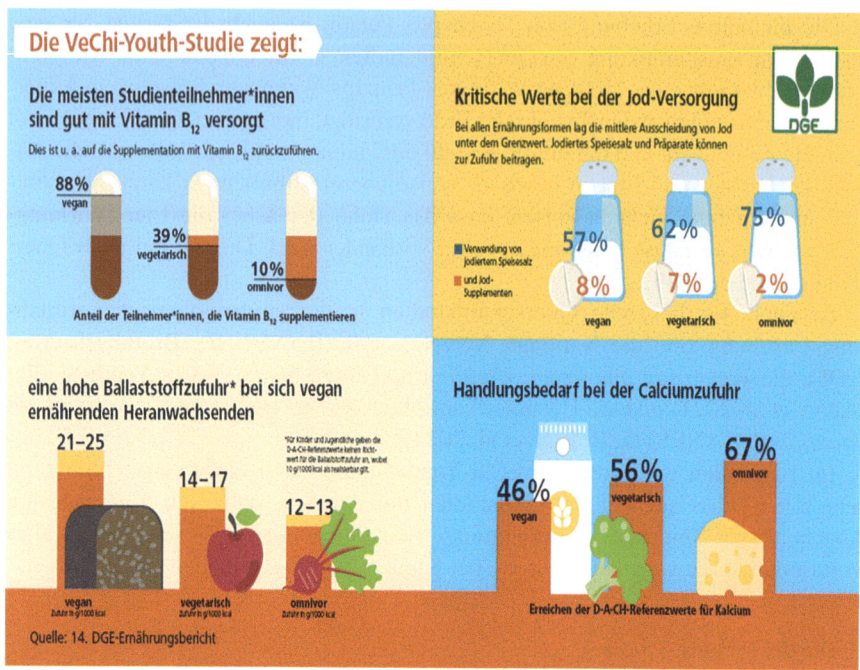

Abb. 5.1 Detailergebnisse aus der VeChi-Youth-Studie. (DGE 2018)

von Gemüse, Obst, Vollkorngetreide, Hülsenfrüchten und Nüssen. Weitere Ergebnisse können Abb. 5.1 entnommen werden.

Im Gesamtergebnis zeigte sich, dass vegetarische und vegane Ernährungsformen bei adäquater Durchführung auch im Kindes- und Jugendalter geeignet sind, um ein altersgemäßes Wachstum sowie eine ausreichende Versorgung mit Makronährstoffen und den meisten Mikronährstoffen zu gewährleisten. Die Ergebnisse wurden international publiziert (Alexy et al. 2021) und flossen in den 14. Ernährungsbericht der Deutschen Gesellschaft für Ernährung (DGE) ein (DGE 2018). ◄

5.2.2 Kohortenstudien

Eine Kohortenstudie ist ein beobachtendes Studiendesign der Epidemiologie mit dem Ziel, einen Zusammenhang zwischen einer oder mehreren Expositionen und dem Auftreten von Neuerkrankungen (Inzidenz) oder Symptomen aufzudecken (Gordis 2009). Dabei wird eine Gruppe exponierter und eine Gruppe nicht exponierter Personen über einen bestimmten Zeitraum hinsichtlich des Neuauftretens oder der Mortalität bestimmter Erkrankungen beobachtet. Besteht ein positiver Zusammenhang zwischen einer Exposition und des Neuauftretens von Erkrankungen, so ist der Anteil erkrankter Personen in der exponierten Gruppe höher als in der

5.2 Analytische Epidemiologie

nicht exponierten Untersuchungsgruppe. Die Exposition kann somit einen möglichen Risikofaktor darstellen. Um schließlich Aussagen über die Stärke der Assoziation machen zu können, werden die beiden Inzidenzraten ins Verhältnis gesetzt und z. B. das relative Risiko berechnet.

Vereinfacht ausgedrückt, handelt es sich bei Kohortenstudien um eine Form von nicht-interventionellen Längsschnittstudien, bei denen eine Stichprobe aus einer definierten Population (der „Kohorte") zunächst einer umfassenden Basisuntersuchung unterzogen wird. Anschließend erfolgt die Untersuchung dieser Stichprobe in regelmäßigen Abständen über einen längeren Zeitraum. Häufig werden hierfür überwiegend gesunde Personen ausgewählt, die die Gesamtbevölkerung repräsentieren sollen. Kohortenstudien sind damit in der Regel prospektiv angelegt (Ausnahme: „retrospektive Kohorte", siehe Definition) und dienen der Beobachtung, ohne dass studieneigene Interventionen durchgeführt werden.

Wenn eine Studie die Rauchgewohnheiten der Einwohner*innen einer Stadt untersucht, ist die Population die Gesamtheit der Einwohner*innen dieser Stadt. Eine Kohorte könnte jedoch die Gruppe der im Jahr 2000 in dieser Stadt geborenen Personen sein, deren Rauchgewohnheiten im Rahmen einer Kohortenstudie beobachtet werden sollen. Kurz gesagt, die Population ist die Gesamtheit der für die Fragestellung relevanten Personen, die Kohorte ist die Gruppe, die tatsächlich in die Kohortenstudie eingeschlossen werden könnte und beobachtet wird.

Der Beobachtungszeitraum hängt von der Erkrankung oder den Symptomen ab, deren Zusammenhang untersucht werden soll. Während bei Untersuchungen zu Expositionen während der Schwangerschaft und kindlichen Fehlbildungen bereits nach neun Monaten Aussagen gemacht werden können, sind bei der Beobachtung des Auftretens chronischer Erkrankungen oder kardiovaskulärer Ereignisse (Herzinfarkt, Schlaganfall) Beobachtungszeiträume über Jahre oder Jahrzehnte entscheidend, um aussagekräftige und zuverlässige Ergebnisse zu erhalten.

Gut konzipierte Kohortenstudien ermöglichen es den Forschenden, mit begrenzter Aussagekraft (… aber immerhin) Ursache-Wirkungs-Beziehungen zwischen Expositionen (z. B. Rauchen, Ernährung, Umweltfaktoren) und dem Auftreten von Krankheiten zu untersuchen und Risikofaktoren für bestimmte Gesundheitszustände zu identifizieren.

Kohortenstudien sind aufgrund ihrer in der Regel sehr langen Beobachtungszeiträume für die Durchführung von Humanstudien in der Lehre nicht geeignet. Die eigenständige Durchführung von Kohortenstudien ist aus nahe liegenden Gründen auch für Abschlussarbeiten nicht realisierbar. Dennoch bieten bereits vorhandene Datensätze eine wertvolle Grundlage für die Analyse spezifischer Teilaspekte. Darüber hinaus wird die aktive Mithilfe bei laufenden Kohortenstudien, beispielsweise im Rahmen von Studienvisiten, häufig geschätzt – auch wenn diese Unterstützung zeitlich begrenzt ist.

Um ein besseres Verständnis von Kohortenstudien (und den nachfolgend behandelten Studientypen) zu ermöglichen, werden wir im Folgenden zentrale Begriffe wie „Population", „Kohorte" und „Stichprobe" definieren. Darüber hinaus werden weitere relevante Begriffe wie Beobachtungszeitraum, Exposition, Follow-up und Lost-to-follow-up näher erläutert.

▶ **Kohortenstudien und mehr: Wichtige Begriffe im Überblick** **Population (Syn: Grundgesamtheit):**
Die Population oder Grundgesamtheit bezieht sich auf die Gesamtheit der Personen oder Einheiten, über die eine Aussage gemacht werden soll. Beispiele sind die Einwohner*innen einer Stadt oder einer Region.

Kohorte:
Der Begriff wird nur für Kohortenstudien verwendet. Dabei handelt es sich um die Teilmenge der Population, die für die Studie als geeignet angesehen wird und prinzipiell in die Kohortenstudie eingeschlossen werden könnte. Kohorten können auf verschiedene Weise definiert werden, z. B. nach Geburtsjahr, Exposition gegenüber einem bestimmten Faktor (z. B. Rauchen, vegetarische Ernährung) oder einem gemeinsamen Ereignis. Beispielsweise könnten die Einwohner*innen einer Stadt, die älter als 30 Jahre und weitgehend gesund sind, in die Studie einbezogen werden.

Stichprobe:
Stichprobe (engl. sample) ist der allgemeine Begriff für die Teilmenge der Personen, die tatsächlich in eine Studie eingeschlossen und untersucht wurden. Der Begriff wird in allen Humanstudien verwendet.

Die Stichprobe wird ausgewählt, um Rückschlüsse auf die Population ziehen zu können, ohne alle Mitglieder der Population untersuchen zu müssen. Insbesondere in der epidemiologischen (Ernährungs-)Forschung sollte eine Stichprobe repräsentativ sein, um eine zuverlässige Verallgemeinerung der Ergebnisse auf die Population bzw. Kohorte zu ermöglichen.

Die Auswahl der Stichprobe kann auf verschiedene Weise erfolgen, z. B. durch Zufallsauswahl, stratifizierte (= geschichtete) Auswahl oder gezielte Auswahl von Personen mit bestimmten Merkmalen. Die Größe der Stichprobe ist ebenfalls wichtig, da eine ausreichend große Stichprobe erforderlich ist, um statistisch signifikante Ergebnisse zu erzielen.

Studienkollektiv:
Im Zusammenhang mit Humanstudien wird häufig vom „(Studien-)Kollektiv" gesprochen. Dieser Begriff ist nicht streng definiert und kann sowohl die Population, die Kohorte, als auch die Stichprobe bezeichnen. Es handelt sich eher um eine deutsche Besonderheit, die im Alltag meist, aber nicht immer, als Synonym für Stichprobe verwendet wird. Die direkte Übersetzung ins Englische als „collective" wird von Muttersprachlern jedoch selten verwendet.

Exposition:
In der epidemiologischen und klinischen Forschung bezieht sich der Begriff „Exposition" auf die Exposition eines Individuums gegenüber bestimmten Faktoren, Substanzen oder Ereignissen, die das Risiko für eine Krankheit oder einen Gesundheitszustand beeinflussen könnten. Expositionen können positiv oder negativ sein. Häufige Beispiele sind Umweltfaktoren wie Luftverschmutzung, Verhaltensweisen wie Rauchen oder körperliche Inaktivität sowie medizinische Interventionen. Auch genetische Faktoren können als Exposition angesehen werden.

Beispiele für Expositionen in der Ernährungsforschung sind bestimmte Lebensmittel, Lebensmittelgruppen, Ernährungsmuster oder Ernährungsinterventionen.

5.2 Analytische Epidemiologie

Beispielsweise kann die Exposition gegenüber dem regelmäßigen Verzehr von Nüssen das Risiko für Herz-Kreislauf-Erkrankungen senken. Die Exposition gegenüber bestimmten Lebensmittelzusatzstoffen (Konservierungsstoffe, Farbstoffe) oder Kontaminanten (z. B. Schwermetalle, Pestizide) kann das Risiko für Gesundheitsprobleme erhöhen.

Offene Kohorte:
In eine offene Kohorte können zu jedem Zeitpunkt der Studie neue Teilnehmende aufgenommen werden, sofern sie die Eignungskriterien erfüllen. Offene Kohorten ermöglichen eine flexible Anpassung der Kohorte im Laufe der Zeit und können nützlich sein, wenn neue relevante Informationen oder Technologien auftauchen.

Geschlossene Kohorte:
In einer geschlossenen Kohorte sind alle Teilnehmenden zu Beginn der Studie eingeschlossen und es werden keine neuen Teilnehmenden hinzugefügt. Es gibt also keine Möglichkeit für andere Personen, der Kohorte beizutreten, nachdem die Studie begonnen hat. Geschlossene Kohortenstudien sind oft stärker strukturiert und erfordern eine genaue Planung im Voraus.

Prospektive Kohorten:
In einer prospektiven Kohortenstudie werden die Teilnehmenden in der Gegenwart rekrutiert und bis in die Zukunft – meist über einen längeren Zeitraum – beobachtet. Diese Studien sind oft zeit- und kostenaufwendig, liefern aber qualitativ hochwertige Daten und haben eine höhere Studienqualität als retrospektive Kohortenstudien.

Retrospektive Kohorten (historische Kohorten):
Bei retrospektiven Kohortenstudien werden Informationen über die Exposition und den Gesundheitszustand der Teilnehmenden rückwirkend aus vorhandenen Aufzeichnungen oder Datenbanken gesammelt und in der Gegenwart ausgewertet. Der einzige Unterschied zu prospektiven Kohortenstudien besteht im Zeitpunkt/-raum der Datenerhebung. Retrospektive Kohortenstudien sind schneller und kostengünstiger durchzuführen als prospektive Kohortenstudien, die Qualität der Studie kann jedoch durch die Verfügbarkeit und Qualität der Daten stark eingeschränkt sein.

Beobachtungszeitraum:
Der „Beobachtungszeitraum" bezieht sich bei Kohortenstudien auf den Zeitraum, in dem die Studienteilnehmenden beobachtet werden, um Daten zu sammeln und bestimmte Endpunkte (Ergebnisparameter) zu evaluieren. Er variiert je nach Art und Zielen der Studie, den Forschungsfragen und den zu untersuchenden Parametern.

In Kohortenstudien kann der Beobachtungszeitraum mehrere Jahre bis Jahrzehnte betragen, da häufig das Neuauftreten von Krankheiten und Ereignissen wie Krebs oder kardiovaskulären Ereignissen (Herzinfarkt, Schlaganfall) beobachtet wird.

Follow-up:
In der epidemiologischen Forschung bezieht sich der Begriff „Follow-up" auf die fortgesetzte Beobachtung von Studienteilnehmenden während des Beobachtungszeitraums nach Abschluss der Basisdatenerhebung. Follow-up-Untersuchungen werden durchgeführt, um Veränderungen der Ernährung, des Gesundheitszustandes und anderer relevanter Faktoren zu dokumentieren.

In der klinischen und diätetischen Forschung bezieht sich der Begriff „Follow-up" auf den Zeitraum NACH Abschluss einer therapeutischen oder präventiven Intervention. Eine Follow-up-Periode wird in das Studiendesign einer Ernährungsintervention integriert, um z. B. die Nachhaltigkeit, den längerfristigen Nutzen oder die Sicherheit einer Ernährungsintervention zu untersuchen. Auch die Auswertung des Überlebens oder der Rehospitalisierungen fällt häufig zwangsläufig in die a priori definierte „Follow-up"-Periode.

Die grundlegende Bedeutung von „Follow-up" ist in beiden Kontexten ähnlich: Es bezieht sich auf die kontinuierliche Beobachtung von Personen im Laufe der Zeit. Der Hauptunterschied liegt in den Schwerpunkten und Zielen des Follow-up.

Lost to follow-up vs. Drop-outs:

Der Begriff „Lost to Follow-up" (Deutsch: „zur Nachbeobachtung verloren gegangen") beschreibt in der medizinischen Statistik das Phänomen, dass Studienteilnehmende für die Forschenden nicht mehr erreichbar sind oder bewusst keinen Kontakt mehr wünschen. Dies zeigt sich z. B. daran, dass Teilnehmende nicht mehr auf Einladungen zu Visiten oder auf andere Mitteilungen wie E-Mails reagieren.

In epidemiologischen Studien ist Lost to Follow-up aufgrund der oft mehrjährigen Abstände zwischen den Studienvisiten ein häufigeres Phänomen. In der klinischen Forschung (vgl. Kap. 7) wird der Begriff hingegen, wenn überhaupt, überwiegend auf die Follow-up-Phase, also den Erhebungszeitraum nach Abschluss der Intervention bezogen. Während der Interventionsphase werden Teilnehmende, die die Studie abbrechen wollen oder müssen, in der Regel als Drop-outs bezeichnet. Im Gegensatz zu den Lost to Follow-ups bleiben Drop-outs in der Regel erreichbar.

Die Wahl zwischen einer offenen und einer geschlossenen Kohortenstruktur hängt von den Zielen der Studie, den verfügbaren Ressourcen und anderen praktischen Erwägungen ab. Offene Kohorten können flexibler sein, während geschlossene Kohorten besser für genau definierte Forschungsfragen geeignet sein können, bei denen eine klar definierte und feste Gruppe von Teilnehmenden von Anfang bis Ende beobachtet werden soll.

5.2.2.1 Design von Kohortenstudien am Beispiel der Vegetarierstudien

In diesem Abschnitt beleuchten wir die Designmöglichkeiten von Kohortenstudien anhand der ersten Vegetarierkohorten. Den Ausgangspunkt bildete eine Studie von Armstrong und Doll (1975), die in über 20 Ländern eine starke positive Korrelation zwischen Fleischkonsum und sowohl Krebsinzidenz als auch -mortalität nachwies. Daraus entstand die Hypothese, dass vegetarische Ernährung das Krebsrisiko senken könnte – eine damals innovative Idee, die weltweit Forschergruppen mobilisierte.

In der Folge wurden mehrere Vegetarierkohorten ins Leben gerufen, darunter die Adventist Health Study (USA, Fraser 1999), die Oxford Vegetarian Study (Großbritannien, Appleby et al. 1999) und die Deutsche Vegetarierstudie des Deutschen Krebsforschungszentrums (Deutschland, Change-Claude et al. 2005). Allen drei Studien gemein war, dass mindestens 50 % der Teilnehmenden Vegetarier waren,

5.2 Analytische Epidemiologie

Tab. 5.2 Überblick über die historischen Vegetarierkohorten

Studie Land Zeit	N (% Veg) Follow-up	Population	Kohorte	Gruppen Exposition: Fleisch
Adventist Health Study USA 1976–1988 (Fraser 1999)	34.198 (51 %) 6 Jahre	Siebenten-Tages-Adventisten Kalifornien	≥ 25 Jahre, weitgehend gesund Kaukasier	**Nicht exponiert:** Vegetarier: **29,5 %** (kein Fleisch und Fisch, inkl. vegan) Semivegetarier: **21,2 %** (Geflügel, Fisch weniger als 1 x/Wo) **Exponiert:** Mischköstler: **49,2 %**
Oxford Vegetarian Study GB 1980–2000 (Appleby et al. 1999)	11.140 (56 %) 12 Jahre	Allgemeinbevölkerung in GB	≥ 18 Jahre, weitgehend gesund	**Nicht exponiert:** Vegetarier (inkl. Veganer und Pescovegetarier): **55,6 %** (Mitglieder der „Vegetarian Society of the United Kingdom") **Exponiert:** Mischköstler: **44,4 %** (Freunde und Bekannte der Mitglieder der „Vegetarian Society of the United Kingdom")
Deutsche Vegetarierstudie D 1978–1999 (Change-Claude et al. 2005)	1904 (64 %) 21 Jahre	Allgemeinbevölkerung in D	≥ 18 Jahre, weitgehend gesund	**Nicht exponiert:** Lacto-Ovo-Vegetarier: **61,2 %** Veganer: **3,1 %** **Exponiert:** Gesundheitsbewusste Mischköstler: **35,7 %** (gelegentlicher oder regelmäßiger Fleisch- oder Fischkonsum)

einschließlich einer kleineren Gruppe von Veganern (siehe Tab. 5.2). Trotz des gemeinsamen Ziels, die Hypothese des Zusammenhangs zwischen Fleischkonsum und Krebsinzidenz und -mortalität zu prüfen, wählten die Forscher unterschiedliche methodische Ansätze.

Die Adventist Health Study (USA)
Diese Studie untersuchte Mitglieder der Siebenten-Tages-Adventisten, einer religiösen Gemeinschaft, die großen Wert auf einen gesunden Lebensstil legt. In Kalifornien sind etwa 50 % dieser Gemeinschaft vegetarisch und ca. 2–3 % vegan

(Fraser 1999). Zudem verzichten viele auf Tabak, Alkohol und andere schädliche Substanzen und achten auf ausgewogene Ernährung sowie regelmäßige Bewegung. Die Homogenität des Lebensstils zwischen der exponierten und der nicht exponierten Gruppe minimierte Verzerrungsfaktoren und machte diese Population ideal für die Untersuchung des Zusammenhangs zwischen Fleischkonsum und Krebsrisiko.

Die Oxford Vegetarian Study (Großbritannien)
Die britischen Forscher wählten Mitglieder der Vegetarian Society of the United Kingdom sowie deren nichtvegetarische Freunde und Verwandte als Kontrollgruppe. Dieser Ansatz stellte sicher, dass sich die Gruppen in Alter und sozioökonomischem Status ähnelten. So unterschied sich die Kontrollgruppe gezielt in Hinblick auf den Fleischkonsum und nicht auf andere Lebensstilfaktoren von der vegetarischen Gruppe.

Die deutsche Vegetarierstudie
Das Deutsche Krebsforschungszentrum rekrutierte als Kontrollgruppe gesundheitsbewusste Mischköstler. Diese zeichneten sich durch moderaten Fleischkonsum, hohen Verzehr von Obst, Gemüse und Getreideprodukten, regelmäßige körperliche Aktivität und maßvollen Alkoholkonsum aus. Auch dieser Ansatz diente dazu, die spezifischen Effekte des Fleischkonsums möglichst isoliert zu betrachten, da bekannt war, dass Vegetarier im Mittel einen insgesamt gesünderen Lebensstil einhalten als die Allgemeinbevölkerung.

Unterschiede und Gemeinsamkeiten
Die Studien unterschieden sich in Beobachtungszeiträumen, Fallzahlen und methodischen Details, was Vor- und Nachteile in Aussagekraft und Verallgemeinerbarkeit mit sich brachte. Alle drei Ansätze verdeutlichen jedoch die sorgfältigen Überlegungen, die in die Konzeption solcher Kohortenstudien einfließen (siehe Kap. 2). Trotz methodischer Unterschiede folgten sie dem typischen Kohortendesign, wie es in Abb. 5.2 dargestellt ist.

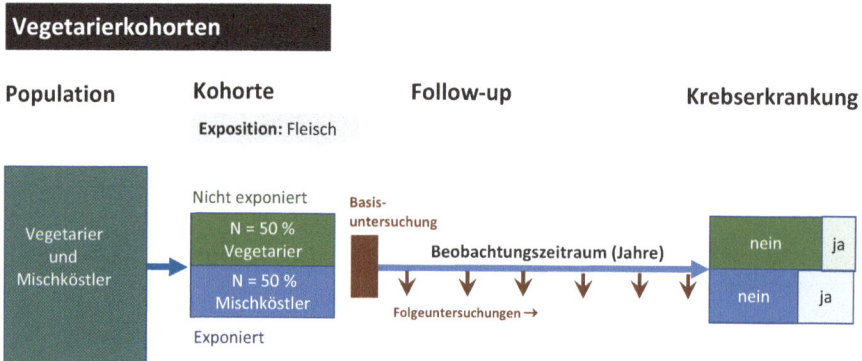

Abb. 5.2 Studiendesign von Kohortenstudien am Beispiel der Vegetarierkohorten

5.2 Analytische Epidemiologie

> **Und zum Schluss noch eine aktuelle Kohortenstudie**

Die European Prospective Investigation into Cancer and Nutrition (EPIC-Europe)

Ziel von EPIC-Europe ist es, den Zusammenhang zwischen Ernährung, Ernährungsstatus, Lebensstil und Umweltfaktoren und der Inzidenz von malignen Tumoren (Krebs) und anderen chronischen Erkrankungen (z. B. Herz-Kreislauf-Erkrankungen) zu untersuchen. EPIC-Europe ist eine prospektive Studie, bei der in einer Basisuntersuchung demografische und sozioökonomische Informationen, Ernährungsgewohnheiten, Lebensstilfaktoren, Laborwerte und andere relevante Daten von gesunden Personen erhoben werden. Diese Informationen, kombiniert mit der Beobachtung der Teilnehmenden über die Jahre, ermöglichen es den Forschenden nun, ständig neue Erkenntnisse über den Zusammenhang zwischen Ernährung und Krankheiten zu gewinnen.

Die Rekrutierung begann 1992 und endete im Jahr 2000. Insgesamt wurden mehr als eine halbe Million Menschen im Alter zwischen 35 und 65 Jahren in die Studie eingeschlossen, die alle drei bis fünf Jahre erneut befragt werden. EPIC-Europe läuft somit seit über 30 Jahren. Bis Ende 2024 wurden über 3,8 Mio. biologische Proben in der IARC-Biobank der International Agency for Research on Cancer (IARC) asserviert. Für das Projekt wurde ein eigener Food-Frequency-Questionnaire, der EPIC FFQ, entwickelt, mit dem zusammen mit einem 7-Tage-Ernährungsprotokoll das Ernährungsverhalten bei der Basiserhebung dokumentiert wurde.

EPIC-Europe umfasst 23 Zentren in 10 europäischen Ländern (Bingham und Riboli 2004) (Abb. 5.3), davon zwei in Deutschland, das Deutsche Institut für Ernährungsforschung (DIfE) in Potsdam und das Deutsche Krebsforschungszentrum in Heidelberg. EPIC-Europe ist eine der größten Kohortenstudien weltweit.

Der Erfolg ist so groß, dass bis Ende 2024 mehr als 3000 Fachartikel auf der Grundlage von EPIC-Europe-Daten veröffentlicht werden, von denen viele in PubMed gelistet sind. Weitere Informationen zum Projekt finden Sie unter https://epic.iarc.fr/. ◄

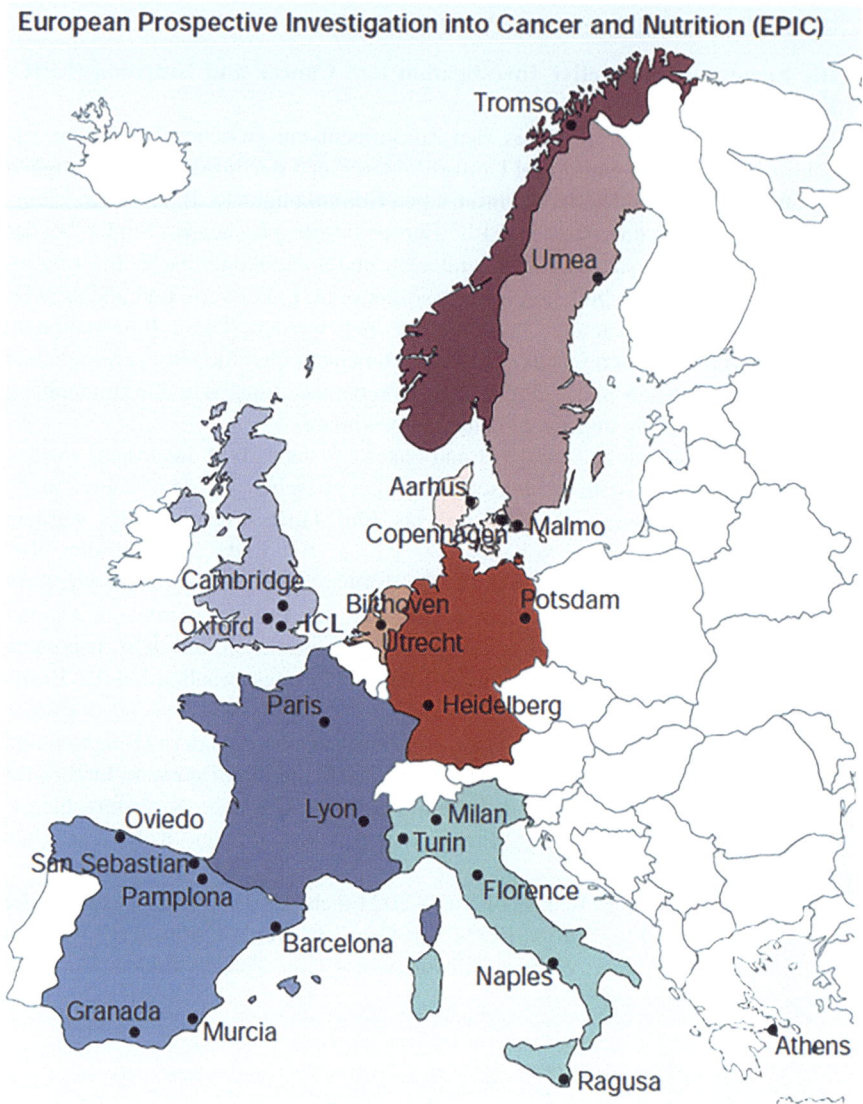

Abb. 5.3 Die 23 Studienzentren der **European Prospective Investigation into Cancer and Nutrition (EPIC-Europe)-Studie.** (Bingham und Riboli 2004)

> **Vor- und Nachteile von Kohortenstudien**
> **Welche Vorteile haben Kohortenstudien?**
> - Zeitliche Abfolge von Gesundheit und Krankheit nachvollziehbar
> - Berechnung von Inzidenzen möglich
> - Untersuchung seltener Expositionen (Asbest, toxische Chemikalien) und Epidemien möglich
> - Kausalschlüsse sind zulässig, aber nur eingeschränkt möglich
>
> **Welche Nachteile haben Kohortenstudien?**
> - Beobachtung vieler Personen über einen langen Zeitraum → teuer und zeitaufwendig
> - Nicht gut geeignet für seltene Krankheiten
> - Unausgewogenes Profil der studienabbrechenden Teilnehmenden kann zu Verzerrungen führen
> - Exposition wird oft nur basal gemessen → kann sich über die Jahre ändern
> - Confounding kann nicht ausgeschlossen werden (= Vermischung und gegenseitige Beeinflussung von Störvariablen)

5.2.3 Fall-Kontroll-Studien

Wir kommen nun zu den Fall-Kontroll-Studien und damit zum letzten wichtigen Studiendesign in der Epidemiologie. Für eine Fall-Kontroll-Studie wählt man die Menschen aufgrund einer bereits bestehenden Erkrankung aus, sucht geeignete Kontrollen und vergleicht eine bestimmte Exposition in der Vergangenheit. Besteht ein positiver Zusammenhang zwischen einer Krankheit und einer Exposition, so ist der Anteil der exponierten Personen in der erkrankten Gruppe höher als in der Kontrollgruppe. Fall-Kontroll-Studien können Assoziationen aufzeigen, aber – im Gegensatz zu Kohortenstudien – keine Kausalität nachweisen. Weitere Forschung, idealerweise in Form von prospektiven Kohortenstudien oder RCTs, ist daher notwendig, um Kausalzusammenhänge zu bestätigen.

Fall-Kontroll-Studien haben immer ein retrospektives Studiendesign und sind damit anfällig für den „Recall Bias". Forschende sollten bewusst Maßnahmen ergreifen, um diese mögliche Verzerrung zu berücksichtigen und zu minimieren.

▶ **Recall Bias** Der „Recall Bias" (Erinnerungsverzerrung) beschreibt Verzerrungen, die dadurch entstehen, dass sich Teilnehmende nicht mehr korrekt an Ereignisse erinnern oder Ereignissen im Nachhinein mehr oder weniger Bedeutung beimessen als ursprünglich. Dieser Bias tritt vor allem bei retrospektiven Studiendesigns auf und Fall-Kontroll-Studien sind besonders anfällig dafür.

Studienteilnehmende können generell Schwierigkeiten haben, sich genau an vergangene Ereignisse oder Expositionen zu erinnern. Es kann aber auch sein, dass erkrankte Personen sich genauer an bestimmte Expositionen erinnern, weil sie ihnen mehr Bedeutung beimessen als Kontrollpersonen oder umgekehrt. Beides führt zu Fehlern bei der Erfassung der Expositionsdaten. Im schlimmsten Fall ist diese Verzerrung so groß, dass die beobachtete Assoziation zwischen Exposition und Erkrankung auf den „Recall Bias" und nicht auf tatsächliche Unterschiede zurückzuführen ist.

Recall Bias kann durch verschiedene Faktoren verursacht werden, einschließlich der Schwere der Erkrankung, persönlicher Überzeugungen, sozialer Erwünschtheit und der Art der Fragen, die den Teilnehmenden gestellt werden. Wissensunterschiede und persönliche Erwägungen können die Verzerrung zusätzlich beeinflussen.

Um den „Recall Bias" so gering wie möglich zu halten, werden die Forschenden aufgefordert, sorgfältige und gut strukturierte Fragebögen zu entwickeln, die das Erinnerungsvermögen der Teilnehmenden in beiden Gruppen fördern. Validierungsstudien oder Vergleiche mit objektiven Maßen können ebenfalls in Betracht gezogen werden, um die Genauigkeit der Selbsteinschätzung zu überprüfen.

In der epidemiologischen Ernährungsforschung können Fall-Kontroll-Studien eingesetzt werden, um mögliche Zusammenhänge zwischen einer bestimmten Ernährungsgewohnheit und dem Risiko für eine bestimmte Krankheit zu untersuchen.

Beispiel für den Aufbau einer Fall-Kontroll-Studie

Gibt es einen Zusammenhang zwischen dem Verzehr von rotem Fleisch und dem Risiko für Darmkrebs?

Wir bleiben beim Thema Fleischkonsum und Krebsrisiko und zäumen das Pferd nun von hinten auf.

Die Forschenden identifizieren Personen, bei denen Darmkrebs diagnostiziert wurde, und suchen nach Kontrollpersonen aus derselben Population. Die Kontrollen sollten den Erkrankten in anderen relevanten Merkmalen möglichst ähnlich sein. Beide Gruppen (Erkrankte und Kontrollen) werden retrospektiv zu ihren Ernährungsgewohnheiten befragt. Die Fragen können sich auf den Verzehr von rotem Fleisch, die Art der Fleischzubereitung, die Essgewohnheiten usw. beziehen. Die Forschenden vergleichen dann die Häufigkeit des Verzehrs von rotem Fleisch bei den Erkrankten mit der bei den Kontrollen und führen statistische Analysen durch, um festzustellen, ob es einen signifikanten Zusammenhang zwischen dem Verzehr von rotem Fleisch und dem Darmkrebsrisiko gibt. Mögliche Störfaktoren wie Alter, Geschlecht, genetische Veranlagung, Rauchgewohnheiten und andere relevante Faktoren müssen in der Analyse berücksichtigt werden, um sicherzustellen, dass der beobachtete Zusammenhang nicht durch andere Einflüsse verzerrt wird.

Die Studie könnte beispielsweise zeigen, dass Menschen, die regelmäßig rotes Fleisch essen, ein höheres Darmkrebsrisiko haben als Menschen, die weniger oder gar kein rotes Fleisch essen. Dieser Zusammenhang bleibt jedoch assoziativ und es kann noch kein Ursache-Wirkungs-Prinzip abgeleitet werden.

5.2 Analytische Epidemiologie

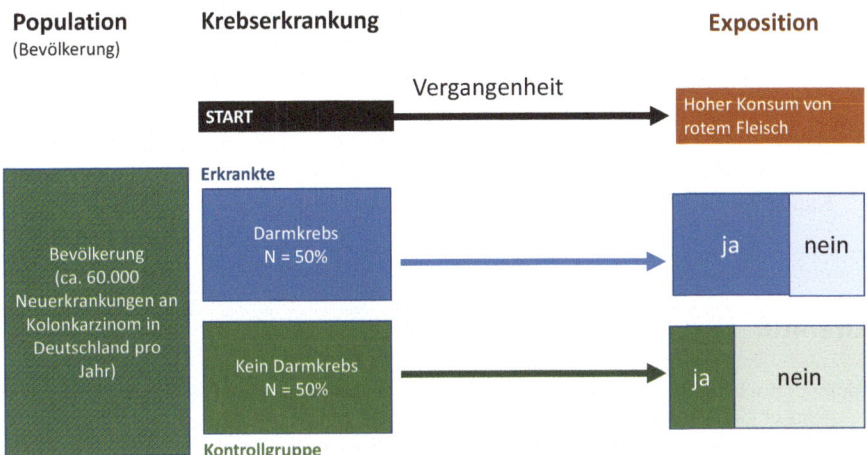

Abb. 5.4 Studiendesign von Fall-Kontroll-Studien am Beispiel Fleischkonsum und Darmkrebs

Abb. 5.4 zeigt den generellen Aufbau einer Fall-Kontroll-Studie am Beispiel der Untersuchung des Zusammenhangs zwischen hohem Fleischkonsum (Exposition) und Darmkrebsrisiko. ◄

Vor- und Nachteile von Fall-Kontroll-Studien
Welche Vorteile haben Fall-Kontroll-Studien?
- Effizient für seltene Krankheiten und Krankheiten mit langer Induktionszeit
- Kostengünstig und zeitsparend

Was sind die Nachteile von Fall-Kontroll-Studien?
- Gefahr des Selektionsbias – Kontrollen müssen gut gematcht werden
- Recall Bias kann auftreten – Information über die Exposition vom Erinnerungsvermögen der Versuchsperson abhängig
- Investigator Bias – Das Studienpersonal sollte während der Datenerhebung möglichst nichts über den untersuchten Effekt wissen
- Sind ineffizient bei seltenen Expositionen
- Inzidenzen können nicht berechnet werden

Verständnisfragen
1) Was sind die Charakteristiken der deskriptiven Epidemiologie?
2) Warum ist die einmalige Erhebung von Daten pro Person eine wesentliche Einschränkung von Querschnittstudien?
3) Was sind die Unterschiede zwischen Population, Kohorte, Stichprobe und Studienkollektiv, und wann ist die Auswahl einer repräsentativen Stichprobe wichtig?

4) Was sind die grundlegenden Merkmale einer Kohortenstudie in der Epidemiologie, und warum sind sie (wenn auch limitiert) geeignet, um Ursache-Wirkungs-Beziehungen zwischen Expositionen und dem Auftreten von Krankheiten zu untersuchen?
5) Welches sind die grundlegenden Merkmale einer Fall-Kontroll-Studie in der Epidemiologie, und warum können sie im Gegensatz zu Kohortenstudien keine Kausalität nachweisen?

Literatur

Alexy U, Fischer M, Weder S, Längler A, Michalsen A, Sputtek A, Keller M. Nutrient intake and status of German children and adolescents consuming vegetarian, vegan and omnivore diets: results of the VeChi Youth Study. Nutrients. 2021;13:1707. https://doi.org/10.3390/nu13051707.

Appleby PN, Thorogood M, Mann JI, Key TJA. The Oxford vegetarian study. Am J Clin Nutr. 1999;70(suppl):525S–31S.

Armstrong B, Doll R. Environmental factors and cancer incidence and mortality in different countries, with special reference to dietary practices. Int J Cancer. 1975;15:617–31.

Bingham S, Riboli E. Diet and cancer – the European Prospective Investigation into Cancer and Nutrition. Nat Rev Cancer. 2004;4:206–15.

Brombach C, Wagner U, Eisinger-Watzl M, Heyer A. Die Nationale Verzehrstudie II. Ernährungs Umschau. 2006;53(1):4–9.

Chang-Claude J, Hermann S, Eilber U, Steindorf K. Lifestyle determinants and mortality in German vegetarians and health-conscious persons: results of a 21-year follow-up. Cancer Epidemiol Biomarkers Prev. 2005;14:963–8.

Deutsche Gesellschaft für Ernährung (DGE), Österreichische Gesellschaft für Ernährung, Schweizerische Gesellschaft für Ernährung, Herausgeber. Referenzwerte für die Nährstoffzufuhr. 2., Aufl., 4. akt. Ausgabe. Bonn; 2018.

Fraser GE. Associations between diet and cancer, ischemic heart disease, and all-cause mortality in non-Hispanic white California Seventh-day Adventists. Am J Clin Nutr. 1999;70:532S–8S.

Gordis L. *Epidemiology*. 4. Aufl. Philadelphia: Saunders Elsevier; 2009. S. 167–70.

Liao S, Zhou J, Chen H, Wie W, Ye F, Zhang Y, Zhang Z. The relationship between caffeine and its metabolites and bone mineral density in postmenopausal women: a cross-sectional analysis from the NHANES database. J Nutr Sci. 2024;12:e131.

Klinische Forschung – nicht-interventionelle Studien

6

Zusammenfassung

Ab diesem Kapitel konzentrieren wir uns auf Studientypen, die in die Lehre oder Praxis integriert werden können. Mit etwas methodischem Geschick, Kreativität und Pragmatismus sind sie auch bei begrenzten zeitlichen und finanziellen Ressourcen durchführbar. Wir beginnen mit den nicht-interventionellen Studientypen, die in der Hierarchie der Studienqualitäten weiter unten stehen, weil sie einen geringen bis mittleren Evidenzgrad, d. h. einen geringen bis mittleren Grad an Zuverlässigkeit und Vertrauenswürdigkeit in Bezug auf Wirksamkeit, Generalisierbarkeit und Sicherheit aufweisen. Wir besprechen Fallberichte, Fallserien, retrospektive Datenerhebungen, Anwendungsbeobachtungen und – ja noch einmal – Querschnittstudien, diesmal aber mit klinischer Ausrichtung.

Im letzten Teil wurde ein kurzer Einblick in die Welt der deskriptiven und analytischen Epidemiologie gegeben. Dabei standen Querschnitts- und Kohortenstudien sowie Fall-Kontroll-Studien im Vordergrund, die Aussagen und Empfehlungen für die Gesamtbevölkerung generieren sollen. Epidemiologische Ernährungsforschung erfordert hohe Fallzahlen, Standardisierung und ein entsprechendes Budget, um bevölkerungsrepräsentative Aussagen treffen zu können. Diese Voraussetzungen sind in der Lehre und in der täglichen Praxis oft nicht gegeben. Im Folgenden wird auf Studientypen eingegangen, die in Lehre und Praxis integrierbar sind.

Diese Studientypen stammen aus der klinischen Ernährungsforschung, wo Studien für Aussagen in der individuellen Betreuung von Menschen mit oder ohne Erkrankungen konzipiert werden und daher kleinere Fallzahlen zulässig sind. Hier finden wir auch die Querschnittstudien wieder, die in ihrem nicht bevölkerungsrepräsentativen und kostengünstigen Design noch einmal dargestellt werden. Darüber hinaus werden Fallberichte und Fallserien diskutiert. Anwendungsbeobachtungen und retrospektive Datenerhebungen runden das Kapitel ab. Gemeinsam ist diesen Studientypen, dass noch keine studienspezifische Intervention erfolgt, weshalb sie auch als nicht-interventionelle Studien bezeichnet werden. Auf Interventionsstudien wird im nächsten Kapitel eingegangen. Die Einhaltung der Kriterien der evidenzbasierten Medizin (EBM) bzw. der evidenzbasierten Diätetik (EBD) ist jedoch schon für nicht-interventionelle Studien zentral, wobei eine höhere Studienqualität auch höhere Anforderungen mit sich bringt.

6.1 Fallberichte und Fallserien

Fallberichte und Fallserien sind mehr oder weniger anekdotische Berichte mit Anamnese, Blutbefunden und klinischem Verlauf. Von einem Fallbericht ("case report", "case study") spricht man, wenn es sich um einen Einzelfall handelt, von einer Fallserie, wenn mehrere Fälle mit gleicher Erkrankung, Therapieform oder Einnahme des gleichen Lebensmittels nacheinander vorgestellt werden.

Sie sind in der Regel dann sinnvoll, wenn neue Therapieformen zur Anwendung kommen, überraschende Therapieergebnisse erzielt wurden oder seltene und ungewöhnliche Krankheitsverläufe vorliegen. In der Lehre sind sie auch für weniger aufsehenerregende Fälle geeignet, um die reflektierte, strukturierte und diätetisch wie ernährungsmedizinisch adäquate Vorstellung von Patient*innen zu üben.

Fallberichte und Fallserien sind kurz, informativ und unterhaltsam für den Lesenden oder Zuhörenden, wie viele von uns aus eigener Erfahrung wissen. Sie sind Beispiele, die es ermöglichen, sich der Person, über die berichtet wird, anzunähern und sie mit den eigenen Patient*innen und Klient*innen zu vergleichen bzw. sich in sie einzufühlen.

Fallberichte und Fallserien können nicht a priori – im Voraus – geplant werden und werden daher immer rückblickend – also retrospektiv – dargestellt. Charakteristisch ist in jedem Fall, dass keine statistischen Auswertungen vorgenommen werden, sondern nur berichtet und beschrieben wird. Sie haben damit ein geringes Vermögen zur Generalisierbarkeit (siehe Abschn. 10.4) und einen geringen Beweisgrad (Evidenzgrad) im Sinne der EBM und der EBD.

Insgesamt sind Fallberichte eine wichtige Quelle für die Entdeckung neuer Phänomene und die Generierung von Hypothesen. Sie sollten jedoch mit Vorsicht interpretiert werden und als Ausgangspunkt für weitere Forschung dienen.

Die Struktur eines Fallberichts in der EBM und EBD folgt einem standardisierten Format, das eine klare und umfassende Darstellung des individuellen Falls gewährleistet. Die folgende Übersicht zeigt eine typische Struktur eines Fallberichts in der klinischen Ernährung. Bei Fallserien, also der Darstellung mehrerer Patient*innen in Folge, bleibt die Struktur erhalten, aber Patientenvorstellung, Krankengeschichte, Diagnostik und Therapie werden meist stärker zusammengefasst.

Struktur eines Fallberichts
Titel:
Der Titel soll prägnant und informativ sein, um den Schwerpunkt des Fallberichts zu verdeutlichen. Er enthält normalerweise die Haupterkrankung und den einzigartigen Aspekt des Falles. Bei einer mündlichen Präsentation wird der vorgestellten Person oft ein geänderter Name zugewiesen.
Abstract: (nur bei Veröffentlichung in Fachzeitschriften)
Eine kurze Zusammenfassung, die die wichtigsten Punkte des Falls hervorhebt, einschließlich des Krankheitsverlaufs, der diagnostischen Herausforderungen und der Ergebnisse.
Einleitung: (nur bei Veröffentlichung in Fachzeitschriften)
Klare Darstellung des Ziels des Fallberichts und der Bedeutung des Falls. Es kann ein kurzer Überblick über die zugrunde liegende Erkrankung oder das ernährungsbezogene Problem ergänzt werden.
Patient*innenvorstellung:
Vorstellung der Person, einschließlich Alter, Geschlecht, relevanter medizinischer Vorgeschichte und sozialer Faktoren. Hier können relevante Informationen zur Ernährung und zu Lebensstilgewohnheiten der Person einfließen.
Krankheitsverlauf und Diagnostik:
Ausführliche Darstellung des Krankheitsverlaufs, einschließlich der Symptome, des zeitlichen Verlaufs und der relevanten diagnostischen Tests (Laborergebnisse, bildgebende Verfahren, etc.).
Therapie:
Beschreibung der angewandten Therapien, einschließlich Ernährungsinterventionen, Medikation und anderer Maßnahmen.
Ergebnis:
Vorstellung der Therapieergebnisse und möglicher Herausforderungen.
Diskussion: (nur bei Veröffentlichung in Fachzeitschriften)
Interpretation der präsentierten Informationen, Diskussion möglicher Ursachen oder Auslöser des ernährungsbezogenen Problems und Einordnung des Falles in den Kontext der vorhandenen wissenschaftlichen Literatur.
Schlussfolgerung:
Zusammenfassung der wichtigsten Erkenntnisse, Lernerfahrungen und möglichen Implikationen für die klinische Praxis oder weitere Forschung.

Die Übersicht zeigt, dass die genaue Struktur je nach mündlicher oder schriftlicher Präsentation variieren kann. Schriftliche Präsentationen enthalten in der Regel ein Abstract (als strukturierte Kurzzusammenfassung), eine Einleitung und eine Diskussion, während diese Elemente bei mündlichen Präsentationen nicht erforderlich sind. Darüber hinaus sollten bei schriftlichen Präsentationen die Richtlinien des Zieljournals oder der Fachzeitschrift, in der der Fallbericht veröffentlicht werden soll, berücksichtigt werden.

Im Folgenden wird ein Beispiel für die schriftliche Darstellung einer kurzen Fallserie von zwei Patient*innenfällen – in deutscher Übersetzung – gegeben. Sie stammt aus der Abteilung für Gastroenterologie, Hepatologie und Endokrinologie der Charité Universitätsmedizin Berlin (Bauditz et al. 2008), in der ich früher gearbeitet habe. Dort habe ich die Entstehung selbst miterlebt. Das Beispiel zeigt sehr schön, wie aus einem hochinteressanten diagnostischen Erfolg im klinischen Alltag ohne großen Aufwand ein schriftlicher Artikel in einer hochrangigen internationalen Zeitschrift entstehen kann, der nicht nur den Autor*innen auf kurzem Wege Impact-Punkte bringt, sondern auch wichtige Hinweise für Fachkolleg*innen enthält.

Das Fallbeispiel thematisiert den unerwarteten Kausalzusammenhang zwischen starkem Gewichtsverlust und sorbithaltigem Kaugummi bei zwei gastroenterologischen Patient*innen. Der Titel ist prägnant und statt eines Abstracts steht am Anfang die Key Message, also die Kernaussage. Dies war eine Vorgabe des Journals. Nach einer kurzen Einleitung werden zwei Patient*innen vorgestellt, die nach einem mehrmonatigen erfolglosen Ärztemarathon schließlich auf der gastroenterologischen Abteilung der Charité Universitätsmedizin Mitte in Berlin aufgenommen wurden.

Im ersten Fall wird die nach der Aufnahme durchgeführte Diagnostik erläutert. So wurden z. B. Autoimmunerkrankungen, exokrine Pankreasinsuffizienz und bakterielle Infektionen durch jeweils spezifische Tests ausgeschlossen. Es folgten eine Koloskopie und eine Gastroskopie sowie eine Computertomografie (CT) – alles ohne diagnostischen Erfolg. Schließlich wurde der Stuhl untersucht und eine osmotische Lücke festgestellt, die auf ein osmotisch wirkendes Laxans hindeutete.

Das Fallbeispiel zeigt sehr schön, dass – wie in Originalarbeiten oder anderen wissenschaftlichen Darstellungen (siehe Kap. 15) – auch in Fallberichten und Fallserien ein Spannungsbogen aufgebaut und eine Geschichte erzählt wird, die präzise, konsistent und in sich schlüssig ist. Die allgemeinen wissenschaftlichen Zitierregeln gelten auch für Fallberichte und Fallserien.

Beispiel eines Fallberichtes bzw. Fallserie

Starker Gewichtsverlust durch Kaugummikauen (modifiziert nach Bauditz et al. 2008)

Die Einnahme von Sorbitol sollte bei Patienten mit Darmproblemen, chronischem Durchfall und Gewichtsverlust in Betracht gezogen werden.

Schätzungen zufolge leiden etwa 10–20 % der Erwachsenen und Jugendlichen an Symptomen funktioneller Darmstörungen, was mit erheblichen Belastungen für das Gesundheitssystem einhergeht (Longstreth et al. 2006). Wir berichten über zwei Fälle von chronischem Durchfall und erheblichem Gewichtsverlust, bei denen trotz umfangreicher Diagnostik zunächst keine eindeutige

Ursache gefunden wurde. Die abschließende Diagnose konnte erst nach einer detaillierten Analyse der Ernährungsgewohnheiten gestellt werden, bei der eine gewohnheitsmäßige Einnahme von Sorbit festgestellt wurde, einem weit verbreiteten Zuckeraustauschstoff mit abführender Wirkung.

Fallberichte
Fall 1
Eine 21-jährige Frau stellte sich mit seit acht Monaten bestehenden chronischen Durchfall und diffusen abdominellen Schmerzen vor. Sie berichtete über vier bis 12 wässrige Stuhlentleerungen pro Tag. Initial wurde eine infektiöse Kolitis vermutet. Aufgrund anhaltender Beschwerden und fehlender wegweisender Befunde in der Erstdiagnostik erfolgte die Überweisung an unsere Abteilung zur weiteren Abklärung. Zu diesem Zeitpunkt hatte die Patientin 11 kg Gewicht abgenommen und wog 40,8 kg (Body-Mass-Index 16,6 kg/m^2). Laboranalytisch zeigt sich eine Hypoalbuminämie (Albumin 30,7 g/l, Norm: 33–50 g/l; Gesamtprotein 64,3 g/l, Norm: 6–87 g/l). Weitere Laboruntersuchungen (einschließlich Antigastrin-Antikörper, Antigliadin-Antikörper, endomysiale Antikörper, Pankreas-Elastase im Stuhl und Stuhlkulturen) lagen im Referenzbereich. Eine Koloskopie ergab ein normales makroskopisches Erscheinungsbild; die Histologie zeigte keine spezifischen pathologischen Veränderungen (vereinzelt Lymphozyten und Plasmazellen, keine Granulozyten, normale Schleimhautarchitektur) und keine Hinweise auf eine mikroskopische Kolitis. Auch die Gastroskopie mit tiefer Duodenalbiopsie, der abdominale Ultraschall und die Computertomografie zeigten unauffällige Befunde. Die Stuhlsammlungsmenge betrug bis zu 1900 g pro Tag (Norm: < 250 g). Die Stuhlelektrolyte betrugen 71 mmol/l Natrium und 34 mmol/l Kalium. Die osmotische Lücke wurde nach der Formel 290-2([Na]+[K]) (× 2 zur Berücksichtigung der Anionen) ermittelt und betrug 80 mmol/l (Norm: < 50 mmol/l), was auf eine osmotisch bedingte Diarrhoe durch Laxanzien hinwies. Bei gezielter Ernährungsanamnese gab die Patientin an, regelmäßig große Mengen zuckerfreien Kaugummis zu konsumieren – entsprechend einer täglichen Sorbitdosis von 18–20 g (ein Stick enthielt etwa 1,25 g Sorbit). Nach Einleitung einer sorbitfreie Diät, besserte sich der Stuhl rasch – bei der Entlassung aus dem Krankenhaus hatte sie täglich einen geformten Stuhlgang. Ein Jahr später berichtete sie über ein weiterhin normales Stuhlverhalten (ein oder zwei geformte Stühle täglich) und eine Gewichtszunahme von 7 kg (Body-Mass-Index 19,5 kg/m^2).

Fall 2
Ein 46-jähriger Mann wurde aufgrund eines seit einem Jahr bestehenden chronischen Durchfalls und einem ungewollten Gewichtsverlust von 22 kg in unsere Klinik verwiesen. Zum Zeitpunkt der Aufnahme klagte er über sieben bis zehn wässrige Stuhlgänge täglich, Blähungen und Völlegefühl. Zuvor waren umfangreiche diagnostische Verfahren durchgeführt worden. Blut- und Stuhluntersuchungen (einschließlich Albumin, Eiweiß, Antigastrin-Antikörper, Antigliadin-Antikörper, endomysiale Antikörper, Pankreaselastase im Stuhl und Stuhlkulturen) sowie endoskopische und radiologische Untersuchungen (Gastroskopie mit distaler Duodenalbiopsie, Koloskopie, abdomineller Ultraschall und Computertomografie) waren normal. Die Histologie der Kolonbiopsien zeigte eine intakte

Schleimhautarchitektur mit einzelnen Lymphozyten, keine infiltrierenden Granulozyten und keine Hinweise auf eine mikroskopische Kolitis. Bei der Aufnahme wog er 79,9 kg (Body-Mass-Index 25,8 kg/m^2). Abgesehen von einer leichten Druckempfindlichkeit des Bauches war seine körperliche Untersuchung normal. Aufgrund der anhaltenden Beschwerden und der unauffälligen Vorbefunde erfolgte eine detaillierte Analyse der Essgewohnheiten. Dabei berichtete der Patient, täglich etwa 20 Stück zuckerfreien Kaugummi zu konsumieren sowie bis zu 200 g Süßigkeiten zu essen, die Sorbit enthielten. Dies entsprach einer geschätzten Sorbitaufnahme von etwa 30 g pro Tag. Die Analyse der Stuhlelektrolyte ergab eine Natriumkonzentration von 54 mmol/l und eine Kaliumkonzentration von 33 mmol/l, was zu einer osmotischen Lücke von 116 mmol/l führte und mit einer osmotisch bedingten Diarrhö vereinbar war. Unter Nahrungskarenz und intravenöser Flüssigkeitssubstitution sistierte die Diarrhoe innerhalb von 24 Stunden vollständig. Nach Wiederaufnahme der üblichen Ernährung traten erneut vier wässrige Stühle auf. Daraufhin wurde eine sorbitfreie Diät eingeleitet. Bereits nach wenigen Tagen hatte sich der Stuhl normalisiert (ein geformter Stuhl pro Tag). Bei der Nachkontrolle nach sechs Monaten war der Patient beschwerdefrei. Er hatte 5 kg an Gewicht zugenommen (Body-Mass-Index 27,4 kg/m^2) und berichtete über eine stabile Stuhlfrequenz mit einem geformten Stuhlgang täglich.

Diskussion

Zuverlässige Daten zur Prävalenz des Laxanzienmissbrauchs bei unselektierten Patientenkollektiven liegen derzeit nicht vor. Es wird jedoch angenommen, dass der Missbrauch osmotisch wirksamer Substanzen, wie sie in Laxanzien enthalten sind, eine der häufigsten Ursachen für chronischen Durchfall unklarer Genese in prospektiv untersuchten Patientengruppen darstellt (Read et al. 1980). Eine Kosten-Nutzen-Analyse zeigt zudem, dass ein gezieltes Screening auf Laxanzien kostengünstiger ist als der Einsatz umfangreicher diagnostischer Maßnahmen (Bytzer et al. 1989). In beiden hier beschriebenen Fällen wurde eine übermäßige Aufnahme von Sorbit identifiziert – einem Zuckeralkohol, der strukturell mit Mannit und Xylit verwandt ist. Diese Polyole sind bekannt für ihre osmotisch abführende Wirkung und werden auch gezielt als Laxanzien eingesetzt (Lederle et al. 1990). Sorbit findet darüber hinaus breite Anwendung als kalorienarmer Zuckeraustauschstoff in zahlreichen zuckerfreien Lebensmitteln, wie Kaugummis, und Arzneimitteln (Johnston et al. 1994).

Die Fälle unterstreichen die Bedeutung einer sorgfältigen Ernährungsanamnese bei Patient*innen mit chronischer Diarrhoe, insbesondere wenn die Standarddiagnostik keine eindeutige Ursache liefert. Die gezielte Erfassung des Konsums von sorbithaltigen Nahrungs- und Arzneimitteln kann in solchen Fällen diagnostisch richtungsweisend sein und helfen, unnötige Untersuchungen zu vermeiden. ◄

Sie sehen, die Fälle werden kurz, sehr konkret und für andere Fachkräfte gut verständlich beschrieben und das Ergebnis dargestellt.

Fallberichte und Fallserien – in der Lehre
Die Vorstellung und Ausarbeitung von Fallberichten kann auch in der Lehre gut geübt werden, zum Beispiel anhand von eigenen Beispielpatient*innen, wenn diese

im Rahmen der Lehre betreut werden. Viele Studiengänge und Ausbildungen beinhalten Pflichtpraktika, in denen Patient*innen oder Klient*innen betreut werden. Auch hier kann die Erstellung von Fallberichten in den Praktikumsbericht oder die Praktikumspräsentation integriert werden. Die Fallberichte haben insbesondere für junge oder in Ausbildung befindliche Ernährungsfachkräfte einen hohen pädagogischen Wert. Sie bieten praktische Einblicke in komplexe klinische, diätetische und ernährungsmedizinische Szenarien.

Die Theorie zu Fallberichten und Fallserien ist Teil des wissenschaftlichen Arbeitens, die Ausarbeitung und Präsentation findet oft in anderen Modulen statt. An der Hochschule Neubrandenburg zum Beispiel werden Fallbeispiele in den Modulen zur Praxis der Ernährungsintervention und in den Praktikumspräsentationen erarbeitet. Sie sind somit ein Beispiel für modulübergreifendes Lernen.

In der Diätetik besteht die Tendenz, sich bei der Fallpräsentation auf die diätetischen Aspekte zu konzentrieren und die medizinischen Aspekte in den Hintergrund zu stellen. Das widerspricht der ganzheitlichen Sicht auf die vorgestellte Person. Das Üben der Präsentation medizinischer Aspekte ist daher ebenso wichtig wie die Präsentation diätetischer Aspekte, um die Studierenden oder Auszubildenden auf eine Zusammenarbeit mit medizinischem Fachpersonal auf Augenhöhe vorzubereiten.

Tatsächlich gab es im Studiengang Diätetik bisher nur eine Bachelorarbeit, die auf einer Fallserie basierte. Dies war mehr oder weniger das Resultat einer Notlösung, da sich die Durchführung einer randomisierten kontrollierten Studie aufgrund zu weniger Patient*innen als nicht machbar herausstellte. Diese Fallserie thematisierte weniger den medizinischen Verlauf der einzelnen Patient*innen als vielmehr die Durchführbarkeit einer neuen Interventionsform im deutschen DRG-System, der ernährungsmedizinischen Komplexbehandlung nach dem OPS-Code 8-98j. Damit handelt es sich um eine Sonderform eines Fallberichts oder einer Fallserie, die etwas von der allgemeinen Struktur des Fallberichts abweicht. Im Folgenden soll daher kurz auf diese Form eingegangen werden. Da eine strukturierte Ernährungsintervention evaluiert wurde, ermöglichte diese Fallserie auch einen limitierten direkten Vergleich des Verlaufs der einzelnen Patient*innen und die Anwendung der deskriptiven Statistik.

Beispiel einer Fallserie im Rahmen einer Bachelorarbeit (Kray 2021)

Fallserie zur Evaluierung der Durchführbarkeit und des Outcomes der ernährungsmedizinischen Komplexbehandlung nach OPS-Code 8-98j
  Hintergrund:
  Ab 2019 kann in Deutschland der OPS-Code 8-98j für die ernährungsmedizinische Komplexbehandlung angegeben werden. Bisher gab es nur wenige wissenschaftliche Arbeiten, die sich mit dieser Komplexbehandlung beschäftigen. Hauptziel der Studie war es, die Durchführung, den Verlauf und den Outcome der ernährungsmedizinischen Komplexbehandlung bei einzelnen Patient*innen eines deutschen Akutkrankenhauses der Maximalversorgung am Standort Neubrandenburg zu beschreiben.
  Methodik:
  Es wurde eine Fallserie mit vier Patienten*innen durchgeführt, die in der ernährungsmedizinischen Komplexbehandlung betreut wurden. Erhoben wurden die

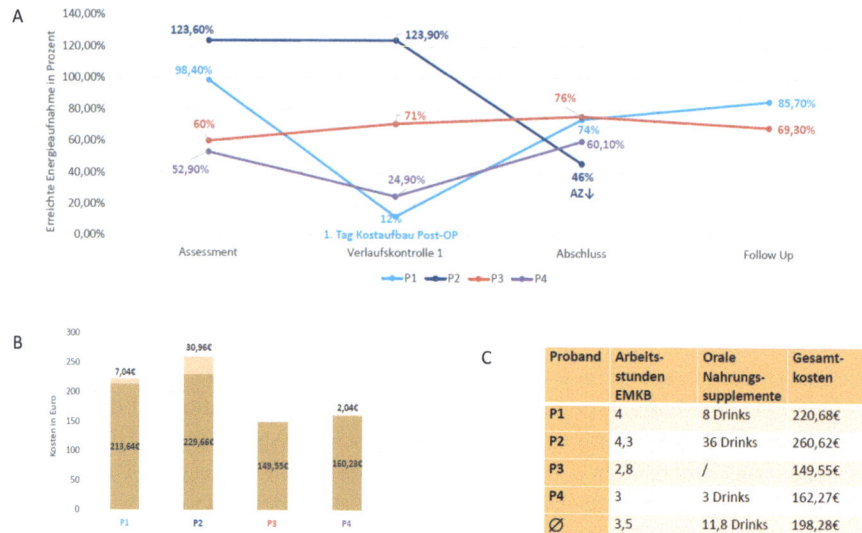

Abb. 6.1 Ausschnitte aus dem Ergebnisteil der Bachelorarbeit „Fallserie zur Evaluierung der Durchführbarkeit und des Outcomes der ernährungsmedizinischen Komplexbehandlung nach OPS Code 8-98j" (Kray 2021). (**a**) Prozentual erreichte Energieaufnahme in Kilokalorien im Vergleich zum Energiebedarf im Verlauf der ernährungsmedizinischen Komplexbehandlung, (**b** und **c**) Entstandene Kosten in Euro im Verlauf der ernährungsmedizinischen Komplexbehandlung. P = Patient*in, EMKB = Ernährungsmedizinische Komplexbehandlung

Nahrungsaufnahme, anthropometrische Daten, Handkraft und Körperzusammensetzung (mBCA 515/514, Seca, Deutschland/Nutriguard-M, Data Input, Deutschland). Zusätzlich wurden die Lebensqualität (EQ-5D-5L), der Zeitaufwand sowie die entstandenen Kosten und Erlöse erfasst. In einem Follow-up nach der Entlassung wurden Ernährung, Gesundheitszustand und Lebensqualität erneut erhoben.

Ergebnisse:

Bei drei der vier Patienten*innen wurde im Verlauf der Komplexbehandlung weder eine bedarfsdeckende Energieaufnahme (46,0–69,0 % des Bedarfs) noch eine bedarfsdeckende Proteinaufnahme (56,0–65,8 % des Bedarfs) erreicht (Abb. 6.1a). Die durchschnittliche Gewichtsabnahme während des stationären Aufenthaltes betrug 1,7 ± 1,3 kg. Die Follow-up-Untersuchung (n = 2) zeigte einen Gewichtsverlust zwischen 0,65 und 1,0 kg pro Woche im ambulanten Bereich. Die Lebensqualität reduzierte sich während der Komplexbehandlung bis Entlassung um 15 %, im Follow-up (n = 2) wurde die höchste Lebensqualität angegeben. Der Arbeitszeitumfang pro Patient*in betrug durchschnittlich 4,5 ± 1,0 h. Für die Komplexbehandlung entstanden durchschnittliche Gesamtkosten von 529,70 ± 211,17 € pro Patient*in (Abb. 6.1b, c).

Schlussfolgerung:

Die ernährungsmedizinische Komplexbehandlung zeigte in dieser Fallserie erste vielversprechende Ergebnisse, die aufgrund der klinischen Heterogenität des untersuchten Kollektivs uneinheitlich sind. Weitere Studien zur ernährungsmedizinischen Komplexbehandlung und ambulanten Nachsorge könnten für die zukünftige Forschung und Etablierung relevant sein. ◄

Fallberichte und Fallserien – für Ernährungsfachkräfte
Fallberichte und Fallserien eignen sich auch für praktizierende Ernährungsfachkräfte für Vorträge auf Fachtagungen oder Fortbildungsveranstaltungen, aber auch für Kurzartikel in Fachzeitschriften. Viele Fachzeitschriften haben eigene Rubriken für Fallberichte ("case reports", siehe auch Beispiel Bauditz et al. 2008).

Ein Ethikvotum ist in der Regel nicht erforderlich, allerdings sollten datenschutzrechtliche Aspekte mit der eigenen Institution und den vorgestellten Personen geklärt werden. Der redaktionelle Aufwand ist im Vergleich zu konventionellen Artikeln sehr gering und die Einreichung in hochrangigen Zeitschriften ist möglich (siehe Beispiel Bauditz et al. 2008). Fallberichte und Fallserien können dazu beitragen, Hypothesen für weitere Forschung zu generieren. Wird ein Muster oder eine unerklärliche Reaktion identifiziert, kann dies Anlass für weitere systematische Untersuchungen sein.

Die Vor- und Nachteile von Fallberichten und Fallserien auf einen Blick

Vorteile
- Praktische Einblicke in diätetische und klinische Szenarien
- Kurz, informativ und schnell lesbar
- Möglichkeit, Bezüge zu eigenen Erfahrungen herzustellen und neue Zusammenhänge zu entdecken
- Geringer Aufwand für Autor*innen; kein Studienprotokoll, (in der Regel) kein Ethikantrag, Möglichkeit zur Veröffentlichung in renommierten Fachzeitschriften
- Potenzial zur Hypothesengenerierung und Anregung eigener Forschungsideen

Nachteile
- Eingeschränkte Übertragbarkeit auf größere Patientenpopulationen
- Unzureichende Evidenz für allgemeine medizinische Empfehlungen
- Fehlende Kontrollgruppen erschweren die Feststellung kausaler Zusammenhänge
- Geringe (statistische) Aussagekraft aufgrund kleiner Fallzahlen
- Geringe Studienqualität, niedriger Evidenzgrad und in der Regel keine Berücksichtigung in Leitlinien

---

6.2 Querschnittstudien

Querschnittstudien ("cross sectional studies") sind in der Ernährungsforschung und Medizin eine gängige Methode, um Daten zu erheben und Zusammenhänge zwischen verschiedenen Variablen zu untersuchen. Wir kennen sie bereits aus der epidemiologischen Ernährungsforschung, wo sie mit hohem finanziellen Aufwand, stark standardisiert und mit großen Fallzahlen durchgeführt werden. In der epidemiologischen Ernährungsforschung werden sie auch als Prävalenzstudien bezeichnet, da sie das Vorkommen bestimmter Merkmale in der Bevölkerung beschreiben. Studien, die in der Lehre oder in der täglichen Berufspraxis durchgeführt werden, erreichen oft nicht die Fallzahlen, die eine Verallgemeinerung auf die Grundgesamtheit zuverlässig zulassen. Bei kleinen Fallzahlen wird statt von „Prävalenz" von „relativer Häufigkeit" gesprochen, sodass der Begriff „Prävalenzstudien" nicht ganz zutreffend ist und auch in der klinischen Ernährungsforschung selten verwendet wird.

In einer Querschnittstudie werden Daten zu einem bestimmten Zeitpunkt oder Zeitraum erhoben, im Gegensatz zu Längsschnittstudien, in denen Daten über einen längeren Zeitraum gesammelt werden. Dies ist ein wesentlicher Grund, warum Querschnittstudien mit dem begrenzten Zeitbudget in der Lehre sowie bei Bachelor- und Masterarbeiten gut durchführbar sind.

Alle relevanten Variablen (z. B. Ernährungsgewohnheiten, Gesundheitszustand, demografische Merkmale) werden gleichzeitig erhoben, sodass eine Momentaufnahme möglich ist. Querschnittstudien werden damit in der Regel prospektiv durchgeführt, können aber einzelne retrospektive Variablen enthalten (z. B. Dokumentation der Krankenhausaufenthalte der letzten 2 Jahre aus der Krankenakte oder durch Selbstauskunft der Studienteilnehmenden).

Querschnittstudien erfassen die Häufigkeit und Ausprägung von Krankheiten, Ernährungszuständen, Ernährungsverhalten, Risikofaktoren, Meinungen oder anderen interessierenden Variablen zu einem bestimmten Zeitpunkt. Sie geben einen Überblick über den aktuellen Status quo, ohne jedoch Ursache-Wirkungs-Zusammenhänge zu liefern. Querschnittstudien erlauben daher nur assoziative Aussagen wie Korrelationen. So kann z. B. die Frage beantwortet werden, ob ein Zusammenhang zwischen einem niedrigen Vitamin-D3-Spiegel und der Anwendung von Sonnencremes besteht, nicht aber die Frage, ob die Anwendung von Sonnencremes zu einem niedrigen Vitamin-D3-Spiegel im Blut führt.

Querschnittstudien enthalten in der Regel keine studienspezifischen Interventionen (daher zählen wir sie ja zu den nicht-interventionellen Studien). Sie können unkontrolliert oder kontrolliert durchgeführt werden, d. h. ohne Kontrollgruppe oder in Kombination mit einer Kontrollgruppe. Die Daten werden deskriptiv analysiert, um Muster, Trends oder Zusammenhänge zwischen Variablen zu erkennen. Häufig werden statistische Verfahren wie Korrelationsanalysen oder Chi-Quadrat-Tests verwendet. Bei kontrollierten Querschnittstudien können auch Gruppenvergleiche durchgeführt werden. Querschnittstudien ermöglichen auch den Vergleich verschiedener Untergruppen innerhalb der Stichprobe, z. B. nach Geschlecht, Altersgruppen oder Regionen.

Aufgrund des fehlenden Nachweises eines Kausalzusammenhangs weisen Querschnittstudien einen niedrigen bis maximal mittleren Evidenzgrad auf.

6.2 Querschnittstudien

Tab. 6.1 zeigt zehn Beispiele von Querschnittstudien, die im Rahmen der Lehre des Moduls „Wissenschaftliches Arbeiten" im Bachelor-Studiengang Diätetik an der Hochschule Neubrandenburg in den Jahren 2018 bis 2024 durchgeführt wurden. Der Untersuchungszeitraum betrug für alle Studienprojekte 6 Wochen von Ende September bis Anfang November, wobei die Studierenden in diesem Zeitraum jeweils einen Wochentag für Datenerhebung freigestellt wurden. Die Studien wurden in Gruppen von drei bis sechs Studierenden durchgeführt (weitere Informationen siehe Abschn. 9.4.2). Aufgrund der zeitlichen Vorgaben handelt es sich bei den meisten Studienprojekten um Querschnittstudien. Die Fallzahlen variieren zwischen 20 und 350 Teilnehmenden und hängen stark von der Methodik und der Zielgruppe ab.

Tab. 6.1 Zehn Beispiele für Querschnittstudien im Modul „Wissenschaftliches Arbeiten" des Studiengangs Diätetik an der Hochschule Neubrandenburg

Bsp.	Projekttitel Fallzahl, Zielgruppe, Methoden	Kurzbeschreibung
1	**Durchführung und Organisation der individuellen Ernährungsberatung in Reha-Einrichtungen (DOdiE-Studie)** N = 30 in deutschen Reha-Institutionen arbeitende Ernährungsfachkräfte **Persönliche telefonische Interviews (Gabriel et al. 2024)**	Die professionelle Umsetzung des *German Nutrition Care Prozess* (G-NCP) erfordert ausreichende Betreuungszeiten sowie Zugang zu medizinischen Informationen und ernährungstherapeutisch relevanten Softwarelösungen. Ziel der Studie war es, die Struktur und Organisation der individuellen Ernährungsberatung in deutschen Rehabilitationseinrichtungen zu evaluieren, um die flächendeckende Umsetzbarkeit des G-NCP abschätzen zu können.
2	**Ernährungszustand, Ernährungsverhalten und Lebensstilfaktoren von Pflegepersonen mit und ohne Schichtarbeit (Nutri-Nurse-Studie)** N = 20, Pflegekräfte des Dietrich Bonhoeffer (DB) Klinikums Neubrandenburg, mit (N = 10) und ohne (N = 10) Schichtarbeit **Untersuchungen im DB-Klinikum Neubrandenburg (Marhold et al. 2022)**	Die Studien zeigen konsistente Zusammenhänge zwischen Schichtarbeit und einem erhöhten Risiko für Übergewicht, Bluthochdruck, gestörte Glukosetoleranz und koronare Herzkrankheit. Nachtarbeit wird auch mit einem schlechteren Ernährungsverhalten und einer schlechteren Ernährungsqualität in Verbindung gebracht. Ziel dieser Studie war es daher, die Anthropometrie, die Körperzusammensetzung und das Ernährungsverhalten von Pflegekräften im Dreischichtbetrieb und im Normalschichtbetrieb in einem Krankenhaus der Maximalversorgung zu vergleichen.
3	**Herausforderungen der Pankreasenzymersatztherapie (PEET-Studie)** N = 29, ambulante Ernährungsfachkräfte, die Patient*innen unter Pankreasenzymersatztherapie betreuen **Persönlich durchgeführte Interviews mit quantitativen Fragebogen (Zoom, Jitsi, Telefon) (Alawa et al. 2022)**	Die Substitutionstherapie mit Pankreasenzymen (PEET) ist wirksam bei der Behandlung der exokrinen Pankreasinsuffizienz, aber es gibt potenzielle Probleme bei ihrer Anwendung. So kann es bei unsachgemäßer Anwendung zu anhaltenden unerwünschten Wirkungen der Malabsorption wie Steatorrhoe, Gewichtsverlust und Mangelernährung kommen. Ziel der Studie war es, außerklinisch tätige Ernährungstherapeut*innen, die mindestens 4 PEET-Patient*innen pro Jahr betreuen, zu ihren Erfahrungen mit Patient*innen unter laufender PEET zu befragen.

(Fortsetzung)

Tab. 6.1 (Fortsetzung)

Bsp.	Projekttitel Fallzahl, Zielgruppe, Methoden	Kurzbeschreibung
4	**Einfluss von Geruchs-/ Geschmacksverlust durch Covid-19 auf Lebensqualität und Ernährungsverhalten (CoNuTS-Studie)** N = 26, Covid-19 genesene Erwachsene, die mindestens 4 Wochen unter Geruchs- und/oder Geschmacksstörungen litten **Anonymisierte Online-Umfrage (LimeSurvey)** (Gießel et al. 2022)	Nach Angaben des Robert Koch-Instituts waren in Deutschland ca. 19 % der Covid-19-Erkrankten von Geruchs-/Geschmacksverlust betroffen, der häufig nach der Genesung persistierte. Ziel dieser Studie war es, den Einfluss eines Covid-19-bedingten Geruchs-/Geschmacksverlustes auf das Ernährungsverhalten bei Genesenen zu untersuchen.
5	**Vergleich der Ernährungsqualität und des Ernährungsverhaltens angehender Diätassistent*innen am Anfang und Ende der Ausbildung (Nutri-DA-Studie)** N = 203, Auszubildende aus 6 Berufsschulen für Diätassistent*innen aus dem 1. und 3. Ausbildungsjahr **In Präsenz an den Diätschulen anonymisiert erfasst** (Kozlowski et al. 2022)	Für Ernährungsberufe liegen Daten zur Häufigkeit von Essstörungen vor, jedoch kaum zur Veränderung des eigenen Ernährungsverhaltens. Ziel dieser Studie war es daher, die Ernährungsqualität und das Ernährungsverhalten von angehenden Diätassistent*innen im ersten und letzten Ausbildungsjahr zu vergleichen.
6	**Beeinflussung des Kaufverhaltens und das Verständnis des Nutri-Scores bei den Konsumenten einer Kaufland-Filiale in Neubrandenburg (NutriScore -Studie)** N = 100, Kunden eines Supermarktes in Neubrandenburg **Anonymisierte Befragung im Eingangsbereich des Supermarktes** (Thomas et al. 2022)	Im November 2020 wurde der Nutri-Score in Deutschland eingeführt. Das primäre Ziel der Studie war es, den Einfluss des Nutri-Scores auf die Produktentscheidung von Supermarktkund*innen zu ermitteln. Darüber hinaus wurden die Bekanntheit und das Verständnis des Nutri-Scores abgefragt.
7	**Einstellung, Kaufverhalten und Wissen über biologische Lebensmittel: Eine Umfrage bei Studierenden der Hochschule Neubrandenburg** N = 350, Studierende der Hochschule Neubrandenburg **Anonymisierte Online-Umfrage (LimeSurvey)** (Bönisch et al. 2021)	Der Umwelt- und Klimaschutz gewinnt vor allem bei jüngeren Menschen zunehmend an Bedeutung. Das Bewusstsein, Bio-Lebensmittel zu kaufen, ist gestiegen und sowohl der Umsatz als auch das Angebot an Bio-Lebensmitteln nehmen stetig zu. Ziel der Studie war es, das Einkaufsverhalten und das Wissen über Bio-Lebensmittel bei Studierenden der Hochschule Neubrandenburg (Mecklenburg-Vorpommern) zu erheben, sowie kaufende und nicht kaufende Studierende zu vergleichen.

(Fortsetzung)

6.2 Querschnittstudien

Tab. 6.1 (Fortsetzung)

Bsp.	Projekttitel Fallzahl, Zielgruppe, Methoden	Kurzbeschreibung
8	**Deutschlandweite Umfrage zur Zufriedenheit von Studierenden mit dem Verpflegungsangebot nach der Blutspende.** N = 275, Studierende der Hochschule Neubrandenburg **Anonymisierte deutschlandweite Online-Umfrage (LimeSurvey)** (Vieweg et al. 2021)	Ein Drittel der deutschen Bevölkerung spendet Blut, wobei Studierende den größten Anteil ausmachen. Ziel war es, die Zufriedenheit der Studierenden mit dem Verpflegungsangebot nach der Blutspende zu evaluieren und damit die Relevanz des Verpflegungsangebots zu ermitteln.
9	**Lebensmitteleinkauf und -zubereitung sowie Nahrungsaufnahme von Erwachsenen mit Sehbehinderung unter Berücksichtigung der Lebensqualität** N = 26, Menschen mit schwerer Sehbehinderung (Visus < 0,30) **Persönliche Interviews** (Schmidt et al. 2021; Kuennen et al. 2021)	Wie sich eine hochgradige Sehbehinderung auf die Ernährung von Erwachsenen auswirkt, wurde für den deutschsprachigen Raum bisher nicht untersucht und auch international liegen bisher nur zwei Studien vor. Ziel dieser Studie war es, den Lebensmitteleinkauf, die Nahrungszubereitung, die Ernährungsqualität und die Lebensqualität von Menschen mit Sehbehinderung zu erfassen und in Beziehung zu setzen.
10	**Erfassung der Proteinaufnahme geriatrischer Patienten im Zentrum für Geriatrie des Dietrich-Bonhoeffer-Klinikums Altentreptow** N = 24, stationäre Patient*innen im Zentrum für Akutgeriatrie und Frührehabilitation in Altentreptow, Mecklenburg-Vorpommern **Teller-Wiegeprotokolle über einen Tag** (Fuhse et al. 2020)	Es ist bekannt, dass geriatrische Patienten während eines Krankenhausaufenthaltes häufig ihren Energie-, Protein- und Mikronährstoffbedarf nicht erreichen und somit ein erhöhtes Risiko für Mangelernährung aufweisen. Ziel dieser Querschnittstudie war es, detailliert über Wiegeprotokolle zu untersuchen, inwieweit die Energie-, Protein- und Mikronährstoffempfehlungen durch die alleinige Bereitstellung von Krankenhauskost an jeweils einem Tag des stationären Aufenthaltes von Patienten einer akutgeriatrischen Abteilung erreicht werden können. Die Ergebnisse sollen dem Geriatriezentrum zur internen Diskussion über mögliche Verbesserungsmaßnahmen dienen.

Tab. 6.2 zeigt vier Beispiele für Querschnittstudien als Grundlage für Bachelorarbeiten, die im Studiengang Diätetik an der Hochschule Neubrandenburg im Zeitraum 2021 bis 2023 abgeschlossen wurden. Weitere Informationen zur Durchführung von Humanstudien in Bachelor- oder Masterarbeiten siehe Abschn. 9.4.3.

Tab. 6.2 Vier Beispiele von Querschnittstudien aus Bachelorarbeiten des Studienganges Diätetik der Hochschule Neubrandenburg

Bsp.	Projekttitel Fallzahl, Durchführungsort, Design	Kurzbeschreibung
1	**Ernährungsgewohnheiten von Kindern und Jugendlichen mit Phenylketonurie Querschnittstudie während eines Rehabilitationsaufenthaltes** N = 30 Kinder-Rehazentrum Usedom in Kölpinsee Prospektiv, kontrolliert, pseudonymisiert (Von der Weiden 2022)	15 PKU–Betroffene (74 % weiblich, 12 ± 2 Jahre, 74 % Normalgewicht) wurden mit 15 alters- und geschlechtsangepassten Kontrollen (74 % weiblich, 12 ± 2 Jahre, 60 % Normalgewicht) verglichen. Die anthropometrischen Daten und die Körperzusammensetzung (Data-Input, D) wurden standardisiert bestimmt. Die Ernährungsqualität wurde anhand des Healthy-Eating-Index-EPIC (HEI) berechnet, zu Hause (Food Frequency Questionnaire (FFQ)) und während des Reha-Aufenthaltes (3-Tage-Ernährungsprotokoll (EP)) ermittelt. Die Aufnahme von Energie (EN), Protein (EW), Fett (F), Kohlenhydraten (KH), Ballaststoffen (BST) und Phenylalanin (Phe) wurde mit Prodi basis 6.8 (NutriScience GmbH, D) berechnet.
2	**Evaluation der Proteinaufnahme sowie Vitamin- und Mineralstoffsupplementation bei Menschen nach bariatrischer Operation in Übereinstimmung mit der S3-Leitlinie Adipositas- und metabolische Chirurgie** N = 35 Abteilung für Medizin A, Universitätsmedizin Greifswald Prospektiv, unkontrolliert, pseudonymisiert, mit prädefinierten Subgruppenanalysen (Wiese et al. 2023)	In einer monozentrischen Querschnittstudie wurden Patient*innen, die sich einer Sleeve-Gastrektomie (SG) oder einem Roux-en-Y-Gastric-Bypass (RYGB) unterzogen und mindestens 6 Monate postoperativ waren, prospektiv eingeschlossen. Klinische und demografische Daten wurden aus den Krankenakten und per Fragebogen erhoben. Die Patient*innen berichteten über die Einnahme von Nahrungsergänzungsmitteln, dokumentierten ihre Nahrungsaufnahme über einen Zeitraum von 7 Tagen und unterzogen sich einer körperlichen Untersuchung einschließlich einer Blutuntersuchung.
3	**Prävalenz der Mangelernährung und Sarkopenierisiko im Altenpflegeheim mit qualitativen Aussagen zur Einrichtung ernährungsmedizinischer Strukturen durch Diätassistent*innen** N = 236, Mixed-Method Studie Pflegeheim Garbsen, Niedersachsen Prospektiv, unkontrolliert, pseudonymisiert (Mattner 2023)	236 Bewohner*innen eines deutschen Altenpflegeheims wurden mittels Mini Nutritonal Assessment short form (MNA-sf®) und SARC-F auf ihr Mangelernährungs- und Sarkopenierisiko gescreent. Vergleichend dazu wurde die Mangelernährung anhand der GLIM-Kriterien diagnostiziert. Die Muskelmasse (GLIM) wurde anhand des BMI-korrigierten Wadenumfangs bestimmt. Die Handkraft (Muskelkraft nach EWGSOP2) wurde mit dem Martin-Vigorimeter gemessen. Ergänzend wurden leitfadengestützte Interviews zum Integrationspotenzial von Diätassistent*innen mit vier Führungskräften des Altenpflegeheims durchgeführt.

(Fortsetzung)

Tab. 6.2 (Fortsetzung)

Bsp.	Projekttitel Fallzahl, Durchführungsort, Design	Kurzbeschreibung
5	**Vergleich der ESPEN- und GLIM-Kriterien für die Diagnose von Mangelernährung bei Patient*innen mit chronischen gastrointestinalen Erkrankungen** N = 85 Abteilung für Gastroenterologie, Universitätsmedizin Rostock in Kooperation mit Abteilung für Medizin A, Universitätsmedizin Greifswald und dem Neubrandenburg Institut für evidenzbasierte Diätetik (NIED) (Bannert et al. 2023)	In einer Querschnittstudie (EnErGie, ESF/14-BM-A55-0007/18) wurden von 10/2018–09/2019 an den Universitätsmedizinen Rostock und Greifswald Patient*innen mit Leberzirrhose (n = 35), chronischer Pankreatitis (n = 19), Kurzdarmsyndrom (n = 10) und Kontrollpatient*innen (n = 21) untersucht. Erfasst wurden BMI, Gewichtsverlust, Nahrungsaufnahme, Ödem/Aszites, CRP und FFMI (mittels BIA). Mangelernährung wurde anhand der ESPEN-, GLIM- und GLIM_CRP+- (CRP > 5 mg/l) Kriterien diagnostiziert. Die einzelnen Kriterien wurden hinsichtlich der 95 % Konfidenzintervalle, Sensitivitäten (sen) und Spezifitäten (spe) verglichen.

Die Vor- und Nachteile von Querschnittstudien auf einen Blick

Vorteile
- Zeitsparend durchführbar
- Gut in die Lehre integrierbar
- Kontrolliert durchführbar
- Status quo innerhalb einer Population/Stichprobe kann erfasst werden.
- Zusammenhänge zwischen Variablen können ermittelt werden.
- Häufigkeiten von Krankheiten oder Merkmalen können erfasst werden.

Nachteile
- Nachweis von Kausalzusammenhängen nicht möglich
- Niedriger bis maximal mittlerer Evidenzgrad
- Unzureichende Evidenz für die Ableitung diätetischer Empfehlungen

---

6.3 Retrospektive Datenerhebungen und Anwendungsbeobachtungen

Retrospektive Datenerhebungen
Retrospektive Datenerhebungen beziehen sich auf die Analyse von Daten, die bereits in der Vergangenheit erhoben wurden. Diese Daten können aus verschiedenen Quellen wie Patientenakten, Krankenhausdatenbanken oder nationalen Gesundheitsregistern stammen. Durch die Analyse dieser Daten können Forschende Mus-

ter, Trends und Zusammenhänge zwischen verschiedenen Variablen erkennen. Retrospektive Datenerhebungen können dazu beitragen, Hypothesen zu entwickeln und Zusammenhänge zwischen Expositionen und Ergebnissen zu untersuchen. Sie sind anfällig für verschiedene Arten von Verzerrungen und können keine Kausalzusammenhänge herstellen.

Retrospektive Erhebungen von Routinedaten eignen sich besonders gut für Bachelor- und Masterarbeiten, da sie nicht auf die Rekrutierung von Studienteilnehmenden angewiesen sind. Es ist jedoch unbedingt darauf zu achten, dass die Datenschutzbestimmungen eingehalten werden und das Einverständnis der Patient*innen bzw. Klient*innen zur Verwendung ihrer Daten für wissenschaftliche Zwecke vorliegt. Dies kann durch entsprechende Vereinbarungen im Rahmen von Behandlungsverträgen, Zusatzvereinbarungen oder bei digitalen Anwendungen durch die Teilnahmebedingungen erfolgen (siehe auch Abschn. 13.1)

Retrospektive Datenerhebungen und Anwendungsbeobachtungen spielen in der Diätetik und Ernährungsmedizin eine Rolle, da sie Informationen über Behandlungen, Therapien und Ernährungsinterventionen liefern können.

Beispiel einer retrospektiven Datenerhebung im Rahmen einer Bachelorarbeit im Studiengang Diätetik an der Hochschule Neubrandenburg

Erfassung des Unterstützungsbedarfs von onkologischen Patient*innen einer gynäkologischen Praxis in Schwerin (Klindworth 2022)

Tumorerkrankungen sind die zweithäufigste Todesursache in Deutschland. Bei Frauen ist das Mammakarzinom die häufigste Tumorerkrankung. Das Ovarialkarzinom macht 1/3 der Neuerkrankungen des weiblichen Genitale aus. Durch den Fortschritt in der antitumoralen Therapie steigen die Überlebensraten für Tumorpatient*innen stetig an. Aus diesem Grund rücken die therapieinduzierten Nebenwirkungen und der Unterstützungsbedarf der Patient*innen vermehrt in den Vordergrund, da diese Aspekte die Lebensqualität der Patient*innen beeinflussen.

Es handelt sich um eine retrospektive, anonymisierte Auswertung von prospektiv erhobenen Daten in Form eines Patientenfragebogens, einer Routineabfrage zu Unterstützungsbedarf und Therapienebenwirkungen von onkologischen Patientinnen einer gynäkologischen Praxis. Einbezogen wurden 1560 Fragebögen von n = 142 Patientinnen mit Mammakarzinom (n = 125) oder Ovarialkarzinom (n = 17). Es handelt sich um eine Mehrfachbefragung pro Patientin. Es wurden pro Patient*in durchschnittlich 10,9 ± 4,5 Fragebögen ausgefüllt.

Der BMI der Patientinnen lag im Mittel bei 27,6 ± 6,10 kg/m², die Gewichtsveränderungen lagen zwischen − 24,8 kg und + 19,8 kg. Der häufigste Unterstützungsbedarf pro Patientin lag im Bereich Psychologie (83 % ± 18 %). Am zweithäufigsten war der Bereich Ernährung mit 47 % ± 33 % der Beratungen pro Patientin. Es folgt der Bereich Sport mit 41 % ± 28 %. Müdigkeit war mit 89 % ± 14 % der Abfragen pro Patientin die häufigste Nebenwirkung. Stimmungsschwankungen kamen ebenfalls häufig vor (82 % ± 17 %). Das am häufigsten auftretende gastrointestinale Symptom, das 30,3 % (n = 43) der Patient*innen mindestens einmal angaben, war die Appetitlosigkeit (Abb. 6.2). ◄

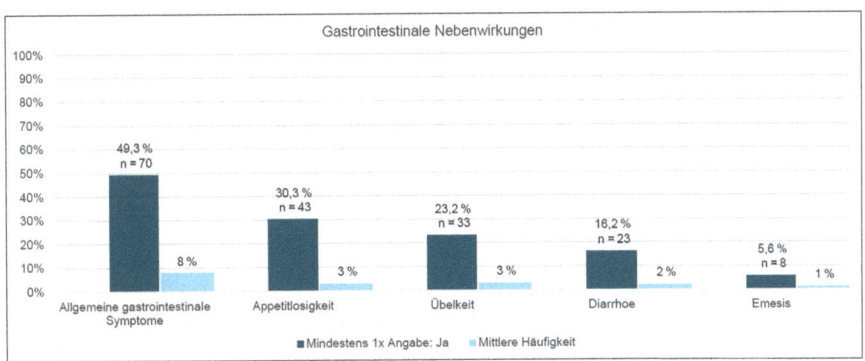

Abb. 6.2 Gastrointestinale Nebenwirkungen bei onkologischen Patientinnen einer gynäkologischen Praxis. N = 142, mindestens einmaliges Auftreten während des Erhebungszeitraums bei Befragung bei jedem Praxisbesuch, prozentualer Anteil der Patient*innen, mittlere Häufigkeit des Auftretens von gastrointestinalen Symptomen im Untersuchungszeitraum (bei jeder Abfrage: 100 %, nie: 0 %). (Klindworth 2022)

Anwendungsbeobachtungen

Anwendungsbeobachtungen sind Untersuchungen, bei denen Menschen in einer realen ernährungstherapeutischen Situation beobachtet werden, während sie eine routinemäßige Intervention im Rahmen der täglichen diätetischen oder ernährungsmedizinischen Praxis und nicht zu Forschungszwecken erhalten. Daher zählt dieser Studientyp zu den nicht-interventionellen Studien.

Anwendungsbeobachtungen können mit oder ohne Vergleichsgruppe durchgeführt werden und zählen zu den prospektiven Studien.

Anwendungsbeobachtungen können von Ernährungsfachkräften durchgeführt werden, um zu verstehen, wie eine routinemäßig durchgeführte Ernährungsintervention in der Praxis wirkt und wie Patient*innen und Klient*innen darauf reagieren. Sie können dazu beitragen, Informationen über die Wirksamkeit, Sicherheit und Verträglichkeit einer Ernährungstherapie in einer realen klinischen oder ambulanten Umgebung zu sammeln. Sie dienen damit der Überprüfung der Effektivität (siehe Einleitungsteil zu Kap. 7). Sie können auch zur Überprüfung von gesundheitsökonomischen Aspekten herangezogen werden (siehe Abschn. 8.2.1). Sie sind jedoch weniger streng kontrolliert als Interventionsstudien und können daher nicht immer die gleiche Evidenz liefern. Sie haben daher einen geringeren Evidenzgrad in der EBM und der EBD.

Ein Beispiel für eine Anwendungsbeobachtung wäre die Evaluierung der Wirksamkeit der eigenen Ernährungsberatung. Dabei definiert man eine bestimmte Interventionsform, wie etwa die prozessgeleitete Ernährungstherapie, und beobachtet den Verlauf der Patient*innen oder Klient*innen über einen geeigneten Zeitraum, indem man sie dokumentiert und die Ergebnisse statistisch zusammenfasst. Dabei ist es wichtig, dass die Patient*innen vergleichbar sind, damit gleiche Endpunkte und Zeitabstände evaluiert werden können. Nur so ist eine statistische Auswertung möglich (siehe auch Abschn. 8.2.4).

Ein weiteres Beispiel wäre die Beobachtung von Therapien in der täglichen Praxis durch Dritte. Dabei dokumentieren Dritte beispielsweise die gängige Praxis der künstlichen Ernährung auf einer Intensivstation und vergleichen die gewonnenen Daten anschließend mit den aktuellen Leitlinienempfehlungen.

Auch wenn nur die tägliche Praxis dokumentiert wird, ist es sehr wichtig, möglichst wissenschaftlich abgesicherte Methoden zur Dokumentation zu verwenden, wie z. B. die Ergebnisse validierter Fragebögen. Diese sollten idealerweise bereits in den Praxisalltag integriert sein (siehe Abschn. 8.2.4.).

Die Durchführung von Anwendungsbeobachtungen im Rahmen von Abschlussarbeiten ist nur möglich, wenn alle Beteiligten eine Evaluation ihrer eigenen Tätigkeit wünschen und damit einverstanden sind. Tatsächlich wurden im Bachelor-Studiengang Diätetik bisher nur wenige Anwendungsbeobachtungen durchgeführt. Anwendungsbeobachtungen eignen sich jedoch besonders für praktizierende Ernährungsfachkräfte zur Reflexion der eigenen Tätigkeit, zur Qualitätssicherung, zum Leistungsnachweis und zum Erkennen von Optimierungsmöglichkeiten. Früher benötigte man für Anwendungsbeobachtungen kein Ethikvotum. Die Anforderungen haben sich jedoch verschärft, und die Einholung eines Ethikvotums ist für jede Anwendungsbeobachtung gesondert zu prüfen (siehe Abschn. 13.1).

Beispiel einer Anwendungsbeobachtung im Rahmen einer Bachelorarbeit im Studiengang Diätetik der Hochschule Neubrandenburg

Evaluierung des Effektes der heimparenteralen Ernährung auf Parameter der bioelektrischen Impedanzanalyse (BIA) bei onkologischen Patient*innen (Simon 2023**)**

Nur wenige Studien untersuchten die Effekte der heimparenteralen Ernährung (HPN) mittels bioelektrischer Impedanzanalyse (BIA), einer validierten Methode zur Analyse der Körperzusammensetzung. Ziel dieser Studie war es, die Körperzusammensetzung von Krebspatient*innen über 2 Monate nach Beginn der supportiven HPN zu evaluieren.

Erwachsene Krebspatient*innen, die in aktiver Betreuung durch die Elbapotheke (Hamburg) eine supportive HPN mit oder ohne antitumorale Therapie erhielten, wurden zwischen Juli und September 2022 eingeschlossen. Die Patient*innen wurden zu Beginn der HPN sowie nach 30 und 60 Tagen untersucht (Abb. 6.3). Die Bewertung umfasste die Körperzusammensetzung (BIA seca mBCA525, Nutriguard-MS), anthropometrische und klinisch-onkologische Merkmale.

Insgesamt wurden 14 Patient*innen (71,4 % Männer) untersucht (60 ± 16 Jahre, Body-Mass-Index (BMI): 21,5 ± 4,0 kg/m^2). Die Karzinomlokalisation war überwiegend gastrointestinal (64,3 %). Der Phasenwinkel veränderte sich im Laufe der Zeit nicht (4,8 ± 1,1° vs. 5,0 ± 0,9°, p = 0,406), aber das Körpergewicht, der BMI, der Fettfreie-Masse-Index (FFMI) und die Skelettmuskelmasse verbesserten sich signifikant (p < 0,05). Der Phasenwinkelverlauf korrelierte positiv mit dem BMI-Anstieg (r = 0,547, p = 0,040). Die befragten Patient*innen zeigten durch die Präsentation der BIA-Ergebnisse ein besseres Verständnis für HPN. ◀

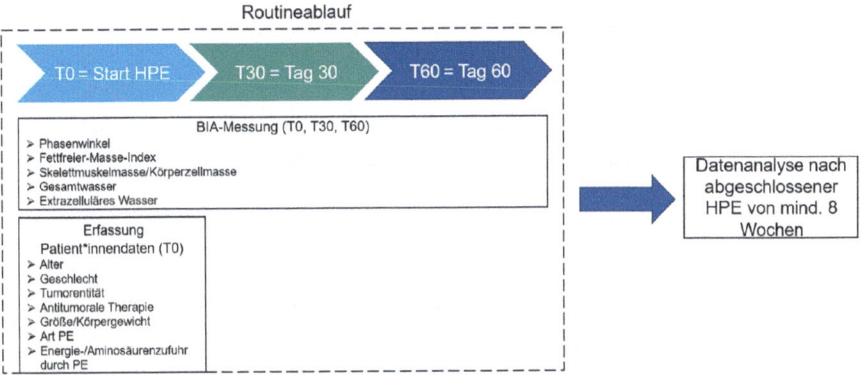

Abb. 6.3 Studiendesign der Anwendungsbeobachtung zur Evaluierung der Effekte der heimparenteralen Ernährung auf Biomarker der biolelektrischen Impedanzanalyse (BIA). HPE: heimparenterale Ernährung, PE: parenterale Ernährung, T: Tag. (Simon 2023)

Verständnisfragen

1) Warum sind Fallberichte und Fallserien in der Regel retrospektiv und nicht a priori geplant?
2) Wie unterscheiden sich Fallberichte und Fallserien in Bezug auf ihre Struktur und den Grad ihrer Generalisierbarkeit von anderen wissenschaftlichen Studien in EBM und EBD?
3) Welche Unterschiede bestehen zwischen Querschnittstudien und Längsschnittstudien hinsichtlich der Datenerhebung, und welche Einschränkungen hinsichtlich der Ableitung von Kausalzusammenhängen gibt es bei Querschnittstudien?
4) Welche Rolle spielen retrospektive Datenerhebungen und Anwendungsbeobachtungen in der Diätetik und Ernährungsmedizin?
5) Welche spezifischen Herausforderungen und ethischen Aspekte sind bei der Durchführung von retrospektiven Datenerhebungen und Anwendungsbeobachtungen zu berücksichtigen?

Literatur

Alawa F, Diercks-Frank M, Roehr A, Schön L, Garzon-Riveros MP, Valentini L. Herausforderungen der Pankreasenzymersatztherapie aus Sicht von außerklinisch tätigen ErnährungstherapeutInnen. Aktuelle Ernährungsmedizin. 2022;48:E1. https://doi.org/10.1055/s-0043-1768082.

Bannert K, Sautter LF, Wiese ML, Meyer F, Ehlers L, Fromhold-Treu S, Karbe C, Gärtner S, Lerch MM, Aghdassi AA, Jaster R, Valentini L, Lamprecht G. Analysis of ESPEN and GLIM algorithms reveals specific drivers for the diagnosis of malnutrition in patients with chronic gastrointestinal diseases. Nutrition. 2023;106:111887.

Bauditz J, Norman K, Biering H, Lochs H, Pirlich M. Severe weight loss caused by chewing gum. BMJ. 2008;336:96–7.

Bönisch J, Schwerinske J, Tolay S, Schindler L, Valentini L. Einstellung, Kaufverhalten und Wissen über Bio-Lebensmittel: Umfrage unter Studierenden der Hochschule Neubrandenburg. Ernährungs Umschau. 2021;68:M494–5.

Bytzer P et al. Prevalence of surreptitious laxative abuse in patients with diarrhoea of uncertain origin: a cost benefit analysis of a screening procedure. Gut. 1989;30:1379–84.

Fuhse K, Ruhs F, Mühlberg R, Sautter LF, Ramminger S, Keil JP, Valentini L. Evaluation of dietary intake in acutely ill geriatric patients in a district hospital in Northern Germany. Ann Nutr Metab. 2020. https://doi.org/10.1159/000505528.

Gabriel LS, Bartels V, Krahl V, Siemers G, Meyer F, Reudelsterz C, Köpcke U, Lambeck A, Valentini L. Durchführung und Organisation der individuellen Ernährungsberatung in Reha-Einrichtungen: eine deutschlandweite Befragung. Aktuelle Ernährungsmedizin. 2024;49(03):15–6.

Gießel J, Lychatz K, Bülter M, Pokorski N, Ritter N, Meyer F, Valentini L. CoNuTs Study: Einfluss von Geruchs-/Geschmacksverlust durch Covid-19 auf Lebensqualität und Ernährungsverhalten. Aktuelle Ernährungsmedizin. 2022;47(03):226–7. https://doi.org/10.1055/s-0042-1748208.

Johnston KR et al. Gastrointestinal effects of sorbitol as an additive in liquid medications. Am J Med. 1994;97:185–91.

Klindworth R. Erfassung des Unterstützungsbedarfs von onkologischen Patient*innen einer gynäkologischen Praxis in Schwerin. Hochschule Neubrandenburg. 2022. https://digibib.hs-nb.de/resolve/id/dbhsnb_thesis_0000002847. Zugegriffen am 08.06.2025.

Kozlowski J, Mattner M, Hartmann L, Weilacher F, Busch S, Kosicki A, Meyer F, Valentini L. Vergleich der Ernährungsqualität und des Ernährungsverhaltens angehender Diätassistent*innen am Anfang und Ende der Ausbildung. Aktuelle Ernährungsmedizin. 2022;47(03):239–40. https://doi.org/10.1055/s-0042-1748240.

Kray JJ. Fallserie zur Evaluation der Durchführbarkeit und des Outcomes der ernährungsmedizinischen Komplexbehandlung nach OPS Code 8-98j. Bachelorarbeit, Studiengang Diätetik, Hochschule Neubrandenburg, 2021. https://digibib.hs-nb.de/resolve/id/dbhsnb_thesis_0000002728. Zugegriffen am 03.03.2024.

Kuennen S, Klindworth R, Bischof C, Schmidt A, Feidieker I, Benzin W, Meyer F, Valentini L. Lebensmitteleinkauf und -zubereitung von Erwachsenen mit schwerer Sehbehinderung unter Berücksichtigung der Ernährungs- und Lebensmittelqualität. Aktuelle Ernährungsmedizin. 2021;46:e19.

Lederle FA et al. Cost-effective treatment of constipation in the elderly: a randomized double-blind comparison of sorbitol and lactulose. Am J Med. 1990;89:597–601.

Longstreth GF et al. Functional bowel disorders. Gastroenterology. 2006;130:1480–91.

Marhold M, Bolch B, Röder M, Richter T, Tretow-Frahm L, Keil JP, Valentini L. Ernährungszustand und -verhalten von Pflegepersonen mit und ohne Schichtarbeit – ein von Studierenden initiiertes Pilotprojekt. Aktuelle Ernährungsmedizin. 2022;48:E17. https://doi.org/10.1055/s-0043-1768113.

Mattner M. Prävalenz von Mangelernährung und Sarkopenierisiko im Altenpflegeheim mit qualitativen Aussagen zur Einrichtung ernährungsmedizinischer Strukturen durch Diätassistent*innen. Hochschule Neubrandenburg. 2023. https://digibib.hsnb.de/resolve/id/dbhsnb_thesis_0000003139. Zugegriffen am 08.06.2025.

Read NW et al. Chronic diarrhoea of unknown origin. Gastroenterology. 1980;78:264–71.

Schmidt A, Feidieker I, Valentini L. Ernährung von Menschen mit Sehbehinderung. Kann Ernährungsberatung unterstützen? Ernährungs. Umschau. 2021;68:M428–9.

Simon J. Evaluierung des Effektes der heimparenteralen Ernährung auf Parameter der bioelektrischen Impedanzanalyse (BIA) bei onkologischen Patient*innen. Hochschule Neubrandenburg. 2023. https://digibib.hs-nb.de/resolve/id/dbhsnb_thesis_0000003141. Zugegriffen am 08.06.2025.

Thomas Y, Albrecht A, Meyer S, Simon J, Meyer F, Valentini P. Beeinflussung des Kaufverhaltens und das Verständnis des Nutri-Scores bei den Konsumenten einer Kaufland-Filiale in Neubrandenburg. Aktuelle Ernährungsmedizin. 2022;47(03):237. https://doi.org/10.1055/s-0042-1748233.

Vieweg MI, Deimel V, Günsel J, Morasch V, Meyer F, Ramminger S, Valentini L. Deutschlandweite Umfrage zur Zufriedenheit von Studierenden mit dem Verpflegungsangebot nach der Blutspende. Aktuelle Ernährungsmedizin. 2021;46:e16. https://doi.org/10.1055/s-0041-1729716.

Von der Weiden N, Leitzke C, Eisenblätter T, Ramminger S, Valentini L. Ernährungsgewohnheiten von Kindern und Jugendlichen mit Phenylketonurie. Ernährungs Umschau. 2022;69(11):162–71. https://doi.org/10.4455/eu.2022.033.

Wiese ML, Wilke F, Gärtner S, Valentini L, Keßler W, Aghdassi AA, et al. Associations of age, sex, and socioeconomic status with adherence to guideline recommendations on protein intake and micronutrient supplementation in patients with sleeve gastrectomy or Roux-en-Y gastric bypass. PLoS ONE. 2023;18(3):e0282683.

Klinische Forschung – interventionelle Studien 7

Zusammenfassung

Interventionsstudien sind das Herzstück der evidenzbasierten Diätetik (EBD). Sie ermöglichen die Bewertung von Interventionen in Bezug auf Wirksamkeit (Efficacy: Nutzen unter idealen Bedingungen), Effektivität (Effectiveness: Nutzen im Alltag) und Kosteneffektivität (Efficiency: Kosten-Nutzen-Verhältnis). Unkontrollierte Studien sind oft anfällig für Verzerrungen durch fehlende Verblindung oder den Hawthorne-Effekt und bieten daher nur eine geringe Evidenzstärke. Nicht-randomisierte kontrollierte Studien (NRCTs), die verblindet sein können, liefern eine mittlere Evidenzstärke. Der Goldstandard sind jedoch randomisierte kontrollierte Studien (RCTs), die strenge Anforderungen erfüllen müssen und höchste Evidenz liefern.

Interventionsstudien sind entscheidend für die Etablierung der EBD, da durch sie u. a. die Bedeutung und Wirksamkeit der Tätigkeiten von Ernährungsfachkräften im Gesundheitssystem nachgewiesen werden kann.

Der Begriff „Intervention" wurde bereits im Abschn. 1.2 geklärt. Im Kontext der Diätetik und Ernährungsmedizin beziehen sich Interventionen auf direkte Maßnahmen, die von Ernährungsfachkräften und ärztlichen Fachkräften ergriffen werden, um das Ernährungsverhalten, den Ernährungszustand, den Stoffwechsel, den Krankheitsverlauf, die Leistungsfähigkeit oder das Wohlbefinden von Menschen mit oder ohne bestehende Erkrankungen durch Ernährung oder Ernährungsmaßnahmen zu verbessern. Diese Ernährungsinterventionen können Änderungen des Ernährungsverhaltens, der Nahrungsaufnahme oder des Nahrungsangebots und des Lebensstils umfassen. Sie beinhalten auch die Anreicherung von Lebensmitteln und die Gabe von Nahrungsergänzungsmitteln oder anderen Supplementen. Ebenso gehören die parenterale und enterale Ernährungstherapie zu den ernährungstherapeutischen Interventionen. Beispielsweise zählt auch die prophylaktische Gabe von Vitamin-B12-Präparaten bei sich vegan ernährenden, nicht erkrankten Menschen als präventive Maßnahme zu den Ernährungsinterventionen.

In der EBM und EBD spricht man von „Routinebehandlungen", wenn Interventionen bereits vor der Studie routinemäßig in der täglichen Praxis durchgeführt wurden. In Interventionsstudien eignen sich Routinebehandlungen als Vergleich zur Studienintervention und dienen somit als Kontrollbehandlung. Eine alleinige Untersuchung einer Routinebehandlung ist jedoch keine Interventionsstudie, sondern eine Anwendungsbeobachtung, wie bereits im Abschn. 6.3 beschrieben. Diese Anwendungsbeobachtungen können prospektiv oder retrospektiv sein, und kontrolliert oder unkontrolliert erfolgen. Die Interventionsstudien, die wir in diesem Abschnitt besprechen, werden jedoch immer prospektiv durchgeführt.

Eine Studienintervention bezieht sich in der Regel auf eine Maßnahme, die noch nicht routinemäßig in den klinischen Alltag integriert ist und daher neue Aspekte einführt. Solche Interventionen werden sorgfältig geplant, durchgeführt und analysiert, um evidenzbasierte Empfehlungen für die klinische Praxis abzuleiten und das Verständnis der Zusammenhänge zwischen Ernährung, Ernährungszustand, Erkrankungen und Gesundheit zu vertiefen.

Eine ernährungstherapeutische Intervention kostet das Gesundheitssystem Geld, da personelle und materielle Ressourcen beansprucht werden. Daher wird es immer wichtiger, den Erfolg von Ernährungstherapien nachzuweisen, um deren Rechtfertigung und Kostenübernahme im Gesundheitssystem zu sichern. Der klinische oder präventive Erfolg einer Ernährungsintervention kann unter idealen Studienbedingungen (Wirksamkeit) und unter Alltagsbedingungen (Effektivität) gemessen werden. Die Kosteneffizienz (Effizienz) zeigt, ob der finanzielle Aufwand der Behandlung im Verhältnis zu den erzielten Effekten steht.

Im Alltag findet man oft nicht die idealen Studienbedingungen vor, weshalb der Erfolg einer unter Alltagsbedingungen durchgeführten Studie wahrscheinlich geringer ist als unter Idealbedingungen. Daher ist der Nachweis durch eine gut konzipierte randomisierte kontrollierte Studie (RCT) unter Alltagsbedingungen die überzeugendste Form des Wirksamkeitsnachweises.

Wenn jemand fragt, wie effektiv eine bestimmte Therapie ist, bezieht sich das auf die Größe des therapeutischen oder präventiven Effekts. Dies führt zu den klinischen und patientenbezogenen Endpunkten, die in Kap. 8 näher erläutert werden.

▶ **Wirkung, Wirksamkeit, Effektivität, Kosteneffektivität (Vanherle et al. 2018) Wirkung (Effect):**
Ergebnis einer Ursache. Im Falle einer Interventionsstudie ist die Ursache die Intervention.

Wirksamkeit (Efficacy, Nutzen unter idealen Bedingungen):
„Wirksamkeit" oder „Efficacy" bezieht sich auf die Wirkung einer medizinischen oder diätetischen Intervention unter idealen Bedingungen. Dabei werden Interventionen in einer kontrollierten Umgebung getestet, in der strenge Auswahlkriterien für die Teilnehmenden gelten und die Interventionen unter optimalen Bedingungen durchgeführt werden.

Die Ergebnisse dieser Wirksamkeitsstudien zeigen, ob eine Intervention unter den besten Bedingungen – also prinzipiell – in der Lage ist, die gewünschte Wirkung zu erzielen, aber nicht unbedingt, ob diese Wirkung in der realen Welt erzielt werden kann.

Effektivität (Effectiveness, Nutzen unter Alltagsbedingungen):
Effektivität bezieht sich auf die Wirkung medizinischer oder diätetischer Interventionen in der täglichen Berufspraxis. Sie gibt Auskunft darüber, ob Interventionen im Alltag funktionieren, z. B. anhand von Daten, die von praktisch tätigen Ernährungsfachkräften erhoben wurden, an denen z. B. ein breiteres Spektrum erkrankter oder weitgehend gesunder Menschen teilnimmt, die Interventionen von einer größeren Anzahl von Ernährungsfachkräften durchgeführt werden oder die zeitlichen Ressourcen der Ernährungsfachkräfte geringer sind als unter idealen Studienbedingungen. Bei Effektivitätsstudien muss oft die pragmatische Durchführung von Interventionen toleriert werden, da nicht immer alle Komponenten der idealen Intervention übernommen werden können.

Kosteneffektivität (Effizienz, Efficiency, Cost-effectiveness)
Kosteneffektivität beschreibt die Wirtschaftlichkeit einer Intervention, also das Verhältnis zwischen dem Nutzen der Intervention und den dafür aufgewendeten direkten und indirekten Kosten (sowohl individuell als auch gesellschaftlich). Sie hilft zu entscheiden, ob die Umsetzung einer Intervention im Gesundheitssystem sinnvoll und gerechtfertigt ist. Eine bevorzugte Intervention erreicht ein Ziel zu den geringsten Kosten oder erzielt bei gegebenen Kosten die höchste Effektivität bzw. Wirksamkeit.

Interventionsstudien können unkontrolliert oder kontrolliert durchgeführt werden. Mit kontrolliert ist immer das Vorhandensein einer Vergleichsgruppe (Kontrollgruppe) gemeint.

7.1 Begriffsbestimmungen

Das Verständnis von Verblindung, Placebo, Placebo-Effekt, Nocebo-Effekt und Randomisierung ist entscheidend für die Durchführung und Interpretation von Interventionsstudien. Diese Konzepte helfen, Verzerrungen zu vermeiden und die Studienqualität zu sichern. Sie werden daher bereits in diesem Kapitel eingeführt. Im Abschn. 10.4 werden die Verzerrungsfaktoren ausführlicher erläutert. Durch das Erlernen und Anwenden dieser Prinzipien können Forschende sicherstellen, dass sie qualitativ hochwertige und wissenschaftlich fundierte Ernährungsinterventionsstudien durchführen und dass die Ergebnisse ihrer Studien zuverlässiger und valider sind. Dies ist insbesondere in der EBD wichtig, um Ernährungsinterventionen als anerkannte Behandlungsform zu etablieren.

7.1.1 Bias

Der Begriff „Bias" bezeichnet eine systematische Verzerrung oder Abweichung, die zu fehlerhaften Ergebnissen und Schlussfolgerungen in einer Studie führen kann (siehe auch Abschn. 10.4.4.1).

7.1.2 Confounder

Ein Confounder, auch als Störvariable oder konfundierende Variable bezeichnet, ist eine Variable, die sowohl mit der zu untersuchenden Intervention als auch mit dem Ergebnis oder der Wirkung assoziiert ist. Das Erkennen und Kontrollieren von konfundierenden Variablen ist entscheidend für die Validität von Forschungsergebnissen (siehe auch Abschn. 10.4.4.2).

7.1.3 Verblindung

Menschen lassen sich unbewusst von ihren Werten, Wünschen und Vorstellungen leiten, was den Verlauf und die Ergebnisse von Interventionsstudien beeinflussen kann. Stellen Sie sich vor, Sie wüssten, dass Sie in einer Studie der Placebo-Gruppe zugeteilt wurden: Wie würde das Ihre Motivation und Bereitschaft beeinflussen, länger an der Studie teilzunehmen und alle Anforderungen strikt zu erfüllen? Möglicherweise würden Ihre Erwartungen und Ihre Motivation sinken.

Die Verblindung ist ein wichtiges Qualitätskriterium von Interventionsstudien, um Verzerrungen durch Voreingenommenheit gegenüber der Ernährungsintervention oder der Vergleichsbehandlung zu minimieren. Die Verblindung stellt die Beobachtungsgleichheit sicher (siehe auch Abschn. 10.4.4.1) und verhindert, dass Erwartungen von Behandelnden, Forschenden und Studienteilnehmenden in die Ergebnisse einfließen und diese verzerren. In einigen Fällen ist es sinnvoll, auch diejenigen zu verblinden, die die Ergebnisse auswerten, insbesondere bei der Auswertung bildgebender Verfahren und statistischer Analysen. Generell gilt: je höher der Grad der Verblindung, desto geringer die Gefahr von Beobachtungs- und Beurteilungsverzerrungen.

Es gibt einfach, doppelt und dreifach verblindete Studien, die von offenen (unverblindeten) Studien unterschieden werden.

Verblindungsgrade in klinischen Studien
1. Einfach verblindete Studie (single-blind Study, einfach-blind):
   Bei einfach-blinden Studien weiß eine beteiligte Seite nicht, ob die Teilnehmenden die Interventionsbehandlung (das Testprodukt) oder die Kontrollbehandlung (z. B. ein Placebo) erhalten. In den meisten Fällen sind es die Teilnehmenden selbst, die ihre Zuordnung nicht kennen. Das behandelnde Fachpersonal und die Personen, die die Daten auswerten, wissen hingegen, welche Behandlung jede*r Teilnehmende erhält.
2. Doppelt verblindete Studie (double-blind Study, doppel-blind):
   Bei doppel-blinden Studien wissen weder die Teilnehmenden noch das behandelnde Fachpersonal, welche Behandlung verabreicht wird und Gewährleistung der Unvoreingenommenheit wird von beiden Seiten gewährleistet.

7.1 Begriffsbestimmungen

3. Dreifach verblindete Studie (triple-blind Study, dreifach-blind):
   Bei dreifach verblindeten Studien wissen weder die Teilnehmenden noch das behandelnde Fachpersonal noch die Personen, die die Befunde oder Daten statistisch auswerten, welche Behandlung verabreicht wurde. Dies ist die strengste Form der Verblindung und bietet die höchste Sicherheit gegen Verzerrungen.
4. Offene Studie (open-label Study, unverblindet):
   Bei offenen Studien wissen sowohl die Teilnehmenden als auch das behandelnde Fach- und Studienpersonal sowie alle anderen an der Studie Beteiligten, welche Behandlung verabreicht wird. Dieser Studientyp wird häufig verwendet, wenn es offensichtliche, praktische oder ethische/rechtliche Gründe gibt, die gegen eine Verblindung sprechen.

Beispielsweise ist es aus ethischen und rechtlichen Gründen nicht möglich, den Vergleich zwischen einer Sleeve-Gastrektomie und einem Roux-en-Y-Magenbypass zu verblinden. Dies liegt daran, dass die Patient*innen über den jeweiligen operativen Eingriff aufgeklärt werden und ihre Zustimmung zur Operation geben müssen. Auch Ernährungsinterventionen mit natürlichen Lebensmitteln wie frischem Obst (Beeren, Äpfel etc.) können aus offensichtlichen Gründen nicht verblindet werden. Es ist wichtig, immer den höchstmöglichen Grad an Verblindung anzustreben. Wenn eine Verblindung nicht möglich ist, ist diese Anforderung dennoch erfüllt und man kann sich auf die anderen Qualitätsanforderungen an Studien konzentrieren.

7.1.4 Placebo

Eine klassische Form der Verblindung sind Placebos. Der Begriff stammt aus dem Lateinischen und bedeutet „ich werde gefallen", was sich aus der christlichen Liturgie ableitet. Bis ins 18. Jahrhundert wurde der Begriff oft mit Scheinheiligkeit in Verbindung gebracht.

Ein Placebo ist in der klinischen Forschung ein Scheinpräparat, das den Wirkstoff nicht enthält. Es muss in Aussehen, Galenik und Verpackung mit der Prüfsubstanz („Verum") identisch sein, um eine Verblindung zu gewährleisten. Arzneimittel können typische Nebenwirkungen wie Mundtrockenheit verursachen. Allein durch das Auftreten oder Ausbleiben solcher Nebenwirkungen könnte eine Placebo-Therapie entblindet werden. Aus diesem Grund gibt es die Möglichkeit, „aktive Placebos" einzusetzen, die die typischen Nebenwirkungen der Prüfsubstanz nachahmen, ohne den eigentlichen Wirkstoff zu enthalten.

In der Ernährungsforschung können Placebos bei der Untersuchung von Nahrungsergänzungsmitteln wie Vitamin-B12-Präparaten oder Kieselerde eingesetzt werden, bei vielen anderen Ernährungsinterventionen ist dies jedoch nicht möglich. Zum Beispiel kann man kein Placebo für die mediterrane Ernährung schaffen. In solchen Fällen benötigt man eine Vergleichsgruppe, die eine andere Art von

Intervention erhält. Auch in der Medizin werden reine placebo-kontrollierte Studien heute seltener durchgeführt, da oft alternative Behandlungsmöglichkeiten zur Verfügung stehen. Aus ethischen Gründen wäre es nicht vertretbar, der Kontrollgruppe eine Behandlung vorzuenthalten.

7.1.5 Placebo-Effekt

Der Placebo-Effekt beschreibt die Verbesserung von Symptomen oder des allgemeinen Wohlbefindens einer Person, obwohl sie eine inaktive Substanz erhält. Dieser Effekt beruht auf dem Glauben an die Wirksamkeit der Behandlung und ist daher ein psychobiologisches Phänomen.

Das Wissen um den Placebo-Effekt ist wichtig, um die tatsächlichen Wirkungen der getesteten Behandlung von den durch Erwartungen hervorgerufenen Effekten zu unterscheiden. Erwartungen können durch die Überzeugungskraft des betreuenden medizinischen oder ernährungstherapeutischen Personals, die Art der Präsentation des Interventionsprodukts und die allgemeine Einstellung zur Behandlung beeinflusst werden.

7.1.6 Nocebo-Effekt

Der Nocebo-Effekt ist das Gegenteil des Placebo-Effekts und beschreibt die Verschlechterung von Symptomen oder des allgemeinen Wohlbefindens einer Person, obwohl sie eine inaktive Substanz erhält. Dieser Effekt beruht auf der Erwartung negativer Nebenwirkungen oder Nachteile der Behandlung, die durch eine pessimistische Einstellung der Studienteilnehmenden hervorgerufen wird.

Diese Erwartung kann durch frühere schlechte Erfahrungen mit ähnlichen Behandlungen oder durch persönliche Ängste ausgelöst werden. Auch die Art und Weise, wie Gesundheitsfachkräfte Informationen über die Intervention und mögliche Nebenwirkungen der Studienprodukte kommunizieren, spielt eine Rolle. Eine zu detaillierte oder beängstigende Beschreibung von Nebenwirkungen kann die Wahrscheinlichkeit erhöhen, dass die Teilnehmenden diese Nebenwirkungen tatsächlich erleben.

Auch eine skeptische Haltung des Gesundheitspersonals gegenüber einer ernährungstherapeutischen Intervention wie der perkutanen endoskopischen Gastrostomie oder der parenteralen Ernährung kann bei Studienteilnehmenden Ängste auslösen und dadurch z. B. zur Ausschüttung von Stresshormonen führen, die das Schmerzempfinden verstärken oder andere unangenehme Symptome hervorrufen können.

7.1.7 Hawthorne-Effekt

Der Hawthorne-Effekt bezeichnet das Phänomen, dass sich Menschen oft bewusst oder unbewusst besser verhalten, wenn sie wissen, dass sie beobachtet werden oder

Teil einer Studie sind (Sedgwick und Greenwood 2015). Der Hawthorne-Effekt ist damit mit dem Placebo-Effekt verwandt.

Der Hawthorne-Effekt verdankt seinen Namen einer Studie, die in den 1920er-Jahren im Hawthorne-Werk der Western Electric Company in Cicero, Illinois, durchgeführt wurde (French 1953). Ziel dieser Studie war es, die Auswirkungen unterschiedlicher Arbeitsbedingungen auf die Produktivität der Arbeitenden zu untersuchen. Die Forschenden stellten fest, dass die Produktivität der Arbeitenden stieg, wenn sie wussten, dass sie beobachtet wurden, unabhängig von den spezifischen Veränderungen der Arbeitsbedingungen. Nach Abschluss der Studie normalisierte sich die Produktivität wieder. Viele Jahre später wurden die Hawthorne-Experimente einer erneuten Analyse unterzogen, wobei nur wenige Hinweise auf einen Hawthorne-Effekt gefunden wurden (Levitt und List 2011). Trotz dieses Ergebnisses steht der Hawthorne-Effekt weiterhin im Mittelpunkt zahlreicher Debatten in vielen Disziplinen.

In vielen Ernährungsinterventionsstudien müssen die Studienteilnehmenden z. B. Ernährungsprotokolle führen. Allein das Schreiben dieser Protokolle und das Wissen, dass sie von Dritten gelesen und bewertet werden, kann die Aufmerksamkeit für die Ernährung erhöhen und das Ernährungsverhalten verändern. So kommt es bei Studien zur Gewichtsabnahme häufig vor, dass auch die Kontrollgruppe, die keine Behandlung erhält, an Gewicht verliert. Darüber hinaus werden die Studienteilnehmenden regelmäßig von den Forschenden kontaktiert und erfahren dadurch eine besondere Aufmerksamkeit. Diese erhöhte Aufmerksamkeit kann z. B. zu besseren Ergebnissen in der Befragung zur Lebensqualität führen.

Der Hawthorne-Effekt kann die Gültigkeit und Zuverlässigkeit von Studienergebnissen beeinträchtigen, da Verhaltensänderungen der Teilnehmenden nicht unbedingt auf die Ernährungsintervention selbst zurückzuführen sind, sondern auf das Gefühl, beobachtet zu werden. Hawthorne-Effekte sind wie Placebo-Effekte meist positiv, können aber auch negative Auswirkungen haben.

7.1.8 Randomisierung

Randomisierung (Randomisation, Zufallszuteilung) ist ein Prozess, bei dem die Studienteilnehmenden nach dem Zufallsprinzip den Studiengruppen zugeteilt werden. Die Randomisierung minimiert Verzerrungen oder Vorurteile bei der Zuweisung der Teilnehmenden und gewährleistet Strukturgleichheit, d. h. die Vergleichbarkeit der Studiengruppen. Dadurch können Forschende genauere Schlussfolgerungen über die Wirksamkeit einer Behandlung ziehen, da die Auswirkungen von Störfaktoren minimiert werden (siehe auch Abschn. 10.4). Die Randomisierung erfolgt elektronisch über validierte Computeralgorithmen. Man unterscheidet zwischen einfacher Randomisierung, Blockrandomisierung und stratifizierter Randomisierung. Die Randomisierung ist ein von der Verblindung unabhängiges Verfahren.

Nähere Informationen zur Randomisierung und praktische Tipps zur Durchführung siehe Abschn. 7.4 und 12.1.9.3.

7.2 Unkontrollierte Interventionsstudien

Unkontrollierte Interventionsstudien sind die einfachste und zeitsparendste Form von Interventionsstudien, da die Kontrollgruppe fehlt und damit weder rekrutiert noch zugeteilt werden muss. Der Nachteil besteht darin, dass die Forschenden wenig Kontrolle über mögliche Verzerrungsfaktoren haben und die interne Validität solcher Studien gering ist (siehe Abschn. 10.4). So können Verblindung und Randomisierung nicht angewendet und der Hawthorne-Effekt nicht vom Therapieeffekt unterschieden werden. Beispielsweise kann sich der Krankheitsverlauf unabhängig von der durchgeführten Intervention im Laufe der Zeit von selbst verbessern oder verschlechtern. Ohne eine Vergleichsgruppe, die die Intervention nicht erhält, können diese natürlichen Krankheitsverläufe nicht von der Wirkung der Intervention unterschieden werden. Teilnehmende an einer Interventionsstudie können aufgrund ihrer Erwartungen an die Intervention eine Verbesserung ihrer Symptome erleben, auch wenn die Intervention keine tatsächliche Wirkung hat. Dies bedeutet, dass neben dem Hawthorne-Effekt auch eine Art Placebo-Effekt auftreten kann.

Unkontrollierte Studien haben daher unter den Interventionsstudien die mit Abstand niedrigste Studienqualität und einen sehr geringen Evidenzgrad. Sie können daher in der EBM und EBD kaum berücksichtigt werden.

Sie können jedoch verwendet werden, um Vordaten für die Planung und Durchführung kontrollierter Studien – vorzugsweise RCTs – zu gewinnen. In der EBM spricht man in diesem Fall von Proof-of-Principle- oder Machbarkeitsstudien. Es geht also darum, die Durchführbarkeit und Sinnhaftigkeit eines neuen Prinzips, eines innovativen Ansatzes oder einer Idee nachzuweisen. Im Rahmen solcher Vorstudien besteht auch die Möglichkeit, das Prinzip noch vor der kontrollierten Austestung auf Basis der vorläufigen Studienerfahrungen anzupassen (z. B. Anzahl der Beratungseinheiten, Dosierung des Interventionsprodukts, Empfehlungen zur Einnahme des Interventionsprodukts, Anpassung der Eignungskriterien). Unkontrollierte Interventionsstudien können auch zur Hypothesengenerierung verwendet werden.

Solche Proof-of-Principle- oder Machbarkeitsstudien eignen sich vom Umfang her auch gut für Abschlussarbeiten, insbesondere für Bachelor- oder Masterarbeiten.

In der Medizin gibt es noch einen weiteren Grund für den Einsatz von unkontrollierten Studien, nämlich wenn es schwierig oder unethisch ist, eine Kontrollgruppe zu bilden, z. B. bei lebensrettenden Behandlungen oder in Notfallsituationen.

Zusammenfassend ist wichtig zu beachten, dass unkontrollierte Interventionsstudien weniger robuste Evidenz liefern als kontrollierte Studien und daher mit Vorsicht zu interpretieren sind. Ihre Validität ist gering (siehe Abschn. 10.4). Sie dienen häufig als Ausgangspunkt für weitere Forschung und können wichtige erste Erkenntnisse liefern. Hier kann durch eine kurze Proof-of-Principle-Studie z. B. vermieden werden, dass viel Zeit und Geld in eine aufwendige RCT ohne Mehrwert investiert wird. Sie können jedoch nicht als alleinige Grundlage für die Argumentation von Ernährungsinterventionen herangezogen werden.

7.2 Unkontrollierte Interventionsstudien

Planung einer unkontrollierten Interventionsstudie zum Erhalt von Vordaten

Für mangelernährte Patient*innen mit Leberzirrhose wird eine neue, intensivierte und intersektorale Ernährungsintervention zur Behandlung der Mangelernährung erwogen. Die ernährungstherapeutische Betreuung soll stationär beginnen und nach der Entlassung in größeren Zeitabständen in der Hochschulambulanz einer Universitätsklinik fortgesetzt werden. Zusätzlich soll in kleineren Zeitabständen ein niederschwelliges telefonisches Ernährungs-Coaching durch ambulante Ernährungsfachkräfte angeboten werden. Da es noch keine Daten zu diesem oder einem ähnlichen Interventionsmodell gibt, stellen sich mehrere Fragen:

- Sind Patient*innen mit Leberzirrhose überhaupt bereit, ein so aufwendiges Programm mit zu tragen?
- Ist die Adhärenz und Compliance dieser Patient*innen ausreichend, um eine solche Therapieform zu rechtfertigen?
- Funktionieren die Schnittstellen zwischen Uniklinik und ambulanten Ernährungsfachkräften, und wurde bei der Planung etwas übersehen?
- Funktionieren die Überlegungen zum Datenschutz auch in der praktischen Durchführung der Studie?
- Wie gut ist das Programm in der Lage, die Mangelernährung zu behandeln, und wie groß ist der direkte Nutzen für die Patient*innen, z. B. Verbesserung der Muskelfunktion, der Alltagsaktivitäten oder der Lebensqualität?
- Können möglicherweise klinische Biomarker der Erkrankung beeinflusst werden?
- Hat das Programm evtl. das Potenzial, Gesundheitskosten durch eine geringere Inanspruchnahme von ambulanten und stationären Gesundheitsleistungen zu reduzieren?

All diese Fragen sind entscheidend, um zu beurteilen, ob eine größere Studie sinnvoll ist. Sollte sich herausstellen, dass ein solches Programm machbar und ernährungstherapeutisch vielversprechend ist, werden gleichzeitig wichtige Vordaten für die Planung einer RCT gesammelt, wie zum Beispiel die Größe des Wirkeffekts, die eine entscheidende Information für die Fallzahlberechnung einer RCT darstellt (siehe Abschn. 11.10.4). ◄

Abb. 7.1 zeigt das allgemeine Design einer unkontrollierten Interventionsstudie. Wie bei jeder pseudonymisierten Interventionsstudie ist es wichtig, dass die informierte Zustimmung ("informed consent") bereits vor der ersten Studienhandlung vorliegt (siehe Abschn. 12.1.10.2, 13.5 und 14.2.2.1) Oft werden die Eignungskriterien zuerst telefonisch oder schriftlich mit Studieninteressierten grob abgeklärt, bevor die Einladung zur ersten Studienvisite erfolgt. Wenn alle Eignungskriterien bei dieser Visite geklärt werden können, ist ein sofortiger Einschluss in die Intervention möglich. Das bedeutet, dass in Abb. 7.1 Visite 0 und Visite 1 zu einem Termin zusammengefasst werden.

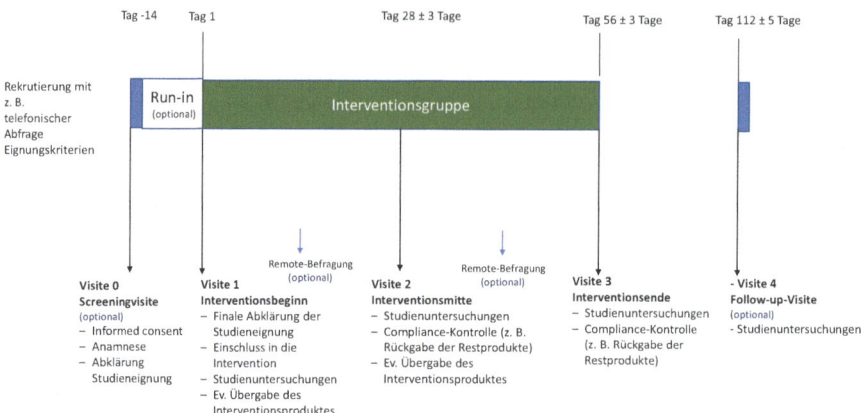

Abb. 7.1 Studiendesign für eine unkontrollierte Interventionsstudie

Wenn jedoch bestimmte Biomarker, wie Laborwerte, in einem bestimmten Bereich liegen müssen, ist eine sofortige Klärung während des ersten Visitentermins nicht möglich, da zuerst die Blutergebnisse abgewartet werden müssen. In diesem Fall muss ein separater Termin für den Beginn der Intervention vereinbart werden. Die Zeit zwischen der Screening-Visite und dem Interventionsbeginn kann als Run-In-Phase genutzt werden (siehe Definition). Auch bei unkontrollierten Studien kann eine Nachbeobachtungszeit (Follow-up) eingeplant werden.

Damit können bei unkontrollierten Studien zwei Elemente qualitativ höherwertiger Interventionsstudien ergänzt werden, die das Vertrauen in die Studienergebnisse verbessern können, jedoch die wesentlichen Bias-Risiken dieses Studientyps nicht beseitigen.

▶ **Die Run-in-Phase in klinischen Studien: Ziele, Funktionen und Bedeutung** Der Begriff „Run-in" bezeichnet in klinischen Studien eine im Studienprotokoll prädefinierte Phase vor dem eigentlichen Beginn der Intervention.

Die Run-In-Phase einer Studie kann z. B. genutzt werden, um das Stuhlverhalten von Personen mit Obstipationstendenz prospektiv zu dokumentieren und damit die für den Studieneinschluss notwendige Obstipationstendenz zu bestätigen. In anderen Studien, wie z. B. Probiotikastudien, kann die Run-in-Phase dazu genutzt werden, den Verzehr bestimmter Lebensmittel, wie z. B. kommerziell erhältlicher Probiotika und bestimmter Nahrungsergänzungsmittel, zu unterbrechen. Dadurch werden mögliche Verzerrungen der Wirkungen des Studienprodukts vermieden. In der Sprache der Studie würde man diese Zeit nutzen, um die Effekte solcher Lebensmittel „herauszuwaschen".

Die Run-in-Phase kann auch genutzt werden, um die Teilnahmebereitschaft und Kooperation zu überprüfen. Studienteilnehmende, die während des Run-in eine unzureichende Kooperation zeigen, z. B. eine geringe Bereitschaft, die Studienanforderungen zu erfüllen, können noch vor Beginn der Intervention ausgeschlossen werden, um die Qualität der Daten in der Hauptstudie zu sichern.

Findet im Rahmen einer Studie eine Screening-Visite mit anschließender Run-in-Phase statt, so erfolgt ein doppelter Einschluss in die Humanstudie. Bei der

7.2 Unkontrollierte Interventionsstudien

Screening-Visite erfolgt der erste Einschluss in die Studie (da vor dem Erhalt der informierten Einwilligung keine Studienhandlung erfolgen darf) und bei der nächsten Visite – nach erneuter Überprüfung aller Eignungskriterien – der Einschluss in die Intervention, was bei RCTs der Randomisierung entspricht. Studienteilnehmende, die den Einschluss in die Intervention nicht erreichen, werden als „Screening-Failure" bezeichnet.

> **Beispiel einer unkontrollierten Interventionsstudie im Rahmen einer Bachelorarbeit im Studiengang Diätetik an der Hochschule Neubrandenburg (Ahlemann 2021)**
>
> **Evaluierung der Alltagstauglichkeit eines neuen Low-FODMAP-Konzepts zur Planung einer randomisierten kontrollierten Head-to-Head Studie**
> (Betreuung: Prof. Dr. Luzia Valentini, Hochschule Neubrandenburg, Prof. Dr. med. Christian Sina, Universitätsklinikum Schleswig-Holstein, Lübeck)
>
> Die Low-FODMAP-Diät (LFD) stellt einen evidenzbasierten Behandlungsansatz in der Therapie von funktionellen gastrointestinalen Symptomen dar. Mit Einhaltung der Diät kann eine zu geringe Ballaststoffzufuhr einhergehen. Unter einem Ballaststoffmangel verändert sich die intestinale Mikrobiota und nutzt als alternative Nährstoffquelle Mukus-Glykane. Ziel des Projekts war es, die Alltagstauglichkeit einer neuen, ballaststoffreichen LFD, der Low-FODMAP-, High-MAC-Diät (LFD MAC), zu evaluieren. Auf Grundlage der Projektergebnisse kann eine konzipierte randomisierte kontrollierte Head-to-Head-Studie optimiert werden.
>
> Methoden: 27 gesunde Personen (n = 14, 52 % weiblich) in einem Alter von 18 bis 66 Jahren, ernährten sich für 7 Tage nach einer Standard LFD, für weitere 7 Tage nach der LFD MAC. 26 standardisierte Fragen erfassten die Alltagstauglichkeit, die Bekömmlichkeit und den Geschmack (Abb. 7.2) der LFD-Diäten sowie die Adhärenz der Teilnehmenden. Die Ballaststoffzufuhr wurde mithilfe von 3 Ernährungsprotokollen pro Diätphase dokumentiert. ◄

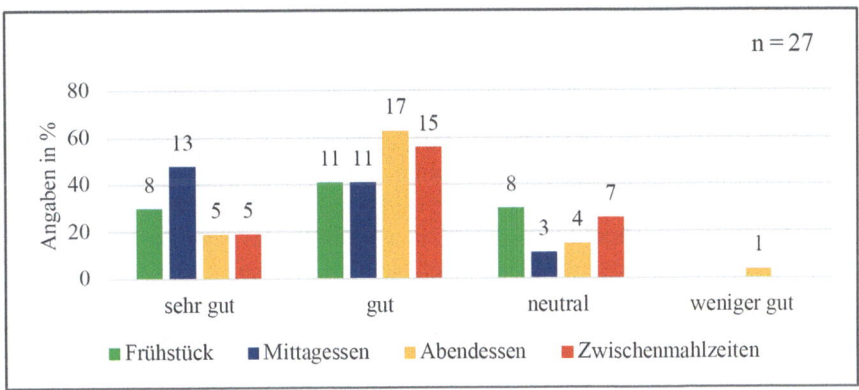

Abb. 7.2 Beurteilung der Low-FODMAP-Rezepte nach Geschmack. (Ahlemann 2021)

▶ **Die wichtigsten Aussagen zu unkontrollierten Studien**
- Einarmige Intervention ohne Kontrollgruppe
- In seltenen Fällen gerechtfertigt
- Z. B. zur Erhebung von Vordaten, um Evidenz für die Konzeption und Sinnhaftigkeit der Durchführung kontrollierter Studien zu erhalten (Proof-of-Principle)

7.3 Nicht-randomisierte kontrollierte Interventionsstudie (NRCTs)

In nicht-randomisierten kontrollierten Studien ("non-randomised controlled trials", NRCTs) wird der Interventionsarm durch einen Kontrollarm ergänzt, aber es findet keine Randomisierung statt. Die Zuweisung zu einer Verum- oder Kontroll-/Vergleichsgruppe erfolgt „absichtlich" durch die Untersuchenden, oft auf der Grundlage bestimmter Kriterien oder Praktiken, die nicht zufällig sind. Diese Studien können wertvolle Informationen liefern, weisen jedoch auch noch eine geringere interne Validität auf (siehe Abschn. 10.4).

Die größte methodische Herausforderung stellt die fehlende Randomisierung dar. Ohne Randomisierung besteht ein erhöhtes Risiko, dass unbeabsichtigte Unterschiede zwischen den Grundcharakteristika der Studienteilnehmenden entstehen, welche die Ergebnisse schwächen. So kann es zum Beispiel sein, dass das Studienpersonal oder die behandelnden Fachkräfte etwas schwerer mangelernährte Patient*innen instinktiv der Interventionsgruppe zuteilen, weil sie sich für sie verantwortlich fühlen und glauben, dass sie die bessere Therapieform eher benötigen. Man spricht hier von einem Selektionsbias durch Verletzung der Strukturgleichheit (siehe Abschn. 10.4.4.1). Im schlimmsten Fall muss das Ergebnis als nicht aussagekräftig bewertet werden. Es ist auch schwieriger, Kausalzusammenhänge sicher zu bestimmen, da Unterschiede in den Ergebnissen auf andere Faktoren als die untersuchte Intervention zurückzuführen sein können.

Die Stärken von NRCTs liegen in der einfacheren und schnelleren Durchführbarkeit im Vergleich zu RCTs, da keine strengen Qualitäts- und Berichtskriterien erfüllt werden müssen. Da NRCTs oft in natürlicheren Umgebungen und mit realen Patientengruppen durchgeführt werden, können die Ergebnisse manchmal besser auf die Grundgesamtheit übertragen werden. Dies bedeutet, dass die externe Validität, also Generalisierbarkeit, besser sein kann.

NRCTs schließen die Möglichkeit einer Verblindung nicht aus. Sie ist jedoch, wenn überhaupt, in der Regel nur in der einfachen Form möglich, ggf. können zusätzlich die Personen, die die bildgebende Diagnostik durchführen oder die statistischen Auswertungen durchführen, verblindet werden. Das Studienpersonal bzw. das betreuende Fachpersonal, das die aktive Entscheidung über die Gruppenzuordnung trifft, kann aus nachvollziehbaren Gründen in der Regel nicht verblindet werden. Durch die Kontrollgruppe können zumindest Verzerrungen durch den

7.3 Nicht-randomisierte kontrollierte Interventionsstudie (NRCTs)

Hawthorne-Effekt und bei einfacher Verblindung auch Verzerrungen durch den Placebo- und Nocebo-Effekt reduziert werden, da diese Effekte die Teilnehmenden beider Studiengruppen betreffen.

NRCTs sind gerechtfertigt, wenn eine Randomisierung aus ethischen, rechtlichen oder praktischen Gründen nicht möglich ist. Ein klassisches Beispiel gegen die rechtliche und ethische Möglichkeit zu randomisieren ist die Anwendung von künstlicher Ernährung versus keine künstliche Ernährung bei nicht einwilligungsfähigen Menschen mit demenziellem Syndrom. Auch wenn die Leitlinien eine Indikation zur künstlichen Ernährung nicht gänzlich ausschließen, hängt die Entscheidung vom Willen der Patient*innen bzw. der Einwilligung der gesetzlichen Betreuer*innen ab.

Zu den methodischen Überlegungen gehört, dass sich die Forschenden der Bedeutung der Vergleichbarkeit der Gruppen bewusst sind und Maßnahmen ergreifen, um diese zu gewährleisten. Die Methoden zur Auswahl und Zuordnung der Teilnehmenden sollten transparent dokumentiert werden, um die Glaubwürdigkeit der Studie zu erhöhen. Die prospektive Studiendurchführung setzen wir in diesem Abschnitt voraus.

Das Studiendesign einer NRCT unterscheidet sich von der unkontrollierten Interventionsstudie ausschließlich durch die Ergänzung der Kontrollgruppe, wie in Abb. 7.3 dargestellt.

Zusammengefasst sind NRCTs ein nützliches Forschungsinstrument, wenn eine Randomisierung nicht durchführbar ist. Sie erfordern jedoch eine sorgfältige Planung und Analyse, um die Auswirkungen von Bias und konfundierenden Variablen zu minimieren. Durch die Anwendung geeigneter statistischer Methoden und eine sorgfältige Dokumentation können Forschende valide und nützliche Erkenntnisse gewinnen. Dennoch kann auch bei bestmöglicher Durchführung höchstens eine mittlere Studienqualität bzw. ein mittlerer Evidenzgrad erreicht werden.

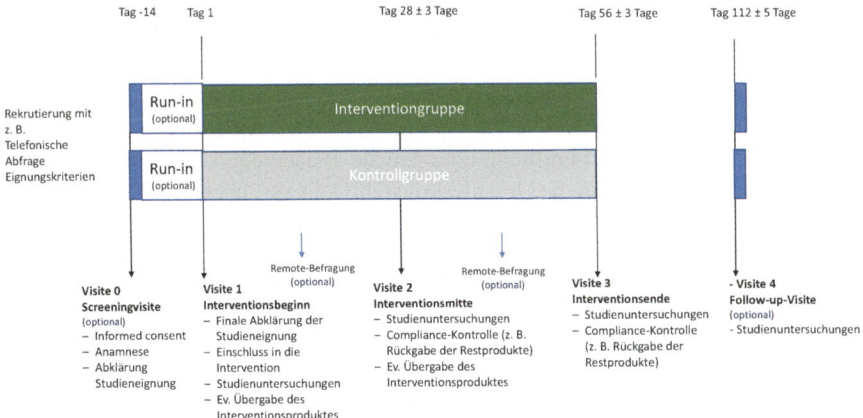

Abb. 7.3 Beispiel eines Parallel-Studiendesigns für eine NRCT

▶ **Die wichtigsten Eckpunkte zu nicht-randomisierten kontrollierten Studien (NRCTs)**
- Der Interventionsarm wird durch eine Kontrollgruppe ergänzt
- Die Zuordnung zu den Gruppen erfolgt durch die Untersuchenden → Gefahr des Selektionsbias (= Verzerrung der Ergebnisse durch ungleiche Studiengruppen)
- Gerechtfertigt, wenn aus praktischen, rechtlichen oder ethischen Gründen keine Randomisierung möglich ist
- Offen oder verblindet

7.4 Randomisierte kontrollierte Interventionsstudien (RCTs)

Randomisierte kontrollierte Studien (Randomised Controlled Trial, RCTs) sind der Goldstandard in der EBM und EBD. Bei RCTs werden die Teilnehmenden zufällig in Behandlungs- und Kontrollgruppen eingeteilt. Die Zufallszuteilung minimiert das Risiko eines Selektionsbias, also von Verzerrungen durch unterschiedliche Grundcharakteristika der Gruppen. Durch die Randomisierung werden auch andere bekannte und unbekannte Störfaktoren (Confounder, siehe Abschn. 10.4.4.2) gleichmäßig auf die Gruppen verteilt. Dies reduziert systematische Verzerrungen und erhöht die Wahrscheinlichkeit, dass Unterschiede in den Ergebnissen auf die untersuchte Intervention zurückzuführen sind.

Die Randomisierung ist jedoch nicht der einzige Unterschied zu anderen Interventionsstudien. RCTs unterliegen insgesamt viel strengeren Anforderungen hinsichtlich Studienvorbereitung, -durchführung, -auswertung und Ergebnispräsentation (siehe auch CONSORT-Checkliste Abschn. 10.6.1).

Bedeutung und Prinzip der Randomisierung
Warum ist die Randomisierung wichtig?
Die Randomisierung sorgt für strukturelle Gleichheit zwischen den Studiengruppen. Das bedeutet, dass die Gruppen sowohl in Bezug auf bekannte Faktoren wie Alter, BMI oder Vorerkrankungen als auch in Bezug auf unbekannte Faktoren wie berufliche oder private Belastungen, unerkannte Erkrankungen oder persönliche Organisationsfähigkeit vergleichbar sind. Damit wird sichergestellt, dass der einzige Unterschied zwischen der Interventions- und der Vergleichsgruppe die Ernährungsintervention ist. Treten Unterschiede im primären Endpunkt auf, können diese direkt auf die Intervention zurückgeführt werden. Dies macht es möglich, Kausalaussagen über die Wirksamkeit der Intervention zu treffen.
Das Prinzip hinter der Randomisierung
Die Strukturgleichheit durch Randomisierung mag auf den ersten Blick überraschen, basiert jedoch auf einem bewährten statistischen Prinzip: dem

7.4 Randomisierte kontrollierte Interventionsstudien (RCTs)

Gesetz der großen Zahlen (Koller et al. 2024). Dieses Gesetz besagt, dass sich die beobachteten Werte eines Zufallsexperiments mit zunehmender Anzahl von Wiederholungen dem Erwartungswert annähern.

Ein Beispiel: Bei einem Münzwurf beträgt die Wahrscheinlichkeit für „Kopf" oder „Zahl" jeweils 50 %. Nach wenigen Würfen kann das Verhältnis stark abweichen (z. B. 3:1 nach vier Würfen). Mit zunehmender Anzahl von Würfen (z. B. 100 oder mehr) nähert sich das Verhältnis immer weiter dem Erwartungswert von 50 % an. Dieses Prinzip lässt sich auf die vielen bekannten und unbekannten Faktoren übertragen, die die Teilnehmenden in eine Studie einbringen. Je mehr Personen in die Randomisierung einbezogen werden, desto gleichmäßiger verteilen sich diese Merkmale zwischen den Gruppen. So bleibt die angewendete Therapie das einzige Unterscheidungsmerkmal.

Bedeutung für die interne Validität

Die Randomisierung ist ein wesentliches Instrument zur Sicherung der internen Validität einer Humanstudie (siehe Abschn. 10.4.1). Ihre fachgerechte Planung und Durchführung ist essenziell, um die Strukturgleichheit zu gewährleisten. Dies spiegelt sich auch in der CONSORT-Checkliste wider, in der vier spezifische Punkte zur Randomisierung aufgeführt sind (siehe Abschn. 10.6.1).

Über die praktische Durchführung der Randomisierung erfahren Sie mehr im Abschn. 12.1.9.3.

RCTs erlauben für den primären Endpunkt das Ziehen von Kausalschlüssen, d. h. die Ableitung von Ursache-Wirkungs-Prinzipien, da Randomisierung und Kontrollmechanismen externe Einflusse minimieren. RCTs sind das einzige klinische Studiendesign, dessen Ergebnisse als konfirmatorisch (bestätigend) gewertet werden können, und zwar eben – nur – für den primären Endpunkt (siehe Kap. 8). Sekundäre Endpunkte werden explorativ bewertet. Mit RCTs können Studien mit hoher Qualität und starkem Evidenzgrad durchgeführt werden.

Gut durchgeführte RCTs mit ausreichend großen Stichproben können Ergebnisse liefern, die auf die Grundpopulation übertragbar sind, was besonders wichtig für die Entwicklung allgemeiner Behandlungsempfehlungen ist. Dabei ist es entscheidend, dass die Stichprobengröße auf Grundlage einer Fallzahlberechnung bestimmt wird, anstatt einfach so viele Teilnehmende wie möglich zu rekrutieren. Die berechnete Teilnehmendenzahl liegt oft in einem Bereich, der auch im Rahmen von Masterarbeiten realisierbar ist. Für weitere Details siehe Abschn. 11.10.4.

Positive Ergebnisse aus RCTs sind ausschlaggebend für die Anerkennung der präventiven und therapeutischen Leistungen von Ernährungsfachkräften im Gesundheitssystem und die Anerkennung von gesundheitsbezogenen Angaben (Health Claims) auf Lebensmitteln durch die europäische Lebensmittelbehörde. Sie sind aber auch zur Aufnahme von Studien in Metaanalysen, zur Argumentation unter Fachkolleg*innen, zum Durchsetzen von Handlungen am Arbeitsplatz und zur allgemeinen Argumentation gegenüber Kostenträgern im Gesundheitswesen vorteilhaft.

▶ **Ergebnisse aus RCTs sind entscheidet**
- für hohe Empfehlungsgrade von ernährungstherapeutischen Interventionen in evidenzbasierten Leitlinien,
- für die Anerkennung von ernährungstherapeutischen Interventionen als Heilmittel bei bestimmten Erkrankungen oder Zuständen durch den Gemeinsamen Bundesausschuss (G-BA) als Voraussetzung für die Kostenübernahme von Leistungen durch Ernährungsfachkräfte durch die gesetzlichen Krankenkassen,
- zur dauerhaften Aufnahme von digitalen Gesundheitsanwendungen in das Verzeichnis Digitaler Gesundheitsanwendungen (DiGA) des Bundesinstituts für Arzneimittel und Medizinprodukte (BfArM),
- zum Nachweis der Wirksamkeit und Wirtschaftlichkeit von ambulanten Patientenschulungen bei chronischen Krankheiten nach § 43 Abs. 1 Satz 2 SGB V,
- zur Zertifizierung von Präventionsangeboten nach § 20 Abs. 4 Nr. 1 SGB V durch die Zentrale Prüfstelle Prävention (ZPP),
- zur Entwicklung und Anerkennung von Reha-Nachsorgeprogrammen im Bereich Ernährung durch die Deutsche Rentenversicherung,
- zur wissenschaftlichen Untermauerung von Health Claims im Rahmen von Anträgen bei der Europäischen Behörde für Lebensmittelsicherheit (EFSA),
- usw.

Beispiele für RCTs gibt es in der Medizin und Ernährung wie Sand am Meer. Allerdings sind RCTs in deutschsprachigen Fachzeitschriften kaum zu finden, da sie fast ausschließlich international publiziert werden. Viele Fragen zur Wirksamkeit und Effektivität des Handelns von Ernährungsfachkräften sind noch nicht ausreichend untersucht, sodass hier ein großes Potenzial für weitere Forschung besteht.

Zusammenfassend liefern RCTs in der EBD eine solide Evidenzbasis für die Bewertung der Wirksamkeit und Sicherheit von Ernährungsinterventionen. Sie unterstützen die Entwicklung evidenzbasierter Ernährungsleitlinien und tragen zur Optimierung der Ernährungstherapie bei verschiedenen Krankheitsbildern bei.

7.4.1 RCTs im Paralleldesign

Abb. 7.4 zeigt, dass der einzige Unterschied im Studiendesign zur NRCT die hinzugefügte Randomisierung ist. Die Randomisierung erfolgt direkt vor der Zuweisung in die jeweilige Studiengruppe und nach dem Einschluss in die Studie. RCTs können auch mit mehreren Gruppen durchgeführt werden, jedoch wird die Durchführung im zweiarmigen Design empfohlen.

7.4 Randomisierte kontrollierte Interventionsstudien (RCTs)

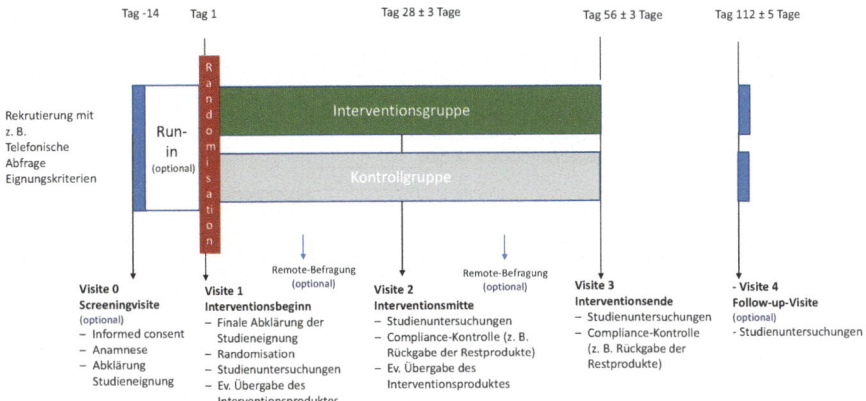

Abb. 7.4 Beispiel eines Studiendesigns für eine RCT im Paralleldesign

7.4.2 RCTs im Crossover-Design

Eine Sonderform der RCT ist das Crossover-Design. Hier fungiert jeder Teilnehmende als seine eigene Kontrolle, wodurch die Anzahl der benötigten Teilnehmenden stark reduziert wird. Die gleichen Personen erhalten sowohl die Interventions- als auch die Kontrollbehandlung, wodurch interindividuelle Unterschiede auf ein Minimum reduziert werden.

Bei Crossover-Studien ist der Zeitraum zwischen den Interventionen sehr wichtig, um die Übertragung von Effekten der ersten Intervention auf den nächsten Untersuchungszeitraum zu vermeiden. Dieser Zeitraum wird als „Auswaschphase" oder „Wash-out-Phase" bezeichnet.

Crossover-Designs eignen sich besonders für die Untersuchung der Funktionalität von Lebensmitteln und sind in erster Linie für die Anwendung bei weitgehend gesunden Personen vorgesehen. Der Grund dafür ist, dass akute Erkrankungen oder fortschreitende chronische Erkrankungen den körperlichen Zustand im Laufe der Zeit verändern können, sodass der Gesundheitszustand einer Person in der ersten Periode der Studie möglicherweise nicht mehr dem Gesundheitszustand in der zweiten Periode entspricht.

Abb. 7.5 zeigt, dass eine Crossover-Studie ähnlich wie eine normale randomisierte kontrollierte Studie (RCT) beginnt. Die Teilnehmenden werden eingeschlossen, randomisiert und den Studiengruppen zugeteilt. Die Interventionsbehandlung und die Vergleichsbehandlung werden wie in herkömmlichen kontrollierten Studien begonnen. Im gezeigten Beispiel könnte die Vergleichsbehandlung aus der Verabreichung eines Placebos bestehen.

Nach der ersten Durchführungsphase ist eine Auswaschphase vorzusehen, um die Auswirkungen der ersten Intervention zu neutralisieren. Die Dauer dieser Aus-

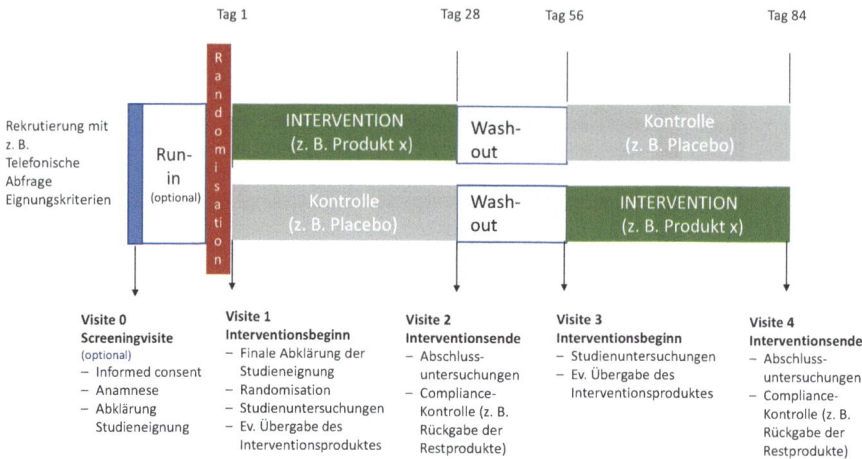

Abb. 7.5 Beispiel eines Studiendesigns für eine RCT im Crossover-Design

waschphase ist ein wichtiger Bestandteil des Studiendesigns und muss sorgfältig begründet werden. Danach werden Interventions- und Vergleichsbehandlung getauscht und der zweite Durchgang beginnt: Teilnehmende, die zuvor die Intervention erhalten haben, erhalten nun die Vergleichsbehandlung und umgekehrt.

Crossover-Studien sind ein gutes Design, um die Stichprobengröße zu reduzieren und auch kleine Effekte sichtbar zu machen.

> **Beispiel einer randomisierten kontrollierten Studie im Crossover-Design im Rahmen der curricularen Lehre des Bachelorstudiengangs Diätetik an der Hochschule Neubrandenburg (Wilke et al. 2019)**
>
> **Kurzzeiteinfluss von alkohol- und zuckerhaltigen Getränken auf die kognitive Leistungsfähigkeit bei jungen, gesunden Erwachsenen: randomisierte kontrollierte Crossover-Studie**
>
> Es ist bekannt, dass Alkohol und Zucker die kognitiven Fähigkeiten beeinträchtigen und ein langfristiger Alkoholkonsum negative Effekte hat. Dennoch sollten der Zeitpunkt des Wirkungseintritts und die Bedeutung bei Handlungen im Alltag näher betrachtet werden. In dieser randomisierten kontrollierten Studie (RCT) wurde die Kurzzeitwirksamkeit von Alkohol und Zucker auf die kognitive Leistungsfähigkeit 15 min nach Aufnahme von Testgetränken bei jungen gesunden Erwachsenen überprüft.
>
> Die Untersuchungen wurden einfach verblindet im Quadruple-Crossover-Design vom 18.10.–09.11.2018 durchgeführt (Abb. 7.6). Inkludiert wurden 12 gesunde Erwachsene (5w/7 m, BMI: 25,1 ± 3,2 [18,5–30,3] kg/m^2, Alter: 26 ± 3,7 [21–31] Jahre). Exklusionskriterien waren Nahrungsmittelallergien/-intoleranzen jeglicher Art und Arzneimitteleinnahmen ausgenommen Kontrazeptiva. Die kognitiven Untersuchungen (Regensburger Wortflüssigkeitstest 2 (RWT), Six Letter Cancellation Test (SLCT 3, Konzentrationstest)) wurden nach mindestens

7.4 Randomisierte kontrollierte Interventionsstudien (RCTs)

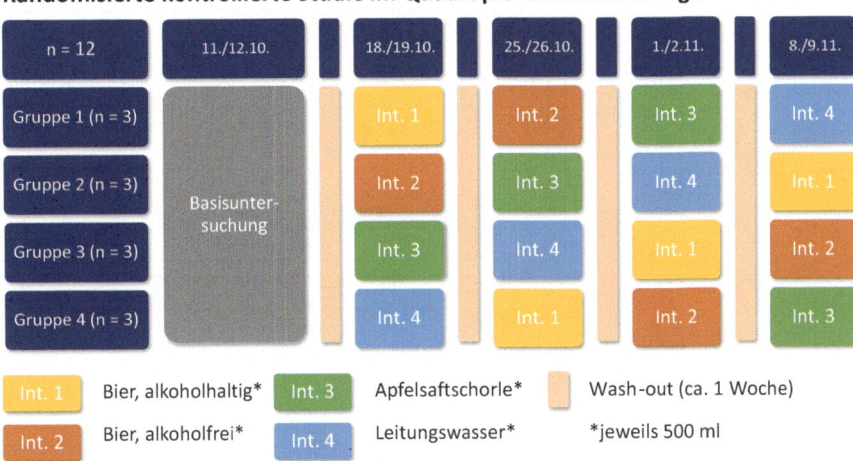

Abb. 7.6 Studiendesign einer RCT im Quadruple-Crossover-Design. (Wilke et al. 2019)

12-stündiger Nahrungskarenz und 15 min nach Aufnahme des Testgetränks á 500 ml (Apfelschorle, Wasser, alkoholhaltiges Bier, alkoholfreies Bier) an 4 Interventionstagen mit jeweils einwöchiger Wash-out-Phase (±1 Tag) durchgeführt. Puls, Blutdruck (Boso medicus, Bosch) und Blutzuckerwerte (Medi-Touch 2, Medisana) wurden basal und nach 30 min ermittelt. ◀

Beispiel einer randomisierten kontrollierten Studie im Crossover Design im Rahmen einer Bachelorarbeit im Studiengang Diätetik an der Hochschule Neubrandenburg (Thomas et al. 2021)

Evaluierung der Toleranz und Adhärenz einer Low-FODMAP-Diät mit Dinkel im Vergleich zu einer bisherigen Standard-Low-FODMAP-Diät ohne Dinkel bei Personen mit Reizdarmsyndrom: eine kontrollierte randomisierte Crossover-Studie

(Betreuung: Prof. Dr. Luzia Valentini, Hochschule Neubrandenburg, Saskia Wendt, M.Sc. Ikaneum am Israelitischen Krankenhaus, Hamburg)

Die Low-FODMAP-Diät (LFD) wird als Erst-/Zweitlinientherapie zur Behandlung des Reizdarmsyndroms (RDS) empfohlen. Die Elimination von Dinkel/-produkten wird dabei inkonsistent behandelt, da der FODMAP-Gehalt dieser Produkte schwanken kann. Eine Elimination könnte sich negativ auf Therapieadhärenz, psychische Gesundheit und gesundheitsbezogene Lebensqualität (HRQoL) auswirken. Daher war das primäre Ziel, die Therapieadhärenz einer Low-FODMAP-Diät mit Dinkel (LFD+D) im Vergleich zu einer Low-FODMAP-Diät ohne Dinkel (LFD-D), bei RDS-Patient*innen über 4 Wochen zu evaluieren.

Randomisierte kontrollierte Crossover-Studie ohne Wash-Out-Phase bestehend aus zwei 4-wöchigen Diätperioden (LFD-D, LFD + D) mit 7 RDS-Patient*innen (Alter: 46,9 ± 15,8). Der primäre Endpunkt war die Evaluierung der Therapie-

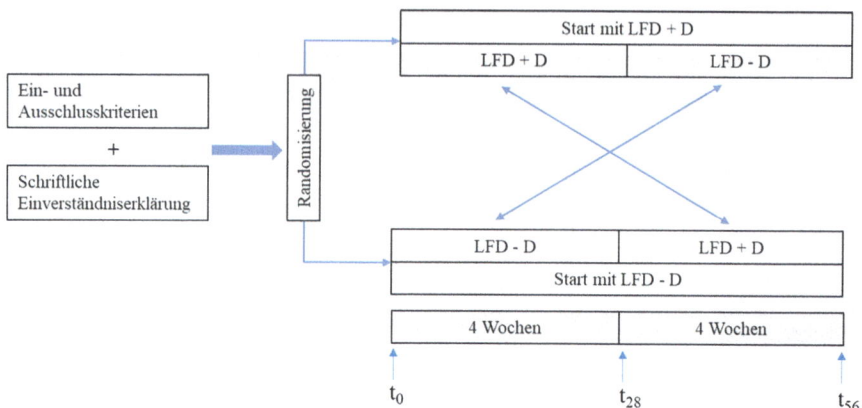

Abb. 7.7 **Studiendesign einer zweiarmigen Crossover-Studie.** LFD+D: Low-FODMAP-Diät mit Dinkel, LFD-D: Low-FODMAP-Diät ohne Dinkel, t0: Tag 0 – Inklusionszeitpunkt, t28: Tag 28 – Start mit Intervention I, t56: Tag 56 – Start mit Intervention II. (Thomas 2021)

adhärenz (VAS) unter LFD+D im Vergleich zu LFD-D. Zusätzlich evaluiert wurden psychosoziale Faktoren (DASS), HRQoL (IBS-QoL), RDS-Symptomatik (IBS-SSS) und Machbarkeit (Likert-Skalen) (Abb. 7.7). ◀

▶ **Die wichtigsten Eckpunkte zu randomisierten kontrollierten Studien (RCTs)**
- Goldstandard für Ernährungsinterventionen
- Randomisierung = die Zuordnung zu den Gruppen erfolgt nach dem Zufallsprinzip
- Strenge Anforderungen an Studiendesign, Studiendurchführung, Auswertung und Ergebnisdarstellung (angelehnt an Phase-III-Studien in der Arzneimittelprüfung)
- Ergebnisse können als konfirmatorisch (bestätigend) angesehen werden
- Erlauben das Ziehen von Kausalschlüssen

Verständnisfragen
1) Welche Bedeutung haben Interventionsstudien für die Etablierung der EBD im Gesundheitssystem?
2) Was ist der wesentliche Unterschied zwischen „Efficacy" und „Effektivität" in Bezug auf die Bewertung medizinischer oder diätetischer Interventionen?
3) Was beschreibt der Hawthorne-Effekt und warum ist er wichtig für die Interpretation von Studienergebnissen in klinischen Ernährungsinterventionsstudien?
4) Warum haben unkontrollierte Interventionsstudien einen niedrigen Evidenzgrad, und welche Rolle spielen sie dennoch in der Forschung?
5) Was sind die wesentlichen Unterschiede zwischen RCTs und NRCTs hinsichtlich der Studiendurchführung und der Validität der Ergebnisse?

Literatur

Ahlemann GM. Evaluierung der Alltagstauglichkeit eines neuen Low-FODMAP Konzepts zur Planung einer randomisierten, kontrollierten Head-to-Head Studie. Hochschule Neubrandenburg, 2021. Bachelor-Thesis Studiengang Diätetik, URN: urn:nbn:de:gbv:519-thesis:2021-0014-5.

French JRP. Experiments in field settings. In: Festinger L, Katz D, Herausgeber. Research methods in the behavioral sciences. New York: Holt, Rinehart and Winston; 1953:98–135.

Koller M, Zeman F, Inwald EC. Klinische Studien. In: S. Seitz, Herausgeber. Gynäkologie und Geburtshilfe. Berlin/Heidelberg: Springer; 2024.

Levitt S, List J. Was there really a Hawthorne effect at the Hawthorne plant? An analysis of the original illumination experiments. Am Econ J Appl Econ. 2011;3(1):224–38.

Sedgwick P, Greenwood N. Understanding the Hawthorne effect. BMJ. 2015;351:h4672.

Thomas Y. Evaluierung der Toleranz und Adhärenz einer Low-FODMAP Diät mit Dinkel im Vergleich zu einer bisherigen Standard-Low-FODMAP Diät ohne Dinkel bei Personen mit Reizdarmsyndrom: Eine kontrollierte randomisierte Cross-over-Studie. Hochschule Neubrandenburg, 2021. Bachelor-Thesis Studiengang Diätetik, URN: urn:nbn:de:gbv:519-thesis: 2023 0004 0.

Vanherle K, Werkman AM, Baete E, Barkmeijer A, Kolm A, Gast C, Ramminger S, Höld E, Kohlenberg-Müller K, Ohlrich-Hahn S, Walters ME, Wewerka-Kreimel D, Adam M, Valentini L. Proposed standard model and consistent terminology for monitoring and outcome evaluation in different dietetic care settings: results from the EU-sponsored IMPECD project. Clin Nutr. 2018;37(6 Pt A):2206–16.

Wilke F, Flessner F, Jausz L, Vollgraf M, Graf J, Maier M, Ramminger S, Valentini L. Kurzzeiteinfluss von alkohol- und zuckerhaltigen Getränken auf die kognitive Leistungsfähigkeit bei jungen, gesunden Erwachsenen: randomisierte, kontrollierte Cross-over Studie. Aktuelle Ernährungsmedizin. 2019;44(02):130.

Endpunkte in der evidenzbasierten Diätetik und Ernährungsmedizin

8

> **Zusammenfassung**
>
> Endpunkte sind die Outcome-Parameter, mit denen die Ziele einer Studie operationalisiert und ihr Erfolg bewertet werden. Die sorgfältige Auswahl der Endpunkte ist entscheidend für die Durchsetzungskraft einer Humanstudie. Endpunkte müssen klar definiert, objektiv messbar und für die untersuchte Population relevant sein. In der EBD orientiert sich die Auswahl der Endpunkte an den Prinzipien der EBM. Ein wachsender Trend in der Humanforschung betont die Bedeutung von „Patient-reported Outcome Measurements" (PROMs), in die die Perspektiven und Erfahrungen der Teilnehmenden direkt einfließen. In der EBD kommen weitere entscheidende Faktoren hinzu, die berücksichtigt werden müssen, um das Fachgebiet der EBD weiter zu stärken.

Endpunkte, auch Zielgrößen, Ergebnisparameter oder Outcome-Parameter genannt, sind Messgrößen, mit denen die Ergebnisse der Ziele einer Humanstudie beschrieben und inferentiell bewertet werden. Sie sind entscheidend für die Überprüfung von Hypothesen und das Erreichen von Studienzielen (Tab. 8.1). In Interventionsstudien sind sie unverzichtbar, um den Erfolg einer medizinischen oder diätetischen Ernährungsintervention zu beurteilen. In der nicht-interventionellen Forschung werden sie verwendet, um Ergebnisse zu beschreiben, Gruppenunterschiede aufzuzeigen oder Zusammenhänge zwischen Variablen herzustellen.

Der Auswahl und Definition der Endpunkte kommt bei der Studienplanung eine besondere Bedeutung zu, da sie die Grundlage für die Qualität und Interpretation der Ergebnisse bilden. Häufig werden in einer Studie mehrere Endpunkte erhoben. Endpunkte müssen klar definiert, für die Fragestellung relevant und objektiv messbar sein, um die Qualität und Reproduzierbarkeit der Ergebnisse zu gewährleisten.

Tab. 8.1 Bezeichnung von Zielgrößen in der Forschung

Bezeichnung	Verwendung
Outcome-Parameter, Ergebnisparameter	Allgemeine Bezeichnung und Oberbegriff für Zielgrößen in Studien und in der Praxis. Outcome bezeichnet allgemein das Ergebnis oder die Wirkung einer Behandlung oder Intervention.
Endpunkt (Endpoint)	Im Studienprotokoll „a priori" festgelegte Ergebnisparameter in Humanstudien, die den einzelnen Studienzielen zugeordnet werden. Man unterscheidet primäre und sekundäre Endpunkte.
Readout	Ergebnisparameter in den Grundlagenwissenschaften, die in Zellkulturstudien und Tierversuchen verwendet werden, um direkt gemessene Datenpunkte aus experimentellen Verfahren zu bewerten.

Operationalisierung eines Studienziels durch Endpunkte

Angenommen, eine Studie vergleicht ein neues Gewichtsabnahmeprogramm mit einem etablierten Programm.
**Ein mögliches (sekundäres) Studienziel könnte sein:
Der Vergleich der Veränderung der Körperfettmasse nach sechs Monaten zwischen den beiden Gruppen**
Der Endpunkt, die Körperfettmasse, lässt sich mit verschiedenen Methoden messen, wie etwa Hautfaltenmessungen, bioelektrischer Impedanzanalyse (BIA), Dual-Energy X-ray Absorptiometrie (DXA), Densitometrie (Bod Pod), Magnetresonanztomografie (MRT) oder Computertomografie (CT). Diese Methoden unterscheiden sich in ihrer Präzision, Genauigkeit und Zuverlässigkeit. Im Beispiel wurden die Methoden in aufsteigender Reihenfolge ihrer Validität aufgeführt, von weniger präzise bis hochpräzise. Damit zeigt sich: Der Endpunkt ist nicht allein „die Körperfettmasse", sondern die Köperfettmasse, gemessen mit einer konkreten Methode, deren Messqualität einen wesentlichen Einfluss auf die Aussagekraft der Studienergebnisse hat. ◄

Das Beispiel verdeutlicht: Je valider die Messmethode zur Bestimmung des Endpunktes, desto glaubwürdiger das Studienergebnis. Darüber hinaus zeigt es, dass jedes Studienziel und der dazugehörige Endpunkt ein untrennbares Paar bilden. Auch der Zeitpunkt der Messung während des Studienverlaufs spielt eine wesentliche Rolle.

Wenn wir also von der sorgfältigen und reflektierten Auswahl von Endpunkten sprechen, sprechen wir automatisch auch von der richtigen Auswahl der Studienziele. Doch bevor wir uns weiter in die Details vertiefen, lassen Sie uns am Anfang beginnen!

▶ Drei Aspekte sind entscheidend für die Qualität von Endpunkten:

1. Die sorgfältige Auswahl der Studienziele
2. Die Wahl der bestmöglichen Methode zur Erhebung des Endpunktes
3. Die Festlegung der richtigen Zeitpunkte der Erhebung im Studienverlauf

8.1 Endpunkte in der EBM

8.1.1 Primäre und sekundäre Endpunkte in der traditionellen EBM

In der traditionellen EBM wird zwischen primären und sekundären Endpunkten unterschieden. Der primäre Endpunkt korrespondiert mit dem primären Ziel und der primären Hypothese, die sekundären Endpunkte korrespondieren mit den jeweiligen sekundären Hypothesen und Zielen, wie in Abb. 8.1 dargestellt. Die Anzahl der sekundären Endpunkte ist nicht begrenzt, sollte jedoch auf die aussagekräftigsten reduziert werden.

Dem primären Endpunkt einer Studie kommt eine besondere Bedeutung zu. Gemäß der traditionellen EBM muss dieser Endpunkt so gewählt werden, dass er den Behandlungseffekt klar und vollständig widerspiegelt (O'Neill 1997). Daher ist der primäre Endpunkt idealerweise ein klinischer Parameter.

Dies ist besonders wichtig in RCTs, dem einzigen Studientyp, der in der klinisch-interventionellen Ernährungsforschung als konfirmatorisch gilt. Der Gemeinsame Bundesausschuss (G-BA) akzeptiert RCTs als alleinigen Nachweis der Wirksamkeit einer diätetischen oder ernährungsmedizinischen Intervention für die Anerkennung als Heilmittel. Dabei legt auch der G-BA großen Wert auf die richtige Wahl des primären Endpunktes.

In einer RCT ist eine konfirmatorische Auswertung nur für den primären Endpunkt möglich. Dies liegt daran, dass die Fallzahlberechnung in RCTs auf Basis des primären Endpunktes erfolgt (siehe Abschn. 11.10.4). Die RCT ist also so angelegt, dass sie ausreichend „gepowert" ist, um den primären Endpunkt zuverlässig zu messen, aber nicht sekundäre Endpunkte. Sekundäre Endpunkte liefern daher nur explorative Ergebnisse.

In den meisten Fällen besteht der primäre Endpunkt aus einem einzigen Parameter, der das Hauptziel der Studie repräsentiert. In Ausnahmefällen können jedoch auch zusammengesetzte Endpunkte (Composite Scores) verwendet werden, bei denen mehrere Messgrößen zu einer einzigen Variablen zusammengefasst werden (Koller et al. 2008).

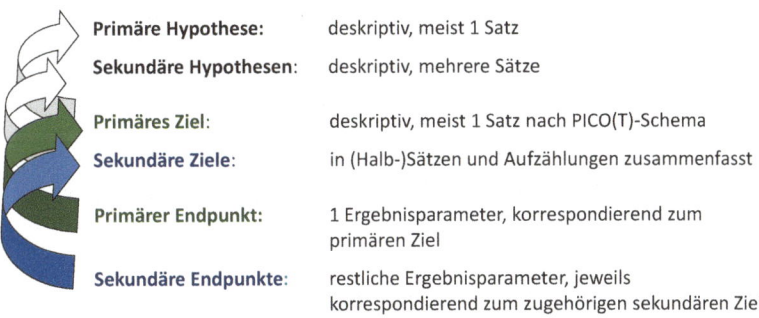

Abb. 8.1 Der Zusammenhang zwischen Endpunkten, Zielen und Hypothesen

Wie wichtig der primäre Endpunkt ist, zeigt auch folgende Diskussion innerhalb der traditionellen EBM:

Wenn der primäre Endpunkt am Ende einer Studie keine statistische Signifikanz erreicht, sollten die sekundären Endpunkte nicht weiter analysiert werden (O'Neill 1997). Dies bedeutet, dass die Intervention in Bezug auf das primäre Studienziel als gescheitert angesehen wird und statistisch signifikante Ergebnisse bei den sekundären Endpunkten ignoriert werden müssen.

Dieses Vorgehen ergibt insbesondere für Zulassungsstudien von Arzneimitteln Sinn. Hier wird ein klar definiertes Therapieziel angestrebt, das in der klinischen Prüfung empirisch bestätigt werden soll. Eine Verbesserung eines sekundären Endpunkts, z. B. der Lebensqualität, ohne entsprechende Verbesserung des primären klinischen Endpunkts würde den Einsatz eines Arzneimittels nicht rechtfertigen.

Bei Ernährungsinterventionen in der EBD ist die Situation anders als bei Arzneimitteln, da die Wirkungen der Ernährung oft weniger zielgerichtet sind. Wenn eine Ernährungsform keinen Einfluss auf die Cholesterinwerte zeigt (primärer Endpunkt), aber die Blutglukosewerte (sekundärer Endpunkt) positiv beeinflusst, ist das eine wertvolle Information. Einige Methodikexperten in der EBM befürworten daher die Auswertung sekundärer Endpunkte, auch wenn der primäre Endpunkt keine statistische Signifikanz erreicht (Davis 1997). Sie argumentieren, dass es wichtig ist, Raum für überraschende Ergebnisse zu lassen, da sonst wichtige und unerwartete Ergebnisse übersehen werden könnten (Davis 1997). Auf diese Weise bietet auch die klassische EBM eine solide Grundlage für die EBD.

Als nächstes möchten wir uns mit den allgemeinen Anforderungen an Endpunkte befassen.

Allgemeine Anforderungen an Endpunkte (O'Neill 1997)

1. Primärer Endpunkt

- *„Klinischer Endpunkt, welcher genügt Beweiskraft hat, um klinisch vollkommen die Auswirkung der Behandlung zu charakterisieren."*
- Wichtigster und am besten definierter Endpunkt in einer Studie
- Dient als Grundlage für die Beurteilung des Erfolgs oder Misserfolgs der Intervention

2. Sekundäre Endpunkte

- *„Zusätzliche klinische Charakterisierung der Behandlung, die aber, für sich selbst, nicht überzeugend für einen klinisch signifikanten Behandlungseffekt sein müssen."*
- Weniger wichtige Endpunkte, die möglicherweise nicht so eng mit dem primären Ziel der Studie verbunden sind
- Sind zusätzliche Messungen oder Ergebnisse
- Können zu einem umfassenderen Verständnis der Thematik/die Intervention beitragen

8.1 Endpunkte in der EBM

Anforderungen an den primären Endpunkt
- Relevant für den Krankheitsprozess
- Quantitativ messbar und reliabel (zuverlässig)
- So „hart" wie sinnvoll und notwendig
- Vorteilhaft für die die Grundgesamtheit (Zielpopulation)
- Robust
- Leicht interpretierbar
- Möglichst frei von Mess- und Schätzfehlern
- Sensitiv zum Behandlungsunterschied

Gehen wir anhand der Auflistung in der Übersicht noch etwas genauer auf die Anforderungen an den primären Endpunkt ein (Neugebauer et al. 2011).

Der primäre Endpunkt soll für den Krankheitsprozess, d. h. klinisch, relevant sein, sodass ein gefundener Unterschied kritisch denkende Fachkräfte überzeugen. kann. Er sollte ferner auch aus der Sicht der Teilnehmenden einen spürbaren Vorteil nachweisen. Reliabilität (Zuverlässigkeit) oder gute Messbarkeit ist ebenfalls eine unabdingbare Voraussetzung für einen guten primären Endpunkt. Die Sensitivität zum Behandlungsunterschied (Änderungssensitivität) besagt, dass die ernährungstherapeutische Intervention einen deutlichen Effekt auf die Zielgröße haben sollte. Je empfindlicher eine Messgröße auf eine Intervention reagiert, desto eher lassen sich Unterschiede nachweisen. Endpunkte müssen in der Lage sein, Unterschiede zwischen verschiedenen Behandlungsgruppen zuverlässig und deutlich zu erkennen und zu messen. Unter Robustheit versteht man das Ausmaß, in welchem ein Endpunkt von externen Faktoren beeinflusst werden kann. Zwar verteilt eine Randomisierung solche Verzerrungsfaktoren gleichmäßig auf beide Studiengruppen, jedoch wird bei weniger robusten Endpunkten die „Streuung" der Ergebnisse vergrößert und somit der Blick auf den eigentlichen Studieneffekt zunehmend verstellt. Es gibt selten einen eindeutig „besten" primären Endpunkt, jeder hat seine Stärken und Schwächen. Jedoch sollte man die Schwachstellen der gewählten Zielgröße kennen und diese möglichst durch methodische Maßnahmen limitieren (siehe Abschn. 10.4).

Was für den primären Endpunkt gilt, gilt in abgeschwächter Form auch für die sekundären Endpunkte. Die Auswahl der Endpunkte hängt von der Art der Studie und der Zielpopulation ab.

8.1.2 Harte und weiche Endpunkte in der traditionellen EBM

In der traditionellen EBM werden fast ausschließlich klinische Endpunkte zu den harten Endpunkten gezählt (O'Neill 1997). Beispiele sind in Abb. 8.2 dargestellt.

Anstelle eines klinischen Endpunkts können auch sogenannte „echte" Surrogatparameter verwendet werden. Dies sind physiologische oder biochemische Biomarker mit einem nachgewiesenen Kausalzusammenhang zu einem klinischen End-

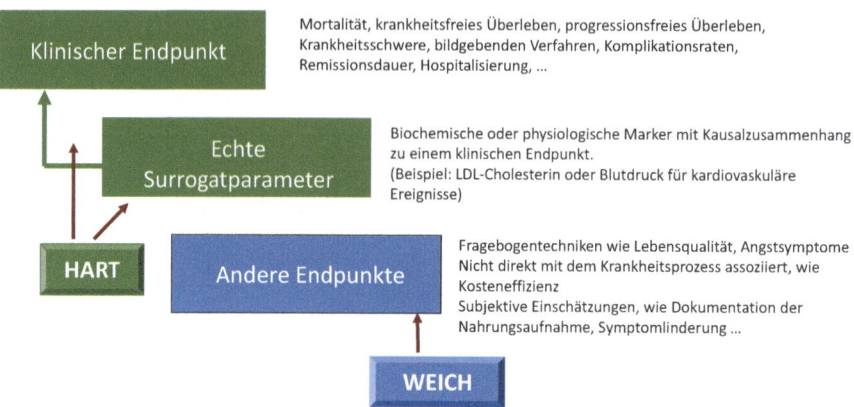

Abb. 8.2 Harte und weiche Endpunkte in der traditionellen EBM

punkt. Sie dienen als Prädiktoren für ein späteres klinisches Ereignis, das aufgrund des langen Ereigniszeitraums schwer zu messen ist. Die Änderung des Surrogatparameters kann in einem viel kürzeren Untersuchungszeitraum erreicht werden und viele sind durch Laboranalysen leicht messbar.

Beispiele für echte Surrogatparameter sind

- die Senkung des Blutdrucks oder des Low-Density-Lipoprotein-Cholesterins (LDL) als Surrogat für die Reduktion kardiovaskulärer Ereignisse,
- der HbA1c-Wert als Surrogat für die Blutzuckereinstellung und das Komplikationsrisiko bei Diabetes,
- die Knochendichte, gemessen mit DXA, als Surrogat für das Frakturrisiko bei Osteoporose. ◀

Sowohl klinische Endpunkte als auch echte Surrogatparameter werden in der traditionellen EBM als harte Endpunkte betrachtet und sind daher für den primären Endpunkt geeignet.

Alle anderen Endpunkte werden in der traditionellen EBM als weiche Endpunkte betrachtet und sind für den primären Endpunkt ungeeignet. Dazu gehören Endpunkte, die nicht direkt mit dem Krankheitsprozess in Verbindung stehen (z. B. Kosteneffektivität), sowie Methoden, die eine subjektive Einschätzung von Gesundheitsfachkräften und Patient*innen erfordern, und damit alle Fragebogentechniken (z. B. Lebensqualität, Dokumentation und Bewertung der Nahrungsaufnahme, Patientenzufriedenheit, Selbsteinschätzung des funktionellen Status, Symptomlinderung, psychosoziale Faktoren wie Angst- und Depressionssymptome).

Weiche Endpunkte können in der traditionellen EBM für sekundäre Endpunkte verwendet werden.

8.1.3 Von der Alternativbewegung zu den Patient-Reported Outcome Measurements (PROMs)

Die traditionelle EBM stellt allein die Perspektive des behandelnden ärztlichen Fachpersonals in den Vordergrund und verfolgt damit einen rein mechanistischen Ansatz. Es zählt vor allem der klinische Behandlungserfolg. Das Erleben der Patient*innen wird als subjektiver und weicher Faktor in den Hintergrund gerückt – es hat für die traditionelle EBM wenig Relevanz für den Behandlungserfolg.

Zu dieser Position der traditionellen EBM gibt es seit den 90er-Jahren des letzten Jahrhunderts eine Parallelbewegung, das sogenannte Outcome-Movement. Ausgehend von den USA (Epstein 1990) beeinflusste es mit der Argumentation der Lebensqualität (QoL, Quality of Life) schon früh die deutschsprachige Forschungslandschaft (Koller et al. 2005).

Die Weltgesundheitsorganisation (WHO) (WHO 1997) definiert QoL als *„die subjektive Wahrnehmung einer Person über ihre Stellung im Leben in Bezug auf die Kultur und das Wertesystem, in dem sie lebt, und in Bezug auf ihre Ziele, Erwartungen, Normen und Anliegen"*. Diese Definition ist allumfassend und idealisierend und wurde daher von den Pionieren der Alternativbewegung aus klinischer Sicht als völlig unpraktisch empfunden (Koller et al. 2005). Welche Gesundheitsfachkraft wäre in der Lage, den kulturellen Kontext ihrer Patient*innen zu behandeln, so die Kritik.

Zunächst wurde klargestellt, dass die QoL kein Ersatz oder keine Konkurrenz für traditionelle klinische Endpunkte wie Überleben, Komplikationsraten oder Dauer des Krankenhausaufenthalts ist. Darüber hinaus steht QoL bei der Beurteilung von Menschen mit Erkrankungen nicht im Zusammenhang mit Gesundheit (wie es der Begriff „gesundheitsbezogene" QoL nahelegt), sondern vielmehr im Zusammenhang mit einer bestimmten Krankheit. Die psychologische Situation und damit auch das Konzept der QoL von Menschen mit einer Erkrankung unterscheidet sich von der von gesunden Menschen.

Die Unterschiede der QoL-Konzepte zwischen erkrankten und gesunden Menschen (Koller et al. 2005)
- Patient*innen haben ein Attribut, das gesellschaftlich und persönlich unerwünscht ist, nämlich eine Krankheit.
- Diesen Zustand wollen sie loswerden.
- Die Patient*innen müssen in eine bestimmte soziale Interaktion mit Personen treten, die in der sozialen Hierarchie sehr hoch stehen (den Gesundheitsfachkräften, insbesondere ärztlichem Fachpersonal); die emotionalen Reaktionen auf diese Personen können besonders stark sein und von Hilflosigkeit bis zu Vertrauen und Hoffnung reichen.
- Der physiologische/biologische Zustand kranker Menschen unterscheidet sich von dem von gesunden Menschen: Schmerzen, Entzündungen und Müdigkeit können den psychologischen Zustand und damit auch die Antworten auf den QoL- Fragebogen beeinflussen.

- Bestimmte Zustände (z. B. eine palliative Situation) liegen außerhalb der „normalen" menschlichen Alltagserfahrung und erfordern spezielle Bewertungsinstrumente.

Diese Sichtweise weicht deutlich von dem gängigen Stereotyp ab, dass QoL gleichbedeutend mit „Lebensfreude" ist. Vielmehr muss die QoL von Menschen mit Erkrankungen im Zusammenhang mit ihrem klinischen Zustand betrachtet werden. Dadurch erhält die QoL eine klinische Relevanz und wird als Endpunkt gestärkt. Im Detail lässt sich die Situation von Patient*innen im Wechselspiel zwischen Erkrankung und Lebensqualität am besten anhand von drei Komponenten beschreiben (Lorenz et al. 1999; Koller und Lorenz 2002) (siehe Abb. 8.3):

Komponenten im Wechselspiel zwischen Erkrankung und Lebensqualität
- Komponente 1: Klassische, mechanistische Endpunkte (Überleben, Komplikationsraten, Laborparameter, Bildgebung)
- Komponente 2: Patientenbezogene Endpunkte (QoL, Erwartungen, Stigmatisierung)
- Komponente 3: Ein zusammenfassendes Werturteil in einer funktionierenden Beziehung zwischen Gesundheitsfachkraft und Patient*in, um zu entscheiden, in welchen Anteilen die ersten beiden Komponenten in bestimmten klinischen Situationen relevant sind.

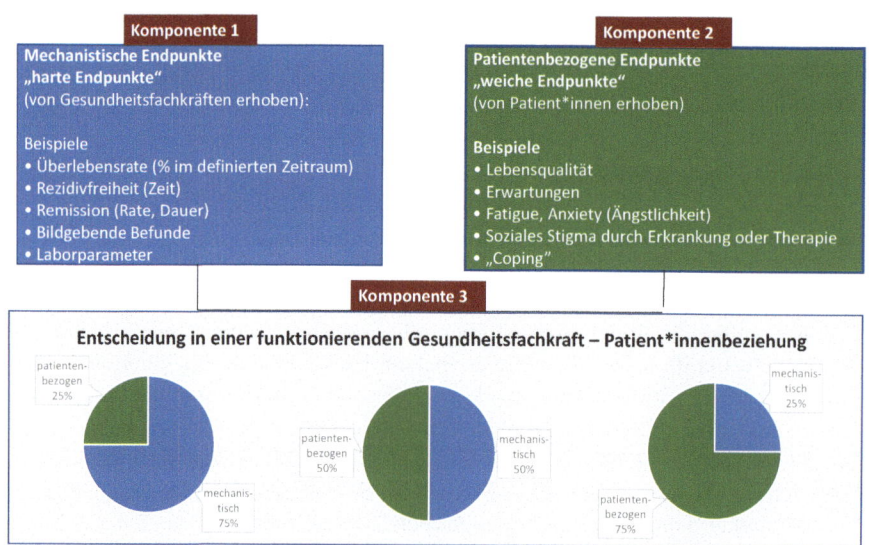

Abb. 8.3 Das 3-Komponentenmodell der Alternativbewegung zur Abwägung der Wertung von mechanistischen und patientenbezogenen Endpunkten. (Nach Koller et al. 2005)

Die 3-Komponenten-Ergebnisanalyse ist notwendig, um die Zusammenhänge zwischen den verschiedenen Endpunkten zu verstehen und eine empirisch abgeleitete Rangfolge (Ranking) von harten und weichen Endpunkten festzulegen (Koller et al. 2005). Sie hebt die Wertigkeit des ursprünglich weichen Endpunkts QoL zu einer klinisch relevanten Größe an.

Während die rein mechanistische Sichtweise lediglich am Funktionieren von (meist isolierten) Systemen interessiert ist, versucht die patientenbezogene Sichtweise die Bedeutung der Erkrankung für die Patient*innen und deren Auswirkungen auf das Funktionieren im Alltag zu verstehen.

Beispiele für die Abwägung von mechanistischen und patientenbezogenen Endpunkten

Eine parenterale Ernährung kann das Überleben verlängern, aber auch mit Ängsten und sozialer Stigmatisierung verbunden sein. Strenge Diäten können klinisch vorteilhaft sein, aber nicht den Erwartungen und Möglichkeiten von Patient*innen entsprechen.

Ein klinisches Beispiel: Die Operation einer Hüftgelenkfraktur bei anschließender unzureichender Rehabilitation kann zu einem schlechten Endergebnis mit entsprechend schlechter Beurteilung seitens der Patient*innen führen. Für die Chirurgen oder die chirurgische Abteilung kann das Ergebnis jedoch hervorragend sein. ◄

In dieser Alternativbewegung werden ehemals weiche patientenbezogene Endpunkte zu einer Art hartem Endpunkt. Die strikte Einteilung in harte und weiche Endpunkte bricht auf. Diese Entwicklung stärkt auch die evidenzbasierte Diätetik (EBD).

▶ **Von weich zu entscheidend: Die Aufwertung der Lebensqualität in der Evidenzbewertung** Die zentrale Frage ist also nicht mehr, ob ein Endpunkt hart oder weich, subjektiv oder objektiv ist, sondern wie relevant er für die jeweilige Fragestellung ist.

Der Siegeszug der QoL wird in Deutschland durch die explizite Nennung in Texten zum Sozialrecht und zur Nutzenbewertung medizinischer Therapien deutlich (Koller et al. 2009). Dort wird QoL mit dem härtesten aller harten Endpunkte, der Mortalität, gleichgesetzt (… mit der nachvollziehbaren Einschränkung, dass es für die Fragestellung passen muss).

So schreibt das Sozialgesetzbuch (SGB) Fünftes Buch (V) in § 35, Abs. 1b vor, dass „*der Nachweis einer therapeutischen Verbesserung durch Bewertung von klinischen Studien nach methodischen Grundsätzen der evidenzbasierten Medizin erfolgt, soweit diese Studien allgemein verfügbar gemacht werden und ihre Methodik internationalen Standards entspricht. Vorrangig sind klinische Studien, insbesondere direkte Vergleichsstudien mit anderen Arzneimitteln dieser Wirkstoffgruppe mit patientenrelevanten Endpunkten, insbesondere Mortalität, Morbidität und LEBENSQUALITÄT [Hervorhebung durch Autorin], zu berücksichtigen*" (SGB V 2024). Auch die Verfahrensordnung des G-BA, § 20, Absatz 2, betont, dass der Nutzen einer Methode durch qualitativ angemessene Unterlagen zu belegen ist. Dies sollen, soweit möglich, Unterlagen der Evidenzstufe 1 (Bem.: also RCTs, systematische Reviews oder Metaanalysen aus RCTs) mit patientenbezogenen Endpunkten (z. B. Mortalität, Morbidität, LEBENSQUALITÄT) sein (VerfO G-BA 2023). Damit ist auch der G-BA, zumindest was die QoL betrifft, von seiner bisher streng traditionellen Interpretation der EBM abgerückt.

Patientenbezogene Endpunkte wurden später zu den sogenannten Patient-Reported Outcome Measures (PROMs) weiterentwickelt. Diese umfassen neben den ursprünglichen patientenbezogenen Endpunkten auch Aspekte wie den funktionellen Status (Wiederherstellung oder Verlust von Funktionen), die psychoemotionale Gesundheit, soziale Interaktionen, kognitive Funktionen, Schmerzempfinden, das Ausmaß der Behinderung und andere valide Gesundheitsmaße (Nationales Qualitätsforum 2011). PROMs berücksichtigen auch die Persistenz von Krankheitssymptomen trotz oder nach einer Behandlung.

Eine Studienplanung ohne Einbeziehung von PROMs ist heute kaum mehr vorstellbar. Diese Entwicklung unterstützt den Nachweis der Wirksamkeit von Ernährungsinterventionen in der EBD und Ernährungsmedizin. Allerdings ist zu beachten, dass der Gemeinsame Bundesausschuss (G-BA) bei der Bewertung von Endpunkten mit Ausnahme der QoL noch weitgehend den Vorgaben der traditionellen EBM folgt. Aber auch das kann sich in naher Zukunft ändern.

8.2 Besonderheiten in der evidenzbasierten Diätetik

8.2.1 Endpunktgestaltung zur Erhöhung des Impacts von Ernährungsstudien

In der Ernährungsmedizin wird seit langem gefordert, qualitativ hochwertige Ernährungsinterventionsstudien durchzuführen, um durch solide Evidenz mehr Durchsetzungskraft zu gewinnen – sowohl bei klinisch tätigen Fachkräften als auch bei Betroffenen und im Gesundheitssystem (Deutz et al. 2007; Darmon et al. 2008; Koller et al. 2013). Eine besondere Herausforderung bei Menschen mit bestehenden Erkrankungen besteht darin, dass sie in der Regel bereits medizinische Behandlungen erhalten, deren Wirksamkeit über die von Ernährungsinterventionen hinausgeht. Ernährungsmedizinische Interventionen sind daher häufig nur als supportive Therapieform zu sehen (siehe Abb. 8.4). All dies gilt auch für Ernährungsinterventionen in der EBD (Kroeger et al. 2018).

Abb. 8.5 fasst die prinzipiellen Überlegungen zur Erhöhung des Impacts von Ernährungsstudien zusammen.

Ernährungsstudien überzeugen am ehesten Gesundheitsberufe, die bereits im Bereich Ernährung tätig sind, wie Ernährungsfachkräfte und Ernährungsmediziner*innen – die sogenannte Ernährungscommunity. Diese Gruppe teilt eine gemeinsame Fachsprache, informiert sich aus ähnlichen Quellen und hat ähnliche

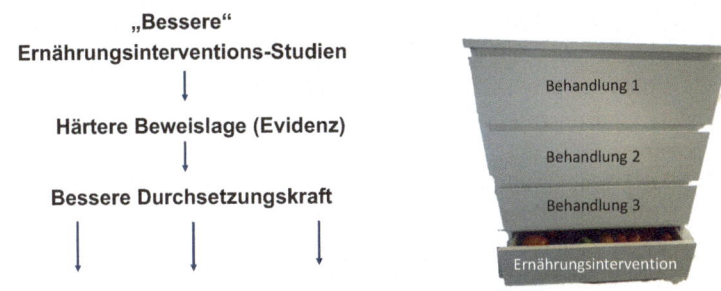

Abb. 8.4 Die Forderung nach besseren Studien zu Ernährungsinterventionen. Die daraus resultierende härtere Evidenz sollte trotz des oft nur unterstützenden Charakters von Ernährungsinterventionen die Durchsetzungskraft bei ärztlichen Fachkräften, Betroffenen und im Gesundheitssystem erhöhen. (Nach Darmon et al. 2008)

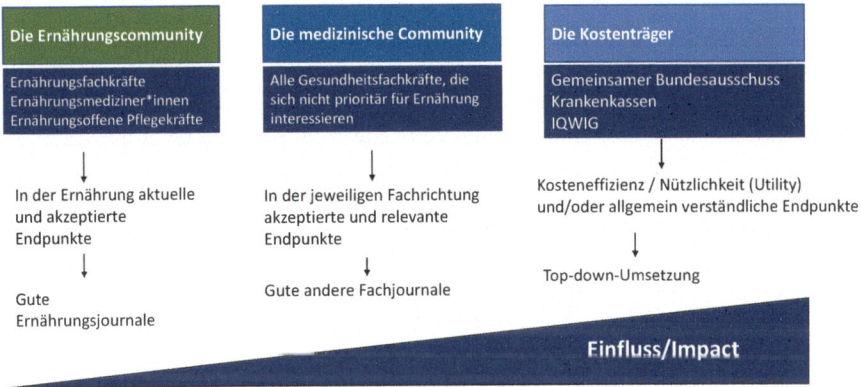

Abb. 8.5 Strategische Endpunktkonzeption zur Steigerung des Impacts von Ernährungsstudien. IQWIG: Institut für Qualität und Wirtschaftlichkeit im Gesundheitswesen

Vorstellungen von relevanten Endpunkten. Veröffentlichungen in anerkannten nationalen und internationalen Ernährungsjournalen, die von Peer-Reviewern aus der Ernährungscommunity begutachtet werden, stärken das Ansehen und den Bekanntheitsgrad innerhalb der Ernährungscommunity. Der Einfluss auf die breitere medizinische Gemeinschaft bleibt jedoch oft begrenzt, da viele einflussreiche Meinungsbildner*innen und Entscheidungsträger*innen außerhalb der Ernährungscommunity stehen und Ernährungsjournale nicht lesen. Sprichwörtlich predigt man also zu den bereits Bekehrten.

Dazu ist es notwendig, die Ergebnisse von Ernährungsstudien in anderen Fachzeitschriften zu publizieren und deren eigene, von der jeweiligen medizinischen Disziplin abhängige Standards für akzeptierte Endpunkte zu berücksichtigen. Um diese Fachgemeinschaften zu überzeugen, muss daher deren „Endpunkt-Sprache" beherrscht und das Endpunkt-Design entsprechend angepasst werden. Beispielsweise könnten die Ergebnisse einer Ernährungsintervention bei Krebspatienten in einer onkologischen Fachzeitschrift veröffentlicht werden. Dies stellt eine Herausforderung dar, kann aber den Einfluss der Studienergebnisse und die Relevanz der EBD und Ernährungsmedizin deutlich erhöhen und möglicherweise auch diejenigen überzeugen, die bisher wenig an die Wirkung von Ernährungsinterventionen geglaubt haben.

Langfristig könnte eine erhöhte Anerkennung der Ernährungstherapie zu einem größeren Bedarf an Ernährungsfachkräften führen. Um dies zu unterstützen, ist es entscheidend, neben dem klinischen Nutzen auch die Kosteneffizienz von Ernährungsinterventionen zu evaluieren. Entscheidungsträger im Gesundheitswesen lassen sich eher durch valide Parameter des Controllings und der Kosteneffizienz überzeugen, während die klinischen Endpunkte klar und verständlich sein sollten.

Diese Überlegungen sollten bereits „im weitesten Sinne" bei der Planung von kleineren studentischen Projekten und Abschlussarbeiten berücksichtigt werden.

8.2.2 Multidimensionale Endpunktmodelle

Bereits 2008 wurde darauf hingewiesen, dass in der Ernährungsmedizin und der EBD multidimensionale Endpunktmodelle (siehe Abb. 8.6), die nicht nur traditionelle klinische Endpunkte, sondern auch Lebensqualität (und andere patientenbezogene Endpunkte, PROMs), Kosteneffizienz und Kosten-Nutzen-Analysen umfassen, unerlässlich sind, um den Nutzen von Ernährungsinterventionen umfassend zu belegen, ihre Anerkennung im Gesundheitssystem zu erhöhen und ihre Integration in die Gesamtbehandlung zu fördern (Darmon et al. 2008).

Heute sind die Stärkung von PROMs und die zunehmende Bedeutung gesundheitsökonomischer Faktoren so weit verbreitet, dass diese Forderung fast selbstverständlich erscheint. Diese multidimensionalen Endpunktmodelle können bereits in „kleinen" studentischen Studienprojekten berücksichtigt werden. Wenn es zur Fragestellung passt, können PROMs oder gesundheitsökonomische Endpunkte als primäre Endpunkte sogar überzeugende Alternativen zu traditionellen klinischen Endpunkten darstellen.

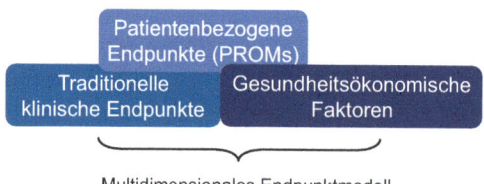

Abb. 8.6 Multidimensionale Endpunktmodelle

8.2.3 Biomarker der Ernährung sind wichtig, alleine genügen sie aber nicht

Im Jahr 2005 führte ein amerikanischer Intensivmediziner, der nicht der Ernährungscommunity angehörte und als bekannter Kritiker der klinischen Ernährung galt, eine Analyse von 99 randomisierten kontrollierten Studien (RCTs) durch. Diese Studien untersuchten den Nutzen der enteralen oder parenteralen Ernährungstherapie im Vergleich zu keiner Ernährungstherapie bei Intensivpatient*innen (Koretz 2005). Um in die Analyse eingeschlossen zu werden, musste jede Studie mindestens einen klinischen Endpunkt und einen Ernährungsmarker enthalten. Die Ergebnisse waren ernüchternd: Eine signifikante Verbesserung der klinischen Endpunkte wurde nur in 1–7 % der Studien beobachtet (siehe Abb. 8.7). Ernährungsmarker wie die Verbesserung der Protein- und Energieaufnahme zeigten deutlich bessere Ergebnisse. Allerdings war die Übereinstimmung zwischen den Verbesserungen der Ernährungsmarker und den klinischen Ergebnissen gering.

Der Autor nutzte diese Ergebnisse, um seine Position der Nutzlosigkeit der enteralen und parenteralen Ernährungstherapie zu untermauern. Er argumentierte, dass diese zwar den Ernährungszustand aufrechterhalten, aber den Krankheitsverlauf nicht verbessern könnte und damit für die Intensivmedizin irrelevant sei. Er betonte: „In order for a difference to be a difference, it must make a difference" – mit anderen Worten, eine Ernährungsintervention ist nur dann relevant, wenn sie tatsächlich einen klinischen Unterschied bewirkt (Koretz 2005). Diese Aussage lässt sich nicht gänzlich von der Hand weisen.

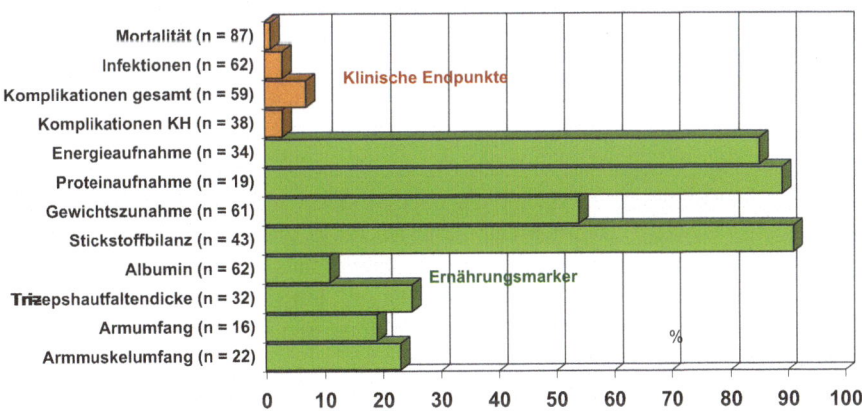

Abb. 8.7 Künstliche Ernährung versus keine künstliche Ernährung auf der Intensivstation. Anteil der Studien mit statistisch signifikanten Verbesserungen von klinischen Endpunkten und Ernährungsmarkern. Eigene Abbildung nach Koretz 2005. n: Anzahl der evaluierten Studien. Nähere Erklärungen siehe Text. KH: Krankenhaus

▶ **Primäre und sekundäre Endpunkte richtig wählen: Was zählt in der Evidenzbewertung?** Diese Argumentation liefert wichtige Erkenntnisse für die Festlegung von Endpunkten in der EBD. Wenn Menschen mit mäßig erhöhten LDL-Cholesterinwerten durch eine Ernährungsintervention die Aufnahme gesättigter Fettsäuren reduzieren, reicht dies nicht aus, um eine Verbesserung des kardiovaskulären Risikos nachzuweisen. Stattdessen muss der Cholesterinspiegel direkt gemessen werden. Da das LDL-Cholesterin ein valider Surrogatparameter für kardiovaskuläre Ereignisse ist, stellt es einen klinisch relevanten primären Endpunkt dar. Die Reduktion der Aufnahme gesättigter Fettsäuren gibt einen Hinweis, dass es die Intervention der Ernährungsfachkraft war, die die LDL-Cholesterinwerte erfolgreich verbessern konnte. Sie ist daher ebenfalls wichtig, aber nur als sekundärer Endpunkt, um den Mechanismus der Veränderung zu erklären.

Dieses Verständnis ist entscheidend für die Anerkennung von Ernährungsinterventionen in der medizinischen Fachwelt, beim G-BA und allgemein im Gesundheitssystem, und muss in der Endpunktkonzeption berücksichtigt werden.

8.2.4 Outcome-Management bei Ernährungsinterventionen

Eine sinnvolle Strategie zur Verbesserung der Datenlage in der Diätetik wäre die Auswertung bereits vorhandener Patientendaten zu indikationsspezifischen Ernährungsinterventionen aus der täglichen diätetischen Praxis. Diese würden sich auch gut für Abschlussarbeiten in den Studiengängen Diätetik, Oecotrophologie oder Ernährungswissenschaften eignen. In der Praxis scheitert dies jedoch häufig an der lückenhaften und uneinheitlichen Dokumentation.

Eine Zukunftsvision ist daher die Etablierung eines „Outcome Managements", das die systematische Erfassung, Analyse und Nutzung der Ergebnisse von Ernährungsinterventionen umfasst (Jent und Tedde 2023; Kurmann et al. 2020). Erste Schritte sind bereits getan. Eine große Chance liegt in der standardisierten Durchführung von Ernährungsinterventionen über Modelle wie den German Nutrition Care Prozess (G-NCP) (Ohlrich-Hahn und Buchholz 2022) oder andere prozessgeleitete Ansätze (Buchholz et al. 2018). Darüber hinaus gewinnt die Entwicklung von Core Outcome Sets (COS) an Bedeutung, die indikationsspezifisch ein Mindestmaß an Endpunkten definieren, die immer gemessen und dokumentiert werden sollten (Jent und Tedde 2023).

Im G-NCP werden die Endpunkte als „Nutrition Care Outcomes" bezeichnet und stehen in direktem Zusammenhang mit der Ernährungsdiagnostik und den Therapiezielen (VDD 2015; AND 2024). Darüber hinaus sollten in der prozessgeleiteten Ernährungstherapie zur Outcome-Evaluation möglichst validierte Techniken wie in der EBM und EBD eingesetzt werden (Allied Health Professions Outcome Measures UK Working Group 2024; Jent und Zahnd 2023). Damit nähern sich die Anforderungen an die diätetische Praxis dem Endpunktkonzept der EBM und EBD an.

Auch die Gesetzgebung kann die Einführung von Outcome-Management beschleunigen. In der Schweiz trat 2021 eine Änderung des Krankenversicherungs-

8.2 Besonderheiten in der evidenzbasierten Diätetik

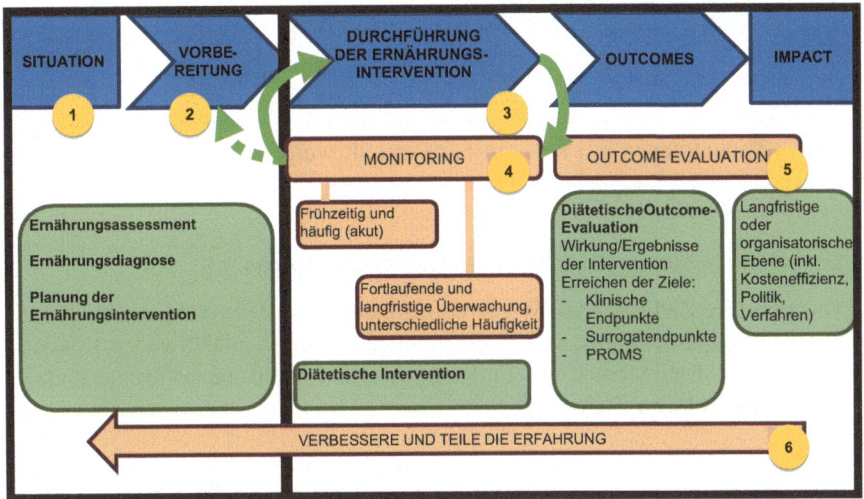

Abb. 8.8 Logisches Modell zur strukturierten Dokumentation von Patientendaten bei Ernährungsinterventionen in der diätetischen Praxis. (Vanherle et al. 2018)

gesetzes (KVG) in Kraft, die neben dem Nachweis der Wirksamkeit von Therapien (und damit auch von Ernährungstherapien) auch gezielte Qualitätsmessungen fordert (KVG Art. 32 und 58a) (Jent und Tedde 2023).

Abb. 8.8 zeigt, wie prozessgeleitete Ernährungsinterventionsmodelle, wie der G-NCP oder andere, einen praktikablen Rahmen für standardisierte Dokumentation, Monitoring und Outcome-Evaluation in der diätetischen Praxis schaffen können (VanHerle et al. 2018). Das Modell besteht aus sechs verschiedenen Phasen der Dokumentation von Patientendaten durch Ernährungsfachkräfte in der Praxis. Phase 1 ist das Assessment, in welchem die Ausgangsdaten der Patient*innen ähnlich einer medizinischen Anamnese erfasst werden. Phase 2 beschreibt die Planung der Intervention und das Festlegen der Ziele. Ähnlich einer Humanstudie werden die Outcome-Indikatoren, also Endpunkte, a priori festgelegt und die Basisdaten dafür erfasst. Zusätzlich sollten Monitoring- und Impact-Indikatoren über die entsprechenden Zielgrößen definiert werden. Phase 3 beschreibt die Durchführung der Intervention, Phase 4 das Monitoring mit der Dokumentation der prädefinierten Zielgrößen, Phase 5 die erneute Erhebung der Outcome-Indikatoren, meist am Ende der Intervention (Vanherle et al. 2018), Phase 6 das Teilen der Ergebnisse und das Lernen daraus, um die eigene Ernährungsintervention zu verbessern.

Gelingt die Umsetzung dieser prozessgeleiteten Ernährungsinterventionsmodelle, wie sie in Abb. 8.8 dargestellt sind, könnten in Zukunft retrospektive Analysen von Praxisdaten zeit- und kosteneffizient – z. B. in Rahmen von akademischen Abschlussarbeiten – durchgeführt werden. Dies würde es ermöglichen, die Wirksamkeit von Ernährungsinterventionen durch Ernährungsfachkräfte kontinuierlich zu evaluieren, durch Feedback zu verbessern und die Ergebnisse zu veröffentlichen

8.3 Beispiel einer Endpunktformulierung

Wir wollen nochmals das Beispiel aus Kap. 3 aufgreifen, in welchem die Zielformulierungen für die kontrollierte Studie zur Ernährungsintervention bei mangelernährten Patient*innen mit Leberzirrhose erstellt wurden. Diese werden nun um die entsprechenden Endpunkte ergänzt.

> **Endpunktformulierungen anhand des Beispiels aus Abschn. 3.6**
>
> Das **primäre Ziel** ist es, die Wiederaufnahmehäufigkeiten von mangelernährten Patient*innen mit Leberzirrhose bei ambulanter Gabe von ONS versus Routinebehandlung über 6 Monate nach Entlassung aus dem Krankenhaus zu untersuchen. Die **sekundären Ziele** sind:
>
> - Vergleich der Krankheitsaktivität am Tag der Entlassung versus 6 Monate nach Entlassung
> - Die vergleichende Evaluierung der Veränderungen der Muskelmasse 6 Monate nach Entlassung
>
> Primärer Endpunkt
>
> - 2-Gruppen-Vergleich Interventionsgruppe (INT) vs. Kontrollgruppe (CON): Durchschnitt Wiederaufnahmehäufigkeit (Tag 0 bis Tag 180)
>
> Sekundäre Endpunkte
>
> - Prä-Post-Vergleich Tag 0, Tag 180 in jeder Gruppe: Child-Pugh-Klassifikation
> - 2-Gruppen-Vergleich INT vs. CON: Delta Skelettmuskelmasse (BIA) (Tag 180 minus Tag 0) ◄

Wie das Beispiel zeigt, müssen Endpunkte stichpunktartig, präzise und eindeutig formuliert werden. Aus der Formulierung sollte hervorgehen, ob es sich um einen Vergleich zwischen Interventions- und Kontrollgruppe (INT vs. CON) oder um einen Vergleich des Ausgangswertes mit dem Endwert innerhalb einer Gruppe (Prä-Post-Vergleich) handelt. In der Wissenschaft wird das „Delta" (Δ) verwendet, um die Differenz zwischen zwei Messungen oder Zeitpunkten darzustellen. Diese Differenz ergibt sich immer aus dem Endwert minus dem Ausgangswert.

Der Zeitpunkt der Messung der Endpunkte muss ebenfalls eindeutig definiert sein, einschließlich der Häufigkeit der Messungen und des genauen Zeitpunkts in Tagen, Wochen oder Monaten nach Beginn der Behandlung. In unserem Beispiel wurden zwei Messzeitpunkte festgelegt: Tag 0, der Tag der Entlassung, der dem ersten Untersuchungstag entspricht, und Tag 180, der letzte Tag des sechsmonatigen Untersuchungszeitraums. In vielen Studien gibt es Zwischenauswertungen oder ein Follow-up, die bei der Festlegung der Ziel- und Endpunkte berücksichtigt werden müssen.

Unklare oder vage formulierte Endpunkte können zu Interpretationsproblemen und Inkonsistenzen führen. In qualitativ hochwertigen Studien, wie RCTs, müssen alle Ziele und Endpunkte im Voraus (a priori) im Studienprotokoll festgelegt werden. Dadurch stehen alle geplanten statistischen Analysen bereits vor dem Einschluss des ersten Studienteilnehmenden fest. Nachträglich eingeführte Ziele und Endpunkte sind nur im Rahmen von „Post-hoc-Analysen" möglich. Da bei Post-hoc-Analysen aufgrund der Vielzahl der Tests das Risiko für zufällige oder irreführende Ergebnisse steigt, gelten sie als explorativ und hypothesengenerierend.

Verständnisfragen
1) Welche Rolle spielt der primäre Endpunkt in randomisierten kontrollierten Studien (RCTs), und wie wird seine Bedeutung innerhalb der klassischen evidenzbasierten Medizin (EBM) im Vergleich zu sekundären Endpunkten diskutiert?
2) Wie unterscheidet sich die traditionelle evidenzbasierte Medizin (EBM) von der Alternativbewegung hinsichtlich der Bewertung von Behandlungserfolgen, und welche Rolle spielt die Lebensqualität (QoL) in diesem Kontext?
3) Was versteht man unter PROMs, und welche Bedeutung haben sie in der Endpunktkonzeption?
4) Welche Argumentation nutzte der amerikanische Intensivmediziner in seiner Analyse von 99 randomisierten kontrollierten Studien, um die Wirksamkeit der enteralen und parenteralen Ernährungstherapie bei Intensivpatient*innen in Frage zu stellen, und warum ist dies für die Festlegung von Endpunkten in der EBD wichtig?
5) Welche Maßnahmen können helfen, die in der diätetischen Praxis erhobenen Daten besser auswertbar zu machen?

Literatur

Academy of Nutrition and Dietetics (AND). Nutrition terminology reference manual (eNCPT): dietetics language for nutrition care. www.ncpro.org. Zugegriffen am 12.07.2024.

Allied Health Professions Outcome Measures UK Working Group. Key questions to ask when selecting outcome measures: a checklist for allied health professionals. www.rcslt.org/outcome-measures-checklist/. Zugegriffen am 31.12.2024.

Buchholz D, Kolm A, Vanherle K, Kohlenberg-Müller K, Roemeling-Walter ME. Prozessmodelle in der Diätetik: Ein europäischer Vergleich. Ernährungs Umschau. 2018;65(9):154–63.

Darmon P, Lochs H, Pichard C. Economic impact and quality of life as endpoints of nutritional therapy. Curr Opin Clin Nutr Metab Care. 2008;11(4):452–8.

SGB V. Das Fünfte Buch Sozialgesetzbuch – Gesetzliche Krankenversicherung – (Artikel 1 des Gesetzes vom 20. Dezember 1988, BGBl. I S. 2477, 2482), das zuletzt durch Artikel 3 des Gesetzes vom 30. Mai 2024 (BGBl. 2024 I Nr. 173) geändert worden ist. https://www.gesetze-im-internet.de/sgb_5. Zugegriffen am 08.07.2024.

Davis CE. Secondary endpoints can be validly analyzed, even if the primary endpoint does not provide clear statistical significance. Control Clin Trials. 1997;18(6):557–60.

Deutz NE, Koletzko B, Pichard C. New legal regulations for clinical trials: an opportunity for the future of Clinical Nutrition research. Clin Nutr. 2007;26(5):510–3.

Epstein AM. The outcomes movement – will it get us where we want to go? N Engl J Med. 1990;323(4):266–70.

Jent S, Tedde G. Outcomes Management: Wirksamkeitsnachweis in der Ernährungsberatung und -therapie. Hintergrund, Begrifflichkeiten und Konzepte. Ernährungs. Umschau. 2023; 70(2):M94–104.

Jent S, Zahnd MN. Outcomes Management in der täglichen Praxis der Ernährungsberatung und -therapie. Ernährungs Umschau. 2023;70(2):M124–31.

Koller M, Lorenz W. Quality of life: a deconstruction for clinicians. J R Soc Med. 2002;95:481–8.

Koller M, Klinkhammer-Schalke M, Lorenz W. Outcome and quality of life in medicine: a conceptual framework to put quality of life research into practice. Urol Oncol. 2005;23(3):186–92.

Koller M, Ohmann C, Lorenz W. Utilities: a solution of a decision problem? Z Evid Fortbild Qual Gesundhwes. 2008;102(6):379–84.

Koller M, Neugebauer EAM, Augustin M, Büssing A, Farin E, Klinkhammer-Schalke M, Lorenz W, Münch K, Petersen-Ewert C, von Steinbüchel N, Wieseler B. Die Erfassung von Lebensqualität in der Versorgungsforschung – konzeptuelle, methodische und strukturelle Voraussetzungen. Gesundheitswesen. 2009;71:864–72.

Koller M, Schütz T, Valentini L, Kopp I, Pichard C, Lochs H. Outcome models in clinical studies: implications for designing and evaluating trials in clinical nutrition. Clin Nutr. 2013;32:650–7.

Koretz RL. Death, morbidity and economics are the only end points for trials. Proc Nutr Soc. 2005;64(3):277–84.

Kroeger CM, Garza C, Lynch CJ, Myers E, Rowe S, Schneeman BO, Sharma AM, Allison DB. Scientific rigor and credibility in the nutrition research landscape. Am J Clin Nutr. 2018;107:484–94.

Kurmann S, Trostler N, Tiebe J, Moreira AC, Papoutsakis C. The importance of outcomes management in dietetics: EFAD Policy paper. 2020 Oktober. https://www.efad.org/documents/the-importance-of-outcomes-management-in-dietetics-policy-paper/. Zugegriffen am 31.12.2024.

Lorenz W, Troidl H, Solomkin JS, et al. Second step: testing – Outcome measurements. World J Surg. 1999;23:768–80.

National Quality Forum (NQF). National voluntary consensus standards for patient outcomes: a consensus report. Washington, DC: NQF; 2011.

Neugebauer EAM, Mutschler W, Claes L. Von der Idee zur Publikation. Erfolgreiches Wissenschaftliches Arbeiten n der medizinischen Forschung. 2. Aufl. Berlin/Heidelberg: Springer; 2011.

Ohlrich-Hahn S, Buchholz D. Der German-Nutrition Care Prozess (G-NCP) mit besonderem Fokus auf die Ernährungsberatung: Update 2022. Ernährungs Umschau. 2022;69(12):M668–77.

O'Neill RT. Secondary endpoints cannot be validly analyzed if the primary endpoint does not demonstrate clear statistical significance. Control Clin Trials. 1997;18(6):550–6.

Vanherle K, Werkman AM, Baete E, Barkmeijer A, Kolm A, Gast C, Ramminger S, Höld E, Kohlenberg-Müller K, Ohlrich-Hahn S, Walters ME, Wewerka-Kreimel D, Adam M, Valentini L. Proposed standard model and consistent terminology for monitoring and outcome evaluation in different dietetic care settings: results from the EU-sponsored IMPECD project. Clin Nutr. 2018;37(6 Pt A):2206–16.

Verband der Diätassistenten – Deutscher Bundesverband e. V. (VDD), Herausgeber. Manual für den German-Nutrition Care Prozess (G-NCP): Ein Standardwerk für die Durchführung, Weiterentwicklung, Überprüfung und Qualitätssicherung der Diätetik in Deutschland. Lengerich: Pabst Science Publishers; 2015.

Verfahrensordnung des Gemeinsamen Bundesausschusses (VerfO) vom 13.12.2008, zuletzt geändert am 19.10.2023, veröffentlicht im Bundesanzeiger (BAnz AT 19.02.2024). https://www.g-ba.de/richtlinien/42/. Zugegriffen am 08.07.2024.

WHO. WHOQOL measuring quality of life. World Health Organization – Division of Mental Health and Prevention of Substance Abuse; 1997. https://www.who.int/healthinfo/survey/whoqol-qualityoflife/en/. Zugegriffen am 02.07.2024.

Strukturelle Voraussetzungen für Humanstudien in der Hochschullehre

9

> **Zusammenfassung**
>
> *Die Integration von Humanstudien in die curriculare Lehre erfordert umfassende strukturelle Vorbereitungen. Dieses Kapitel richtet sich daher in erster Linie an Studiengangsleitungen und Dozierende der Diätetik, Oecotrophologie und Ernährungswissenschaften. Anhand der Umsetzungen, Überlegungen und Erfahrungen des Studiengangs Diätetik an der Hochschule Neubrandenburg wird demonstriert, wie diese Integration erfolgreich gelingen kann. Dabei spielt die Verzahnung der Inhalte verschiedener Module eine zentrale Rolle. Ein bedeutendes strukturelles Element ist die Einrichtung einer Forschungsethikkommission an der eigenen Hochschule.*

Die Weiterentwicklung der evidenzbasierten Diätetik (EBD) profitiert auch von der Integration kleinerer Aspekte aus Humanstudien, selbst wenn diese im Rahmen der Lehre nicht vollständig umgesetzt werden können. Basierend auf den Erfahrungen im Bachelorstudiengang Diätetik an der Hochschule Neubrandenburg, wo Humanstudien seit über 10 Jahren Teil der Module zum wissenschaftlichen Arbeiten und Grundlage nahezu aller Bachelorarbeiten sind, wird dargelegt, wie strukturelle Voraussetzungen geschaffen werden können, um die notwendigen zeitlichen und personellen Ressourcen bereitzustellen. Da für fast alle Humanstudien ein Ethikvotum erforderlich ist, ist die Einrichtung einer Forschungs-Ethikkommission (Forschungs-EK) an der eigenen Hochschule von großem Vorteil.

9.1 Prinzipielle Überlegungen zur Einbindung von Humanstudien in die Lehre

Der Bachelorstudiengang Diätetik an der Hochschule Neubrandenburg ist auf maximal 25 Studierende ausgelegt. Mit einer Professur und einer wissenschaftlichen Mitarbeiterin können in den Modulen zum wissenschaftlichen Arbeiten pro Kohorte maximal fünf Humanstudien in Gruppen von drei bis sechs Studierenden durchgeführt werden. Eine Besonderheit des Studiengangs ist, dass alle Studierenden bereits staatlich anerkannte Diätassistent*innen sind, die sich akademisch weiterqualifizieren und voraussichtlich im Bereich der Ernährungsberatung und -therapie tätig werden. Dadurch richtet sich der Studiengang gezielt an Fachkräfte, die die Kompetenzen der EBD in die Berufspraxis einbringen und idealerweise auf internationalem Niveau weiterentwickeln können. Der Aufwand lohnt sich also.

Die Bachelorstudiengänge in Oecotrophologie und Ernährungswissenschaften haben in der Regel höhere Studierendenzahlen, was die Einbindung von Humanstudien in die Lehre erschwert. Zudem sind die beruflichen Interessen der Studierenden breit gefächert, sodass nur ein Teil später in der Ernährungsberatung und -therapie, also in der Diätetik, tätig sein wird. Daher ist der Aufwand für die Durchführung von Humanstudien in der Lehre unverhältnismäßig hoch. Außerdem spielt die Ernährungswissenschaft eine zentrale Rolle in der evidenzbasierten Ernährung (EBN), wobei Bevölkerungsaspekte, epidemiologische Forschung und Grundlagenforschung von besonderer Bedeutung sind. Eine mögliche Lösung könnten Wahlfächer mit begrenzter Teilnehmendenzahl sein, in denen interessierte Studierende die Theorie und Praxis von Humanstudien erlernen. Dies wäre jedoch ebenfalls sehr aufwendig.

Um die EBD weiterzuentwickeln, wäre es sinnvoll, in den Bachelorstudiengängen der Oecotrophologie und Ernährungswissenschaften neben Grundkenntnissen der epidemiologischen Forschung auch theoretische Grundlagen der EBD zu vermitteln. Biostatistik, die für EBD unerlässlich ist, ist in der Regel bereits im Curriculum enthalten. Eine praktikable Lösung wäre die Einführung von Masterstudiengängen mit Schwerpunkt EBD.

Der verkürzte Bachelorstudiengang Diätetik an der Hochschule Neubrandenburg umfasst durch die Anerkennung der Berufsausbildung zur Diätassistentin nur vier Semester. Das Konzept zur Durchführung von Humanstudien im Bereich der EBD kann somit auch auf Masterstudiengänge übertragen werden. Diese Masterprogramme würden das Wissenschaftsgebiet der EBD stärken und wären sowohl für Diätassistent*innen mit Bachelorabschluss als auch für Oecotropholog*innen und Ernährungswissenschaftler*innen mit Interesse an Ernährungsberatung und -therapie geeignet.

Zusätzlich könnten diese spezialisierten Masterstudiengänge unverzichtbare medizinische Kenntnisse wie klinische Chemie, Pharmakologie und Pathophysiologie sowie vertiefende Inhalte zur prozessgeleiteten Ernährungsintervention (z. B. G-NCP) vermitteln. Dies würde nicht nur die Verbindung von Wissenschaft und Praxis fördern, sondern auch die standardisierte Dokumentation in der Praxis stärken, was für die retrospektive Analyse von Praxisdaten zum Nachweis des Nutzens von Ernährungsberatung und -therapie entscheidend ist.

9.2 Qualifikation der Lehrenden

Die Integration von Humanstudien in Bachelor- und Masterstudiengänge stellt Lehrende vor komplexe Herausforderungen, die jedoch durch Engagement und strategischen Willen erfolgreich bewältigt werden können.

Anforderungen an die Qualifikationen von Lehrenden
- **Regulatorische Kenntnisse:** Lehrende sollten über fundierte Kenntnisse der relevanten Regularien verfügen, darunter die Deklaration von Helsinki (World Medical Association 2024), die Richtlinien der guten klinischen Praxis (ICH-GCP E6) (International Council for Harmonisation 2025) sowie die Datenschutz-Grundverordnung (DSGVO) (siehe Tab. 1.1).
- **Methodische Expertise:** Eine fundierte methodische Ausbildung, etwa durch die Teilnahme an Good-Clinical-Practice-Kursen (GCP), einschließlich spezifischer „Prüfarztkurse", sowie Grundkenntnisse der Biometrie, sind unerlässlich.
- **Didaktische Kompetenz:** Lehrende sollten in der Lage sein, Studierende für Humanstudien und deren wissenschaftliche Relevanz zu begeistern.

Diese Qualifikationen ermöglichen es Lehrenden, die kontinuierlich wachsenden Anforderungen der klinischen Ernährungsforschung zu erfüllen und die evidenzbasierte Diätetik (EBD) weiterzuentwickeln. Zu den aktuellen Entwicklungen in diesem Bereich zählen die zunehmende Bedeutung von Patient-Reported Outcome Measures (PROMs), die Verschärfung der Berichtsstandards für Humanstudien sowie die verstärkte Einbeziehung von Patient*innen und anderen Betroffenen in die Studienplanung.

Die methodischen Anforderungen an quantitative Studien in der EBD unterscheiden sich erheblich von jenen der qualitativ orientierten Ernährungsforschung, die stark sozialwissenschaftlich geprägt ist. Bestehende Kompetenzen aus der qualitativen Forschung können jedoch gewinnbringend in Mixed-Methods-Studien integriert werden. Diese kombinierte Methodik bietet den Vorteil, neben quantitativen Daten auch wertvolle Einblicke in Einstellungen und Verhaltensweisen der Teilnehmenden zu generieren.

Darüber hinaus ist der kontinuierliche Aufbau eines Mittelbaus mit spezialisierter Expertise in Teilbereichen der EBD von zentraler Bedeutung. Bei der Besetzung neuer Stellen sollten entsprechende Kompetenzen systematisch berücksichtigt werden. Parallel dazu ist die Förderung und Erweiterung von Kooperationen mit forschungsstarken Kolleg*innen sowie der Ausbau wissenschaftlicher Netzwerke ein strategischer Ansatz, um die Forschung in der EBD nachhaltig zu stärken.

9.3 Infrastrukturen und Ausstattung

Folgende Infrastrukturen sind für die Durchführung von Humanstudien in der Lehre und bei Bachelor- und Masterarbeiten hilfreich.

9.3.1 Ethikkommission (EK)

In der EBD und Ernährungsmedizin ist ein Ethikvotum für (fast) alle pseudonymisierten Humanstudien und für klinisch orientierte anonymisierte Humanstudien erforderlich (World Medical Association 2024; Deutsche Forschungsgemeinschaft 2024) (siehe Abschn. 13.1), das vor dem Einschluss des ersten Studienteilnehmenden vorliegen muss. Dies gilt auch für kleine studentische Projekte. Wenn die Einholung eines Ethikvotums nicht effizient möglich ist, kann dies die Durchführung von Humanstudien verhindern.

Die Frage, an welche Ethikkommission (EK) man sich wenden kann, ist dabei zentral. Die verpflichtende Einholung eines Ethikvotums für pseudonymisierte Studien in der Nicht-Arzneimittelforschung ist erst in den letzten zwei Jahrzehnten in den Fokus gerückt. Bis vor kurzem dominierten medizinische EKs, während andere kaum existierten.

Theoretisch kann ein Ethikantrag bei der medizinischen EK der nächstgelegenen Universitätsklinik gestellt werden. Diese Kommissionen sind jedoch primär für ihre eigene Institution zuständig und nicht verpflichtet, externe Anfragen zu bearbeiten. Einige nehmen externe Anträge in Ausnahmefällen an, aber aufgrund des damit verbundenen Aufwands ist dies langfristig keine praktikable Lösung. Zudem werden sich die medizinischen EKs wahrscheinlich gegen eine Zunahme externer Anfragen wehren.

Die medizinischen EKs bei den Landesärztekammern sind – wie der Name schon sagt – primär für ärztliche Fachkräfte zuständig und begutachten in der Regel keine studentischen Projekte aus nichtmedizinischen Bereichen oder Bachelor- und Masterarbeiten.

Eine sinnvolle Alternative ist die eigene **Einrichtung einer Forschungs-Ethikkommission (Forschungs-EK).**

Diese kann innerhalb weniger Monate etabliert werden und benötigt keine externe Registrierung oder Zertifizierung. Voraussetzung ist jedoch die Genehmigung durch die Hochschulleitung und die Integration in die Hochschulstruktur. Solche Forschungs-EKs können Humanstudien beraten, sofern es sich nicht um klinische Prüfungen von Arzneimitteln oder Medizinprodukten handelt. Tierversuche sind von der Beratung durch Forschungs-EKs ausgeschlossen. In Mecklenburg-Vorpommern ist hierfür z. B. das Landesamt für Landwirtschaft, Lebensmittelsicherheit und Fischerei in Rostock zuständig.

Forschungs-EKs eignen sich besonders für Humanstudien im EBD-Bereich, aber auch für Humanstudien aus anderen Disziplinen, wie Pflege-, Gesundheits- und Sozialwissenschaften. Sie bieten den Vorteil, dass Ethikanträge aus Drittmittelprojekten forschender Professor*innen an der eigenen Hochschule effizient begutachtet werden können.

9.3 Infrastrukturen und Ausstattung

Ein Beispiel für den Erfolg einer solchen Kommission ist die 2015 gegründete Forschungs-EK an der Hochschule Neubrandenburg. Sie hat sich als äußerst vorteilhaft für den Bachelorstudiengang Diätetik und forschungsaktive Professor*innen erwiesen, indem sie bis heute über 200 Ethikanträge von studentischen Projekten bis zu großen internationalen Drittmittelprojekten begutachtet hat.

Die Forschungs-EK ist ein Organ des Akademischen Senats und besteht aus sieben Mitgliedern, die sich monatlich online zur Antragsbesprechung und vierteljährlich persönlich zur Weiterentwicklung der EK treffen. Die Kommission wird von einer wissenschaftlichen Hilfskraft im Umfang von 20 h pro Monat unterstützt, die von der Hochschulleitung finanziert wird, und verfügt über eine Lehrdeputatsermäßigung von zwei Semesterwochenstunden, die zwischen der Vorsitzenden und ihrer Stellvertretung aufgeteilt wird. Studentische Projekte aus der Lehre und Bachelorarbeiten werden in einem verkürzten Verfahren beraten. Sie unterliegen den gleichen ethischen Kriterien, jedoch werden zur Entlastung der EK weniger Kommissionsmitglieder involviert.

▶ Informationen zur Forschungs-EK der Hochschule Neubrandenburg, wie Geschäftsordnung, Antragsunterlagen und rechtliche Grundlagen, sind auf der Website der Hochschule öffentlich zugänglich (www.hs-nb.de, Pfad: Forschung – Forschung und Transfer – Ethikkommission) und können als Orientierung für die Einrichtung der eigenen Forschungs-EK verwendet werden.

▶ **Was benötigt man zur Gründung einer Forschungs-EK an der eigenen Hochschule?**
- Identifizierung potenzieller Verbündeter aus verschiedenen Fachbereichen oder Abteilungen: Welche Professor*innen sind forschungsaktiv und könnten Interesse haben?
- Präsentation der Idee bei der Hochschulleitung und Einholung einer grundsätzlichen Zustimmung
- Klärung der Einbindungsmöglichkeiten der Ethikkommission in die Hochschulstruktur
- Entwicklung einer Geschäftsordnung für die Ethikkommission
- Rekrutierung von Kolleginnen, die zur aktiven Mitarbeit bereit sind (Professor*innen, Mitarbeiter*innen, Studierende)
- Offizielle Bestätigung der Hochschulleitung einholen
- Wahl der Mitglieder der Ethikkommission durch das entsprechende Hochschulorgan
- Schulung der Kommissionsmitglieder:
  – Durchführung eines eigenen GCP-Workshops mit externen Trainer*innen oder
  – Teilnahme an GCP-Kursen für alle Kommissionsmitglieder
- Einrichtung einer Funktions-E-Mailadresse für die Ethikkommission
- Erstellung der Antragsunterlagen

- Einrichtung eines zugangsgesicherten Bereichs zur Ablage von Anträgen
- Erstellung einer Website für die Ethikkommission
- Festlegung der Antragsabläufe
- Festlegung der Sitzungsfrequenzen (z. B. monatliche Online-Antragssitzungen und vierteljährliche Präsenzsitzungen)
- Einstellung einer wissenschaftlichen Hilfskraft zur Unterstützung der organisatorischen Aufgaben
- Optional: Verhandlung von Lehrdeputatsermäßigungen für die Vorsitzenden und möglicherweise andere Kommissionsmitglieder

9.3.2 Weitere infrastrukturelle Maßnahmen

Um die Durchführung von Humanstudien in wissenschaftlichen Arbeiten sowie Bachelor- und Masterarbeiten zu optimieren, sollten kostenfreie infrastrukturelle Maßnahmen für Studierende und Dozierende bereitgestellt werden. Dazu gehören:

1. **Zugang zu Statistiksoftware**: Bereitstellung von kostengünstigen oder kostenlosen Lizenzen für Statistiksoftware, entweder auf privaten PCs der Studierenden, über Studierendenlizenzen oder via VPN-Zugänge. Dies ermöglicht flexibles Arbeiten und Datenanalysen von extern.
2. **Literaturverwaltungsprogramme**: Kostenlose Bereitstellung von Programmen wie EndNote® zur effizienten Verwaltung von Literaturquellen.
3. **Online-Umfrageprogramme**: Kostenfreie Nutzung von Umfrageplattformen wie LimeSurvey® oder SurveyMonkey® zur Durchführung von Online-Umfragen.
4. **Cloud- und Serverlösungen**: Bereitstellung von sicheren Cloud- oder Serverlösungen zur gemeinsamen Ablage von Studiendokumenten, um die Zusammenarbeit zu erleichtern.
5. **Webkonferenzräume**: Zugang zu Webkonferenzräumen für Studierende, um die Planung und Organisation von Projekten zu unterstützen.
6. **Untersuchungsräume**: Einrichtung eines Raums für Forschungsaktivitäten, der auch für Ernährungsberatungen genutzt werden kann.

Hilfreich ist es auch, wenn Dozierende lokal und überregional am Aufbau von Netzwerken arbeiten, über die Studierende im Rahmen von wissenschaftlichen Arbeiten oder Abschlussarbeiten Forschungsideen entwickeln und umsetzen können. Diese Maßnahmen zielen darauf ab, Studierenden eine umfassende Unterstützung und ideale Rahmenbedingungen für ihre Forschungsprojekte zu bieten, sowohl in Bezug auf Ressourcenzugang als auch auf praktische Unterstützung während der Projektlaufzeit.

9.3.3 Ausstattung

Für die Durchführung von Humanstudien ist auch der Auf- und Ausbau eines Gerätepools mit medizinischen Körperwaagen, bioelektrischer Impedanzanalyse (BIA), indirekter Kalorimetrie, Handkraftmessung und anderen Arten von Muskelfunktionstests, Blutdruckmessgeräten, Maßbändern, Point-of-Care-Messungen (z. B. Blutzucker), Wearables (Smartwatches), etc. sinnvoll. Dies erweitert die inhaltlichen Möglichkeiten für die Durchführung von Humanstudien.

9.4 Zeitliche und personelle Planung

9.4.1 Allgemeine Überlegungen

Die Untersuchungszeiträume für Humanstudien im Rahmen der akademischen Lehre sind durch das Curriculum und die Prüfungsordnungen vorgegeben. Bachelorarbeiten haben in der Regel eine Bearbeitungszeit von 12 Wochen, Masterarbeiten von 6 Monaten. Diese zeitlichen Vorgaben machen es erforderlich, Humanstudien exakt an diese Zeitrahmen anzupassen, was eine besondere Herausforderung darstellt.

Die Integration von Humanstudien in die akademische Lehre ist anspruchsvoll, da diese Studien normalerweise von hoch qualifiziertem Personal durchgeführt werden, das jährlich zwischen 60.000 und 100.000 € kostet. Studierende und Lehrende übernehmen diese Aufgaben ohne zusätzliche Kosten, was eine Umsetzung der Studien überhaupt erst ermöglicht.

Dieser Aufwand ist wertvoll, da er zukünftige Ernährungsfachkräfte auf ihre berufliche Praxis vorbereitet und die Etablierung der EBD fördert.

In der Phase von der ersten Studienidee bis zur Erstellung des Exposés durchläuft das Projekt viele Anpassungen (siehe Kap. 2). Die Idee entwickelt sich durch Diskussionen im Studienteam und muss oft reifen, bevor sie konkretisiert werden kann. Bei der Literaturrecherche der Studierenden entstehen oft neue Ansätze, die die ursprüngliche Idee verändern. Diese Phase erstreckt sich über mehrere Monate, in denen die zeitliche Belastung für die Lehrenden gering ist.

Die Betreuung der Studierenden bei der Erstellung des Studienprotokolls (siehe Kap. 12), der Entwicklung von studieneigenen Fragebögen (siehe Abschn. 12.2) und der Fertigstellung des Ethikantrags (siehe Kap. 13) erfordert einen gewissen Zeitaufwand von Seiten der Lehrenden. Dieser kann jedoch durch die Bereitstellung von Musterbeispielen reduziert werden. Die Studierenden selbst haben in dieser Phase eine hohe Arbeitsbelastung, die im Modulhandbuch entsprechend berücksichtigt werden muss. Während die EK den Antrag prüft, können die Studierenden die Wartezeit sinnvoll für weitere Vorbereitungen nutzen (siehe Abschn. 14.1).

Tab. 9.1 vergleicht die Zeiträume für die Planung, Vorbereitung, Datenerhebung und -auswertung in der Lehre mit denen in Drittmittelprojekten. Hier zeigt sich, dass kleinere Studienprojekte in der Lehre zum wissenschaftlichen Arbeiten in der Planungs- und Auswertungsphase ähnlich viel Zeit beanspruchen wie die viel um-

Tab. 9.1 Geschätzte Zeiträume für einzelne Phasen der Humanstudiendurchführung in der Lehre und Praxis im Vergleich zu Drittmittelprojekten

	Lehre wiss. Arbeiten (Monate)	Bachelor-Thesis (Monate)	Master-Thesis (Monate)	Ernährungspraxis (Monate)	Drittmittelprojekte (Monate)
Studienidee/Finales Exposé	3	2–4	2–3	2–∞	3
Studienprotokoll bis Fertigstellung Ethikantrag	2	1–3	1–3	1–6	2–3
Bearbeitungszeit Ethikkommission/ Studienvorbereitung	2*	1–1,5	1–2	1–2	1–3
Datenerhebung	1,5	4	3–6	0–∞	24
Datenanalyse/ Analysebericht	2	3	1–2	1–∞	6–8
Fertigstellung Abschlussarbeit	1**	2	3	- -	12
Monate gesamt	**10,5**	**13–17,5**	**11–16**	**5–∞**	**47–52**
Datenerhebung	**14 %**	**23–31 %**	**38–55 %**	**0–∞**	**48–51 %**

∞: nach oben offen, * durch Sommerferien, ** Ergebnispräsentation und Abstract-Erstellung

fangreicheren Drittmittelprojekte, obwohl ihre Datenerhebung mit 6 Wochen unverhältnismäßig kürzer ist. Dies trifft auch für Bachelorarbeiten zu.

Dieses Verhältnis relativiert sich jedoch, wenn man bei Drittmittelprojekten die Antragsphase berücksichtigen würde, die oft mindestens ein Jahr dauert und eine reine Wartezeit darstellt.

Eine Ausnahme bilden Studien, die von praktizierenden Ernährungsfachkräften initiiert werden. Diese haben keine strikten Zeitvorgaben und können auf routinemäßig erhobene Daten zurückgreifen, wenn in Zukunft die entsprechenden Voraussetzungen dafür erfüllt sind (siehe Abschn. 8.2.4). Da dies derzeit noch nicht zutrifft, wird in diesem Kapitel nicht näher darauf eingegangen.

Im Studiengang Diätetik an der Hochschule Neubrandenburg sind für die Durchführung von Humanstudien insgesamt fünf Module im Umfang von 60 ECTS im Curriculum vorgesehen: 15 ECTS für die Durchführung von Humanstudien in den Modulen zum wissenschaftlichen Arbeiten und 45 ECTS für die Durchführung von Humanstudien im Rahmen der Bachelorarbeit.

Wesentlich ist, dass die Lehr- und Betreuungszeit der Lehrenden abgegolten wird. Im Folgenden wird der Betreuungs- und Zeitaufwand detailliert aufgeschlüsselt und gezeigt, dass sowohl der Aufwand der Dozierenden als auch der Aufwand der Studierenden vollständig im Curriculum abgebildet werden kann.

9.4.2 Humanstudien in den Modulen zum wissenschaftlichen Arbeiten

Im Rahmen der Regellehre zum wissenschaftlichen Arbeiten haben Studierende erstmals die Möglichkeit, eine vollständige Humanstudie in allen Phasen durchzuführen.

9.4 Zeitliche und personelle Planung

Sommersemester: Wissenschaftliches Arbeiten 1					Ferien
Monat	März	April	Mai	Juni-Juli	August
Schritte	Ideenfindung: - Wahl der Fragestellung		Exposé: - 2-seitiges Grobkonzept - Erste Gedanken zu Fragebogen bzw. Fragebogenentwicklung	Studienprotokoll* - Fragebogenentwicklung - Teilnehmendeninformation Vorbereitung: - Kooperationen - Rekrutierung	Einreichung Ethikantrag

Wintersemester: Wissenschaftliches Arbeiten 2						Fortlaufend
Monat	September	Oktober	Erst Nov.Hälfte	Dezember	Januar	Ab Februar
Schritte	Letzte Vorbereitungen Erhalt Ethikvotum	Datenerhebung mit Beginn der Dateneingabe in SPSS		Fertigstellung Analysebericht*	Ergebnispräsentation* Abstracterstellung*	Papers + Tagungspräsentationen

* Teilprüfungsleistungen

Abb. 9.1 Planungsphasen für die Durchführung von Humanstudien in den Modulen zum wissenschaftlichen Arbeiten des Bachelors-Studiengangs Diätetik an der Hochschule Neubrandenburg

Die Durchführung erstreckt sich über zwei Semester: Im ersten Semester konzentrieren sich die Studierenden auf die Ideenfindung und die Erstellung des Ethikantrags, im zweiten Semester erfolgt die Datenerhebung und -analyse (siehe Abb. 9.1).

Die Ideenfindung beginnt zu Beginn des Sommersemesters, und am Ende des Semesters wird der Ethikantrag als Teilprüfungsleistung eingereicht. Nach einer Überarbeitung durch die modulverantwortliche Professorin wird der Antrag im August bei der Forschungs-EK der Hochschule Neubrandenburg eingereicht, sodass das Ethikvotum zu Beginn des Wintersemesters vorliegt.

Abb 9.1 verdeutlicht, dass die Auswahl der Fragestellung und die Erstellung eines etwa zweiseitigen Exposés einen wesentlichen Teil der Zeit in Anspruch nehmen. Während dieser Phase der Ideenfindung und Konkretisierung ist der zeitliche Aufwand für Studierende und Dozierende jedoch gering. Sobald das Exposé steht, erfolgt die Erstellung des 30- bis 50-seitigen Studienprotokolls und der ethikrelevanten Teile zügig.

Die Datenerhebung findet im folgenden Wintersemester statt. Die Studierenden werden dafür sechs Wochen lang jeweils einen Tag pro Woche freigestellt. Dies bedeutet jedoch nicht, dass alle Erhebungen ausschließlich an diesem Wochentag stattfinden müssen. Interviews und Befragungen können auch an anderen Tagen in der vorlesungsfreien Zeit durchgeführt werden. Da der Erhebungszeitraum festgelegt ist und reguläre Lehrveranstaltungen an den übrigen Tagen stattfinden, müssen diese zeitlichen Einschränkungen bei der Studienplanung berücksichtigt werden.

Die Studierenden stellen die personellen Ressourcen für die Planung, Durchführung und Auswertung der Humanstudie zur Verfügung. Der zeitliche Umfang der eigenständigen Erarbeitung der Projektteile ist im Modulhandbuch festgelegt und spiegelt sich in den ECTS-Punkten und Teilprüfungsleistungen wider (siehe Tab. 9.2). An der Hochschule Neubrandenburg hat es sich bewährt, dass Studienprojekte in Gruppen von 3–6 Studierenden geplant und durchgeführt werden.

Tab. 9.2 Anrechnung von Lehrleistungen und Zeiten für die Durchführung der Humanstudien in den Modulen zum wissenschaftlichen Arbeiten

Personelle Ressource Dozierende		Personelle Ressource Studierende	
Nutzen	Leistungwn	Nutzen	Leistungen
Modul: Wissenschaftliches Arbeiten und Biostatistik I (5 ECTS)			
Veranstaltung: Grundlagen der Konzeption von Humanstudien			
2 SWS = 32 h	- Die naturwissenschaftliche Methode - Hauptaufgaben der Ernährungsforschung - Recherchieren von Literatur in wissenschaftl. Datenbanken - Verwendung von Literaturverwaltungsprogrammen (EndNote®) - Ideenfindung und Wahl einer Fragestellung, Zielformulierungen - Grundlagenforschung - Humanstudienarten in der Epidemiologie und klinischen Ernährungsforschung - Endpunkte - Sekundärforschung - Konzeption und Planung von Humanstudien - Grundlagen Ethikantrag - Korrektur Exposé, Studienprotokoll und Ethikantrag - Einreichung Ethikantrag	50 h × 4 pro Studienteam = 200 h Ethikantrag 25 % Prüfungsleistung	- Wahl eines Humanstudienthemas in Kleingruppen - Erstellung des Exposés - Erstellung von Fragebögen - Schreiben des Studienprotokolls - Teilnehmendeninformation und Einwilligungserklärung
Veranstaltung: Grundlagen der Konzeption von Humanstudien			
2 SWS = 32 h	**Biostatistik 1 (Theorie und Übungen)** - Grundgesamtheit und Stichprobe - Skalenniveaus - Häufigkeiten und Lagemaße - Streuungsmaße - P-Wert - 2-Gruppen-Tests - Mehrgruppentests - Test für kategoriale Variablen - Korrelationen	36 h pro Studierenden 75 % Prüfungsleistung	Vor- und Nachbereitung Prüfungsvorbereitung

(Fortsetzung)

9.4 Zeitliche und personelle Planung

Tab. 9.2 (Fortsetzung)

Personelle Ressource: Dozierende		Personelle Ressource Studierende	
Nutzen	Leistungen	Nutzen	Leistungen
Modul: Wissenschaftliches Arbeiten und Biostatistik II (10 ECTS)			
Veranstaltung: Durchführung einer Humanstudie			
3,5 SWS = 56 h	Coaching: - während der Studie (Rekrutierung, Datendokumentation …) - Eingabe von Studiendaten in SPSS - Datenanalyse und statistische Auswertung der Studie - Erstellung des Analyseberichts	42 h × 4 pro Studienteam = 168 h 80 h × 4 pro Studienteam = 320 h 19 % Prüfungsleistung (Gruppenleistung)	Datenerhebung Rekrutierung, Datenerfassung, statistische Auswertung und Analysebericht
Veranstaltung: Einführung in SPSS			
1,5 SWS = 24 h	- Erstellung einer Datenmatrix - Deskriptive und inferentielle Analysen - Erstellung Abbildungen	20 h	Eigenständige Übungen
Veranstaltung: Grundlagen des wissenschaftlichen Schreibens und Präsentierens			
1 SWS = 16 h	- Aufbau von wissenschaftlichen Texten - Anforderungen an Einleitung, Methodik, Ergebnisteil und Diskussion wissenschaftlicher Fachtexte - Theorie und Praxis des wissenschaftlichen Kurzvortrags und der Abstract-Erstellung	20 h 19 % Prüfungsleistung	Präsentation der Studienergebnisse (wiss. Vortrag) ODER Abstract-Erstellung für wissenschaftlichen Fachkongress (deutsch; englisch)
Veranstaltung: Qualitative Forschung			
2 SWS = 32 h	- Theorien der interpretativen Sozialforschung - Verfahren der rekonstruierenden Datenerhebung und -analyse	20 h Hausarbeit 8 Seiten 25 % Prüfungsleistung (Einzelleistung)	Übungen am Material (Erhebung und Analyse)
Veranstaltung: Bewertung von Literatur und Vertiefung der Biostatistik (Ergänzung)			
1,5 SWS = 24 h	- Erstellung und Interpretation von Leitlinien - Beurteilung der methodischen Qualität von RCTs (CONSORT Statement) - Partielle Korrelation - Einfache und multiple lineare Regression, logistische Regression - Überlebenszeitanalysen & Cox-Regression - Erstellen, Interpretieren und Bewerten von systematischen Übersichtsarbeiten und Metaanalysen (AMSTAR-Tool, PRISMA-Leitlinie, gepoolte Risikoschätzer, Heterogenitätsmaße, Forest Plots, spezifische Bias, Funnel Plots etc.)	16 h Klausur 37 % Prüfungsleistung (Einzelleistung)	Prüfungsvorbereitung

Angaben laut Modulplan

Die Erstellung des Studienprotokolls, die Gestaltung von Fragebögen und Dokumentationsbögen (sog. Case Report Forms, CRFs) sowie die Datenerhebung und -auswertung sind für die Studierenden zeitaufwendig. Diese Aufgaben können jedoch unter den Studierenden aufgeteilt werden, wodurch sich die für die einzelnen Projektteile insgesamt zur Verfügung stehende Zeit vervielfacht. Dies wird in der Tabelle durch die Annahme veranschaulicht, dass das Projekt von vier Studierenden durchgeführt wird.

▶ **Entlastung von Studierenden:**
- Aufgaben aufteilen
- Kommunikationsplattformen einrichten
- Teamarbeit lernen

Entlastung von Dozierenden:
- Vorlagen für Exposés, Studienprotokolle und Fragebögen erstellen
- Beispielmaterial bereitstellen
- Eigene Forschungs-EK zur Einholung des Ethikvotums nutzen
- Rolle als Coach übernehmen
- Theorie und Praxis aufeinander abstimmen

Im Sommersemester sind nur 2 × 90 min vorgesehen, in denen im Unterricht direkt auf die Ideen und Exposé-Entwürfe der Studierenden eingegangen wird. Parallel dazu finden laufend theoretische Vorlesungen zu den Grundlagen der Humanstudien (im Wesentlichen die Inhalte der Kap. 1, 2, 3, 4, 5, 6, 7 und 8) und der Biostatistik statt, sodass sich die Studierenden parallel zur Studienplanung schrittweise das notwendige Wissen aneignen können. Die Studierenden haben jederzeit die Möglichkeit, sich mit Fragen zum Exposé und zur Studienidee an die Dozierenden zu wenden. Die theoretischen Grundlagen der Biostatistik sollten spätestens dann vorhanden sein, wenn mit der Erstellung des Studienprotokolls begonnen wird.

Im folgenden Wintersemester kann die Auswertung der Humanstudie für praktische Übungen in Biostatistik genutzt werden. Die Lehrverpflichtung der Dozierenden im Wintersemester, die sich direkt auf die Humanstudie bezieht, besteht im Wesentlichen aus der Betreuung (Coaching) bei der Datenerhebung und -auswertung sowie der Einführung in das Statistikprogramm SPSS. Für diese Aufgaben sind insgesamt 5 Semesterwochenstunden (SWS) vorgesehen, was dem tatsächlichen Zeitaufwand entspricht.

Die ergänzenden Lehrveranstaltungen zur qualitativen Forschung, zur Bewertung von Literatur und zur Vertiefung der Biostatistik dienen der Vorbereitung auf die Bachelorarbeit. Die Inhalte der Lehrveranstaltung „Grundlagen des wissenschaftlichen Schreibens und Präsentierens" können bereits für die Präsentation der Studienergebnisse und die Erstellung eines Abstracts zur späteren Einreichung auf einer Fachtagung verwendet werden, die beide Teilprüfungsleistungen des Moduls darstellen.

9.4.3 Humanstudien im Rahmen von Bachelor- und Masterarbeiten

Der Ablauf der Bachelorarbeiten im Studiengang Diätetik an der Hochschule Neubrandenburg ist auch gut auf Masterstudiengänge übertragbar.

Die Datenerhebung für Humanstudien im Rahmen der Bachelorarbeiten erfolgt während des viermonatigen Pflichtpraktikums, das in der zweiten Hälfte des vorletzten Fachsemesters beginnt und sich über die Sommermonate erstreckt (siehe Abb. 9.2). Ohne dieses Praktikum wäre es nicht möglich, Bachelorarbeiten auf der Basis von Humanstudiendaten zu erstellen, da die Bearbeitungszeit der Bachelorarbeit zwar für Datenanalysen und das Schreiben ausreicht, jedoch nicht auch für die Datenerhebung.

Fast alle Studierenden führen während des Pflichtpraktikums an ihren Praktikumsstellen eine Humanstudie durch, obwohl auch Literaturarbeiten als gleichwertige Bachelorarbeiten akzeptiert werden. Die Praktikumsstellen werden von den Studierenden selbst gewählt, wobei der Studiengang Diätetik seine etablierten Kontakte, insbesondere an Universitätskliniken, nutzt.

Die Monate vor dem Pflichtpraktikum dienen der Studienplanung und Vorbereitung des Ethikantrags. Die erstbetreuende Professorin des Studiengangs Diätetik (Erstprüferende der Bachelorarbeit) und die lokale Praktikumsbetreuung (Zweitprüferende*r der Bachelorarbeit) unterstützen die Studierenden dabei und übernehmen als Studienleitungen die Verantwortung. Die erstbetreuende Professorin stellt den Ethikantrag bei der Ethikkommission der Hochschule Neubrandenburg. Es ist wichtig, dass das Votum zu Beginn des Praktikums vorliegt, damit die vollen vier Monate für die Datenerhebung genutzt werden können.

Vorbereitung der Studie				Praktikumsstart
Monate	Dezember bis März	April	Mai	Juni
Schritte	Wahl der Praktikumsstelle - Kooperationen Ideenfindung: - Wahl der Fragestellung Exposé: - 2-seitiges Grobkonzept - Erste Gedanken zu Fragebogen bzw. Fragebogenentwicklung Klärung von Abläufen mit der Praktikumsstelle	Studienprotokoll -Fragebogen- entwicklung -Teilnehmenden -information	Einreichung Ethikantrag Vorbereitung: - Rekrutierung	Vorliegen des positiven Ethikvotums

Pflichtpraktikum		Nachbereitung	Bachelorarbeit		
Monate	Juni - September	Oktober - November	Dezember	Januar	Februar
Schritte	Datenerhebung Dokumentation	Eingabe der Daten in SPSS Beginn der Auswertung	Fertigstellung Analyse- bericht + Ergebnisteil	Hintergrund + Methoden Diskussion Fertigstellung Bachelorarbeit	

Abb. 9.2 Planungsphasen für die Durchführung von Humanstudien im Rahmen von Abschlussarbeiten. Beispiel anhand des Bachelors-Studiengang Diätetik an der Hochschule Neubrandenburg

Nach dem Pflichtpraktikum haben die Studierenden drei Monate Zeit, um die Studienergebnisse auszuwerten und die Bachelorarbeit zu verfassen. Die Anmeldung der Bachelorarbeit erfolgt in der Regel nach Fertigstellung des Analyseberichts.

Abb. 9.2 zeigt den Zeitplan, der es den Studierenden ermöglicht, die Bachelorarbeit innerhalb der Mindeststudienzeit abzuschließen.

Für die Planung der Humanstudien stehen den erstbetreuenden Professor*innen insgesamt 8 SWS zur Verfügung, während den Studierenden jeweils 116 h eingeräumt werden. Diese Stunden sind im Modul zur Begleitung des Pflichtpraktikums verankert, auch wenn die Planung tatsächlich vor dem Praktikum stattfindet (siehe Tab. 9.3).

Tab. 9.3 Anrechnung von Lehrleistungen und Zeiten im Rahmen der Humanstudiendurchführung bei Bachelorarbeiten

Personelle Ressource Dozierende		Personelle Ressource Studierende	
Nutzen	Leistungen	Nutzen	Leistungen
Modul: Praxissemester (30 ECTS)			
Veranstaltung: Begleitung des Praxissemesters			
8 SWS = 128 h	- Support bei der Auswahl der Praktikumsstelle - Support bei der Entwicklung der Studienidee und der Studienziele - Unterstützung und Korrektur von Exposé, Studienprotokoll, Case Report Forms, selbsterstellten Fragebögen, Teilnehmendeninformation, Einverständniserklärung und anderen Ethikantragsunterlagen - Einreichung des Ethikantrags und Einholung des Ethikvotums	116 h	- Vorbereitung der Humanstudie (Studienidee, Austausch mit Praktikumsstelle, Entwicklung Exposé, Studienprotokoll, Case Report Forms, selbsterstellte Fragebögen, Teilnehmendeninformation, Einverständniserklärung und andere Ethikantragsunterlagen)
Veranstaltung: Semesterbegleitende Veranstaltung (digital)			
1 SWS = 16 h	- 2 Online-Veranstaltungen zum Austausch mit allen Studierenden im Praktikum - Beantwortung von Fragen und Anliegen während des Praktikums	**Praktikum** 16 Wo a 40 h = 640 h Prüfungsleistung: Referat 20 min Die ppt-Präsentation gilt als Praktikumsbericht	**Datenerhebung** - Rekrutierung von Studienteilnehmenden - Prüfung auf Studieneignung - Einholung der Einwilligungserklärung - Datenerhebung und Dokumentation - **Übernahme von anderen Aufgaben am jeweiligen Praktikumsort abhängig vom Setting**

(Fortsetzung)

9.4 Zeitliche und personelle Planung

Tab. 9.3 (Fortsetzung)

Personelle Ressource Dozierende		Personelle Ressource Studierende	
Nutzen	Leistungen	Nutzen	Leistungen
Modul: Bachelor-Arbeit (12 ECTS)			
Veranstaltung: Workshop Bachelorarbeit			
1 SWS = 16 h	Informationen und Übungen zur Erstellung der Bachelorarbeit		Teilnahme
Veranstaltung: Einzelcoaching			
4 SWS = 64 h	- Begleitung der BA-Ausarbeitung - Begleitung des Analyseberichts - Jede*r Studierende*r erhält zusätzlich die einmalige Möglichkeit, detaillierte Kommentierungen zu den Entwürfen der Bachelorarbeit zu erhalten (Resultate/Ergebnisse vollumfänglich; Einleitung/Diskussion partiell)	280 h	Anfertigung Bachelorarbeit
Modul: Forschungskolloquium (3 ECTS)			
2 SWS = 32 h	Anwesenheit und Beurteilung der Kolloquiumsbeiträge	58 h	- Wissenschaftlicher Vortrag und Verteidigung der Humanstudie - Vorbereitung - Anwesenheit bei den Vorträgen aller Kommiliton*innen

Das Pflichtpraktikum selbst wird als „Vollzeitstelle" über 4 Monate hinweg absolviert, was den Studierenden ermöglicht, neben der Durchführung der Studie auch reguläre Praktikumstätigkeiten am jeweiligen Praktikumsort auszuführen. Anstelle eines konventionellen Praktikumsberichts dient eine PowerPoint-Präsentation als Prüfungsleistung. Diese Präsentation bildet die Grundlage für einen 20-minütigen Vortrag mit anschließender Diskussion. Beide Teile, Präsentation und Vortrag, werden separat bewertet.

Im Vortrag stellen die Studierenden ihre Praktikumsstelle, das Studienthema, methodische Aspekte sowie andere relevante Praktikumsinhalte wie Fallberichte oder besondere Tätigkeiten vor. Unmittelbar nach den Präsentationen findet ein 90-minütiger Workshop statt, in dem Anleitungen und Tipps zur Erstellung der Bachelorarbeit gegeben werden.

Die Datenanalyse führen die Studierenden weitgehend selbstständig durch und erstellen daraufhin einen Analysebericht, der von der erstbetreuenden Professorin ausführlich kommentiert wird, bis er finalisiert ist. Diese Betreuung wird als „Einzelcoaching" im Modulplan vermerkt. Auf Basis des Analyseberichts erarbeiten die Studierenden den Ergebnis- und Methodenteil ihrer Bachelorarbeit.

Das Forschungskolloquium, ein wissenschaftlicher Vortrag über die Humanstudie, findet nach Fertigstellung des Analyseberichts und kurz nach Anmeldung der Bachelorarbeit statt. Es dient dazu, den Studierenden die Möglichkeit zu geben, einen klassischen wissenschaftlichen Vortrag zu üben und Feedback für die Fertigstellung der Bachelorarbeit zu erhalten. Das Kolloquium ist als eigenständiges Modul ausgewiesen, dessen Bewertung jedoch nicht in die Bachelornote einfließt. Es handelt sich hierbei nicht um eine klassische Verteidigung (Disputation), die üblicherweise nach Abgabe der Bachelorarbeit stattfindet.

9.4.4 Alternativen, wenn die Durchführung von Humanstudien nicht möglich ist

Wenn die Durchführung von Humanstudien im Rahmen der regulären Lehre aufgrund fehlender EKs oder begrenzter Zeit nicht möglich ist, wäre es sinnvoll, den Studierenden zumindest die theoretischen Grundlagen von Humanstudien zu vermitteln. Dies würde ihnen ein wichtiges Vorwissen vermitteln, das Kooperationen mit Universitätskliniken oder Forschungseinrichtungen erleichtert und ihnen ermöglicht, sich an laufenden Forschungsprojekten im Rahmen von Abschlussarbeiten zu beteiligen.

Universitätskliniken bieten Expertise in der Durchführung von Humanstudien und können die Studierenden vor Ort betreuen. Sie verfügen auch über eigene medizinische Ethikkommissionen. Zudem könnten an diesen Einrichtungen retrospektive Datenanalysen im Rahmen von Abschlussarbeiten durchgeführt werden.

Verständnisfragen
1. Welche besonderen Herausforderungen und Lösungen werden für die Integration von Humanstudien in die curriculare Lehre der Bachelorstudiengänge Diätetik, Oecotrophologie und Ernährungswissenschaften diskutiert?
2. Was ist zur Etablierung einer Forschungs-EK an der eigenen Hochschule notwendig?
3. Welche Herausforderungen können auftreten, wenn keine Ethikkommission an der eigenen Hochschule vorhanden ist, und wie kann dies gelöst werden?
4. Wie wird die Durchführung von Humanstudien im Rahmen der akademischen Lehre an die festgelegten Zeiträume für Bachelor- und Masterarbeiten angepasst, und welche Herausforderungen ergeben sich daraus?
5. Welche Maßnahmen können getroffen werden, um den Zeitbedarf von Lehrenden und Studierenden abzubilden?

Literatur

Deutsche Forschungsgemeinschaft. FAQ. Wann brauche ich ein Ethikvotum. https://www.dfg.de/de/foerderung/antrag-foerderprozess/faq/geistes-sozialwissenschaften. Zugegriffen am 12.07.2024.

International Council for Harmonisation (ICH). ICH E6(R3) guideline for good clinical practice. 2025 Januar 06. https://database.ich.org/sites/default/files/ICH_E6%28R3%29_Step4_Final-Guideline_2025_0106.pdf. Zugegriffen am 07.06.2025.

World Medical Association. Declaration of Helsinki – Ethical principles for medical research involving human subjects. 2024 October. https://www.wma.net/policies-post/wma-declaration-of-helsinki-ethical-principles-for-medical-research-involving-human-subjects/. Zugegriffen am 14.11.2024.

Grundlagen der Studienplanung 10

Zusammenfassung

Dieses Kapitel vermittelt die Grundlagen für die Planung von Studien und legt den Fokus auf die Aspekte der guten klinischen Praxis (GCP), der Qualität von Studienkonzepten. Der Unterschied zwischen interner und externer Validität wird erläutert, um diese bei der Studienplanung gezielt berücksichtigen zu können. Ein zentrales Thema ist die Wahl zwischen Pseudonymisierung und Anonymisierung von Daten, da diese Entscheidung die gesamte Planungsstrategie prägt. Zusätzlich werden die Besonderheiten randomisierter kontrollierter Studien (RCTs) beleuchtet sowie die Aufgaben des Studienteams detailliert beschrieben. Abschließend bietet das Kapitel praktische Tipps für eine effektive Kommunikation innerhalb des Teams.

In diesem Kapitel wird zunächst auf die Einhaltung von GCP eingegangen, es werden die Gütekriterien von Humanstudien dargestellt und die Konsequenzen der pseudonymisierten im Vergleich zur anonymisierten Studiendurchführung thematisiert.

Im weiteren Verlauf dieses Kapitels werden die Anforderungen an RCTs dargestellt, die exemplarisch verdeutlichen, was unter einer detaillierten Studienplanung zu verstehen ist. Viele dieser Anforderungen sind auch für die GCP-konforme Planung anderer Humanstudien relevant. Daher ist es für alle Studientypen von großem Nutzen, sich mit diesen Standards vertraut zu machen.

10.1 Was bedeutet gute klinische Praxis (GCP)?

Gute klinische Praxis (Good Clinical Practice, GCP) ist ein internationaler ethischer und wissenschaftlicher Standard für die Planung, Durchführung, Dokumentation und Berichterstattung von klinischen Humanstudien (BMBF 2023). Sie wird durch die ICH-GCP-Grundsätze geregelt. Für die Durchführung von Humanstudien ist vor allem die Richtlinie ICH-GCP E6 von Bedeutung (International Council for Harmonisation 2025). GCP stellt sicher, dass die Daten glaubwürdig sind, die Rechte und die Integrität der Studienteilnehmenden gemäß der Deklaration von Helsinki (World Medical Association 2024) gewahrt werden und die Vertraulichkeit der Daten ausreichend gewährleistet ist.

Diese Grundregeln müssen auch bei Humanstudien in der Lehre eingehalten werden.

▶ **Definition GCP** Die ICH-GCP-Richtlinie E6 definiert gute klinische Praxis (GCP) wie folgt (und wir belassen es ausnahmsweise im englischen Original) (International Council for Harmonisation 2025):

> „A standard for the design, conduct, performance, monitoring, auditing, recording, analyses, and reporting of clinical trials that provides assurance that the data and reported results are credible and accurate, and that the rights, integrity, and confidentiality of trial subjects are protected."

10.2 Warum sollten die Grundregeln der GCP schon in Lehrstudien eingehalten werden?

Wie in Abschn. 1.5 erläutert, sind die Regeln der guten klinischen Praxis (GCP) nach ICH-GCP und der Deklaration von Helsinki nur für Arzneimittelstudien rechtlich bindend. Dennoch sollten sie auch bei Ernährungsstudien eingehalten werden (BMBF 2023), da sie eine möglichst hohe Studienqualität gewährleisten und sich in der EBM – und damit auch in der EBD – mittlerweile als Qualitätsstandard für alle Interventionsstudien etabliert haben. In der nächsten Revision der ICH-GCP-Richtlinie soll sie sogar auf nicht-interventionelle Studien ausgeweitet werden. Die Einhaltung der ICH-GCP-Richtlinien wird auch von Ethikkommissionen und wissenschaftlichen Zeitschriften erwartet, da andere lebensmittelrechtliche Regelungen wie das Lebensmittel- und Futtermittelgesetzbuch (LFGB) oder die Nahrungsergänzungsmittelverordnung (NemV) keine vergleichbaren Vorgaben enthalten.

Die Hochschullehre dient als „Skills Lab", in dem die Studierenden praktische Erfahrungen sammeln und experimentieren können. Sie dient aber auch dazu, die Weiterentwicklung der EBD vorzubereiten. Daher ist es wichtig, sich bereits auf dem Spielfeld der akademischen Lehre mit den Grundregeln der guten klinischen Praxis (GCP) einschließlich der ICH-GCP E6 (International Council for Harmonisation 2025) und der Deklaration von Helsinki (World Medical Association 2024) ernsthaft auseinanderzusetzen. Auch die Anforderungen der Datenschutz-Grundverordnung (DSGVO) sind bereits jetzt zu berücksichtigen.

In späteren drittmittelfinanzierten Forschungsprojekten oder in konfirmatorischen Wirksamkeitsstudien für den Gemeinsamen Bundesausschuss (G-BA) werden weitere Aspekte der guten klinischen Praxis (GCP) und der Studienqualität relevant.

Der aktuelle Fokus liegt jedoch auf der Anwendung der Grundlagen in einfachen Studienprojekten ohne Drittmittelfinanzierung und trotz begrenzter Zeitressourcen, um belastbare Ergebnisse zu Teilaspekten der EBM und EBD zu erhalten. Diese Ergebnisse können auf Fachkongressen in Form von Postern oder freien Vorträgen präsentiert und in Form von Kurzbeiträgen in Fachzeitschriften publiziert werden (vgl. Kap. 15). Auf diese erworbenen Kenntnisse und Fähigkeiten können die Studierenden im späteren Berufsleben aufbauen.

▶ **Originalauszug ICH-GCP E6 (R3) Abschnitt II, Punkt 1** (International Council for Harmonisation 2025):
„Klinische Studien sollten gemäß den ethischen Grundsätzen durchgeführt werden, die ihren Ursprung in der Deklaration von Helsinki haben und mit der Guten Klinischen Praxis sowie mit den geltenden gesetzlichen Bestimmungen vereinbar sind."

10.3 Die Hierarchie der Studientypen nach Evidenzstärken

Abb. 10.1 zeigt die maximale Evidenzstärke der Studientypen in der klinischen Ernährungsforschung. Die tatsächliche Evidenzstärke hängt zusätzlich von der Qualität des Studiendesigns, der Studiendurchführung und der Berichterstattung ab und muss in einigen Fällen nach unten reguliert werden.

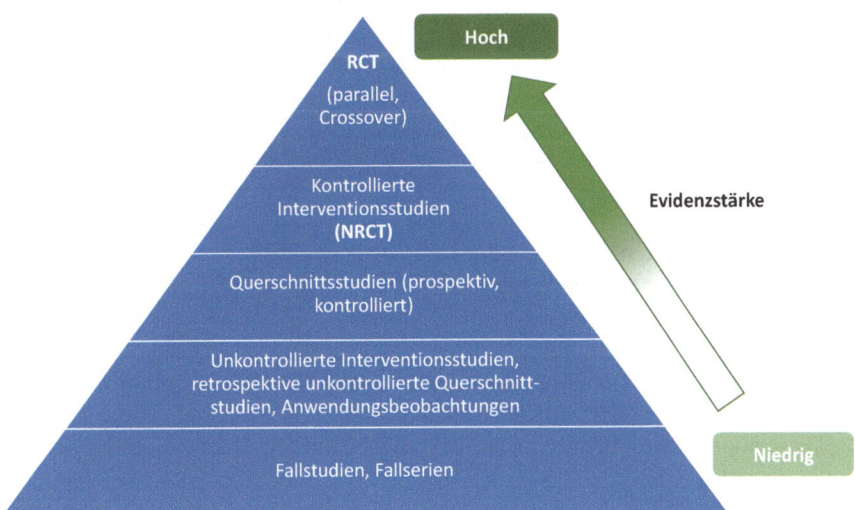

Abb. 10.1 Evidenzstärken der Studientypen der klinischen Ernährungsforschung im Überblick. NRCT: nicht-randomisierte kontrollierte Studie, RCT: randomisierte kontrollierte Studie

Ziel sollte es sein, die bestmögliche Studienqualität im Rahmen des realistisch Machbaren zu erreichen, auch wenn dies nicht immer zu den höchsten Evidenzstärken führt. Eine solide durchgeführte Studie mit geringerer Evidenzstärke ist wertvoller als eine überambitionierte, aber letztlich unzureichend durchgeführte randomisierte kontrollierte Studie (RCT).

Es ist wichtig, die Motivation hinter der Studie zu hinterfragen und zu überlegen, welche Hypothesen getestet werden sollen. Nicht jede Studie muss eine Hypothese testen – explorative, hypothesengenerierende Studien können wertvolle Erkenntnisse liefern und den Weg für zukünftige Forschungsprojekte mit Hypothesentestung ebnen.

Die zentrale Frage ist, ob das Studiendesign geeignet ist, die Forschungsfrage zu beantworten. Manchmal ist ein RCT nicht die beste Methode und ein nicht-randomisiertes oder sogar unkontrolliertes Design kann geeigneter sein. Studien mit geringerer Evidenz können dennoch einen wichtigen Beitrag zur Weiterentwicklung der EBD leisten, indem sie das Vorwissen erweitern und zukünftige, besser finanzierte Studien anregen und verbessern.

Auch Studien mit geringer Evidenzstärke können von hoher Relevanz sein

Ein Beispiel dafür sind unkontrollierte Querschnittstudien, die den Ernährungsstatus von Patient*innen in einem Krankenhaus untersuchen. Diese Studien haben zwar einen geringen Evidenzgrad, sind aber entscheidend, wenn ein Krankenhaus plant, ein Ernährungsteam zu gründen oder ein neues Ernährungskonzept einzuführen. Die Erfassung der Ausgangssituation ermöglicht später den Vergleich mit den Ergebnissen nach der Einführung neuer Maßnahmen, um deren Wirksamkeit nachzuweisen.

Leider ist es eher die Regel, dass die Ausgangssituation aus Zeit- und Ressourcenmangel nicht erfasst wird, sodass der Erfolg neuer Ernährungsmaßnahmen oder der Einführung eines Ernährungsteams oft schwer nachzuweisen ist. Einmal versäumt, kann die Ausgangssituation nicht mehr rekonstruiert werden.

Solche Status-quo-Erhebungen eignen sich besonders für Bachelorarbeiten. ◄

10.4 Validität und ihre Beeinflussung durch Verzerrungsfaktoren

Unser Ziel ist es, auch bei kleineren Studienprojekten die höchstmögliche Glaubwürdigkeit und Qualität zu erreichen. Dazu müssen wir uns mit der Validität von Studien auseinandersetzen, insbesondere mit der internen und externen Validität. Diese können durch Verzerrungsfaktoren wie Bias und Confounder negativ beeinflusst werden.

Die Validität soll bei der Planung von Humanstudien stets im Hintergrund präsent sein, um das bestmögliche Ergebnis für die jeweilige Studie zu erzielen.

10.4.1 Interne Validität

Interne Validität liegt vor, wenn die untersuchte Hypothese oder Fragestellung die einzige Ursache für die beobachteten Ergebnisse ist. Einfacher ausgedrückt bedeutet interne Validität, dass die beobachteten Verbesserungen oder Unterschiede tatsächlich auf die Intervention oder Fragestellung zurückzuführen sind und nicht auf andere, externe Einflüsse.

Die Sicherstellung der internen Validität ist ein zentraler Aspekt jeder wissenschaftlichen Studie, da sie gewährleistet, dass die Ergebnisse zuverlässig und richtig interpretierbar sind. Eine sorgfältige Planung und Durchführung der Studie mit dem Ziel der internen Validität erhöht die Qualität und Glaubwürdigkeit der Humanstudie erheblich.

> **Die Methoden zu Sicherstellung der internen Validität umfassen**
> 1. **Fachgerechte Randomisierung**, um den Selektionsbias zu minimieren.
> 2. **Einsatz einer Kontrollgruppe**, um die Effekte paralleler medizinischer Behandlungen oder natürlicher Heilungsprozesse abzugrenzen.
> 3. **Verblindung**, um Detektions- und Observerbias zu reduzieren.
> 4. **Standardisierung der Untersuchungsbedingungen**, damit alle Teilnehmenden unter gleichen Bedingungen getestet werden (z. B. gleiche Umgebung, gleiche Anweisungen).
> 5. **Gezielte Ausschlusskriterien**, um Teilnehmende auszuschließen, die das Risiko einer Verzerrung in den Studiengruppen erhöhen könnten (z. B. bestimmte Erkrankungen, wie neurologische oder psychiatrische Erkrankungen).
> 6. **Stratifizierung von Teilnehmenden nach relevanten Merkmalen**, wie Alter, Geschlecht oder sozioökonomischer Status, um Confounder zu vermeiden.
> 7. **Einsatz präziser Messmethoden**, die validiert und zuverlässig sind und damit genaue und konsistente Ergebnisse liefern.

Wie aus dem Überblick ableitbar, betreffen die ersten drei Maßnahmen ausschließlich Interventionsstudien, die nachfolgenden jedoch alle Humanstudien. Bias und Confounder werden im Abschn. 10.4.4 erklärt.

Verletzungen der internen Validität

Beispiel 1

Nehmen wir das Beispiel aus Abschn. 2.8, welches in den Abschn. 3.6 und 8.3 nochmals aufgegriffen wurde: Patient*innen mit Leberzirrhose, die eine 6-monatige Intervention mit oralen Nahrungssupplementen (ONS) erhalten, wobei der primäre Endpunkt die Häufigkeit von Wiederaufnahmen ins Krankenhaus ist. Die Interventionsgruppe erhält ONS, die Kontrollgruppe nicht.

Um die Rekrutierung zu erleichtern, entschied sich das Studienteam nach langer Diskussion gegen eine Randomisierung. Da die behandelnden Fachkräfte nun die Gruppenwahl treffen, könnten sie unbewusst die Patient*innen mit schwerer Mangelernährung in die Interventionsgruppe einteilen. Dies kann zu einer Ungleichheit zwischen den Gruppen führen, also einem Selektionsbias, und damit zu einer Verletzung der internen Validität der Studie.

Die Konsequenzen wären gravierend:

1. Schwer mangelernährte Patient*innen haben oft eine höhere Krankheitsschwere.
2. Es gibt einen Zusammenhang zwischen der Schwere der Erkrankung und der Häufigkeit von Wiederaufnahmen ins Krankenhaus, dem primären Endpunkt der Studie. Die Krankheitsschwere ist hier ein Confounder.
3. Ohne Randomisierung könnte die Interventionsgruppe ähnliche Wiedereinweisungsraten wie die Kontrollgruppe zeigen, obwohl ONS bei gleich verteilten Gruppen möglicherweise einen positiven Effekt gehabt hätte, den wir so nicht nachweisen können.
4. Das verzerrte Ergebnis wäre, dass ONS in dieser Stichprobe keinen Nutzen hat.

Weitere Beispiele für die Verletzung der internen Validität:

- Wenn die Messungen des Ernährungszustands in der Interventionsgruppe häufiger oder genauer durchgeführt werden als in der Kontrollgruppe.
- Wenn Teilnehmende der Interventionsgruppe wissen, dass sie das Interventionsprodukt erhalten, könnte der Placebo-Effekt zu positiven Veränderungen führen, die nicht direkt auf die ONS zurückzuführen sind.

Beispiel 2
Betrachten wir eine weitere Studienidee aus Kap. 2: die Untersuchung des Ernährungsstatus und des Ernährungsverhaltens von Pflegekräften mit und ohne Nachtdienst.

Nehmen wir an, dass die Pflegekräfte ohne Nachtdienst an den Untersuchungstagen von den Studierenden direkt in der Klinik gewogen und gemessen werden, während bei den Pflegekräften mit Nachtdienst diese Daten telefonisch erfragt werden (da sie an den Untersuchungstagen keinen Dienst haben). Angenommen, das Ergebnis zeigt, dass der BMI der Nachtschichtarbeitenden niedriger ist als der der Tagschichtarbeitenden, was der ursprünglichen Hypothese widerspricht.

In diesem Fall wäre die Standardisierung der Untersuchungsbedingungen verletzt, da die Messungen nicht unter den gleichen Bedingungen durchgeführt wurden und Methoden mit unterschiedlicher Zuverlässigkeit verwendet wurden. Beurteilen Sie selbst: Wie robust und zuverlässig wäre dieses Ergebnis? ◄

▶ **Ohne interne Validität keine belastbaren Ergebnisse** Die interne Validität ist entscheidend, um sicherzustellen, dass die beobachteten Effekte tatsächlich auf die Intervention oder die Fragestellung zurückzuführen sind. Verletzungen der internen Validität, wie z. B. Selektionsbias oder die Verwendung ungleicher Untersuchungsmethoden, können die Ergebnisse verzerren und zu falschen Schlussfolgerungen führen.

10.4.2 Externe Validität

Externe Validität ist gegeben, wenn die Forschungsergebnisse auf die Zielpopulation übertragbar sind. Dies wird als Generalisierbarkeit bezeichnet. Studien mit hoher externer Validität berücksichtigen verschiedene Umstände, Umgebungen, Regionen und Ethnien, auf die die Ergebnisse angewendet werden können. Dazu sollten die Stichproben möglichst repräsentativ für die Zielpopulation sein.

Die externe Validität ist verletzt, wenn die untersuchte Stichprobe nicht repräsentativ für die Zielpopulation ist, d. h., wenn die Auswahl der Eignungskriterien nicht der Zielpopulation entspricht. Sie ist eingeschränkt, wenn sie nur auf einen Teil der Zielpopulation zutrifft (siehe Abschn. 11.8.4). Der letztgenannte Fall tritt häufiger auf und sollte bei der Veröffentlichung in der Diskussion der Ergebnisse angegeben werden.

> **Die Methoden zur Sicherstellung der externen Validität umfassen**
> 1. **Repräsentative Stichprobe:** Die Stichprobe sollte die Zielpopulation gut abbilden, indem passende Eignungskriterien wie Alter, Vorerkrankungen, Medikation und Geschlecht berücksichtigt werden.
> 2. **Inklusion unterschiedlicher Demografien**: Die Stichprobe sollte unterschiedliche ethnische oder sozioökonomische Hintergründe berücksichtigen.
> 3. **Natürliche Studienumgebung und Praxisnähe**: Die Studie sollte möglichst in realen, alltäglichen Umgebungen durchgeführt werden, statt unter künstlich kontrollierten Bedingungen (Untersuchung der Effektivität statt Efficacy, siehe Einleitung Kap. 7).
> 4. **Replikation**: Die Ergebnisse sollten durch Wiederholung der Studie in verschiedenen Kontexten und mit unterschiedlichen Stichproben, z. B. in verschiedenen geografischen Regionen oder Gesundheitssystemen, überprüft werden.
> 5. **Kulturelle Vielfalt**: Studien sollten in verschiedenen kulturellen Kontexten durchgeführt werden, um sicherzustellen, dass die Ergebnisse über Kulturen hinweg gültig sind.
> 6. **Variierte Bedingungen**: Durchführung unter unterschiedlichen Bedingungen oder mit Variationen der Interventionen (Dosierung, Interventionsdauer, Arten der Intervention), um die Robustheit der Ergebnisse zu bestätigen und Grenzbereiche der Wirksamkeit zu erfassen.

Verletzungen der externen Validität

Beispiel 1:

Wir kommen nochmals auf das Beispiel mit der Gabe von ONS bei mangelernährten Patient*innen mit Leberzirrhose zurück:
Die externe Validität (Generalisierbarkeit) der Ergebnisse wäre verletzt bei:

- **Zu starker Einschränkung des Altersbereichs**: Wenn nur ältere Menschen mit Leberzirrhose eingeschlossen werden, können die Ergebnisse nicht auf jüngere übertragen werden.
- **Beschränkung auf ein Geschlecht**: Leberzirrhose kommt in Deutschland häufiger bei Männern vor. Würde man sich aber auf sie konzentrieren, wären die Ergebnisse nicht auf Frauen übertragbar.
- **Beschränkung auf alkoholinduzierte Leberzirrhose**: Alkoholabusus ist die häufigste Ursache für Leberzirrhose in Deutschland. Die Übertragbarkeit der Ergebnisse auf Personen mit einer anderen Ätiologie der Leberzirrhose wäre nicht gegeben.

Beispiel 2:

Hier greifen wir auf ein weiteres Beispiel aus Kap. 2 zurück: eine Studienidee, in der ambulante Ernährungsfachkräfte zu ihren Erfahrungen mit Patient*innen unter Pankreasenzymersatztherapie (PEET) befragt werden. Im deutschen Gesundheitssystem erhalten Patient*innen bei der Verschreibung von Pankreasenzymen in der Regel nur eine einmalige Schulung. Diese Praxis kann sich jedoch von den Regelungen im Gesundheitssystem anderer Länder unterscheiden.

Die Studie konzentriert sich daher auf eine für Deutschland spezifische Fragestellung, die möglicherweise nicht auf andere Länder übertragbar ist. Diese Einschränkung der externen Validität ist in diesem Fall akzeptabel, da die Fragestellung für mehrere hunderttausend Menschen in Deutschland relevant ist. Bei der Veröffentlichung der Ergebnisse muss diese Limitation der Generalisierbarkeit in der Diskussion klar benannt werden. ◀

10.4.3 Trade-off zwischen interner und externer Validität

Es besteht oft ein Trade-off zwischen interner und externer Validität. Eine stark kontrollierte Laborstudie kann eine hohe interne Validität haben, aber ihre Ergebnisse sind möglicherweise nicht auf andere Kontexte übertragbar (geringe externe Validität). Im Gegensatz dazu hat eine Feldstudie in einer natürlichen Umgebung eine hohe externe Validität, kann jedoch schwerwiegende Confounder aufweisen (geringe interne Validität).

Forschende müssen daher eine Balance finden, um sowohl eine gute Kontrolle der Variablen als auch eine angemessene Generalisierbarkeit zu erreichen.

Bei studentischen Projekten, wie Bachelor- und Masterarbeiten, sind aufgrund der begrenzten Zeitmöglichkeiten oft keine repräsentativen Stichproben möglich. Daher wird häufig der Schwerpunkt auf eine hohe interne Validität gelegt, auch wenn dies die Generalisierbarkeit einschränkt. Dies ist akzeptabel, da andere Forschende – darunter auch andere Studierende – die Studie in unterschiedlichen Kontexten wiederholen können. Die Ergebnisse solcher Studien können dann möglicherweise in narrativen oder systematischen Reviews und Metaanalysen zusammengefasst werden, um schrittweise eine höhere externe Validität zu erreichen.

10.4.4 Bias und Confounder

Bias und Confounder wurden in den vorhergehenden Abschnitten bereits mehrfach erwähnt, nun wird auf sie näher eingegangen.

10.4.4.1 Bias

In der Humanforschung bezeichnet der Begriff „Bias" systematische Fehler oder Verzerrungen bei der Studienplanung, Studiendurchführung, Datenerhebung, Datenanalyse, Interpretation und Darstellung der Ergebnisse, die zu falschen Ergebnissen und Schlussfolgerungen in einer Studie führen können. Bias vermindern vor allem die interne Validität einer Studie.

Methoden wie Randomisierung, Verblindung, die Verwendung standardisierter Messinstrumente und statistische Adjustierungstechniken sind wichtige Instrumente zur Reduzierung von Bias in der Humanforschung.

Tab. 10.1 zeigt die wesentlichen Arten von Bias, die auch für uns eine Rolle spielen und deren Einhaltung zur Verbesserung der internen Validität betragen.

Tab. 10.1 Übersicht der wichtigsten Bias-Arten in klinischen Studien

Art des Bias	Beschreibung	Lösung
Selection Bias	Systematischer Unterschied in der Basischarakteristik der verglichenen Gruppen	- Randomisierung - Stratifizierung (z. B. nach Alter, Geschlecht) - Matching (Paarbildung) - Einschränkung der Stichprobe
Performance Bias	Systematische Unterschiede in der Behandlung oder Exposition gegenüber Faktoren, die nicht der Intervention angehören	- Einsatz von Placebos - Verblindung - Einheitliche Untersuchungsbedingungen - Konsistente Behandlung der Kontroll- und Interventionsgruppen
Detection Bias	Systematische Unterschiede bei der Datenerhebung zwischen den Gruppen	- Doppel-Verblindung - Gleiche Untersucher - Schulung der Forschenden - Standardisierung der Messmethoden - Verwendung eines Referenzlabors
Attrition Bias	Systematische Unterschiede zwischen den Gruppen bei Studienabbruch oder Drop-outs	Durchführung von Pilotstudien zur Identifizierung von Problemen - Gute Betreuung der Teilnehmenden - Sorgfältige Studienplanung - Effektives Studienmanagement - Transparente Aufklärung der Teilnehmenden

10.4.4.2 Confounder

Ein Confounder, auch Störvariable genannt, ist eine Variable, die sowohl die untersuchte Intervention als auch das Ergebnis beeinflusst. Das Erkennen und Kontrollieren solcher Confounder ist entscheidend, um die Validität von Forschungsergebnissen sicherzustellen. Ohne Kontrolle können Confounder die Ergebnisse verzerren und zu falschen Schlussfolgerungen führen.

> **Zur Kontrolle von Confoundern gibt es mehrere Ansätze**
> - **Randomisierung:** Diese Methode verteilt Confounder gleichmäßig auf alle Studiengruppen und reduziert deren Einfluss.
> - **Stratifizierung**: Hierbei werden die Teilnehmenden nach bestimmten Merkmalen wie sozioökonomischem Status in Schichten unterteilt, um den Einfluss dieser Variablen zu kontrollieren.
> - **Einschränkung der Stichprobe**: Die Studie kann auf Teilnehmende beschränkt werden, die ähnliche Werte hinsichtlich der Confounder aufweisen, um deren Einfluss zu minimieren.

Wie ein Confounder die Ernährungsempfehlungen beeinflusste

- **Unabhängige Variable**: Alkoholkonsum
- **Abhängige Variable**: Ischämische Herzerkrankungen
- **Confounder**: Sozioökonomischer Status

Frühere Kohorten- und Fall-Kontroll-Studien deuteten darauf hin, dass geringe Mengen Alkohol einen kardioprotektiven Effekt haben. Ernährungsgesellschaften empfahlen daher bis 2024 eine tägliche Höchstmenge von 24 g reinem Alkohol für Männer und 12 g für Frauen.

Die ursprüngliche Annahme wurde jedoch durch den Confounder „sozioökonomischer Status" beeinflusst, was lange Zeit nicht bekannt war (Carr et al. 2024).

Menschen mit höherem Einkommen und Bildungsniveau trinken tendenziell häufiger Alkohol, wenn auch häufig in moderaten Mengen, und haben – unabhängig vom moderaten Alkoholkonsum – ein geringeres Risiko für ischämische Herzkrankheiten. Der sozioökonomische Status beeinflusst also sowohl den Alkoholkonsum als auch unabhängig davon das Risiko für Herz-Kreislauf-Erkrankungen. ◄

10.5 Pseudonymisierte versus anonymisierte Studiendurchführung

Bei Humanstudien stellt die Nennung von eindeutigen Identifikationsmerkmalen der Teilnehmenden, wie z. B. Namen oder auch nur Initialen, Kontaktdaten (Telefonnummer, E-Mail-Adresse etc.), Geburtsdatum, klinikinterne Patientenidentifikationsnummer oder Versicherungsnummer auf Studienberichten, Dokumentationsbögen

10.5 Pseudonymisierte versus anonymisierte Studiendurchführung

und Fragebögen, einen schweren Verstoß gegen die GCP dar. Diese Datenschutzmaßnahmen haben eine sehr hohe Priorität, da sie den Schutz der Privatsphäre und der personenbezogenen Daten der Studienteilnehmenden gewährleisten.

Es gibt zwei Arten von Datenschutztechniken, die sich nur in einem kleinen Detail unterscheiden: dem Vorhandensein oder Nichtvorhandensein einer Zuordnungsliste. Die Zuordnungsliste ist ein separat und zugriffsgeschützt aufbewahrtes Dokument, das alle oben genannten personenbezogenen Daten einer Person enthalten kann und diese eindeutig einem Pseudonym (Identifizierungscode) zuordnet. Nur dieses Pseudonym wird bei der Erhebung, Dokumentation und Auswertung der Daten verwendet. Durch diese Zuordnungsliste bleiben die erhobenen Daten für einen ausgewählten Kreis von Berechtigten einer Person zuordenbar. Die zweite Art der Datenschutztechnik zeichnet sich dadurch aus, dass erst gar keine Identifikationsmerkmale erhoben werden und niemand die Daten mit einer bestimmten Person in Verbindung bringen kann.

Dies ist ein kleiner Unterschied mit großen Folgen. Liegt eine Zuordnungsliste vor, gelten die Daten weiterhin als personenbezogen und unterliegen dem Datenschutz. Darüber hinaus muss bei der Erhebung personenbezogener Daten gemäß GCP-ICH-Richtlinie immer ein Ethikantrag gestellt werden, um einen ausreichenden Schutz der Personen zu gewährleisten (siehe Abb. 13.1). Zusätzlich ist die Einholung einer informierten Einwilligung („informed consent", siehe Abschn. 12.1.10.2. und Abschn. 13.4 und 13.5) erforderlich, die aus einer mündlichen und schriftlichen Aufklärung und einer schriftlichen Einwilligungserklärung mit integrierter Datenschutzerklärung besteht.

Wenn keine eindeutig zuordenbaren Identifikationsmerkmale erhoben werden, gelten die Daten nicht als personenbezogen (da kein Bezug hergestellt werden kann) und unterliegen nicht mehr den Datenschutzgesetzen. Die Privatsphäre und die Person sind maximal geschützt. Ein Ethikantrag muss nur gestellt werden, wenn die Zielpopulation aus kranken oder vulnerablen Personen besteht oder die Studie gesundheitsorientierte Schwerpunkte untersucht (World Medical Association 2024). Ist dies nicht der Fall, ist keine informierte Zustimmung der Teilnehmenden erforderlich und diese Studien können auch ohne Zugang zu einer Ethikkommission durchgeführt werden.

Die Verschlüsselung mit Zuordnungsliste wird als Pseudonymisierung bezeichnet, die Studiendurchführung ohne Erhebung von zuordenbaren Identifikationsmerkmalen als Anonymisierung. Tab. 10.2 gibt einen Überblick über die beiden Datenschutztechniken.

Zusammenfassend lässt sich sagen, dass die pseudonymisierte Studiendurchführung aufwendiger ist, mit wenigen Ausnahmen ein Ethikvotum erfordert und bei prospektiven Längsschnittstudien und damit bei allen interventionellen Studien unumgänglich ist. Die pseudonymisierte Studiendurchführung ermöglicht den Schutz personenbezogener Daten bei gleichzeitiger Durchführung detaillierter Analysen und Mehrfachuntersuchungen. Bei Bedarf können Teilnehmende bei unplausiblen, ungenauen oder fehlenden Angaben erneut kontaktiert werden. Damit sind die Genauigkeit, Konsistenz und Vertrauenswürdigkeit der Daten höher. Man bezeichnet das als höhere Datenintegrität. Die Pseudonymisierung ermöglicht die

Tab. 10.2 Pseudonymisierte und anonymisierte Studiendurchführung

	Pseudonymisierte Studiendurchführung	Anonymisierte Studiendurchführung
Wortherkunft	Griechisch Pseudo: falsch, unecht -onym: Name	Griechisch An: ohne -onym: Name
Merkmal	Ersatz von Identifikationsmerkmalen durch Pseudonym	Keine Erhebung von zuordenbaren Identifikationsmerkmalen
Zusammenführung von Person und Daten möglich?	Ja	Nein
Beispiele	- Alle Längsschnittstudien, da die Daten der ersten Visiten den Folgevisiten zugeordnet werden müssen - Querschnittstudien, bei denen ein Teil der Daten zu Hause ausgefüllt wird, oder Laboruntersuchungen durchgeführt werden, die dem Teilnehmenden zugeordnet werden müssen - Retrospektive Datenerhebungen, in denen verschiedenen Datenquellen benutzt werden, die einer Personen zugeordnet werden müssen	- Anonymisiertes Online-Survey: Teilnehmende erhalten einen Link zu einer Online-Umfrage und füllen diese ohne Angabe des Namens, des Geburtsdatums und der Kontaktdaten aus - Menschen werden auf der Straße ohne Nachfrage des Namens, des Geburtsdatum und Kontaktdaten zu einem Thema befragt - Zur retrospektiven Auswertung von Patientendaten wird eine Datei ohne Identifizierungscode, Name, Kontaktdaten, Geburtsdatum, etc. zur Verfügung gestellt
Verschlüsselung	Identifizierungscode (Pseudonym) bestehend aus Buchstaben- und Zahlenkombination	- Meist werden die Datensätze willkürlich mit einer Zahl in aufsteigender Reihenfolge nummeriert
Vorteile	- Höhere Datenintegrität - Rückverfolgbarkeit der Daten erlauben Nachfragen, Ergänzung und Korrekturen	- Höchster Datenschutz - In definierten Fällen kein EK-Votum erforderlich - Geringer Aufwand in der Planung und Durchführung - Teilnehmervertrauen eventuell höher
Nachteile	- Potenzielle Re-Identifizierung - Organisatorischer Aufwand - EK-Votum erforderlich	- Eingeschränkte Studienmöglichkeiten - Keine Rückverfolgbarkeit und Korrektur von Daten möglich - Geringere Datenintegrität
Geltende Regularien		
Deklaration von Helsinki	Ja	Ja
ICH-GCP E6	Ja	Ja
Datenschutz-GV	Ja	Nein
Erhebung personenbezogener Daten	Ja	Nein
Ethikvotum notwendig?	Ja (Ausnahmen siehe*)	Ja, aber nur bei Datenerhebungen in erkrankten oder vulnerablen Personengruppen oder bei Fragestellungen mit Gesundheitsorientierung (siehe auch*)

Bei Fallberichten, Fallserien und Erhebung von Routinedaten zur Qualitätssicherung ist die Notwendigkeit des Ethikvotums im Einzelfall zu klären. Die Zustimmung des Datenschutzbeauftragten ist auf jeden Fall einzuholen. GV: Grundverordnung

Verifizierung von Daten sowie die Korrektur möglicher Fehler durch Rückgriff auf die Originaldaten bzw. Rückfragen bei den Teilnehmenden.

Der größte Vorteil der anonymisierten Studiendurchführung ist der Wegfall des Ethikvotums, wenn nicht Kranke oder andere vulnerable Personengruppen untersucht werden und die Datenerhebung nicht gesundheitsorientiert ist (World Medical Association 2024). Damit können anonymisierte Studien mit nicht-klinischer Ausrichtung auch an Institutionen durchgeführt werden, die über keine eigene Ethikkommission verfügen. Durch den Wegfall der Einholung einer informierten Einwilligung („informed consent") wird der logistische Aufwand für die Studiendurchführung reduziert und Zeit gespart. Der große Nachteil ist die geringere Datenintegrität, d. h. geringere Datensicherheit und meist auch schlechtere Datenqualität, da z. B. bei unplausiblen oder fehlenden Angaben keine Rückfragen oder Korrekturen möglich sind. Ein weiterer wesentlicher Nachteil ist, dass die anonymisierte Studiendurchführung nur bei Studientypen mit geringer bis maximal mittlerer Studienqualität möglich ist und die Zielgruppe mehr oder weniger auf die Normalbevölkerung beschränkt ist.

▶ **Bedeutung des Zeitpunkts der Anonymisierung** Die anonymisierte Studiendurchführung beginnt mit der anonymisierten Datenerhebung.

Erfolgt die Anonymisierung erst in einem späteren Schritt, z. B. bei der Datenanalyse, gilt die Studiendurchführung als pseudonymisiert mit allen regulatorischen Konsequenzen. Eine Ausnahme kann vorliegen, wenn anonymisierte Datensätze für retrospektive Analysen von Dritten zur Verfügung gestellt werden. Dies ist im Einzelfall zu klären.

Grundsätzlich gilt jedoch, dass aus Gründen der Datenqualität – wo immer sinnvoll – die pseudonymisierte Studiendurchführung der anonymisierten Studiendurchführung vorzuziehen ist.

Auf die Operationalisierung der Pseudonymisierung gehen wir später beim Studienprotokoll (Abschn. 12.1.16.1) und bei den Case Report Forms (Abschn. 14.1.1) ein.

10.6 Anforderungen an randomisierte kontrollierte Studien (RCTs)

RCTs gelten als Goldstandard in der klinischen Forschung (siehe Kap. 7). Mehrere anerkannte Richtlinien und Standardwerke dienen als Referenz für die Planung und Durchführung von RCTs und sind in der wissenschaftlichen Gemeinschaft breit akzeptiert. Insbesondere die ICH-GCP-Kriterien müssen bei RCTs streng eingehalten werden (International Council for Harmonisation 2025). Darüber hinaus bieten Fachbücher (z. B. Piantadosi 2017) fundierte Anleitungen zu methodischen Aspekten von RCTs.

Da in der Lehre und in Abschlussarbeiten nur ein grundlegender Einblick in RCTs vermittelt wird, liegt der Fokus darauf, grobe Fehler der ICH-GCP-Richtlinien zu vermeiden. Daher verfolgen wir einen pragmatischen Ansatz und konzentrieren uns auf das CONSORT-Statement (Schulz et al. 2010; Consort et al. 2011) als zentrales Dokument.

Dieses Statement enthält in der aktuellen Version von 2010 eine umfassende Checkliste und ein Flussdiagramm zur Standardisierung der Berichterstattung von RCTs. Mit dem Flussdiagramm werden wir uns später bei Auswertung der Daten beschäftigen (siehe Abschn. 14.3.3.2). An dieser Stelle wollen wir uns auf die CONSORT-Checkliste konzentrieren.

10.6.1 Die CONSORT-Checkliste

Die CONSORT-Checkliste zielt primär auf die qualitativ hochwertige und standardisierte Berichterstattung von RCTs ab. Sie zwingt die Forschenden, bereits in der Planungsphase einer RCT alle relevanten Aspekte systematisch zu berücksichtigen und präzise zu dokumentieren, was die interne Validität der Studie und damit die Studienqualität insgesamt deutlich verbessert.

> **Wesentliche Aspekte der CONSORT-Checkliste (Schulz et al. 2010)**
> 1. **Umfang der Checkliste:** Die CONSORT-Checkliste umfasst 25 Punkte, die alle wesentlichen Aspekte einer RCT abdecken – von der Titelgestaltung und Einleitung über die Methodik bis hin zur Diskussion der Ergebnisse. Jeder Punkt spezifiziert, welche Informationen in der Publikation enthalten sein müssen.
> 2. **Transparenz und Vollständigkeit:** Die Checkliste fördert eine vollständige und ehrliche Darstellung der Studienmethoden und -ergebnisse. Dazu gehört auch die Offenlegung negativer Ergebnisse und unerwarteter Herausforderungen.
> 3. **Anwendung bei Veröffentlichungen:** Die Einhaltung der CONSORT-Checkliste ist eine Voraussetzung für die Veröffentlichung von RCTs in renommierten Fachzeitschriften.

▶ **CONSORT-Checkliste: Ein praxisnaher Leitfaden – nicht nur für RCTs** Obwohl die Anwendung der CONSORT-Checkliste nur für RCTs obligatorisch ist, bietet sie auch einen wertvollen Leitfaden für die systematische Planung aller Humanstudientypen in der EBM und EBD. Studierende sollten sich daher frühzeitig mit dieser Checkliste vertraut machen, um ihre eigenen Arbeiten entsprechend zu strukturieren. Nicht relevante Punkte, wie Randomisierung und Studienregistrierung, können bei Bedarf weggelassen werden.
Link: http://www.consort-statement.org

10.6 Anforderungen an randomisierte kontrollierte Studien (RCTs)

Unter diesem Link kann die englische Version der CONSORT-Checkliste kostenlos heruntergeladen werden. Eine deutsche Version ist online derzeit nicht verfügbar. Ein Update auf CONSORT 2024 (Hopewell et al. 2022) wird nach Drucklegung dieses Buches unter demselben Link erscheinen. Weitere Veröffentlichungen zur CONSORT-Checkliste, einschließlich eines Erklärungspapiers (Moher 2010), sind ebenfalls dort zu finden.

Tab. 10.3 ordnet die Punkte der CONSORT-Checkliste den jeweiligen Phasen der Studienplanung und -durchführung zu, in denen sie erstmals zu berücksichtigen sind. Diese Darstellung macht deutlich, dass die meisten Punkte, die später für die Publikation von Bedeutung sind, bereits in der Planungs- und Vorbereitungsphase erstmals bearbeitet werden müssen. Viele dieser Aspekte können nach Abschluss der Studie nicht mehr nachgeholt werden.

Tab. 10.3 Übersicht, wann die einzelnen Punkte aus der CONSORT-Checkliste für RCTs erstmals während Studiendurchführung beachtet werden müssen

CONSORT-Checkliste Punkt	Wann muss der Punkt erstmals berücksichtigt werden	Weitere Informationen zu den jeweiligen Punkten (nicht nur für RCTs ☺)
	Studienplanung	
1a	Kennzeichnung im Titel als randomisierte Studie	Siehe Abschn. 11.2
2a	Wissenschaftlicher Hintergrund und Begründung der Studie	Siehe Abschn. 12.1.5 und 15.2.4
2b	Genaue Fragestellung und Hypothesen	Siehe Kap. 2 und 3
3a	Beschreibung des Studiendesigns, einschließlich Zuteilungsverhältnis der Teilnehmenden zu den Gruppen	Siehe Kap. 6 und 7, sowie Abschn. 11.6 und 12.1.9
4a	Eignungskriterien der Teilnehmenden	Siehe Abschn. 11.8 und 12.1.8
4b	Umgebung und Ort der Studiendurchführung	Siehe Abschn. 12.1.3
5	Durchgeführte Interventionen in jeder Gruppe mit präzisen Details, einschließlich wie und wann die Interventionen durchgeführt wurden, um eine Replikation der Studie zu ermöglichen	Siehe Abschn. 12.1.9.2
6a	Vollständig definierte, primäre und sekundäre Endpunkte (früher „Zielkriterien" genannt), einschließlich wie und wann sie erhoben wurden	Siehe Kap. 8 und Studiendesign Abschn. 12.1.7
7a	Wie wurde die Fallzahl berechnet?	Exposé Abschn. 11.10
7b	Falls zutreffend, Erklärung aller Zwischenanalysen und Abbruchkriterien	Studienprotokoll Abschn. 12.1.14.3 und 12.1.10.5
8a	Methode zur Generierung der Zufallszuteilung	Studienprotokoll Abschn. 12.1.9.3

(Fortsetzung)

Tab. 10.3 (Fortsetzung)

CONSORT-Checkliste Punkt	Wann muss der Punkt erstmals berücksichtigt werden	Weitere Informationen zu den jeweiligen Punkten (nicht nur für RCTs ☺)
8b	Art der Randomisierung; Details jedweder Restriktionen (z. B. Blockbildung, Blockgröße)	Studienprotokoll Abschn. 12.1.9.3
9	Mechanismen zur Umsetzung der Zuteilungssequenz (z. b. sequenziell nummerierte Behälter) und Beschreibung aller Schritte zur Geheimhaltung der Sequenz bis zur Interventionszuordnung	Studienprotokoll Abschn. 12.1.9.3
10	Wer führte die Zufallszuteilung durch, wer nahm die Teilnehmer in die Studie auf und wer teilte die Teilnehmer den Interventionen zu?	Studienprotokoll Abschn. 12.1.9.3 und 12.1.10.3
11a	Falls durchgeführt, wer war bei der Interventionszuordnung verblindet (z. B. Teilnehmende, ärztliche Fachkräfte, Therapeut*innen, diejenigen, die die Endpunkte beurteilten)?	Verblindung Abschn. 7.1.3
11b	Falls relevant, Beschreibung der Ähnlichkeit der Interventionen	Studienprotokoll Abschn. 12.1.9.4
12a	Statistische Methoden, die zum Vergleich der Gruppen hinsichtlich primärer und sekundärer Endpunkte eingesetzt wurden	Studienprotokoll, Abschn. 12.1.14.2
12b	Methoden, die für zusätzliche Analysen eingesetzt wurden, wie Subgruppenanalysen, adjustierte Analysen	Studienprotokoll, Abschn. 12.1.14.3
14a	Zeitraum der Rekrutierung und Nachbeobachtung	Exposé Abschn. 11.6 und Studienprotokoll Abschn. 12.1.9.1 und 12.1.10.1
15	Eine Tabelle demografischer und klinischer Charakteristika für jede Gruppe	Studienprotokoll, Abschn. 12.1.11.1 und 14.3.3.1
18	Resultate von weiteren Analysen, einschließlich Subgruppenanalysen und adjustierten Analysen, mit Angabe, ob diese präspezifiziert oder exploratorisch durchgeführt wurden	Studienprotokoll, Abschn. 12.1.14.3
20	Studienlimitierungen mit Angabe zu potenzieller Verzerrung, fehlender Präzision und, falls relevant, Multiplizität von Analysen	Siehe Validität Abschn. 10.4.1
21	Generalisierbarkeit (externe Validität, Anwendbarkeit) der Studienergebnisse	Siehe Validität Abschn. 10.4.2
24	Wo das vollständige Protokoll eingesehen werden kann, falls verfügbar	Siehe Einleitung Studienprotokoll Kap. 12
25	Quellen der Finanzierung und anderer Unterstützung (wie Lieferung von Medikamenten), Rolle des Geldgebers	Studienprotokoll Abschn. 12.1.3 und v. a. Ethikantrag Kap. 13

(Fortsetzung)

Tab. 10.3 (Fortsetzung)

CONSORT-Checkliste Punkt	Wann muss der Punkt erstmals berücksichtigt werden	Weitere Informationen zu den jeweiligen Punkten (nicht nur für RCTs 😊)
	Studienvorbereitung	
19	Alle wichtigen Schäden (früher „unerwünschte Wirkungen" genannt) innerhalb jeder Gruppe (siehe auch CONSORT für Schäden ("harm"))	Adverse Events (AEs) spielen nur bei Interventionsstudien eine Rolle, müssen aber bei der Entwicklung des Case Report Forms (CRF) berücksichtigt werden
23	Registrierungsnummer und Name des Studienregisters	Vorbereitung der Datenerhebung Abschn. 14.1.2
	Datenerhebung	
3b	Wichtige Änderungen der Methoden nach Studienbeginn (z. B. Eignungskriterien) mit Gründen	Siehe Analysebericht 14.3.3.1
6b	Änderungen der Endpunkte nach Studienbeginn mit Angabe der Gründe	Siehe Analysebericht 14.3.3.1
13a	Für jede Gruppe Anzahl der Studienteilnehmenden, die randomisiert zugeteilt wurden, die die geplante Intervention erhielten und die hinsichtlich des primären Endpunkts analysiert wurden	Siehe Analysebericht 14.3.3.2
13b	Für jede Gruppe Zahl der Studienausscheider und Ausschlüsse nach Randomisierung mit Angabe von Gründen	Siehe Analysebericht 14.3.3.2
	Auswertung	
16	Für jede Gruppe Anzahl der Teilnehmenden, die in die Analyse eingeschlossen wurden und Angabe, ob diese der Anzahl der ursprünglich zugeteilten Gruppen entsprach	Siehe Analysebericht 14.3.3.2
17a	Für jeden primären und sekundären Endpunkt Ergebnisse für jede Gruppe und die geschätzte Effektgröße sowie ihre Präzision (z. B. 95 % Konfidenzintervall)	
17b	Für binäre Endpunkte wird empfohlen, sowohl die absoluten als auch die relativen Effektgrößen anzugeben	
	Veröffentlichung	
1b	Strukturierte Zusammenfassung von Studiendesign, Methoden, Resultaten und Schlussfolgerungen (siehe auch CONSORT für Abstracts (Hopewell 2008)	Spielt für uns nur bei Abstract-Einreichungen für Fachtagungen eine Rolle, siehe Abschn. 15.3
14b	Warum die Studie endete oder gestoppt wurde	Siehe Studienprotokoll Abschn. 12.1.10.5
22	Interpretation konsistent mit den Ergebnissen, Abwägung des Nutzens und Schadens, Berücksichtigung anderer relevanter Evidenz	Gilt auch schon für Abstract-Einreichungen und Kurzartikel siehe Kap. 15

10.7 Das Studienteam

Bei Humanstudien im Rahmen der Lehre besteht das Kernteam aus Studierenden und Lehrenden. Laut der ICH-GCP-Richtlinie E6 (International Council for Harmonisation 2025) muss jede Person, die an einer klinischen Studie beteiligt ist, durch Ausbildung, Schulung und Berufserfahrung für ihre Aufgaben qualifiziert sein.

Hier entsteht ein Konflikt: In Humanstudien in der hochschulischen Lehre sowie bei Bachelor- und Masterarbeiten ist dies oft nicht vollständig umsetzbar. Studierende führen diese Studien meist ohne ausreichende Vorerfahrung und Qualifikation durch, was allein erklärt, warum sie nicht die Studienleitung übernehmen können. Diese Verantwortung liegt bei der betreuenden Professorin oder dem betreuenden Professor, die über Erfahrung mit Humanstudien verfügen und GCP-Kurse absolviert haben sollten.

Aber auch in der professionellen Forschung an Universitäten und außeruniversitären Einrichtungen vergehen oft Jahre, bevor Nachwuchswissenschaftler*innen die Leitung einer Studie übernehmen, meist erst nach Abschluss der Promotion oder sogar später.

Wir wollen uns daher zunächst mit den von GCP geforderten Aufgaben der Studienleitung befassen.

10.7.1 Aufgaben der Studienleitung

Die Verantwortlichkeiten der Studienleitung sind in der ICH-GCP-Richtlinie E6 (International Council for Harmonisation 2025) definiert. Es werden nur die wesentlichen Punkte genannt, d. h. Punkte oder Textteile, die ausschließlich Arzneimittelstudien betreffen, werden weggelassen. Die ICH-GCP-Richtlinie bezeichnet die Studienleitung allgemein als „Investigator", in deutschen Übersetzungen wird oft der Begriff „Prüfer" verwendet, der stark aus der Arzneimittelforschung stammt, und in internationalen Projektanträgen wird die Studienleitung als „Principal Investigator" bezeichnet.

Auszug aus der ICH-GCP-Richtlinie E6 (R3) (International Council for Harmonisation 2025)
(Es gibt keine autorisierte Übersetzung der ICH-GCP-Richtlinie in die deutsche Sprache, der vorliegende Text ist frei übersetzt. Hier wird der Begriff „Studienleitung" verwendet, weil er der üblichen Terminologie entspricht, sowie eine gendergerechte Sprache benutzt. „Klinische Studie" wurde durch „Humanstudie" ersetzt)

Kapitel III. Annex 1, Abschnitt 2 Studienleitung

2.1.1 Die Studienleitung sollte durch Aus- und Weiterbildung sowie berufliche Erfahrung entsprechend qualifiziert sein, um die Verantwortung für die ordnungsgemäße Durchführung der Humanstudie zu übernehmen und einen Nachweis über diese Qualifikationen erbringen.

2.2.1 Die Studienleitung sollte (z.B. auf Grundlage retrospektiver Daten) darlegen können, dass die erforderliche Anzahl geeigneter Studienteilnehmenden innerhalb des vereinbarten Zeitraums rekrutiert werden kann.

10.7 Das Studienteam

> 2.2.2 Die Studienleitung sollte für die voraussichtliche Dauer der Humanstudie über ausreichend Zeit, eine angemessene Anzahl verfügbarer und qualifizierter Mitarbeitenden sowie geeignete Einrichtungen verfügen, um die Humanstudie ordnungsgemäß und sicher durchführen zu können.
>
> 2.3.1 Die Studienleitung darf studienbezogene Aufgaben an andere Personen delegieren. ... Die Studieleitung trägt die letztendliche Verantwortung und sollte eine angemessene Aufsicht über die Personen ausüben, denen Aufgaben delegiert wurden, um die Rechte, die Sicherheit und das Wohlergehen der Studienteilnehmenden sowie die Zuverlässigkeit der Daten sicherzustellen. ...
>
> 2.3.2 Die Studienleitung sollte sicherstellen, dass Personen, an die er oder sie studienbezogene Aufgaben delegiert hat, entsprechend qualifiziert und ausreichend über relevante Aspekte des Studienprotokolls, der Intervention bzw. der Studienprodukte sowie über ihre zugewiesenen Aufgaben innerhalb der Humanstudie informiert sind. ...
>
> 2.3.3 Die Studienleitung sollte sicherstellen, dass ein Nachweis über die Personen geführt wird, an die studienbezogene Tätigkeiten delegiert wurden (siehe Abb. 10.2).
>
> 2.5.2 Die Studienleitung sollte das Studienprotokoll, die GCP-Richtlinien sowie die geltenden behördlichen Anforderungen einhalten.

Task Delegation Log

In Punkt 2.3.3 wird gefordert, dass die Studienleitung eine Liste der entsprechend qualifizierten Personen führt, an die er*sie wichtige studienbezogene Aufgaben delegiert. Abb. 10.2 zeigt einen Auszug aus einem solchen „Task Delegation Log" (wie es im Fachjargon heißt) aus einer „professionellen" drittmittelfinanzierten RCT in der Ernährungsforschung. ◄

Name	Function	Initials	Signature	Tasks / Delegation according to Code of Delegation	Start Date (dd/mm/yy)	Authorisation by PI (Date/Signature)	End Date (dd/mm/yy)	Authorisation by PI (Date/Signature)

Function		Code of Delegation (multiple choices possible)					
CI	Coordinating Investigator	A:	Obtaining of Informed Consent	I:	SAE Reporting	Q:	
PI	Principal Investigator	B:	Medical Examination	J:	Blood Sampling	R:	
IN	Investigator	C:	Visit Performance	K:	Processing of Biological Samples	S:	
CPM	Clinical Project Manager	D:	Randomization	L:	Handling of Investigational Product	T:	
SC	Study Coordinator	E:	Assessment of Subject Suitability	M:		U:	
SN	Study Nurse	F:	CRF / Source Document Entry	N:		V:	
ST	Study Technician	G:	eCRF Entry	O:		W:	
		H:	Ascertainment of Adverse Events	P:		X:	

Abb. 10.2 Ausschnitt aus einem Task Delegation Log. Über ihn wird der Punkt 2.3.3 der ICH-GCP-Richtlinie E6 (R3) (International Council for Harmonisation 2025) in der professionellen Ernährungsforschung erfüllt. (© BioTeSyS, Esslingen, Deutschland)

10.7.2 Aufgaben der Studierenden (Studierendenteam)

Das sind also eine ganze Menge Aufgaben, die die Studienleitung übernimmt.

Und nun wechseln wir die Seite und stellen die Aufgaben des „Studienpersonals", also der Studierenden vor, wie sie im Studiengang Diätetik an der Hochschule Neubrandenburg gehandhabt werden. Die Aufgaben sind natürlich in keiner Richtlinie geregelt.

> **Aufgaben der Studierenden im Rahmen der curricularen Lehre am Beispiel des Studiengangs Diätetik der Hochschule Neubrandenburg**
> - Studienidee und Entwicklung der Fragestellung
> - Studienplanung mit Erstellung eines Exposés und Studienprotokolls inkl. Entwicklung von Fragebögen (falls erforderlich) und Dokumentationsbögen (Case Report Forms, CRF)
> - Erstellung eines Ethikantrags
> - Entwicklung der Rekrutierungsstrategie
> - Rekrutierung
> - Abklärung der Eignung der Teilnehmenden (falls zutreffend)
> - Teilnehmendenbetreuung, Zeit- und Visitenmanagement (falls zutreffend)
> - Durchführung der Studienuntersuchungen oder Befragungen, Datenerhebung
> - Datenanalyse
> - Vorbereitung der Publikation (Abstract-Einreichung, Kurzartikel, Posterpräsentation)

Die Studierenden übernehmen also Aufgaben, die sie selbst erst während der Durchführung schrittweise erlernen („learning by doing") und die eigentlich von hoch qualifiziertem Studienpersonal durchgeführt werden müssten. Im Sinne der ICH-GCP E6 delegiert die Studienleitung diese Aufgaben an die Studierenden, bleibt aber für sie verantwortlich.

Das bedeutet, dass die*der betreuende Professor*in ein relevantes Risiko eingeht und ein sehr hohes Vertrauen in die Studierenden setzt. Es ist sehr wichtig, dass die Studierenden sich dieses Vertrauens bewusst sind, sich nach bestem Wissen und Gewissen an die GCP-Richtlinie halten und nach der theoretischen Einschulung bei Fragen, Problemen und Herausforderungen die*den betreuende*n Professor*in oder eine*n von ihr*ihm benannte*n wissenschaftliche*n Mitarbeiter*in informieren und um Rat fragen, sodass relevante GCP-Verletzungen vermieden werden können.

Eine Standardmaßnahme zur Qualitätssicherung ist auch, dass die vom Studierendenteam erstellten Studiendokumente, wie CRFs, Fragebögen und Rekrutierungsaufrufe, von der Studienleitung „abgesegnet" werden. Der Fachbegriff hierfür ist „Freigabe". Dieser Vorgang erfolgt schriftlich per E-Mail und bezieht sich auf eine klar definierte Endversion eines Studiendokuments (z. B. eine

Einwilligungserklärung). Einmal freigegebene Formulare dürfen nur noch in Absprache mit der Studienleitung geändert werden.
Ähnliches gilt für Abschlussarbeiten, die häufig extern durchgeführt werden. Fehlt die wissenschaftliche Expertise an der Praktikumsstelle, bleibt diese Verbindung mit dem*der betreuenden Professor*in der zuständigen Hochschule erhalten. Findet die Datenerhebung an einer Universitätsklinik statt oder wird dort sogar die Durchführung einer bereits genehmigten Studie übernommen, übernimmt die dortige Betreuungsperson häufig die Studienleitung. Für sie gilt gleiches wie für die*den betreuende*n Professor*in der zuständigen Hochschule.

10.7.3 Integration weiterer Personen und Institutionen

Das Kernteam eines Studienprojekts besteht aus den Studierenden, der Studienleitung und möglicherweise ausgewählten wissenschaftlichen Mitarbeitenden.

Es kann jedoch sinnvoll sein, zusätzlich weitere Personen einzubeziehen. Wenn die Studie in einem nahe gelegenen Klinikum durchgeführt wird, sollte die verantwortliche ärztliche Leitung (Stations- oder Abteilungsleitung) sowie die kooperierende ärztliche Fachkraft in das Studienteam aufgenommen werden, insbesondere bei klinischen Fragestellungen. Diese Fachkräfte können später auch bei der Interpretation der Ergebnisse unterstützen.

Bei Befragungen von Ernährungsfachkräften in Rehaeinrichtungen, beispielsweise zur durchschnittlichen Dauer individueller Ernährungsberatungen (um die Umsetzbarkeit des G-NCPS zu überprüfen), handelt es sich um eine berufspolitische Fragestellung. In diesem Fall ist es sinnvoll, Ansprechpartner*innen der Berufsverbände VDD und VDOE in das Team zu integrieren. Sie verfügen über das nötige Fachwissen und können zudem bei der Rekrutierung helfen, da die Ergebnisse für die berufspolitische Arbeit der Verbände nützlich sein könnten. In beiden Fällen handelt es sich um wertvolle intellektuelle Unterstützung.

Bei jedem Studienprojekt sollte sorgfältig überlegt werden, ob es sinnvoll ist, zusätzliche Personen einzubeziehen.

Wenn eine Organisation beispielsweise nur bei der Rekrutierung oder bei administrativen Aufgaben hilft, spricht man von einer „Kooperation" und die Organisation wird als „Kooperationspartner" bezeichnet.

Grundsätzlich ist die Kooperation mit Verbänden, Netzwerken, Interessensgruppen und Forschungseinrichtungen möglich. Auch die aktive Einbindung von Patient*innen und Betroffenen in die Studienplanung und die Gestaltung von Fragebögen wird zunehmend empfohlen.

Der Unterschied besteht darin, dass Mitglieder des Studienteams nach den GCP-Richtlinien bei Veröffentlichungen automatisch als Koautor*innen aufgeführt werden, während Kooperationspartner in der Danksagung erwähnt werden.

Zusammengefasst kann ein gut zusammengestelltes Studienteam den Erfolg einer Humanstudie wesentlich unterstützen. Daher sollte die Zusammensetzung des Teams sorgfältig geplant und spätestens mit der Einreichung des Ethikantrags endgültig festgelegt werden.

▶ **Koautorenschaften im Studienteam frühzeitig und verbindlich regeln** Die Mitglieder des Studienteams werden nach Abschluss der Studie automatisch Koautor*innen bei der Veröffentlichung.

Kooperationspartner werden im Acknowledgment (Danksagung) genannt.

Steht das Studienteam fest und wurde das Projekt von der Ethikkommission bewilligt, sollten die Koautorenschaften für Publikationen und Vorträge schriftlich festgelegt und in der Folge eingehalten werden.

10.7.4 Kommunikation

Die Kommunikation innerhalb des Studienteams und nach außen ist für die effiziente Planung und Durchführung von Studien von entscheidender Bedeutung. Deshalb ist es wichtig, dass sie gut funktioniert. Eine transparente und professionelle Kommunikation motiviert nicht nur alle Beteiligten, sondern trägt auch zu einer zeiteffizienten Planung, zur Vermeidung von Missverständnissen und zur Einhaltung der regulatorischen Anforderungen bei.

Da Kommunikationsfehler oft unbeabsichtigt passieren, wird hier näher darauf eingegangen.

Konzentrieren uns auf die Studienprojekte in der curricularen Lehre des wissenschaftlichen Arbeitens. Viele dieser Regeln lassen sich auf die Kommunikation im weiteren Verlauf des Studiums, auf Bachelor- und Masterarbeiten bis hin zur Anwendung im wissenschaftlichen Berufsleben übertragen.

Kommunikationswege
Die typischen Kommunikationswege für die Planung von Humanstudien verlaufen top-down bottom-up und sind in jeder Phase iterativ, d. h. wiederholend. Abb. 10.3. fasst die Kommunikationswege für ein typisches Studienprojekt in der Lehre zusammen.

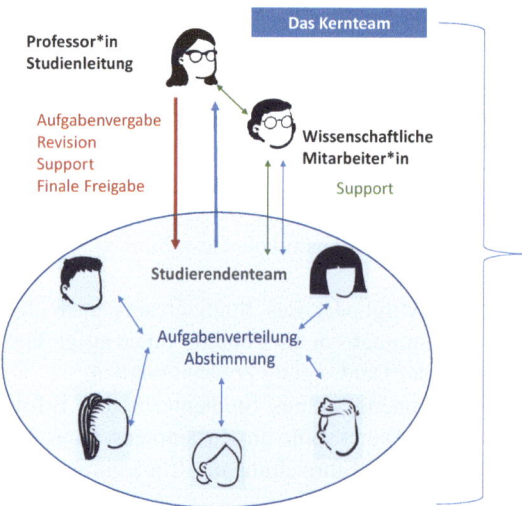

Abb. 10.3 Kommunikationswege im Kernstudienteam und mit externen Partnern

10.7 Das Studienteam

Alle wesentlichen Planungsaktivitäten werden innerhalb des Kernstudienteams durchgeführt, externe Mitglieder des Studienteams werden zur Minimierung der zeitlichen Belastung nur gezielt kontaktiert und in wesentliche Ergebnisse der Studienplanung einbezogen. Kooperierende Institutionen oder Personen, die z. B. im Rahmen der Rekrutierung lediglich den Studienaufruf über ihren Verteiler verbreiten, werden nicht in die Studienplanung integriert. Wenn die Kooperationspartner inhaltliche Beiträge leisten und ihre Expertise einbringen, können sie zu konkreten Ansprechpartnern und damit nachträglich in das Studienteam „aufgewertet" werden.

Abb. 10.3 zeigt einen Vorschlag für die Kommunikationswege. Die Entscheidung über die Kommunikation liegt in der Verantwortung der Studienleitung und ist daher an die lokale Situation anzupassen.

Anreden
Oft herrscht bei den Studierenden Unsicherheit, wie sie Professor*innen und andere Fachkräfte mit akademischen Graden und Amtstiteln anschreiben bzw. ansprechen sollen.

In der Wissenschaft ist es üblich, die akademischen Grade des Gegenübers so lange zu nennen, bis man denselben akademischen Grad erreicht hat. Unter Professor*innen ist es dann zum Beispiel üblich, den akademischen Grad durch „Kolleg*in" zu ersetzen. Nur in den Autorenlisten bei wissenschaftlichen Publikationen werden die akademischen Grade weggelassen.

Hier ein paar Tipps für Studierende, wie sie in der schriftlichen Kommunikation professionell und respektvoll auftreten können:

▶ Tipps für die korrekte schriftliche und mündliche Anrede **Schriftliche Kommunikation**

1. *Schriftliche Anrede*

Wenn die Person einen Doktortitel hat, verwenden Sie „Dr." vor dem Namen (z. B. „Sehr geehrter Herr Dr. Müller", „Sehr geehrte Frau Dr.in Schmidt").

Bei Professoren sollte „Professor" oder „Prof." in der Anrede stehen, gefolgt vom Doktortitel, falls vorhanden (z. B. „Sehr geehrter Herr Prof. Dr. Schmidt", „Sehr geehrte Frau Prof.in Dr.in Schmidt").

Es ist wichtig, alle relevanten Titel korrekt und vollständig zu verwenden, insbesondere bei Personen mit mehreren Titeln.

Andere akademische Grade tauchen in der Anrede nicht auf. Also verzichten Sie auf Diplom, Magister, Bachelor, Master und Co. Ausnahme Österreich: Hier werden auch akademische Titel „Mag." (Magister). „Mag.ª" (Magistra) oder „Dipl.-Ing." (Diplom-Ingenieur) in der schriftlichen Anrede genannt

2. *Adresszeilen und Angabe von Zugehörigkeiten*

Bei Verfassen von Anschreiben in Briefform fallen Adresszeilen an und im Exposé und Studienprotokoll werden die Teammitglieder genannt. Hier werden immer alle akademischen Grade und Abschlüsse in korrekter Form und Reihenfolge genannt, z. B.:

Maria Schmidt, staatl. gepr. Diätassistentin
Maria Schmidt, B.Sc. Diätetik
Maria Schmidt, B.Sc. Diätetik, MPH
Dr.in rer. nat. Maria Schmidt
Dr.in med. Maria Schmidt
Prof.in Dr.in rer. nat. Maria Schmidt
Prof.in Dr.in med. Maria Schmidt
Dipl.-Ing. Maria Schmidt
Nur Österreich: ªt

3. *Wählen Sie eine formelle und höfliche Anrede*

Beginnen Sie Ihre E-Mail oder Ihren Brief mit „Sehr geehrte/r", gefolgt von der korrekten Anrede (z. B. „Sehr geehrte Frau Prof.in Dr.in Müller").
Vermeiden Sie informelle Anreden wie „Hallo" oder „Hi" in offiziellen wissenschaftlichen Kontexten.

4. *Seien Sie bei Unsicherheiten vorsichtig*

Wenn Sie unsicher sind, welchen Titel die Person führt, ist es ratsam, dies im Vorfeld zu klären, z. B. durch Recherche auf der Universitätswebsite oder durch Nachfragen bei Kolleg*innen.
Wenn die Person in der Signatur oder in ihrer eigenen E-Mail-Kommunikation eine bestimmte Anredeform verwendet, ist es höflich, dieser Anrede zu folgen.

5. *Berücksichtigen Sie Geschlechtsidentität und Diversität*

Achten Sie darauf, die Geschlechtsidentität der Person in der Anrede zu respektieren. Bei unklarer Zuordnung zu einem Geschlecht verwenden Sie beispielsweise „Sehr geehrte/r" oder die genderneutrale Anrede „Sehr geehrte*r".

6. *Korrekte Verwendung im Fließtext*

Im Fließtext eines wissenschaftlichen Schreibens wird der akademische Titel in der Regel nicht ständig wiederholt, sondern nur bei der ersten Erwähnung verwendet (z. B. „Professor Dr. Müller führt aus...").

10.7 Das Studienteam

Nach der ersten Nennung reicht es oft, nur den Nachnamen zu verwenden, sofern keine Verwechslung möglich ist.

Mündliche Kommunikation
In der mündlichen Anrede und Kommunikation wird nur der höchste Titel verwendet und in Deutschland in der Regel nur für Professoren und Menschen mit Promotion. Einen Professor Dr. med. sprechen Sie mit „Herr Professor" oder „Frau Professorin" an. Menschen mit abgeschlossener Promotion mit „Frau Doktorin" oder „Herr Doktor".

E-Mail Policy und Netiquette in der Wissenschaft

Der Begriff „Netiquette" ist ein Wortspiel aus „net" (Netz) und „Etikette" (Umgangsformen/Verhaltensregeln) und bezieht sich auch auf die Kommunikation per E-Mail. Die Einhaltung der Netiquette wirkt sich auf die Teamzufriedenheit und -atmosphäre aus und hilft der Studienleitung, die Studierenden bei der Einhaltung der GCP zu unterstützen. Die Regeln helfen den Studierenden, sowohl intern als auch extern professionell aufzutreten und Missverständnisse zu vermeiden. Die Wirkung einer gelebten Netiquette ist nicht zu unterschätzen. Im wissenschaftlichen Bereich gelten generell folgende Regeln für den E-Mail-Verkehr des Studienteams.

▶ **Tipps für die E-Mail-Kommunikation**   Allgemein

- E-Mails sollen innerhalb einer angemessenen Zeitspanne, in der Regel innerhalb von 24 h, beantwortet werden.
- Wenn eine längere Beantwortungszeit erforderlich ist, wird der Erhalt der E-Mail bestätigt und ein Zeitrahmen für die Antwort angegeben.
- Die Betreffzeile sollte den Inhalt der E-Mail prägnant zusammenfassen.
  - Beispiel 1: Nutri-Score Studie: Exposé-Entwurf
  - Beispiel 2: CoNuts-Studie: Fragen zur Literaturrecherche
- Im „An"-Feld sollten nur Personen stehen, bei denen Handlungsbedarf besteht.
- Alle die „nur" informiert werden sollen, aber von denen keine direkte Handlung erwartet wird, kommen ins CC.
- Da die Kommunikation transparent geschehen soll, wird das BCC vermieden.
- Wird die Umsetzung einer Aufgabe verlangt, soll ein Zeitrahmen formuliert werden.
- Beispiel: Wäre es möglich, die Rückmeldung bis Mi, XX.XX., 14:00 Uhr zu erhalten?
- Wenn möglich, sollte sich eine E-Mail nur um ein Thema drehen, damit der Inhalt sortiert abgelegt werden kann.
- Bewahren Sie alle E-Mails und Antworten gut organisiert auf, da sie als Referenz für zukünftige Arbeiten dienen können.

Interne Kommunikation

- Schreibt eine Studierende an die Studienleitung, kommen die restlichen studentischen Mitglieder in CC. Damit weiß die Studienleitung, dass alle informiert wurden und der Inhalt der E-Mail im Studierenden-Team abgestimmt ist.

Externe Kommunikation während der Planungsphase

- Kommunikation außerhalb des Kernteams erfolgt in Absprache mit der Studienleitung.
  - z. B. werden externe Mitglieder des Studienteams zur Minimierung der zeitlichen Belastung nur zu ausgewählten Zeitpunkten, bei konkreten Aufgaben und bei notwendigen und relevanten Informationen angeschrieben.
- Wenn die externen Personen zur Mitarbeit angefragt werden, stellen Sie sich kurz vor und erklären Sie Ihren Bezug zur Studie und zur Professorin.
- Nutzen Sie „CC" nur, wenn die Personen auch wirklich informiert sein müssen.
- Die Studienleitung kommt bei allen Kommunikationen von Studierenden, die sich an externe Teammitglieder, Kooperationspartner*innen oder andere Stellen richten, ins CC.
- Bestehen Unsicherheiten, ob die Studienleitung ins CC genommen werden sollte, kann das individuell mit der Studienleitung abgeklärt werden.

Handhabung von Dokumenten und Dokumentation

Während der Planung einer Studie wird eine Reihe von Dokumenten erstellt, die zunächst im Team der Studierenden mit oder ohne Unterstützung durch wissenschaftliche Mitarbeitende bearbeitet werden. Die Benennung und Bearbeitung von Dokumenten bei der Planung von Humanstudien und generell in der Wissenschaft erfordert besondere Sorgfalt, um eine effiziente Zusammenarbeit und die Integrität der Daten zu gewährleisten.

Im Folgenden sind die GCP-konformen Aspekte aufgeführt, die beachtet werden sollten:

▶ **Tipps für die GCP-gerechte Dokumentenbearbeitung Klarheit und Konsistenz**
Standardisiertes Benennungsschema: Verwenden Sie ein einheitliches Benennungsschema für Dokumente. Beispiel: Studienname_Dokumenttyp_Version_Datum.

- Studienname: Kurzform oder Akronym des Studiennamens.
- Dokumenttyp: Art des Dokuments (z. B. „Protokoll", „Einverständniserklärung", „Datenblatt").

10.7 Das Studienteam

- Version: Version des Dokuments (z. B. „v1.0", „v2.1").
- Datum: Datum des Dokuments im Format JJMMTT (z. B. „250810").

Beispiel für Dateinamen

- NutriScore_Protokoll_v1.0_250810.docx
- CoNuts_Einverständniserklärung_v2.1_250715.pdf

Zu vermeiden
Keine Sonderzeichen: Vermeiden Sie Sonderzeichen und Leerzeichen in Dateinamen, um Probleme bei der Dateiübertragung oder -speicherung zu vermeiden.
Vermeidung von Mehrdeutigkeiten: Verwenden Sie eindeutige Abkürzungen und stellen Sie sicher, dass jedes Teammitglied die Bedeutung der Abkürzungen kennt.

Versionsbezeichnungen
Klar definierte Versionen: Jede Änderung an einem Dokument sollte durch eine neue Version gekennzeichnet werden. Unterscheiden Sie zwischen der Hauptversion (z. B. „v1.0") und Unterversionen (z. B. „v1.1"), um kleinere Änderungen zu dokumentieren. Ergänzen Sie Ihre Initialen, wenn nur Sie allein Änderungen durchgeführt haben, oder einen Sammelbegriff, wenn es das Ergebnis der Studierendengruppe ist.
Beispiel für Änderungsversionen:

- Änderung wurde von einer Studierenden durchgeführt: NutriScore_Protokoll_v1.0_250810_XY.docx
- Konsolidierte Änderungen des Studierendenteams: CoNuts_Einverständniserklärung_v2.1_250715_team.pdf

Nachverfolgung von Änderungen
In der professionellen Wissenschaft und für die GCP-konforme Kommunikation müssen Änderungen immer nachverfolgbar sein. Daher entspricht die folgende Vorgehensweise auch der späteren wissenschaftlichen Dokumentation.

- Erstellen Sie die Erstfassung eines Dokuments im Studierendenteam ohne Änderungsverfolgung und sende Sie dieses Dokument an die Studienleitung oder wissenschaftliche Mitarbeiter*in.
- Diese arbeiten ihre Änderungsvorschläge mit der Änderungsnachverfolgung ein und senden Ihnen das Dokument mit aktivierter Änderungsverfolgung zurück.
- Sie diskutieren die Änderungsvorschläge und Überarbeitungen im Studienteam, teilen sich die Aufgaben und nehmen die Änderungen, mit denen Sie einverstanden sind, an, und führen alle neuen Ausarbeitungen oder Änderungen in der Änderungsverfolgung aus.

- So senden Sie das Dokument an die Studienleitung oder wissenschaftliche Mitarbeiter*in zurück, damit sind nur mehr alle neuen und alle offen alten Punkte sichtbar
- Die Studienleitung nimmt die Änderungen, mit den sie einverstanden sind an, kommentiert fragwürdige Änderungen und führen neue Änderungen in der Änderungsverfolgung durch, sodass Sie ausschließlich die offenen neuen und alten Änderungen sehen,
- usw.,
- bis die präfinale oder finale Version steht, die von der Studienleitung freigegeben werden kann.
- Die freigegebene Klarversion (alle Änderungen angenommen) wird, wenn relevant, an die externen Mitglieder des Studienteams geschickt und diese arbeiten ihre Änderungsvorschläge wiederum mit der Änderungsnachverfolgung ein.
- Hier ist oftmals nur ein Durchgang notwendig.
- Die endgültige Version wird von der Studienleitung freigegeben.

Abb. 10.4 zeigt die wesentlichen Funktionen der Track Change Funktion im Word.

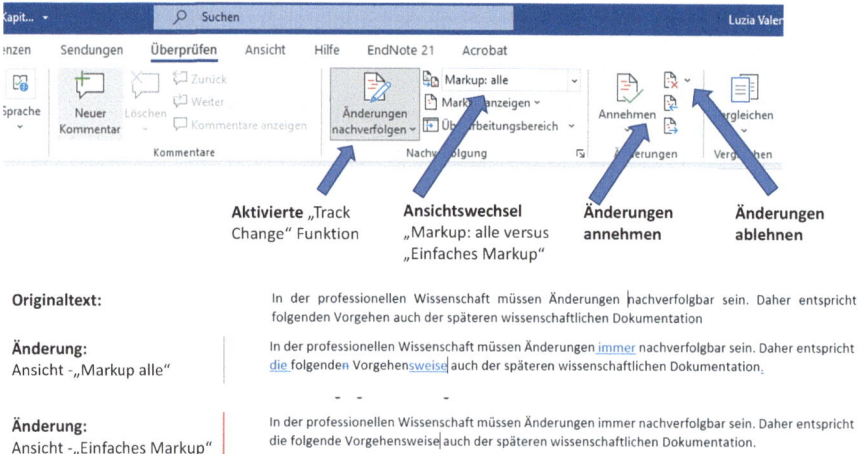

Abb. 10.4 Bearbeiten von Dokumenten mit der Änderungsverfolgung (Track Change Funktion) in Word. Nach dem aktivieren der Änderungsverfolgung werden in der Ansicht „Markup: alle" sämtliche Änderungen farblich hervorgehoben. In der Ansicht „Einfaches Markup" wird der überarbeitete Text angezeigt, begleitet von einem vertikalen Strich am linken Rand als Hinweis auf eine Änderung. Alle Änderungen lassen sich einzeln annehmen oder ablehnen.

Verständnisfragen

1. Welche Bedeutung hat die Good Clinical Practice (GCP) für die Durchführung von Humanstudien, die nicht unter das Arzneimittelgesetz (AMG) oder die EU-Verordnung 536/2014 fallen, und warum sollten diese Prinzipien trotzdem eingehalten werden?
2. Warum ist die CONSORT-Checkliste (Consort et al. 2011) für die Planung und Berichterstattung von randomisierten kontrollierten Studien (RCTs) unverzichtbar, und welche Rolle spielt sie bei der Sicherstellung der Studienqualität?
3. Warum kann eine Studie mit geringer Evidenz, wie z. B. eine unkontrollierte Querschnittsstudie, dennoch wichtig für die Entwicklung der EBD sein?
4. Was versteht man unter interner und externer Validität, Bias und Confounder?
5. Was sind die grundlegenden Unterschiede zwischen pseudonymisierter und anonymisierter Studiendurchführung?

Literatur

Bundesministerium für Bildung und Forschung (BMBF). Grundsätze und Verantwortlichkeiten bei der Durchführung klinischer Studien (Version 20.10.2023). https://projekttraeger.dlr.de/media/gesundheit/GF/Grundsaetze_Verantwortlichkeiten_Klinische_Studien.pdf. Zugegriffen am 09.08.2024.

Carr T, Kilian C, Llamosas-Falcón L, Zhu Y, Lasserre AM, Puka K, Probst C. The risk relationships between alcohol consumption, alcohol use disorder and alcohol use disorder mortality: a systematic review and meta-analysis. Addiction. 2024;119(7):1174–87.

CONSORT 2010: Aktualisierte Leitlinie für Berichte randomisierter Studien im Parallelgruppen-Design, Schulz KF, Altman DG, Moher D. CONSORT 2010 statement: updated guidelines for reporting parallel group randomised trials. Dtsch Med Wochenschr. 2011;136:e20–3. Übersetzer: Pittler MH, Blümle A, Meerpohl JJ, Antes, G.

Hopewell S, Boutron I, Chan AW, Collins GS, de Beyer JA, Hróbjartsson A, Nejstgaard CH, Østengaard L, Schulz KF, Tunn R, MoherD. An update to SPIRIT and CONSORT reporting guidelines to enhance transparency in randomized trials. Nat Med. 2022;28:1740–3.

Hopewell S, Clarke M, Moher D, Wager E, Middleton P, Altman DG, Schulz KF CONSORT for Reporting Randomized Controlled Trials in Journal and Conference Abstracts: Explanation and Elaboration PLoS Medicine 2008; 5(1) e20-. https://doi.org/10.1371/journal.pmed.0050020.

International Council for Harmonisation of Technical (ICH). ICH E6(R3): guideline for good clinical practice. 2025 Januar 06. https://database.ich.org/sites/default/files/ICH_E6%28R3%29_Step4_FinalGuideline_2025_0106.pdf. Zugegriffen am 07.06.2025.

Moher D, Hopewell S, Schulz KF, Montori V, Gøtzsche PC, Devereaux PJ, Elbourne D, Egger M, Altman DG, for the CONSORT Group. CONSORT 2010 Explanation and Elaboration: updated guidelines for reporting parallel group randomised trial. BMJ. 2010;340:c869. PMID: 20332511.

Piantadosi S. Clinical trials: a methodologic perspective. 3. Aufl. Wiley; 2017.

Schulz KF, Altman DG, Moher D, CONSORT Group. CONSORT 2010 statement: updated guidelines for reporting parallel group randomized trials. Ann Intern Med. 2010;152:726–32.

World Medical Association. Declaration of Helsinki – Ethical principles for medical research involving human subjects. 2024 October. https://www.wma.net/policies-post/wma-declaration-of-helsinki-ethical-principles-for-medical-research-involving-human-subjects/. Zugegriffen am 14.11.2024.

Das Exposé 11

> **Zusammenfassung**
>
> *Im vorherigen Kapitel wurden die Grundlagen der guten klinischen Praxis, die Validität sowie das Studienteam behandelt, um die Voraussetzungen für die Studienplanung zu schaffen. In diesem Kapitel konzentrieren wir uns auf die wesentlichen Bestandteile des Exposés. Das Exposé einer Humanstudie dient als Vorstufe zum detaillierten Studienprotokoll, vergleichbar mit einer Bauskizze zum Bauplan. Eine präzise Studienplanung gewährleistet nachvollziehbare Entscheidungen und Reproduzierbarkeit.*

Die rechtlichen Rahmenbedingungen (Abschn. 1.5), das Erkennen und Bewerten einer guten Forschungsidee (Kap. 2), das Formulieren von Hypothesen und Zielen (Kap. 3), die verschiedenen Studientypen (Kap. 6 und 7), die Grundlagen und das Formulieren von Endpunkten (Kap. 8) sowie die Gütekriterien von Humanstudien (Kap. 10) wurden bereits umfassend erörtert. Die Studienplanung baut auf diesem Wissen auf.

Auch in diesem Kapitel liegt der Fokus auf pragmatischen und ressourcenschonenden Methoden, die dennoch den Prinzipien der EBM und EBD entsprechen.

Es scheint, als ob der schwierigste Teil bereits bewältigt ist: Fragestellung, Hypothesen, die Zielgruppe, Ziele und Endpunkte sind definiert. Was bleibt, ist die Rekrutierung, Durchführung, Auswertung – und das Warten auf Anerkennung. Wie Meinert (2013) in einem Vorwort zu einem Fachbuch über RCTs zynisch anmerkt, wäre es schön, wenn es so einfach wäre. Tatsächlich erweist sich der Prozess der Studienplanung in der EBM und EBD oft als äußerst anspruchsvoll.

Der Erfolg einer Humanstudie hängt maßgeblich von einer sorgfältigen Planung ab – unabhängig davon, ob es sich um ein studentisches Projekt oder eine umfangreiche, durch Drittmittel geförderte Studie handelt. Analog zu Bauplänen in der Architektur bildet ein detailliertes Studiendesign die Grundlage für eine ethisch und nach den Richtlinien der guten klinischen Praxis (GCP) durchgeführte Studie. Eine qualitativ hochwertige Studie zeichnet sich dadurch aus, dass ihr Studienprotokoll so klar formuliert ist, dass andere Forschende jedes Detail nachvollziehen und genau auf die gleiche Weise wiederholen können. Dies wird als „a priori festgelegt" und „reproduzierbar beschrieben" bezeichnet.

Die Planung einer Studie beginnt mit der Erstellung eines Exposés, einer ersten Projektskizze von ein bis drei Seiten. Dieses Dokument ermöglicht dem Studienteam, einen groben Entwurf der Studie in übersichtlicher und knapper Form zu diskutieren und zu konkretisieren.

Im Folgenden wird nicht weiter auf die Formulierung von Hypothesen, Zielen und Endpunkten oder auf die Grundlagen des Studiendesigns eingegangen, da diese bereits in den entsprechenden Kapiteln ausführlich behandelt wurden.

11.1 Struktur

In der professionellen Forschung dient ein ein- bis dreiseitiges Exposé zur Kontaktaufnahme mit potenziellen Geldgebern, zur Kostenkalkulation oder zur Gewinnung von Projektpartnern, z. B. bei multizentrischen Studien. In der Lehre wird es meist intern verwendet und selten über das Studienteam hinaus geteilt.

Das Exposé bietet Flexibilität, da Ideen schnell angepasst oder verworfen werden können.

Abb. 11.1 zeigt zwei Beispielvorlagen für Exposés, eine für nicht-interventionelle und eine für interventionelle Studien. Diese Word-Tabellen können an die jeweilige Studie angepasst werden, wobei die Reihenfolge der Angaben der üblichen Struktur wissenschaftlicher Arbeiten folgt.

A

Wissenschaftliches Arbeiten und Biostatistik I
(Prof. Dr. Luzia Valentini)

Exposé

Studientitel	
Studienakronym	
Studierenden-Team	
Studienleitung	
Standort	
Rationale	
Studiendesign	
Zeiträume	Einreichung Ethikkommission: Rekrutierung: Datenerhebung: Auswertung:
Primäre Hypothese **Primäres Ziel**	
Sekundäre Hypothesen **Sekundäre Ziele**	
Primärer Endpunkt	
Sekundäre Endpunkte	
Zielpopulation	
Eignungskriterien	Stratifizierung? Einschlusskriterien: - xx Ausschlusskriterien: - xx
Fallzahlrationale	
Fallzahl	
Rekrutierungsstrategien	
Methoden	
Literatur	

B

Bachelor-Studiengang Diätetik
(Prof. Dr. Luzia Valentini)

HOCHSCHULE NEUBRANDENBURG

Exposé

Studientitel			
Studienakronym			
Studienleitung			
Studienmitarbeit			
Standort(e)			
Rationale			
Studiendesign			
Hypothesen	**Primär:** **Sekundär:**		
Rekrutierung			
N der Teilnehmenden			
Fallzahlberechnung			
Eignungskriterien	Stratifizierung? Einschlusskriterien: - xx Ausschlusskriterien: - xx		
Interventionsprodukt		Kontrollprodukt	
Interventionsdauer			
Verblindung			
Endpunkte	**Primär**		
	Sekundär:		
Methoden			
Literatur			

Abb. 11.1 Formatvorlagen für Exposés. (**A**) für nicht-interventionelle, unkontrollierte Studien; (**B**) für Interventionsstudien

Wir wollen uns nun den einzelnen Teilen des Exposés widmen, die in den vorigen Kapiteln noch nicht besprochen wurden.

11.2 Studientitel

Die Formulierung eines Studientitels bei Humanstudien ist entscheidend, da er die erste Information ist, die potenzielle Teilnehmende, Gutachtende und Wissenschaftler*innen über die Studie erhalten. Ein guter Titel sollte klar, prägnant und informativ sein, den Inhalt und die Ziele der Studie direkt widerspiegeln und nicht voreingenommen oder irreführend sein.

Dies wird am besten durch die Verwendung des PICO(T)-Schemas erreicht. Bei RCTs muss der Studientyp im Titel angegeben werden, bei anderen Studientypen ist dies nicht zwingend erforderlich.

▶ **Tipps zur Formulierung von Studientiteln**
- **Klarheit und Verständlichkeit**: Der Titel sollte so formuliert sein, dass auch Personen ohne tiefer gehendes Fachwissen den Inhalt der Studie nachvollziehen können.
- **Vermeidung von Fachjargon**: Nutzen Sie Fachbegriffe oder Abkürzungen nur, wenn sie allgemein bekannt und notwendig sind, um den Titel prägnant zu halten.
- **Prägnanz:** Halten Sie den Titel kurz und präzise, ohne wesentliche Informationen auszulassen. Übermäßig lange oder zu detaillierte Titel sind zu vermeiden.
- **Neutralität:** Der Titel sollte keine Bewertung der Intervention enthalten und neutral formuliert sein, z. B. nicht „Verbesserung von…".
- **Attraktivität**: Ein gut formulierter Titel sollte potenzielle Teilnehmer und Forscher ansprechen und das Interesse wecken.
- **Wissenschaftliche Relevanz**: Der Titel sollte die zentrale Fragestellung der Studie klar herausstellen und die wissenschaftliche Gemeinschaft ansprechen.
- **Respektvolle Sprache**: Insbesondere bei sensiblen Themen sollte der Titel respektvoll gegenüber den Studienteilnehmenden formuliert sein.

Es gibt also bei der Titelfindung viel zu bedenken. Für die Studienplanung ist es hilfreich, frühzeitig einen ersten fundierten Ansatz zu entwickeln, um sich besser auf die Kernidee konzentrieren zu können. Studientitel bleiben oft bis zur Einreichung bei der Ethikkommission „Arbeitstitel" und werden oft kurz vor der Einreichung noch einmal angepasst. Für spätere Veröffentlichungen werden sie nochmals überarbeitet und angepasst.

Abb. 11.2 zeigt drei Beispiele für Studientitel: Die ersten beiden Beispiele sind nicht-interventionelle Studienideen von Studierenden aus dem Modul „Wissenschaftliches Arbeiten". Wir kennen sie bereits aus den Abschn. 2.3, 2.4 und 2.5. Das

> **PICO-Schema (Allgemeines Beispiel):**
>
> P (Population): Erwachsene Menschen mit Bluthochdruck
> I (Intervention): Verabreichung eines neuen Nahrungsergänzungsmittels
> C (Comparison): Vergleich mit einem Placebo
> O (Outcome): Senkung des systolischen Blutdrucks
> T (Time): Zeitdauer der Intervention
>
> Beispiel 1: **NutriNurse - Studie**
> Herausforderungen der Pankreasenzymersatztherapie aus Sicht von außerklinisch tätigen Diätassistent*innen, Bachelor of Science Diätetik, Oecotropholog*innen und Ernährungswissenschaftler*innen
>
> Beispiel 2: **PEET-Studie**
> Ernährungszustand, Ernährungsverhalten und Lebensstilfaktoren von Pflegepersonen mit und ohne Schichtarbeit
>
> Beispiel 3: **Handri-Studie**
> Randomisierte, kontrollierte Doppelblindstudie zur Untersuchung der Wirkung einer 8-wöchigen Einnahme eines Hanfgetränks mit oder ohne Hafer-Beta-Glucan auf den Lipidstoffwechsel bei Personen mit leichter Hypercholesterinämie

Abb. 11.2 Präzise Formulierung von Studientiteln. Die Formulierung von Studientiteln orientiert sich am PICO(T)-Schema. Bei RCTs muss der Studientyp im Titel genannt werden (siehe Beispiel 3)

dritte Beispiel stammt aus einer Studienidee, die Studierende des Masterstudiengangs „Food Chain Environments" an der Hochschule Neubrandenburg entwickelt haben.

11.3 Studienakronym

Ein Studienakronym ist eine Abkürzung oder ein prägnantes Wort, das aus den Anfangsbuchstaben oder Schlüsselwörtern des Studientitels gebildet wird. Es sollte früh in der Planungsphase festgelegt werden.

Ein gut gewähltes Akronym erleichtert die Kommunikation im Studienteam, in der Wissenschaft und der Öffentlichkeit. Ein einprägsames Akronym kann zur „Marke" der Studie werden, ihre Sichtbarkeit erhöhen und sie von anderen Studien abheben, insbesondere wenn es einen positiven Bezug zur Forschungsfrage hat.

▶ Merkmale eines guten Studienakronyms
- **Themenbezug**: Das Akronym sollte einen klaren Bezug zum Thema der Studie haben.
- **Verständlichkeit**: Es muss leicht zu verstehen und aussprechbar sein (z. B. nicht „PNRG").
- **Prägnanz**: Ideal sind kurze, einprägsame Akronyme mit 3–5 Buchstaben.

- **Klangvoll**: Das Akronym sollte gut klingen und leicht merkbar sein.
- **Eindeutigkeit**: Vermeiden Sie Akronyme, die leicht mit anderen Studien, Begriffen oder bekannten Abkürzungen (z. B. „WHO") verwechselt werden können.
- **Kreativität**: Wortspiele und Assoziationen sind willkommen, solange sie passend sind.
- **Botschaft**: Das Akronym kann eine Botschaft oder ein Ziel der Studie vermitteln.
- **Positive Assoziationen**: Es sollte neutrale oder positive Assoziationen hervorrufen.

Beispiele studentischer Studienakronyme

Abb. 11.2 zeigt beispielhaft drei Akronyme, die von den Studierenden in den jeweiligen Projekten gewählt wurden. „NutriNurse", weil es im ersten Projekt um den Ernährungszustand und das Ernährungsverhalten von Pflegekräften ging, PEET für PankreasEnzymErsatzTherapie und Handri für Hanfdrink. ◄

▶ Im Internet gibt es kostenlose Akronymgeneratoren (Suchwort: "acronym generator"), die bei der Ideenfindung helfen können.

11.4 Studienteam

Im Exposé werden die Mitglieder der Studienteams nur namentlich aufgeführt, wobei zwischen Studienmitarbeitenden (Studierendenteam), weiteren Mitarbeitenden und der Studienleitung unterschieden wird. Für Kooperationspartner kann eine eigene Zeile eingefügt werden. Eine detaillierte Darstellung des Studienteams erfolgt erst im Studienprotokoll im Abschnitt „Verantwortlichkeiten" (siehe Abschn. 12.1.3).

11.5 Rationale

Die Rationale einer Studie ist die theoretische und empirische Begründung, die die Durchführung der Forschung rechtfertigt. Im **Exposé** wird sie in 1 bis maximal 3 Sätzen zusammengefasst und mit relevanter Literatur belegt. Die Rationale soll kurz, prägnant und aussagekräftig sein. Im Studienprotokoll wird sie zum wissenschaftlichen Hintergrund erweitert (siehe Abschn. 12.1.5).

11.6 Studiendesign und Zeiträume

Im **Exposé** wird das Studiendesign unter Nennung aller qualitätsbestimmenden Merkmale stichwortartig beschrieben und häufig durch den Studienzeitraum ergänzt, z. B:

- Randomisierte, doppelblinde, placebokontrollierte Studie im Crossover-Design
- Prospektive, kontrollierte Querschnittsstudie (pseudonymisiert)
- Online-Befragung (anonymisierte Querschnittstudie)

11.7 Hypothesen, Ziele, Endpunkte

Die Beschreibung der Hypothesen und Ziele sowie die Formulierung der Endpunkte wurden bereits in den entsprechenden Kapiteln (Kap. 3 und Abschn. 8.3) ausführlich diskutiert.

Im Exposé wird nur die primäre Hypothese bzw. das primäre Ziel vollständig ausformuliert. Sekundäre Hypothesen und Ziele werden grob skizziert und für die Endpunkte werden die entsprechenden Variablen genannt, aber ebenfalls noch nicht vollständig ausformuliert.

Bei hypothesengenerierenden Studien werden (naturgemäß) keine Hypothesen formuliert. Die Unterteilung in primäre und sekundäre Ziele bzw. Endpunkte kann hier gegebenenfalls entfallen.

11.8 Eignungskriterien und Stratifizierung

Eignungskriterien sind spezifische Merkmale oder Bedingungen, die bestimmen, welche Personen an einer Humanstudie teilnehmen dürfen. Diese Kriterien werden in zwei Kategorien unterteilt: Einschlusskriterien und Ausschlusskriterien.

11.8.1 Einschlusskriterien

Einschlusskriterien definieren die Merkmale, die eine Person erfüllen muss, um an einer Studie teilnehmen zu dürfen. Ihr Hauptziel ist es, diejenigen Personen auszuwählen, die für die Beantwortung der wissenschaftlichen Fragestellung relevant sind, und gleichzeitig eine gewisse Homogenität der Stichprobe zu gewährleisten. Diese Homogenität reduziert die Variabilität innerhalb der Studienpopulation, was insbesondere bei Studien mit kleinen Fallzahlen, wie sie in der Lehre häufig vorkommen, wichtig ist. Dadurch können aussagekräftige und statistisch valide Ergebnisse erzielt werden (siehe auch Validität, Abschn. 10.4). Allerdings geht eine stärkere Homogenität oft auf Kosten der Generalisierbarkeit der Ergebnisse. Einschlusskriterien müssen daher sorgfältig abgewogen werden: Sie sollten so restriktiv wie nötig und so umfassend wie möglich sein.

Tab. 11.1 enthält eine Auswahl von Einschlusskriterien, die in der EBD häufig verwendet werden.

Wenn geschlechtsspezifische Auswertungen im Vordergrund stehen, ist abzuwägen, ob Personen mit diverser Geschlechtszugehörigkeit in die Studie aufgenommen werden können, da diese Subgruppe für einen Vergleich mit Männern

11.8 Eignungskriterien und Stratifizierung

Tab. 11.1 Übersicht häufiger Einschlusskriterien in der EBD

Merkmal	Variable	Kommentar
Demografie	Altersbereich	
	Geschlecht	Männer, Frauen, divers
Anthropometrie	BMI-Bereich	
Zielgruppen		
Patient*innen	Erkrankung und Erkrankungsdauer	
	Symptome	z. B Fatigue, über validierten Fragebogen definiert
	Medizinische Therapieformen	z. B. medikamentös oder operativ
	Ernährungstherapeutische Therapieformen	z. B. enterale oder parenterale Ernährung
Weitgehend Gesunde (Konsumenten)	Abwesenheit von akuten und chronischen Erkrankungen	Ausnahmen definieren, wie Hypertonie
	Keine Arzneimitteleinnahme	Ausnahmen definieren, wie Kontrazeptiva, Hormonersatztherapien etc.
	Risikosituationen	z. B. kardiovaskuläres Risiko nach Score-Chart
	Gewichtsstabilität ± 5 % in den letzten 3 Monaten	Zur Absicherung von nicht erkannten konsumierenden Erkrankungen oder Gewichtsstabilität im Untersuchungszeitraum
Berufsgruppen	Berufsabschluss oder Expertise	
	Arbeitsverhältnis	
Setting	Ort der Durchführung	z. B. Patient*innen einer bestimmten Abteilung; Menschen mit einem bestimmten Wohnsitz
Ernährung	Ernährungsformen	z. B. nur omnivor oder nur vegetarisch
	Ernährungsverhalten	z. B. kein Frühstück
Fähigkeit zur Teilnahme	Ausreichende Sprachkenntnisse,	
	kognitive Leistungsfähigkeit, Einwilligungsfähigkeit	v. a. in der Geriatrie
	Ausreichende Compliance zum Studienprotokoll erwartet	
Zustimmung	Unterschriebene Einverständniserklärung	Standard bei pseudonymisierten Studien

und Frauen zu klein ist. Das Kriterium der ausreichenden Compliance kann bei ausgewählten Fragestellungen integriert werden, um Interessent*innen, die sich während der Rekrutierung als schwierig und unzuverlässig erweisen, ausschließen zu können. Bei pseudonymisierten Studien wird die unterschriebene Einverständniserklärung immer als Einschlusskriterium definiert.

Einschlusskriterien zweier ausgewählter Studierendenprojekte

Beispiel 1: NutriNurse-Studie

(Ernährungszustand und Ernährungsverhalten von Pflegekräften mit und ohne Nachtschichten)
Einschlusskriterien:

- Abgeschlossene Ausbildung zur Pflegefachkraft oder Pflegehelfer*in
- Mindestens 18 Jahre alt
- Interventionsgruppe → Arbeiten seit mindestens 3 Jahren im Schichtdienst mit Nachtarbeit
- Kontrollgruppe → Arbeiten seit mindestens 3 Jahren in Normal-Tagesschicht (ca. 6–17 Uhr)
- Unterschriebene Einverständniserklärung

Hinweis: Die Alternativhypothese in dieser Studie war, dass Nachtarbeit zu einer höheren Prävalenz von Adipositas führt. Daher war es entscheidend, dass die Pflegekräfte ausreichend lange in der jeweiligen Schichtform gearbeitet haben, um Veränderungen des Ernährungszustandes beobachten zu können. Um eine ausreichende Fallzahl zu erreichen, wurden bewusst nicht nur Pflegekräfte, sondern auch Pflegehilfskräfte eingeschlossen, weshalb diese separat aufgeführt werden. Das Geschlecht wurde nicht als Einschlusskriterium definiert, da alle Geschlechtsidentitäten teilnehmen konnten. Der BMI wurde nicht spezifiziert, da er als primärer Endpunkt der Studie diente. Das Setting – in diesem Fall das Dietrich-Bonhoeffer-Klinikum Neubrandenburg – wurde bewusst nicht als Einschlusskriterium definiert, da theoretisch auch Pflegende aus anderen Krankenhäusern hätten teilnehmen können.

Beispiel 2: PEET-Studie

(Herausforderungen der Pankreasenzymersatztherapie (PEET) nach Erstschulung aus der Sicht von Ernährungsfachkräften im außerklinischen Bereich)
Einschlusskriterien:

- Diätassistent*innen mit oder ohne akademischen Abschluss, Oecotropholog*innen und Ernährungswissenschaftler*innen mit mind. 2 Jahren Berufserfahrung
- In den letzten 2 Jahren mindestens halbtags im ambulanten oder Reha-Bereich berufstätig
- Betreuung von Patient*innen unter Pankreasenzymersatztherapie (PEET) mindestens 1× pro Quartal
- Unterschriebene Einverständniserklärung

Hinweis: Hier war es wichtig, die Kompetenz der Ernährungsfachkräfte zur Beantwortung der Fragen sicherzustellen. Sie sollten daher in den letzten zwei Jahren zumindest halbtags beruflich tätig gewesen sein und mindestens 4 PEET-Patient*innen im Jahr betreut haben. ◄

11.8.2 Ausschlusskriterien

Ausschlusskriterien sind Merkmale, die dazu führen, dass eine Person nicht an der Studie teilnehmen darf, auch wenn sie die Einschlusskriterien erfüllt. Die beiden Hauptziele von Ausschlusskriterien sind die Reduktion von Verzerrungsfaktoren (siehe Abschn. 10.4) und die Vermeidung von Risiken oder Komplikationen, die durch die Studienteilnahme entstehen könnten. Tab. 11.2 enthält eine Auswahl von Ausschlusskriterien, die in der EBD häufig verwendet werden.

Tab. 11.2 Häufige Ausschlusskriterien in der EBD

Merkmal	Variable	Kommentar
Vorliegen von schweren (Zweit-)Erkrankungen	Maligne Erkrankungen in den letzten x Jahren, Niereninsuffizienz, andere schwere Organerkrankungen, wie Leberzirrhose	Wirken sich auf den Ernährungszustand aus
	Phenylketonurie, zystische Fibrose und andere seltene Stoffwechselerkrankungen	Notwendigkeit besonderer Ernährungsformen und Auswirkung auf den Ernährungsstatus
Gastrointestinale Erkrankungen und Operation	Gastrointestinale Erkrankungen, wie chronisch-entzündliche Darmerkrankungen, Zöliakie, eventuell auch schwere Ausprägungen des Reizdarmsyndroms	Beeinflussen Resorption und Ernährungsverhalten
Krankengeschichte	Bariatrische Chirurgie	Wirkt sich auf Verdauung und Resorption von Lebensmitteln aus
	Darmresektionen bis hin zur Darminsuffizienz, eventuell auch Cholezystektomie	Können Resorption von Lebensmitteln beeinflussen
	Psychiatrische Erkrankungen, wie schwere Depression, bipolare Erkrankungen, Borderline-Persönlichkeitsstörung, Schizophrenie, Essstörungen (Anorexia nervosa, Bulimia nervosa, Binge-Eating-Störung, Orthorexia nervosa),	Oft mit emotionaler Instabilität und schlechterer Compliance bei ernährungstherapeutischen Interventionen verbunden
Medikamentöse Behandlung	z. B. Psychopharmaka, Insulin	Einnahme von Arzneimitteln, die Auswirkungen auf den Ernährungszustand haben und/oder die Compliance verschlechtern können

(Fortsetzung)

Tab. 11.2 (Fortsetzung)

Merkmal	Variable	Kommentar
	Anti-inflammatorische Arzneimittel	Verzerren Studienergebnisse, wenn Entzündungsmarker untersucht werden
	Antibiotika-Einnahme in den letzten 3–6 Monaten	Vor allem wenn das Darmmikrobiom untersucht wird
Nahrungsergänzungsmittel	z. B. Omega-Fettsäuren, hochdosierte Mikronährstoffe	Können mit Endpunkten interferieren
Spezifische Lebensumstände	Schwangerschaft und Stillzeit	
	Alkohol- und Drogenmissbrauch	Verminderte Compliance erwartet
Allergien- oder Unverträglichkeiten	Lebensmittelunverträglichkeiten und -allergien	Probandensicherheit, wenn die entsprechenden Lebensmittel Bestandteile der ernährungstherapeutischen Intervention sind
Kognitive Fähigkeiten	Moderate oder schwere kognitive Einschränkungen	Erschweren das Verständnis der Fragen oder Anweisungen
Ernährungsweisen	Einhaltung von besonderen Ernährungsformen, wie Low-Carb-Diäten, Intervallfasten, ketogene Ernährung, makrobiotische Ernährung	Anpassung an das jeweilige Studienziel, oft werden nur Extremdiäten ausgeschlossen
Bioelektrische Impedanzanalyse wird durchgeführt	Herzschrittmacher und andere elektronische Implantate, bei denen die BIA kontraindiziert ist	Probandensicherheit
Indirekte Kalorimetrie (Canopy-Methode)	Bekannte Klaustrophobie	Probandensicherheit; Entwicklung von Panikattacken möglich
Teilnahme an anderen Studien, die mit der aktuellen Studie interferieren	Nimmt gerade, z. B. an einer Arzneimittelstudie teil	Kann bei Interventionsstudien ein wichtiges Ausschlusskriterium sein

Ausschlusskriterien zweier ausgewählter Studierendenprojekte

Beispiel 1: NutriNurse-Studie

(Ernährungszustand und Ernährungsverhalten von Pflegekräften mit und ohne Nachtschichten)

Ausschlusskriterien:

- Diagnose einer malignen Erkrankung in den letzten 5 Jahren
- Essstörungen

11.8 Eignungskriterien und Stratifizierung

- Chronisch-entzündliche Darmerkrankungen und andere Erkrankungen, die die Nährstoffresorption und -verwertung beeinflussen
- Lipödem ab Stadium 2
- Herzschrittmacher
- Schwangerschaft

Hinweis: In dieser Studie wurde die Körperzusammensetzung mittels BIA bestimmt, daher waren Herzschrittmacher (obligatorisch) und Lipödem ab Stadium 2 (fakultativ) Ausschlusskriterien. Die anderen Faktoren beeinflussen den Ernährungszustand oder das Ernährungsverhalten unabhängig von der Art des Schichtdienstes und würden zu Verzerrungen führen.

Beispiel 2: PEET-Studie
(Herausforderungen der Pankreasenzymersatztherapie (PEET) nach Erstschulung aus der Sicht von Ernährungsfachkräften im außerklinischen Bereich)
Ausschlusskriterien:

- Hauptsächliche Durchführung PEET-Erstschulungen
- Approbation zum Arzt/Ärztin

Hinweis: Da nach der Kompetenz von Patient*innen nach Erstschulung gefragt wurde, mussten Ernährungsfachkräfte, die hauptsächlich Erstschulungen durchführten, aufgrund von Befangenheit ausgeschlossen werden. Da die Erstschulung im Verantwortungsbereich von Ärzt*innen liegt, wurden auch Fachkräfte mit einer möglichen Doppelqualifikation ausgeschlossen. ◀

11.8.3 Stratifizierung

Stratifizierung ist ein Verfahren, bei dem eine Stichprobe in Schichten ("strata") mit gemeinsamen Merkmalen unterteilt wird. Beispielsweise kann in einer unkontrollierten Studie beschlossen werden, je zur Hälfte Frauen und Männern zu rekrutieren, um geschlechtsspezifische Unterschiede besser untersuchen zu können.

In Interventionsstudien trägt die Stratifizierung dazu bei, Merkmale wie Alter, Geschlecht oder Krankheitsgrad gleichmäßig auf die Behandlungsgruppen zu verteilen. Dadurch wird der Selektions-Bias, also der systematische Unterschied in den Ausgangsmerkmalen der Behandlungsgruppen, reduziert. Dies erhöht die interne Validität der Studie (siehe Abschn. 10.4.1).

Durch die Kombination von Stratifizierung und Eignungskriterien können Forschende die Aussagekraft ihrer Ergebnisse erhöhen.

Stratifizierung kann jedoch die Rekrutierung erschweren, da es oft schwieriger ist, eine ausgewogene Anzahl von Teilnehmenden in jedem Stratum zu finden. Dies kann zu Verzögerungen bei der Datenerhebung führen. Insbesondere bei kleinen studentischen Projekten und Bachelorarbeiten sollte der Einsatz der Stratifizierung daher sorgfältig abgewogen werden

Die Stratifizierung kann zu Beginn der Eignungskriterien kurz erwähnt werden, bevor die Ein- und Ausschlusskriterien aufgelistet werden.

Hinweise auf Stratifizierung bei den Eignungskriterien

- Stratifizierung nach Geschlecht (1:1)
- Stratifizierung nach Grad der Mangelernährung (50/50) ◄

▶ Stratifizierungen verlängern die Rekrutierungszeit und damit den Zeitbedarf für die Datenerhebung. Daher sollte die Notwendigkeit von Stratifizierungen, insbesondere bei Humanstudien in der Lehre, unter Berücksichtigung von Machbarkeitsaspekten, wie dem Erreichen der erforderlichen Fallzahlen, sorgfältig geprüft werden.

11.8.4 Tipps zur Auswahl von Eignungskriterien

Ein- und Ausschlusskriterien müssen so gestaltet sein, dass sie gezielt zur Beantwortung der wissenschaftlichen Fragestellung beitragen. Sie sollten präzise genug sein, um eine relevante Zielpopulation zu identifizieren, und gleichzeitig die Balance zwischen einer breiten Repräsentativität und der Homogenität der Stichprobe wahren. Die Kriterien sollten klar, eindeutig, messbar und praktisch anwendbar sein, ohne unnötig restriktiv zu sein, es sei denn, dies wird wissenschaftlich begründet. Alle notwendigen Tests oder Messungen für die Ein- und Ausschlusskriterien müssen später im Studienprotokoll beschrieben und durchführbar sein.

Gerade bei kleinen studentischen Projekten in der Lehre ist die Machbarkeit entscheidend: Die Kriterien müssen realistisch und für eine ausreichende Rekrutierung geeignet sein, um die statistische Power nicht zu gefährden. Insgesamt ist eine sorgfältige Planung dieser Kriterien unerlässlich, um sowohl ethische Standards zu wahren als auch aussagekräftige und valide Ergebnisse zu erzielen.

Die Balance zwischen Homogenität (interne Validität) und Generalisierbarkeit (externe Validität) ist daher wichtig (siehe Abschn. 11.4). Bei Studienprojekten in der Lehre steht aufgrund der kleinen Fallzahlen oft die Homogenität im Vordergrund. Diese Limitation ist leider unvermeidbar.

Abb. 11.3 zeigt anhand eines Beispiels häufige Fehler bei der Auswahl der Eignungskriterien, die auch bei kleineren Projekten in der Lehre vermieden werden sollten.

Einfluss der Ein- und Ausschlusskriterien auf die Generalisierbarkeit der Ergebnisse

Wir betrachten Abb. 11.3 und stellen uns vor, dass unsere Zielpopulation Menschen mit demenziellem Syndrom sind. Die Ellipsen stellen die Zielpopulation (Grundgesamtheit) dar, die Randbereiche die Personen in der Grundgesamtheit,

11.8 Eignungskriterien und Stratifizierung

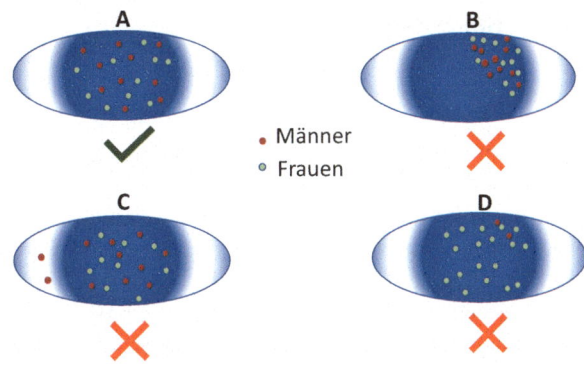

Abb. 11.3 Häufige Fehler bei der Auswahl der Eignungskriterien. Erklärung siehe Beispieltext

die Verzerrungsfaktoren aufweisen (z. B. psychiatrische Erkrankungen) und ausgeschlossen werden sollten. In dieser Studie wollen wir den Ernährungsstatus von Frauen und Männern vergleichen, wobei die roten Punkte für Männer und die grünen Punkte für Frauen stehen. Unser Ziel ist es, 20 Personen in die Studie einzuschließen

A: Richtige Auswahl der Eignungskriterien
B: Zu enge Auswahl der Eignungskriterien: Ein Grund dafür könnte sein, dass wir bei den Einschlusskriterien die eigene Einwilligungsfähigkeit als Voraussetzung definiert haben und diese nicht auf die Einwilligung des gesetzlichen Betreuers erweitert haben. Dadurch haben wir vor allem Personen mit einem leichteren Schweregrad des demenziellen Syndroms rekrutiert, und die Generalisierbarkeit auf die Zielpopulation ist nicht gegeben.
C: Es wurden nicht alle relevanten Verzerrungsfaktoren bei den Ausschlusskriterien erfasst: Zwei Männer haben eine schwere Niereninsuffizienz durch Diabetes mellitus Typ 2 und sind dialysepflichtig, was den Ernährungszustand unabhängig vom demenziellen Syndrom beeinflusst und damit die Vergleichbarkeit von Männern und Frauen einschränkt.
D: Es wurde nicht nach Geschlecht stratifiziert: Zufällig erklärten sich überwiegend Frauen und nur zwei Männer zur Studienteilnahme bereit. Ein aussagekräftiger Vergleich ist daher nicht möglich. ◄

▶ **Sorgfältige Definition von Eignungskriterien als Grundlage der Studienqualität** In die Studie dürfen nur Personen eingeschlossen werden, die alle Einschlusskriterien erfüllen und auf die kein Ausschlusskriterium zutrifft. Daher müssen die Eignungskriterien sorgfältig durchdacht werden.

Im Exposé erfolgt die Auflistung der wichtigsten Eignungskriterien in Entwurfsform. Die Ausformulierung findet im Studienprotokoll statt (siehe Abschn. 12.1.8.2 und 12.1.8.3).

11.9 Rekrutierung

Auch wenn Rekrutierungsstrategien nicht zwingend Bestandteil eines Exposés sind und bei einigen Projekten zu Beginn noch nicht im Detail festgelegt werden müssen, sollten dennoch erste Überlegungen dazu angestellt werden, insbesondere im Hinblick auf notwendige Kooperationen, da diese die Machbarkeit mitbestimmen. Es ist sinnvoll, die Bereitschaft von Kooperationspartnern zur Einbindung zu prüfen. Diese Rekrutierungsstrategien werden im weiteren Planungsverlauf bis zur Fertigstellung des Studienprotokolls und der Einreichung des Ethikantrags kontinuierlich verfeinert (siehe Abschn. 12.1.10.1). Spätestens zum Zeitpunkt der Einreichung des Ethikantrags sollten die Rekrutierungsstrategien vollständig ausgearbeitet sein, insbesondere wenn Organisationen wie Verbände, Patientenorganisationen, Selbsthilfegruppen sowie Kliniken oder andere ambulante Gesundheitseinrichtungen in den Rekrutierungsprozess einbezogen werden sollen, da dies auch im Datenschutzkonzept berücksichtigt werden muss.

Beispiel DOdIE-Studie

(Studentisches Projekt – Befragung von Ernährungsfachkräften in Reha-Einrichtungen zu Organisation und infrastrukturellen Möglichkeiten der individuellen Ernährungsberatung)
Darstellung im Exposé:
Rekrutierung: über Deutschen Rentenversicherung (DRV, bestätigt), Verband der Diätassistenten – deutscher Bundesverband e.V. (VDD, angefragt) und BerufsVerband der Oecotrophologie e.V. (VDOE, bestätigt) ◄

11.10 Fallzahlen

Die Anzahl der Teilnehmenden ist entscheidend für die Validität und statistische Aussagekraft einer Studie. Sie muss daher bereits zu Beginn der Planung festgelegt werden. Ist absehbar, dass die erforderliche Fallzahl in der zur Verfügung stehenden Zeit nicht erreicht werden kann, muss das Studiendesign überdacht bzw. angepasst werden.

Bei hypothesenprüfenden Studien, insbesondere bei RCTs, ist eine genaue Fallzahlberechnung unerlässlich. In der professionellen Wissenschaft erfolgt dies in Zusammenarbeit mit Statistikexpert*innen aus den Abteilungen für Biometrie. Bei Humanstudien in der Lehre können einfache Fallzahlberechnungen selbst durchgeführt werden (siehe Abschn. 11.10.4).

In der Lehre dominiert jedoch die Durchführung von hypothesengenerierenden, nicht-interventionellen Querschnittsstudien. Für diese Studien sind pragmatische Fallzahlrationalen (Fallzahlschätzungen) ausreichend (siehe Abschn. 11.10.3).

Darüber hinaus ist zu berücksichtigen, dass nicht alle Teilnehmenden die Studie abschließen werden. Diese sogenannten Drop-outs müssen ebenfalls bei der Fallzahlplanung berücksichtigt werden.

Ein häufiger Fehler besteht darin, die Anzahl der verfügbaren Studieninteressierten in der Zielgruppe zu überschätzen.

11.10.1 Lasagna's Law oder weniger Teilnehmende als erwartet

Fallzahlberechnungen und -schätzungen sollten realistisch sein, da die angestrebte Anzahl von Teilnehmenden erreicht werden muss, um valide Ergebnisse zu gewährleisten. Dies ist insbesondere bei hypothesentestenden Studien wichtig, da eine zu geringe Fallzahl die statistische Aussagekraft der Studie verringert und damit das Risiko erhöht, einen tatsächlichen Effekt zu übersehen (Fehler 2. Art).

In der Praxis zeigt sich jedoch häufig, dass die Rekrutierung schwieriger ist als erwartet. Diese Probleme treten besonders häufig im klinischen Umfeld auf und werden dort mit dem sogenannten „Lasagna-Gesetz" beschrieben (Bogin 2022).

> **Lasagna's Law (Bogin 2022)**
> Lasagna's Law, benannt nach dem klinischen Pharmakologen Louis Lasagna, beschreibt die Tendenz, die Anzahl der für klinische Studien verfügbaren potenziellen Teilnehmenden zu überschätzen.
> Gründe dafür sind:
> - **Strenge Ein- und Ausschlusskriterien:** Diese Kriterien können viele potenzielle Teilnehmende ausschließen.
> - **Präferenzen:** Manche potenzielle Teilnehmende haben Vorbehalte, die sie von einer Studienteilnahme abhalten. Das Interesse an der Studie ist nicht so groß wie erwartet.
> - **Konkurrenz durch andere Studien:** Oft gibt es mehrere Studien, die gleichzeitig um dieselben Patienten*innen konkurrieren.
> - **Administrative und logistische Hürden:** Die Zahl der verfügbaren potenziellen Teilnehmenden im Rekrutierungszeitraum ist niedriger als angenommen, unterstützende Fachkräfte fallen durch Krankheit oder Urlaub aus.

▶ Es bewährt sich insbesondere bei Studien mit stationären oder ambulanten Patient*innen, die Angaben der lokalen Fachkräfte über die Anzahl der im Untersuchungszeitraum verfügbaren Teilnehmenden zu halbieren. Dies führt in den meisten Fällen zu realistischeren Schätzungen.

11.10.2 Berücksichtigung von Drop-outs

Der Begriff „Drop-out" bezieht sich auf Teilnehmende, die in die Studie eingeschlossen werden, aber vor der letzten Datenerhebung aus der Studie ausscheiden.

Gründe sind persönliche Entscheidungen, unerwünschte Ereignisse, gesundheitliche Probleme oder andere Umstände. Drop-outs können durch klare Informationen über den Studienablauf und eine gute Betreuung und Kommunikation mit den Teilnehmenden minimiert werden (siehe Abschn. 14.2.2). Dennoch „passieren" sie und müssen bei der Fallzahlplanung berücksichtigt werden.

Drop-outs sind in der Regel nur bei Längsschnittstudien wie Anwendungsbeobachtungen oder Interventionsstudien relevant. Bei einer Querschnittsstudie mit einmaliger Datenerhebung kann ein Drop-out nur zwischen der Unterzeichnung der Einverständniserklärung und der Datenerhebung auftreten und ist daher geringer zu bewerten.

Ebenso wie nicht erreichte Fallzahlen verringern Drop-outs die statistische Aussagekraft einer Studie.

Die Drop-out-Rate wird üblicherweise als Prozentsatz der Teilnehmer angegeben, die die Studie voraussichtlich nicht abschließen werden. Übliche Drop-out-Raten sind 10 % (geringe Wahrscheinlichkeit), 20 % (mittlere Wahrscheinlichkeit, wird sehr häufig verwendet) und 30 % (höhere Wahrscheinlichkeit, wird häufig bei Studien zur Gewichtsabnahme verwendet).

> **Drop-out einplanen – aber wie? Anleitung zur angepassten Fallzahlberechnung**
>
> **Schritte zur Berechnung der endgültigen Fallzahl unter Berücksichtigung der Drop-out-Rate:**
>
> - Schritt 1: Die Fallzahl wird berechnet oder geschätzt (z. B. *40 Teilnehmende pro Arm bei einer zweiarmigen 4-wöchigen Ernährungsintervention, also 80 Teilnehmende insgesamt*)
> - Schätzung der Drop-out-Rate (z. B. *20 %, also mittleres Risiko*)
> - Anpassung der Fallzahl durch Division der ursprünglichen Fallzahl durch 1 minus Drop-out-Rate ($\frac{80}{1-0,2}$ = *100 Teilnehmende*)
>
> Unter Berücksichtigung der Drop-out-Rate werden also 100 Teilnehmende statt der ursprünglichen 80 Teilnehmenden benötigt.
>
> **Was passiert, wenn die Drop-out-Rate überschätzt wurde und ich weniger als 100 Teilnehmende rekrutiere? Ist die Studie dann underpowered?**
>
> Nein – nehmen wir an, dass nur 10 statt 20 Teilnehmende die Studie abbrechen und Sie nur 90 statt 100 Teilnehmende einschließen können, dann können Sie immer noch die 80 „Completer" analysieren, die über die ursprüngliche Fallzahlberechnung benötigt wurden, um eine ausreichende statistische Power zu erreichen. ◄

▶ **Cave** Wenn man die Drop-out-Rate als „Aufschlag" berechnet, also 20 % zu den 80 Teilnehmenden addiert, käme man auf eine Fallzahl von 96 Personen. Man würde also die notwendige Fallzahl unterschätzen.

11.10.3 Fallzahlrationale bei hypothesengenerierenden Studien

Bei hypothesengenerierenden Studien, in denen keine spezifischen Hypothesen getestet werden, reichen pragmatische und situationsabhängige Überlegungen zur Fallzahlplanung aus. Diese werden als Fallzahlrationale oder Fallzahlschätzung bezeichnet. Solange diese Schätzungen transparent und nachvollziehbar beschrieben werden, sind sie insbesondere bei studentischen Projekten im Rahmen der curricularen Lehre sinnvoll.

Aufgrund der oft geringen Fallzahlen haben diese Studien eine bewusst eingeschränkte externe Validität (Generalisierbarkeit). Im Sinne der guten klinischen Praxis (GCP) ist die Offenlegung dieser Schwäche in der Fallzahlrationale positiv zu bewerten, da es bei der späteren Publikation vor einer Überinterpretation der Ergebnisse schützt und wertvolle Hinweise auf die Limitationen der Studie liefert.

Pragmatische Überlegungen zur Fallzahlplanung bei hypothesengenerierenden Studien
- Wie viel Zeit steht uns für die Rekrutierung zur Verfügung?
- Wie viel Zeit haben wir für die Datenerhebung?
- Wie effektiv können wir die Zielpopulation mit den geplanten Rekrutierungsstrategien erreichen?
- Wie groß ist die erreichbare Zielpopulation?
- Wie hoch schätzen wir das Interesse an einer Teilnahme ein?
- Wie viele potenzielle Teilnehmende werden voraussichtlich unsere Eignungskriterien erfüllen?
- Welche Gründe könnten Teilnehmende dazu veranlassen, die Studie freiwillig abzubrechen (z. B. hoher Zeitaufwand, Schwierigkeiten, die Ernährungsintervention in den Alltag zu integrieren, etc.)?

Fallzahlrationale zweier ausgewählter Studierendenprojekte

Beispiel 1: NutriNurse-Studie

(Ernährungszustand und Ernährungsverhalten von Pflegekräften mit und ohne Nachtschichten)

Fallzahlrationale:

Aufgrund der begrenzten Studiendauer wird eine Gesamtzahl von 40 Teilnehmenden angestrebt, davon 20 Pflegekräfte in Schichtdienst mit Nachtschicht und 20 Pflegekräfte mit geregelten Arbeitszeiten. Um einen aussagekräftigen Vergleich zwischen den Gruppen zu ermöglichen, sollte die Geschlechterverteilung in beiden Gruppen möglichst gleich sein.

Die Festlegung der Fallzahlen basiert auf einer konservativen Machbarkeitsabschätzung, die die Erreichbarkeit der Pflegekräfte im Dietrich-Bonhoeffer-

Klinikum über die Pflegedirektion und den betriebsärztlichen Dienst berücksichtigt. Dabei wurden sowohl die kurze maximale Durchführungsdauer von insgesamt 6 Untersuchungstagen in 6 Wochen als auch mögliche Rekrutierungsschwierigkeiten, wie Personalausfälle und Notfälle, in die Planung einbezogen.

Beispiel 2: DOdIE-Studie

(Persönliche Befragung von Ernährungsfachkräften in deutschen Reha-Einrichtungen zu Organisation und infrastrukturellen Möglichkeiten der individuellen Ernährungsberatung)

Fallzahlrationale:

Im Jahr 2021 wurden deutschlandweit 1092 Reha-Einrichtungen betrieben (Statistisches Bundesamt 2023). Unter der Annahme, dass in jeder Reha-Einrichtung mindestens 1 Ernährungsfachkraft angestellt ist, beträgt die Gesamtanzahl der in deutschen Reha-Einrichtungen angestellten Ernährungsfachkräfte mindestens 1092. Es wird angenommen, dass ca. 25 % in den Berufsverbänden Mitglied sind oder den entsprechenden Instagram-Kanälen folgen, also mindestens 273 Ernährungsfachkräfte. Davon erklären sich 12 % zur Teilnahme bereit, d. h. 33 Ernährungsfachkräfte. Bei Annahme einer Drop-out-Rate von 10 % wird im vorliegenden Projekt eine Fallzahl von 30 Ernährungsfachkräften erreicht. Diese Fallzahl entspricht den zeitlichen und personellen Möglichkeiten der Studierenden im Rahmen des Moduls „Wissenschaftliches Arbeiten".

Hinweis: Das es sich um eine explorative hypothesengenerierende Studie handelt, kann die Drop-out-Rate von der geschätzten Fallzahl subtrahiert werden. Das ist ein Sonderfall, der bislang nicht thematisiert wurde. ◄

11.10.4 Fallzahlberechnung bei hypothesenprüfenden Studien

Bei hypothesenprüfenden Studien wird immer ein primärer Endpunkt festgelegt (Anforderungen an primäre Endpunkte siehe Abschn. 8.1.1), anhand dessen die Fallzahlberechnung durchgeführt wird.

Das Hauptziel der Fallzahlberechnung besteht darin, sicherzustellen, dass die Studie genügend Teilnehmende umfasst, um statistisch signifikante Ergebnisse für den primären Endpunkt zu erhalten.

Die folgenden Informationen sind für die Fallzahlberechnung eines Endpunkts erforderlich:

1. Klinischer Mindesteffekt auf den primären Endpunkt (Nachweis durch bereits publizierte Studien)
2. Angaben zur Streuung des primären Endpunkts
3. Signifikanzniveau Alpha (fast immer 5 %)
4. Power (Empfehlung 80 %)

Zur Berechnung der Fallzahl stehen zahlreiche kostenlose Online-Tools im Internet zur Verfügung, wobei meist zwischen stetigen metrischen Zielgrößen (Körper-

11.10 Fallzahlen

wicht, Laborwerte) und Häufigkeiten (z. B. Anzahl der Teilnehmenden, die ein bestimmtes Ergebnis erreichen) unterschieden wird.

Im Folgenden wird anhand eines Beispiels Schritt für Schritt gezeigt, wie eine Fallzahlberechnung für einen metrischen Endpunkt durchgeführt werden kann.

Für klinische Studien gibt es zahlreiche Online-Tools zur Berechnung der Fallzahl.

Berechnung der Fallzahl mit einem Online-Tool

Schritt 1: Formulierung einer ersten Hypothese

Unsere Alternativhypothese ist, dass bei älteren Menschen mit Low-grade Inflammation (CRP- Konzentrationen zwischen 1 und 8 mg/l) die Umstellung auf eine mediterrane Ernährung im Vergleich zur Fortsetzung der üblichen Ernährung das C-reaktive Protein (CRP) (und damit das kardiovaskuläre Risiko) nach 6 Monaten signifikant verbessern kann.

Schritt 2: Literatursuche

Zuerst wird die Literatur nach ähnlichen Studien durchsucht. Wir finden die Studie von Sample A et al. aus dem Jahre 2024. Sie zeigt nach 6 Monaten eine Verbesserung des CRP-Wertes um 0,5 ± 1,0 mg/l in der Interventionsgruppe mit mediterraner Diät und eine durchschnittliche Veränderung von 0,0 ± 0,8 mg/l in der Kontrollgruppe bei Beibehaltung der üblichen Ernährung.

Schritt 3: Zugriff auf das Tool

Rufe die Webseite für die Fallzahlberechnung auf, z. B. https://clincalc.com/stats/samplesize.aspx

Schritt 4: Auswahl des Endpunkttyps

Im Abschnitt „Primary Endpoint, 1. Outcome Type" wählen wir „Continuous" (kontinuierlich), da CRP eine kontinuierliche metrische Variable ist.

Schritt 5: Mittelwerte und Standardabweichungen eingeben

Im Abschnitt „2. Outcome Metrics" geben wir die Mittelwerte und Standardabweichungen für die beiden Gruppen ein:

- Group 1 ("mean"): 0,5 (dies ist der Mittelwert von Gruppe 1)
- Group 1 ("standard deviation"): 1,0 (dies ist die Standardabweichung von Gruppe 1)
- Group 2 ("mean"): 0,0 (dies ist der Mittelwert von Gruppe 2)
- Es gibt kein Feld für die Angabe der Standardabweichung von Gruppe 2; das Programm nimmt an, dass sie dieselbe wie in Gruppe 1 ist.

Schritt 6: Alpha-Wert und die Power setzen

- Im Abschnitt „3. Type I error rate (alpha)" setzen wir den Wert auf 0,05. Dies ist das Signifikanzniveau und entspricht einer Irrtumswahrscheinlichkeit von maximal 5 %, einen Typ-I-Fehler zu machen (fälschlicherweise das Vorhandensein eines Effekts anzunehmen).

- Im Abschnitt „4. Power (1 – beta)" setzen wir den Wert auf 80 %. Dies bedeutet, dass die Studie mit einer 80 %igen Wahrscheinlichkeit einen tatsächlichen Effekt erkennen kann (also das Risiko für einen Typ-II-Fehler auf 20 % beschränkt).

Schritt 7: Das Zuordnungsverhältnis der Gruppen auswählen

- Im Abschnitt „5. Allocation ratio" belassen wir das Verhältnis bei **1:1**, was bedeutet, dass die Anzahl der Teilnehmenden in beiden Gruppen gleich ist.

Schritt 8: Die Fallzahl berechnen

- Wir klicken auf die Schaltfläche **Calculate Sample Size**.

Schritt 9: Der Ergebnisse interpretieren

- Das Tool liefert die erforderliche Fallzahl für jede Gruppe. Diese Zahl gibt an, wie viele Teilnehmende in jeder Gruppe mindestens erforderlich sind, um mit der angegebenen Power und dem Alpha-Wert einen statistisch signifikanten Unterschied zwischen den Gruppen zu erkennen, basierend auf den Mittelwerten und Standardabweichungen. In unserem Beispiel ergeben sich 25 Teilnehmende pro Gruppe und somit 50 Teilnehmende insgesamt.
- Abb. 11.4 zeigt den Screenshot des Ergebnisses im Programm ClinCal.com

Schritt 10 Berücksichtigung der Drop-out-Rate

- Nachdem wir die anfängliche Fallzahl berechnet haben (Schritte 4 bis 8), berücksichtigen wir die Drop-out-Rate, um die endgültige Fallzahl zu bestimmen. Wir gehen von einer durchschnittlich guten Adhärenz uns und einigen uns auf eine Drop-out-Rate von 20 %.

Schritt 11: Berechnung der adjustierten Fallzahl

- Die ursprüngliche Berechnung ergab eine erforderliche Fallzahl von 25 Teilnehmenden pro Gruppe und die geschätzte Drop-out-Rate beträgt 20 %.
- Die Formel zur Anpassung der Fallzahl lautet: $\frac{Erforderliche\ Fallzahl}{1 - Drop - out - Rate}$.
- Wir setzen die Werte in die Formel ein:

  Angepasste Fallzahl für eine Gruppe lautet = $\frac{25}{1-0,20} = \frac{25}{0,80} = 31,3 = 31$ Teilnehmende.
- Wir benötigen also insgesamt 62 Teilnehmende (statt ursprünglich 50), um die Drop-out-Rate von 20 % zu kompensieren.

11.10 Fallzahlen

Statistical Parameters

Anticipated Means

Group 1: 0.8 ± 1.0
Group 2: 0.0
Mean
Enrollment ratio: 1

Type I/II Error Rate

Alpha: 0.05
Power: 80%

Reset | Calculate

RESULTS

Continuous Endpoint, Two Independent Sample Study

Sample Size	
Group 1	25
Group 2	25
Total	**50**

Study Parameters	
Mean, group 1	0.8
Mean, group 2	0
Alpha	0.05
Beta	0.2
Power	0.8

Abb. 11.4 **Fallzahlberechnung: Kontinuierlicher, metrischer primärer Endpunkt**. Online-Programm ClinCal.com, https://clincalc.com/stats/samplesize.aspx

Schritt 12: Beschreibung der Fallzahlberechnung im Exposé und Studienprotokoll

Die Beschreibung des Ergebnisses der Fallzahlberechnung im Exposé und im Studienprotokoll sieht wie folgt aus:

Basierend auf den Untersuchungen von Sample A et al. (2004) wird angenommen, dass die Umstellung auf mediterrane Kost nach 6 Monaten in der Interventionsgruppe zu einer Reduktion der Serum-CRP-Konzentration um 0,8 ± 1,0 mg/dl führt, während die CRP-Konzentrationen bei Fortführung der konventionellen Kost unverändert bleiben. Bei einem Alpha von 0,05 und einer Power von 80 % ist der Einschluss von 25 Teilnehmern pro Gruppe erforderlich. Bei einer angenommenen Drop-out-Rate von 20 % erhöht sich die erforderliche Fallzahl auf 31 Teilnehmer pro Gruppe, sodass insgesamt 62 Teilnehmer in die Studie eingeschlossen werden müssen. ◄

Was tun, wenn keine Vordaten verfügbar sind? In diesem Fall muss man sehr gut argumentieren. Hier ein Beispiel aus einer Bachelorarbeit im Studiengang Diätetik.

Beispiel LFD_2022-Studie

(Bachelorarbeit Yvonne Thomas (unveröffentlicht, Studienregister-Nr: DRKS00028991): Vergleich der Diätadhärenz und Toleranz einer Low-FODMAP-Diät zur bisherigen Standard-LOW-FODMAP-Diät ohne Dinkel bei Menschen mit Reizdarmsyndrom: randomisierte kontrollierte Crossover-Studie)
Auszug aus dem Studienprotokoll:
Es liegen in der Literatur keine Vordaten zu dieser Fragestellung vor. Unter der Annahme, dass die Standardadhärenz 80 % ± 7 % beträgt, wird geschätzt, dass unter Dinkelaufnahme eine zusätzliche Adhärenzsteigerung um 5 % erfolgt. Bei $\alpha = 0{,}05$ und einer Power von 80 % werden 31 Personen pro Gruppe eingeschlossen. Aufgrund des Crossover-Designs ist jede*r Teilnehmer*in seine*ihre eigene Kontrollperson, sodass die Fallzahl bei dieser Stichprobengröße verbleibt. Unter Annahme einer Drop-out-Rate von 10 % werden 34 Personen in die Studie inkludiert.

Hinweis: Fallzahlberechnungen für Crossover-Studien sind etwas komplexer und sollten mit professioneller biometrischer Unterstützung durchgeführt werden. Im Rahmen der Bachelorarbeit wurde hier eine pragmatische, vereinfachte Lösung gewählt. ◄

- Da die Durchführbarkeit der Studie von der Fallzahl abhängt, wird die Fallzahlberechnung bereits im Rahmen der Exposé-Erstellung durchgeführt. Die Fallzahlberechnung wird per „Copy&Paste" in das Studienprotokoll übernommen.
- Die notwendige Fallzahl einer Studie wird umso größer, je kleiner der nachzuweisende Unterschied, je größer die gewünschte Sicherheit (kleinere α- und β-Fehler) oder je größer die Streuung des Endpunktes ist.
- Sowohl zu kleine als auch zu große Fallzahlen werden in der klinischen Forschung als negativ bewertet (Koller et al. 2024):
  – Eine zu geringe Fallzahl kann dazu führen, dass ein Effekt übersehen wird (underpowered). Die Studie ist dann sowohl unökonomisch (teure Studie wurde umsonst durchgeführt) als auch unethisch (Teilnehmende wurden unnötig belastet).
  – Ebenso ist eine zu hohe Fallzahl problematisch: Die Studie wird dann zu teuer und man setzt zu viele Teilnehmende der Studiensituation und einer möglicherweise unterlegenen Therapie aus.

11.11 Untersuchungsmethoden

Die Untersuchungsmethoden beschreiben, wie die Daten erhoben werden. Im Exposé werden die wichtigsten Untersuchungsmethoden mit den entsprechenden Geräten (z. B. BIA (mBCA 515, seca)) oder validierten Fragebögen (z. B. Fatigue (Fatigue Symptom Score, FSS) genannt, aber noch nicht ausformuliert. Die Auswahl des Fragebogens sollte bereits im Exposé erfolgen. Hier ist es zunächst nur wichtig, abschätzen zu können, ob die entsprechenden Methoden zur Verfügung stehen und zur Beantwortung der Forschungsfrage geeignet sind. Stehen keine validierten Fragebögen zur Verfügung, muss der Fragebogen selbst erstellt werden. Hierzu finden sich einige Hinweise in Abschn. 12.2.

Die detaillierte Beschreibung der Untersuchungsmethoden erfolgt erst im Studienprotokoll (siehe Abschn. 12.1.11.2).

Untersuchungsmethoden und Endpunkte sind ein Zwillingspaar – der Endpunkt bestimmt die Auswahl der geeigneten Untersuchungsmethoden. Bei der Studienplanung sollte noch einmal überlegt werden, ob alle zur Verfügung stehenden Möglichkeiten optimal ausgeschöpft wurden und ob es noch weitere Möglichkeiten gibt, die Qualität der Erhebungsinstrumente zu verbessern und vielleicht kostengünstige digitale Erhebungsinstrumente wie Wearables, Point of Care-Methoden (POC) oder digitale Tagebücher einzusetzen. Die digitalen Möglichkeiten entwickeln sich rasant und es entstehen schnell neue Möglichkeiten der Datenerhebung, wobei immer auf die Validität und Reliabilität der Methoden geachtet werden muss, um eine gute Datenqualität im Sinne der GCP zu erreichen (siehe Abschn. 7.4)

11.11.1 Validierte Fragebögen

Unter validierten Fragebögen versteht man standardisierte Datenerhebungsinstrumente, die systematisch auf ihre wissenschaftliche Gültigkeit (Validität) und Zuverlässigkeit (Reliabilität) überprüft wurden (siehe Tab. 11.3). Wann immer möglich, sollten validierte Fragebögen verwendet werden.

Tab. 11.3 Psychometrische Kriterien für die Messqualität eines Fragebogens. (Nach Koller 2007)

Kriterium	Inhaltliche Bedeutung	Statistisches Verfahren
Reliabilität	*Wie genau misst der Fragebogen?*	Cronbachs Alpha Split-half Reliabilität Test-Retest Reliabilität
Validität	*Misst der Fragebogen das, was er messen soll?* **Inhaltliche Validität:** Berücksichtigung wichtiger inhaltlicher Aspekte eines Konstrukts **Konstruktvalidität:** Beziehungen zu verwandten (konvergente Validität) oder gegenläufigen (divergente Validität) Konstrukten **Kriteriumsvalidität:** Beziehungen zu einem Goldstandard oder Vorhersage eines Außenkriteriums	Gruppenvergleiche Zusammenhänge t-Test Mann-Whitney Varianzanalyse Korrelation Regressionsanalysen
Sensitivität	*Kann der Fragebogen Veränderungen erfassen?*	Vorher/nachher-Vergleiche Abhängiger Test Wilcoxon

Weitere Gütekriterien für Fragebögen (Koller et al. 2009):
Objektivität: Verschiedene Personen, die die Messungen unabhängig voneinander durchführen, kommen zu den gleichen Messergebnissen (Differenzierung nach Durchführungs-, Auswertungs- und Interpretationsobjektivität).
Normierung: Es liegen Messwerte anderer Stichproben (Normstichproben, verschiedene Patientengruppen) vor, die als Bezugssystem für die Einordnung der individuellen Testergebnisse dienen können.
Ökonomie: Die Messung wird unter ökonomischen Gesichtspunkten betrachtet, Durchführungskosten und Zeitaufwand für die Messung stehen in einem angemessenen Verhältnis zum Erkenntnisgewinn.
Nützlichkeit: Das Messinstrument weist eine gute Anwendbarkeit auf.

Worauf sollten Sie bei der Auswahl eines validierten Fragebogens für eine Humanstudie achten?
1) **Gold-Standard-Fragebögen:** Für bestimmte Fragestellungen gibt es international anerkannte Fragebögen, die von Fachgesellschaften als Standard empfohlen werden. Wenn ein solcher existiert, sollte er verwendet werden. Beispiele dafür sind:
   - Diagnosekriterien für Mangelernährung nach GLIM
   - Kriterien für die Diagnose von Sarkopenie nach EWGSOP-2
   - Bewertung der Schwere einer Leberzirrhose nach Child-Pugh-Kriterien
   - Einschätzung der Krankheitsaktivität bei Morbus Crohn nach dem Crohn Disease Activity Index (CDAI)
2) **Auswahl des passenden Fragebogens:** Die Entscheidung für einen bestimmten Fragebogen sollte sich primär an der Forschungsfrage orientieren: Deckt der Fragebogen wirklich die Inhalte ab, die im Rahmen der zu untersuchenden Fragestellung relevant sind? Die Auswahl sollte klar begründet werden; der Hinweis, dass der Fragebogen bereits in anderen Studien verwendet wurde, reicht allein nicht als wissenschaftliches Argument.
3) **Einsatz in der richtigen Zielpopulation:** Ein Fragebogen sollte nur in der Population eingesetzt werden, für die er validiert wurde. Wird er in einer anderen Population verwendet, kann dies die Aussagekraft der Ergebnisse beeinträchtigen. In solchen Fällen muss dies später im Methodenteil des Studienprotokolls genau begründet werden.
4) **Veränderung des Fragebogens:** Änderungen an einem validierten Fragebogen, wie die Anpassung von Formulierungen, die Änderung der Reihenfolge der Fragen, das Hinzufügen oder Weglassen von Fragen oder die Modifikation der Auswertung, beeinträchtigen seine Validität und Zuverlässigkeit. Daher ist es wichtig, KEINE Veränderungen oder Anpassungen an validierten Fragebögen selbst vorzunehmen.

5) **Ergänzung zusätzlicher Fragen:** Oft hat man bei validierten Fragebogen das Gefühl, das sie nicht alle Aspekte abdecken, die man evaluieren will. Zusätzliche Fragen können separat im Case Report Form (CRF) gestellt und explorativ ausgewertet werden (siehe 14.1.1). Die Struktur und Auswertung des validierten Fragebogens bleiben davon jedoch unberührt.
6) **Verwendung einer validierten deutschen Version:** Bei der Auswahl international validierter Fragebögen sollte bevorzugt eine Version verwendet werden, die eine validierte deutsche Übersetzung hat. Sprachliche und kulturelle Unterschiede können die Interpretation der Fragen beeinflussen. Wenn zwei Fragebögen verfügbar sind und nur einer eine validierte deutsche Übersetzung hat, sollte dieser bevorzugt werden.
7) **Angepasste Anwendung in der Praxis:** Wenn ein international validierter Fragebogen im klinischen Alltag (z. B. in einer Klinik) leicht verändert eingesetzt wird, muss dies im Methodenteil des Studienprotokolls angegeben werden.
8) **Angepasste Auswertung in der Praxis:** Wird ein validierter Fragebogen im klinischen Alltag anders ausgewertet als ursprünglich vorgesehen, sollte für die Studienauswertung zumindest zusätzlich die originale, validierte Auswertungsmethode verwendet werden. Beispiel: Wenn Patient*innen in einer Klinik bereits bei einem NRS-2002-Wert von 2 Punkten als „moderates Risiko für Mangelernährung" eingestuft werden, obwohl international das Risiko erst ab 3 Punkten definiert ist, muss in der Studienauswertung auch die international akzeptierte Auswertung erfolgen.

Bei der Durchführung von Humanstudien in Lehre und Praxis spielen die Praktikabilität und die Kosten eine große Rolle. Die validierten Fragebögen sollten in der Regel nicht zu lang sein und möglichst keine Lizenzkosten verursachen. Für die nichtkommerzielle Nutzung im Rahmen von studentischen Projekten oder akademischen Abschlussarbeiten gestatten die Lizenzgeber teilweise eine kostenlose Nutzung.

▶ Wurde in einer RCT ein validierter Fragebogen als primärer Endpunkt verwendet und für die Studiendurchführung modifiziert, verliert das Ergebnis seine konfirmatorische Aussagekraft. Es wird gleichbedeutend mit einem sekundären Endpunkt zu einem explorativ bewerteten Ergebnis. Dies gefährdet in der Regel die Anerkennung der Studienergebnisse durch den Gemeinsamen Bundesausschuss (G-BA) oder die Europäische Behörde für Lebensmittelsicherheit (EFSA). Eine kleine Handlung kann also große Folgen haben.

Wo finden Sie validierte Fragebögen für Ihre Studie?

Tab. 11.4 gibt einen Überblick über Quellen und Datenbanken, die bei der Suche nach geeigneten Fragebögen hilfreich sein können. ◀

Tab. 11.4 Quellen für validierte Fragebögen im Internet

Quelle	Beschreibung
Pubmed	Über PubMed können Originalarbeiten und Übersichtsartikel gefunden werden, in denen validierte Fragebögen verwendet und beschrieben werden. Häufig werden diese bereits bei der ersten Recherche zur Forschungsidee gefunden. Leitlinien sind eine gute Quelle für validierte Fragebögen zur Diagnose und zum Schweregrad von Erkrankungen und Symptomen, die international von Fachgesellschaften empfohlen werden. **Link:** https://pubmed.ncbi.nlm.nih.gov/
AWMF	Auf den Internetseiten der Arbeitsgemeinschaft der Wissenschaftlichen Medizinischen Fachgesellschaften (AWMF) sind alle in Deutschland von wissenschaftlichen Fachgesellschaften erstellten Leitlinien im Volltext frei zugänglich. Diese sind eine gute Quelle für die von den Fachgesellschaften empfohlenen Fragebögen. **Link:** https://www.awmf.org/
ResearchGate	Eine Plattform, auf der Forschende ihre Arbeiten teilen. Viele Forschende stellen hier auch ihre Fragebögen zur Verfügung. Auf dieser Plattform können auch Fragen gestellt werden. Erstellen Sie Ihr eigenes Profil und werden Sie Teil dieser wissenschaftlichen Plattform. **Link:** https://www.researchgate.net/
Testarchiv der Testzentrale	Die Testzentrale bietet eine umfangreiche Sammlung psychologischer Tests und Fragebögen. Viele davon sind validiert und wissenschaftlich anerkannt. **Link:** https://www.testzentrale.de/
PROMIS (Patient-Reported Outcomes Measurement Information System):	Eine Sammlung von validierten Fragebögen zur Messung von PROM. PROMIS bietet Fragebögen für verschiedene Gesundheitszustände und -bereiche. **Link:** https://www.healthmeasures.net/explore-measurement-systems/promis https://promis-germany.de/instrumente/
Health Measures	Eine Plattform, die verschiedene validierte Messinstrumente anbietet, darunter PROMIS, die National Institute of Health (NIH) Toolbox und Neuro-QoL. **Link:** https://www.healthmeasures.net/
COSMIN (COnsensus-based Standards for the selection of health Measurement INstruments):	COSMIN bietet eine Datenbank mit Fragebögen und anderen Messinstrumenten im Gesundheitsbereich, die nach Qualitätskriterien bewertet wurden. **Link:** https://www.cosmin.nl/
PROQOLID (Patient-Reported Outcome and Quality of Life Instruments Database)	Eine Datenbank mit Instrumenten zur Messung der Lebensqualität und PROMs. PROQOLID enthält zahlreiche validierte Fragebögen. **Link:** https://eprovide.mapi-trust.org/about/about-proqolid
Hochschulbibliotheken	Viele Hochschulbibliotheken haben Zugang zu spezialisierten Datenbanken und Ressourcen, die validierte Fragebögen enthalten. Einige Bibliotheken bieten beispielsweise Zugang zu psychologischen und medizinischen Tests und Messinstrumenten. Wenden Sie sich dazu an Ihre Universitätsbibliothek.

Verständnisfragen
1. Welche Rolle spielt die sorgfältige Planung in der Durchführung von Humanstudien, und warum ist ein detailliertes Studiendesign entscheidend für den Erfolg einer solchen Studie?
2. Für was ist die Erstellung eines Exposés sinnvoll?
3. Warum ist es wichtig, bei der Festlegung von Ein- und Ausschlusskriterien die Balance zwischen Homogenität und Repräsentativität der Zielpopulation zu wahren, und wie kann dies die Ergebnisse einer Studie beeinflussen?
4. Welche Faktoren trägt das Lasagna-Gesetz zur häufigen Unterschätzung der Rekrutierung von Teilnehmenden in klinischen Studien bei, und warum ist es wichtig, diese Faktoren bei der Studienplanung zu berücksichtigen?
5. Worauf sollten Sie bei der Auswahl eines validierten Fragebogens für eine Humanstudie achten?

Literatur

Bogin V. Lasagna's law: a dish best served early. Contemp Clin Trials Commun. 2022;26:100900.

Koller M. Outcome und Lebensqualität. In: Jauch KW, Mutschler W, Wichmann MW, Herausgeber. Chirurgie Basisweiterbildung. Heidelberg: Springer Medizin; 2007. S. 583–9.

Koller M, Neugebauer EAM, Augustin M, Büssing A, Farin E, Klinkhammer-Schalke M, Lorenz W, Münch K, Petersen-Ewert C, von Steinbüchel N, Wieseler B. Die Erfassung von Lebensqualität in der Versorgungsforschung – konzeptuelle, methodische und strukturelle Voraussetzungen. Gesundheitswesen. 2009;71:864–72.

Koller M, Zeman F, Inwald EC. Klinische Studien. In: Seitz S, Herausgeber. Gynäkologie und Geburtshilfe. Berlin/Heidelberg: Springer; 2024.

Meinert CL. Clinical trials handbook: design and conduct. Hoboken: John Wiley & Sons Inc; 2013.

Statistisches Bundesamt, Herausgeber. Anzahl von Vorsorge- oder Rehabilitationseinrichtungen in Deutschland nach Trägerschaft in den Jahren 2017 bis 2021 [Internet]. 05.10.2022. https://de.statista.com/statistik/daten/studie/157236/umfrage/anzahl-der-reha-einrichtungen-in-deutschland-nach-traeger/. Zugegriffen am 21.07.2023.

12 Studienprotokoll und Erstellung studieneigener Fragebögen

> **Zusammenfassung**
>
> *Das Exposé ist nun fertig. In diesem Kapitel geht es vorrangig um die Erstellung des Studienprotokolls. Alle wissenschaftlichen, personellen, organisatorischen, methodischen, statistischen, ethischen und datenschutzrechtlichen Aspekte werden vor Beginn der Datenergebung bedacht und im Studienprotokoll dargestellt. Dies gibt dem Studienteam und Dritten, wie z. B. der Ethikkommission (EK), die Sicherheit, dass die Studie wissenschaftlich fundiert ist und alle notwendigen Kompetenzen und Ressourcen vorhanden sind. Darüber hinaus werden in diesem Kapitel Tipps für die Erstellung studieneigener Fragebögen zur Verwendung in quantitativen Interviews oder Befragungen gegeben. Diese werden zusammen mit dem Studienprotokoll bei der EK eingereicht.*

Das Exposé ist fertiggestellt und legt die wichtigsten Rahmenbedingungen der Studie fest. In diesem Kapitel geht es um die Entwicklung des Studienprotokolls und die Erstellung studieneigener Fragebögen für quantitative Erhebungen wie persönliche Interviews oder Online-Befragungen.

12.1 Das Studienprotokoll

Das Studienprotokoll ist der detaillierte Plan der Studie, der so genau ist, dass er eine Wiederholung der Studie durch andere Forschende ermöglicht und der Ethikkommission (EK) alle erforderlichen Informationen bereitstellt (siehe Abschn. 13.2). Ein sorgfältig ausgearbeitetes Studienprotokoll ist wichtig für die wissenschaftliche Validität, Reproduzierbarkeit und ethische Integrität der Studie. Wie in der Architektur liegt auch hier der Erfolg im Detail.

Das Studienprotokoll ist zudem ein zentraler Bestandteil des Ethikantrags und damit das erste offizielle Dokument der Studie. Es muss von der Studienleitung geprüft, korrigiert und freigegeben werden. Mit ihrer Unterschrift am Ende des Dokuments übernimmt die Studienleitung die Verantwortung für den Inhalt.

In der professionellen Wissenschaft ist es zunehmend üblich, Studienprotokolle in spezialisierten Fachzeitschriften zu veröffentlichen. Dies fördert Transparenz, erlaubt die Überprüfung der Methodik durch die Fachwelt und minimiert das Risiko, unerwartete oder negative Ergebnisse später zu verschweigen. Die Bedeutung dieser Praxis wird in der CONSORT-Checkliste unter Punkt 24 hervorgehoben. In der Lehrforschung spielt die Veröffentlichung von Studienprotokollen jedoch bisher meist keine Rolle.

▶ Das Studienprotokoll ist das „Aushängeschild" eines Studienprojekts und sollte daher sorgfältig und ansprechend gestaltet sein. Es spiegelt die Arbeitsweise des Studienteams wider: Ein gut formatiertes Studienprotokoll signalisiert Professionalität und wissenschaftliche Sorgfalt, während ein schlecht formatiertes Protokoll Zweifel an der Qualität der wissenschaftlichen Arbeit wecken kann. Eine mangelhafte Formatierung in Verbindung mit orthografischen und grammatikalischen Fehlern kann sich zudem unabhängig vom Inhalt negativ auf die Bewertung durch die Ethikkommission auswirken.

12.1.1 Struktur des Studienprotokolls

Für den Aufbau von Studienprotokollen gibt es keine rechtlich verbindlichen Vorgaben, jedoch Konventionen, deren Einhaltung empfohlen wird. Abb. 12.1 zeigt

Struktur des Studienprotokolls

1. Deckblatt, Zusammenfassung, Inhaltsverzeichnis
2. Verantwortlichkeiten
3. Zeiträume (Gantt-Chart)
4. Wissenschaftlicher Hintergrund
5. Hypothesen und Ziele
6. Endpunkte
7. Studienpopulation
   7.1. Anzahl und Art der Studienteilnehmenden
   7.2. Einschlusskriterien
   7.3. Ausschlusskriterien
8. Studiendesign
   8.1. Studientyp
   8.2. Interventionen
   8.2. Randomisierungsverfahren (nur RCTs)
   8.3. Verblindungsverfahren
9. Studiendurchführung
   9.1. Rekrutierungsmaßnahmen
   9.2. Verfahren zur Aufklärung und Einholung der Einwilligung
   9.3. Zuweisung zu den Studiengruppen
   9.4. Ablauf der Datenerhebung (Studienablauf)
   9.5. Abbruchkriterien
10. Erhebungsmethoden
    9.1. Datenquellen für Grundcharakterisierung
    9.2. Fragebögen und Untersuchungstechniken
11. Gesetze und Verordnungen
12. Versicherungen
13. Biometrie (Statistik)
    13.1. Fallzahlrationale/Fallzahlberechnung
    13.2. Statistische Testerfahren
    13.3. Subgruppen- und Zwischenanalysen
    13.4. Statistische Software, Signifikanzniveau
14. Nutzen-Risiko-Abwägung
    14.1. Mit der Studienteilnahme verbundener individueller Nutzen
    14.2. Mit der Studienteilnahme verbundene Belastungen und Risiken
15. Datenmanagement und Datenschutz
    15.1. Zuordnungsliste und Identifikationscode
    15.2. Pseudonymisierung, Anonymisierung
    15.3. Erfassung, Speicherung und Weitergabe von Daten
    15.4. Widerruf, Datenlöschung
16. Literatur
17. Unterschriften

Abb. 12.1 Aufbau eines Studienprotokolls gemäß GCP-Richtlinien

einen Strukturvorschlag, der in Anlehnung an die Empfehlungen des Arbeitskreises Medizinischer Ethikkommissionen (AKEK) erstellt wurde. Anhand dieser Struktur werden im Folgenden die einzelnen Abschnitte des Studienprotokolls erläutert. Abschnitte des Studiendesigns und der Studiendurchführung, die für die geplante Studie nicht relevant sind, können weggelassen werden.

▶ Das Studienprotokoll hat eine einheitliche Fußzeile, in der folgende Informationen enthalten sein sollten:

- Studienakronym
- Versionsnummer und Datum
- Laufende Seitenzahl im Verhältnis zur Gesamtzahl der Seiten (z. B. 1/52)

12.1.2 Deckblatt, Zusammenfassung, Inhaltsverzeichnis

> **Das Deckblatt sollte die folgenden Informationen enthalten:**
> - Vollständiger Titel der Studie (siehe auch Abschn. 11.2)
> - Studienakronym (siehe auch Abschn. 11.3)
> - Versionsnummer
> - Versionsdatum
> - Logos der beteiligten Einrichtungen

Alternativ können die Logos der beteiligten Institutionen in die Kopfzeile des Studienprotokolls integriert werden.

In der professionellen Wissenschaft folgt auf das Deckblatt in der Regel eine Projektzusammenfassung, entweder in Form eines Abstracts oder einer tabellarischen Synopse. Die Synopse entspricht dem finalisierten Exposé und sollte möglichst auf eine Seite komprimiert werden. Da die Studienprojekte in der Hochschullehre und bei Abschlussarbeiten oft weniger komplex sind, wird in der Regel auf eine Synopse verzichtet.

Nach dem Titelblatt oder der Synopse kann optional ein Inhaltsverzeichnis eingefügt werden, um die Übersichtlichkeit zu erhöhen.

12.1.3 Verantwortlichkeiten

Im Exposé wurden die Mitglieder des Studienteams nur namentlich genannt. Im Studienprotokoll werden die Rollen verteilt und die Kontaktdaten und Zugehörigkeiten (Affiliations) ergänzt.

> **AKEK-Vorschlag zur Gliederung der Zuständigkeiten**
>
> Die AKEK (2024) schlägt für diesen Abschnitt folgende Aufteilung vor:
>
> **Verantwortlichkeiten**
> - Studienleitung
> - Beteiligte Wissenschaftler*innen
> - Beteiligte Einrichtungen
> - Finanzierung
> - Registrierung in einem öffentlich zugänglichen Studienregister (wenn zutreffend) ◄

In den Humanstudien im Rahmen der Lehre stehen die Studierenden im Fokus. Daher werden im Studiengang Diätetik an der Hochschule Neubrandenburg die Studierenden sowohl bei Projekten im Modul „Wissenschaftliches Arbeiten" als auch bei Bachelorarbeiten an erster Stelle genannt.

Tab. 12.1 veranschaulicht beispielhaft die Aufteilung der Verantwortlichkeiten. In diesem Beispiel sind der Verband der Diätassistenten – Deutscher Bundesverband e.V. (VDD) und der BerufsVerband Oecotrophologie e.V. (VDOE) in die Projektplanung und Ergebnisauswertung eingebunden, da das Projekt von strategischer Bedeutung für den Berufsstand ist. Die Deutsche Rentenversicherung (DRV) wird hingegen nur bei der Rekrutierung der Teilnehmenden unterstützen und ist daher als Kooperationspartner definiert.

Tab. 12.1 Darstellung der Zuständigkeiten im Abschnitt „Verantwortlichkeiten"

Projektinitiative, Koordination und Durchführung	
Vorname, Nachname Staatlich geprüfte Diätassistentin, cand. B.Sc	Name der Hochschule Fachbereich Studiengang Straße Hausnummer, Postleitzahl Ort Tel.: +49 xxxx E-Mail-Adresse
…	
Alle weiteren Studierenden werden auf die gleiche Weise aufgelistet	
Projektleitung	
Prof. Dr. Vorname Name	Modulverantwortliche Wiss. Arbeiten Name der Hochschule Fachbereich Studiengang Straße Hausnummer, Postleitzahl Ort Tel.: +49 xxxx E-Mail-Adresse
Beteiligte Wissenschaftler*innen	

(Fortsetzung)

Tab. 12.1 (Fortsetzung)

Statischer Support	
Dr. rer. hum. Vorname Nachname	Lehrbeauftragte Wiss. Arbeiten Name der Hochschule Fachbereich Studiengang Straße Hausnummer, Postleitzahl Ort Tel.: +49 xxxx E-Mail-Adresse
Mitarbeit Studienkonzeption, Ergebnisinterpretation, Rekrutierungsunterstützung	
Vorname Nachname, MPH	Funktion in der Institution Verband der Diätassistenten – Deutscher Bundesverband e.V. (VDD) Straße Hausnummer, Postleitzahl Ort Tel.: +49 xxxx E-Mail-Adresse
Dr. Vorname Nachname	Funktion in der Institution BerufsVerband Oecotrophologie e. V. (VDOE) Straße Hausnummer, Postleitzahl Ort Tel.: +49 xxxx E-Mail-Adresse
Kooperation	
Rekrutierung	
Dipl. oec. troph. Vorname Nachname	Funktion in der Institution Deutsche Rentenversicherung Bund (DRV) Abteilung Straße Hausnummer, Postleitzahl Ort Tel.: +49 xxxx E-Mail-Adresse

Bei der Darstellung der Verantwortlichkeiten werden stets die akademischen Grade und Funktionen aller Beteiligten angegeben, um ihre jeweiligen Kompetenzen klar zu kennzeichnen (siehe Abschn. 10.7). Die Namen der Studierenden werden in der Regel alphabetisch geordnet. Auch bei ihnen ist es wichtig, ihre Kompetenzen durch Berufsbezeichnungen (wenn vorhanden) oder bereits erworbene bzw. angestrebte akademische Grade (z. B. cand. B.Sc.) zu verdeutlichen.

▶ **Registrierung nicht vergessen – auch bei studentischen Studien relevant!** Wird eine Publikation als Originalarbeit in einer (international) renommierten Fachzeitschrift angestrebt, sollte die Studie vor der Rekrutierung des ersten Teilnehmenden in einem öffentlichen Studienregister registriert werden (siehe Abschn. 14.1.2). Dies ist für randomisierte kontrollierte Studien (RCTs) obligatorisch und wurde in der neuen Deklaration von Helsinki nun auf alle Humanstudien in der medizinischen Forschung ausgeweitet (World Medical Association 2024). In bestimmten Fällen kann diese Anforderung daher auch für studentische Projekte relevant sein.

Das Datum und das Register, in dem die Studie registriert wird, werden im Anschluss an die Darstellung der Verantwortlichkeiten angegeben (AKEK 2024).

Beispiel: „*Die Studie wird vor Einschluss des ersten Teilnehmenden im Deutschen Register Klinischer Studien (DRKS) registriert.*"

12.1.4 Zeiträume (Gantt-Chart)

Bei studentischen Projekten hat es sich bewährt, die Zeiträume für die einzelnen Phasen des Studienprojekts im Studienprotokoll im Voraus (a priori) festzulegen, da die für die Durchführung zur Verfügung stehende Zeit oft begrenzt ist.

Da in den verschiedenen Phasen einer Studie häufig ähnlich klingende Begriffe verwendet werden, werden diese im Folgenden definiert und erläutert.

▶ **Begriffe und Zeiträume im Ablauf von Humanstudien Studiendurchführung:**
Der Begriff „Studiendurchführung" kann den gesamten Prozess der Planung, Durchführung und Auswertung einer wissenschaftlichen Studie bezeichnen oder als Synonym für den Erhebungszeitraum verwendet werden. Die Bedeutung ergibt sich aus dem Kontext.

Studienzeitraum:
Der Begriff „Studienzeitraum" umfasst alle im Studienprotokoll festgelegten Phasen einer wissenschaftlichen Studie von der Planung bis zur Erstellung des Abschlussberichts (z. B. 01.01.2025 bis 31.12.2025). Die Verwertung der gewonnenen Erkenntnisse, wie z. B. Veröffentlichungen in wissenschaftlichen Zeitschriften oder Präsentationen auf Fachkongressen, wird häufig nicht zum Studienzeitraum gezählt, da sie von den Studienergebnissen abhängt und zeitlich kaum im Voraus planbar ist. Häufig finden Teile der Verwertung erst Jahre nach Abschluss der Studie statt.

Projektzeitraum:
Der Begriff „Projektzeitraum" wird hauptsächlich bei drittmittelgeförderten Projekten verwendet und bezieht sich auf den Zeitraum der Projektförderung als dem Zeitraum, für welchen die Fördergelder zur Verfügung gestellt werden. Der Projektzeitraum kann z. B. vom 01.03.2024 bis 28.02.2027 verlaufen und mehrere Studien umfassen, wovon der Studienzeitraum für die erste Studie z. B. der Zeitraum vom 01.01.2025 bis 31.12.2025 ist, also eine Teilmenge davon darstellt.

Erhebungszeitraum:
Der Begriff „Erhebungszeitraum" bezeichnet den Zeitraum zwischen dem Einschluss des ersten Teilnehmenden (bei Arzneimittelstudien: First Patient First Visit (FPFV)) und dem Abschluss der letzten Studienvisite (bei Arzneimittelstudien: Last Patient Last Visit (LPLV)), des letzten Interviews oder des letzten Tages vor Schließung einer Online-Befragung für Teilnehmende. Er entspricht dem Zeitraum in dem die Daten für die Studie erhoben werden.

Run-in-Phase:
In Interventionsstudien bezeichnet der Begriff „Run-in" eine Untersuchungsphase vor Beginn der Intervention zur weiteren Abklärung der Eignung oder zur Standardisierung der Nahrungsaufnahme oder anderer Lebensstilfaktoren. Weitere Informationen siehe Abschn. 7.2.

Wash-out-Phase (Auswaschphase):
Eine „Wash-out-Phase" ist ein spezifischer Zeitraum in Crossover-Studien (siehe Abschn. 7.4.2), in dem keine Behandlung erfolgt. Diese Phase liegt zwischen zwei Interventionsperioden und dient dazu, die Wirkstoffe der ersten Intervention vollstän-

dig aus dem Körper der Teilnehmenden zu entfernen, bevor die nächste Intervention beginnt. Dadurch wird sichergestellt, dass die Effekte der ersten Intervention die Ergebnisse der zweiten Intervention nicht beeinflussen. Damit gewährleistet man eine klare Trennung der Behandlungen und erhöht die Validität der Studie.

Follow-up-Phase (Nachbeobachtungszeit):

In der EBM und der EBD bezieht sich der Begriff „Follow-up" auf den Zeitraum NACH Abschluss einer Intervention. Eine Follow-up-Phase (Nachbeobachtungszeit) wird in das Studiendesign einer Ernährungsintervention integriert, um z. B. die Nachhaltigkeit des Therapieeffekts, den längerfristigen Nutzen oder die Sicherheit einer Ernährungsintervention zu untersuchen.

Zur Verwendung des Begriffs in der Epidemiologie siehe Abschn. 5.2.2.

Studienabschluss:

Der Begriff „Studienabschluss" bezeichnet den formalen Abschluss einer wissenschaftlichen Studie, der durch das Erreichen verschiedener Meilensteine gekennzeichnet ist. Dazu gehören der Abschluss der Datenerhebung, die Datenbereinigung und -aufarbeitung, die Datenanalyse sowie die Berichterstattung, Dokumentation und Archivierung.

Der Studienabschluss markiert somit das Ende des gesamten Studienprozesses und den Übergang zur Nutzung und Verwertung der gewonnenen Erkenntnisse.

LPLV-Zeitpunkt:

Der Begriff Last Patient Last Visit (LPLV) beschreibt den Zeitpunkt, an dem der letzte Studienteilnehmende die letzte geplante Studienuntersuchung abgeschlossen hat. Der Begriff stammt aus der klinischen Prüfung von Arzneimitteln.

Da diese Zeitangaben in erster Linie organisatorische und weniger wissenschaftliche Aspekte betreffen, werden sie zu Beginn des Studienprotokolls und vor dem Abschnitt zum wissenschaftlichen Hintergrund aufgeführt.

Die tabellarische Darstellung hat sich als besonders übersichtlich erwiesen. Tab. 12.2 zeigt ein Beispiel für eine solche Tabelle.

Tab. 12.2 Tabellarische Darstellung der Studienzeiträume

Jahr	2025							2026	
Monat	5	6	7	8	9	10	11	12	1	2
Studienprotokoll und Fragebogen	x	x	x							
Einreichung des Ethikantrags			x							
Erhalt des Ethikvotums				x						
Studienvorbereitung				x	x					
Rekrutierung und Einschluss					x	x				
Datenerhebung					x	x	x			
Dateneingabe (SPSS)							x			
Datenbereinigung							x			
Auswertung							x	x		
Ausarbeitung Analysebericht								x	x	
Erstellung Abstract für wiss. Kongress										x

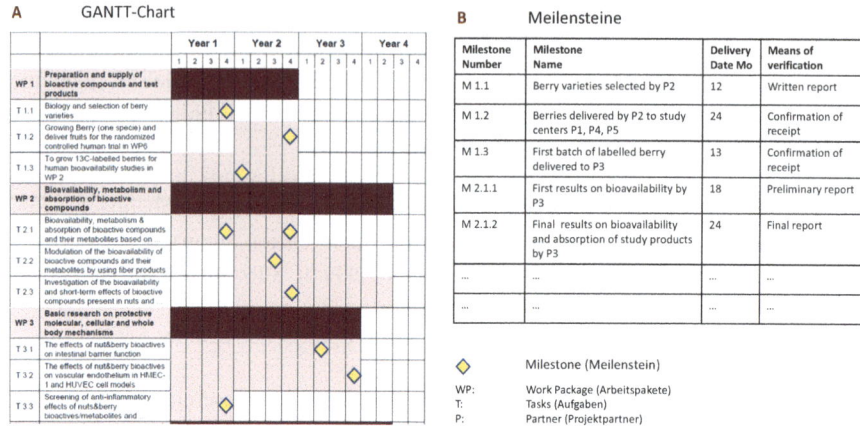

Abb. 12.2 Ausschnitt eines Gantt-Diagramms. (**A**) Gantt-Diagramm und (**B**) Meilenstein-Definition aus einem internationalen Antrag für ein Drittmittelprojekt

Diese Tabellenform orientiert sich am Gantt-Diagramm (engl. Gantt-Chart), einem bewährten Standardwerkzeug im Projektmanagement, das häufig bei Drittmittelanträgen in der Forschung verwendet wird. Ein Gantt-Diagramm dient der Visualisierung von Projektplänen, indem es die einzelnen Aufgaben eines Projekts als Balken entlang einer Zeitachse darstellt. Die Länge eines Balkens repräsentiert die Dauer einer Aufgabe, während seine Position auf der Zeitachse den Beginn und das Ende der Aufgabe verdeutlicht. So lässt sich leicht erkennen, welche Aufgaben parallel laufen, welche aufeinander folgen und ob es Verzögerungen gibt.

Darüber hinaus werden in den Gantt-Diagrammen oft sogenannte „Meilensteine" definiert. Meilensteine sind klar definierte und messbare Zwischenziele oder Ereignisse, die im Verlauf eines Forschungsprojektes erreicht werden sollen. Sie dienen den Förderorganisationen als Kontrollpunkte, um den Projektfortschritt zu überprüfen und sicherzustellen, dass das Forschungsprojekt planmäßig voranschreitet.

Abb. 12.2 zeigt einen Ausschnitt aus einem Gantt-Diagramm mit Meilensteinen, das für einen internationalen Drittmittelantrag für ein EU-Forschungsprojekt erstellt wurde.

12.1.5 Wissenschaftlicher Hintergrund

Der wissenschaftliche Hintergrund sollte eine Seite nicht überschreiten (je kürzer, desto besser) und besteht aus drei Teilen.

> **Die drei Teile des wissenschaftlichen Hintergrundes:**
> 1. Stand der Forschung („State of the Art", belegt durch Literatur)
> 2. Rationale (Ableitung der Fragestellung, Identifizierung der Wissenslücke)
> 3. Kurzformulierung der Studienziele (unter Berücksichtigung des PICO(T)-Schemas)

Das Ziel des wissenschaftlichen Hintergrundes ist es, Dritte von der Bedeutung der Studie zu überzeugen. Er folgt einer klaren und logischen Argumentationsstruktur, zeichnet sich durch eine prägnante und präzise Sprache aus und beschränkt sich auf die wesentlichen Informationen, ohne thematisch abzuschweifen oder unnötige Füllwörter zu verwenden.

Der wissenschaftliche Hintergrund endet mit einer ersten zusammenfassenden Darstellung des Forschungsziels, unabhängig von der detaillierten Auflistung der Hypothesen und Ziele, die in den folgenden Abschnitten des Studienprotokolls ausgeführt werden. Optional kann auch ein Ausblick gegeben werden, der ein langfristiges Ziel oder eine geplante Umsetzung beschreibt, die erst nach Abschluss der Studie realisiert werden soll. Diesen Ausblick bezeichnet man als Perspektive einer Studie.

Wissenschaftlicher Hintergrund

(Das Beispiel stammt aus der bereits mehrfach erwähnten DOdiE-Studie (Gabriel et al. 2024). In diesem studentischen Projekt im Rahmen des Moduls „Wissenschaftliches Arbeiten" ging es um die Durchführung und Organisation der individuellen Ernährungsberatung in Reha-Einrichtungen in Deutschland.)

(Bem.: Stand der Forschung) *Der German Nutrition Care Prozess (G-NCP) ist ein evidenzbasiertes Modell, das den Prozess der Ernährungsberatung und -therapie in Deutschland strukturiert und standardisiert (Ohlrich-Hahn und Buchholz 2022). Dieses Modell zielt darauf ab, die Kommunikation und Zusammenarbeit zwischen Ernährungsfachkräften, medizinischem Personal und Verwaltung zu verbessern, um eine effektive und einheitliche Ernährungsberatung zu gewährleisten (Peuker et al. 2022). Bisherige Studien betonen die Bedeutung einer lückenlosen Dokumentation als integralen Bestandteil jeder Ernährungsintervention, da sie nicht nur die Arbeit der Ernährungsfachkräfte für das Gesundheitssystem transparent macht, sondern auch die interprofessionelle Kommunikation und den Therapieerfolg fördert (Hoffmann et al. 2023). Allerdings fehlen bislang detaillierte Daten zum Dokumentationsverhalten und zur zeitlichen Organisation der individuellen Ernährungsberatung in Deutschland.*

(Bem.: Rationale) *Die Implementierung des G-NCPs ist essenziell, um eine qualitativ hochwertige und nachhaltige Ernährungstherapie zu gewährleisten, die sich an den individuellen Ressourcen und Barrieren der Patient*innen orientiert (Ohlrich-Hahn und Buchholz 2022). Eine effektive Dokumentation spielt dabei eine Schlüsselrolle, um die Leistungen der Ernährungsfachkräfte nachvollziehbar zu machen und den Austausch zwischen verschiedenen Gesundheitsprofessionen zu unterstützen (Peuker et al. 2022). Trotz der bekannten Bedeutung der Dokumentation und Organisation in der Ernährungstherapie gibt es in Deutschland bisher keine spezifischen Daten, die die aktuelle Praxis in Reha-Einrichtungen beschreiben. Diese Wissenslücke behindert eine gezielte Weiterentwicklung und Optimierung der Ernährungstherapie.*

(Bem.: Zielformulierung) *Das Hauptziel der vorliegenden Studie ist es, den aktuellen Stand der Dokumentation und Organisation der individuellen Ernährungsberatung in deutschen Reha-Einrichtungen zu erfassen. Dies soll durch persönliche Befragungen von Ernährungsfachkräften erfolgen. Die Ergebnisse sollen dazu beitragen, Bereiche zu identifizieren, in denen Verbesserungen notwendig* *sind, insbesondere hinsichtlich der ausreichenden Zeit für Dokumentation und Beratung im Rahmen der Anwendung des G-NCPs. Perspektivisch soll die Studie dazu beitragen, die Qualität und Effizienz der Ernährungsberatung und -therapie in Deutschland zu steigern.* ◄

In diesem Beispiel wird ausnahmsweise nur deutsche Literatur zitiert, da der G-NCP spezifisch für Deutschland ist. Dies stellt eine Ausnahme dar. In der Regel sollte der wissenschaftliche Hintergrund den internationalen Stand der Forschung enthalten.

12.1.6 Hypothesen und Ziele

Die Beschreibung der Hypothesen und Ziele wurde bereits in Kap. 3 ausführlich diskutiert und anhand von Beispielen dargestellt. Im Studienprotokoll werden die Hypothesen und Ziele entsprechend dieser Vorgaben detailliert formuliert. Die Formulierung der Nullhypothese kann entfallen.

Bei hypothesengenerierenden Studien werden (naturgemäß) keine Hypothesen formuliert. Die Unterteilung in primäre und sekundäre Ziele bzw. Endpunkte kann hier ggf. entfallen.

12.1.7 Endpunkte

Die Wahl und Formulierung der Endpunkte wurde bereits in Kap. 8 ausführlich diskutiert und anhand eines Beispiels dargestellt (siehe Abschn. 8.3). Im Studienprotokoll werden die Endpunkte entsprechend den Vorgaben detailliert formuliert, wobei darauf zu achten ist, dass sie zu den Hypothesen und Zielen korrespondieren.

12.1.8 Studienpopulation

12.1.8.1 Anzahl und Art der Studienteilnehmenden

Hier wird zunächst nur die Anzahl und Art der Studienteilnehmenden angegeben. Die Fallzahlrationale bzw. Fallzahlberechnung wird erst zu Beginn des Abschnitts zur Biometrie dargestellt (siehe Abschn. 12.1.14.1).

Falls eine Stratifizierung erfolgt, wird diese hier vorgestellt (Erläuterungen dazu in Abschn. 11.8.3). In randomisierten kontrollierten Studien (RCTs) wird die Stratifizierung oft nur im Zusammenhang mit der Randomisierung besprochen (siehe Abschn. 12.1.9.3).

Beschreibung der Anzahl und Art der Studienteilnehmenden

40 mangelernährte Personen mit Leberzirrhose werden in die Studie eingeschlossen.

Es erfolgt eine Stratifizierung nach dem Schweregrad der Mangelernährung anhand der GLIM-Kriterien (moderat 50 %/schwer 50 %). ◄

12.1.8.2 Einschlusskriterien

Die Einschlusskriterien wurden bereits im Exposé genannt. Die Kriterien werden aus dem Exposé übernommen, überprüft und ggf. überarbeitet. Erläuterungen und Beispiele zu den Einschlusskriterien siehe Abschn. 11.8.1.

12.1.8.3 Ausschlusskriterien

Im Exposé wird oft nur eine erste Auswahl von Ausschlusskriterien genannt. Diese werden in das Studienprotokoll übernommen und ergänzt. Erläuterungen und Beispiele zu den häufigsten Ausschlusskriterien in der EBD siehe Abschn. 11.8.2.

> **Im Rahmen der Erstellung eines Studienprotokoll erfolgen**
> - die präzise Formulierung der Eignungskriterien sowie deren Ergänzung,
> - die Überprüfung der Eignungskriterien auf objektive Messbarkeit, Praktikabilität und wissenschaftliche Relevanz,
> - die Beschreibung der dafür notwendigen Untersuchungen (z. B. Tests zur Erfassung der Krankheitsaktivität) im Abschnitt „Untersuchungsmethoden".

▶ **Eignungskriterien sorgfältig planen – Änderungen sind nur schwer möglich** Die Eignungskriterien einer Studie, bestehend aus Einschluss- und Ausschlusskriterien, legen fest, welche Personen an der Studie teilnehmen dürfen. Alle Teilnehmenden müssen sämtliche Einschlusskriterien uneingeschränkt erfüllen und dürfen keines der Ausschlusskriterien verletzen. Änderungen der Eignungskriterien während der Studie sind grundsätzlich nicht möglich. Personen, die die vorgegebenen Kriterien nicht erfüllen, müssen daher ausgeschlossen werden. Dies unterstreicht die Bedeutung einer sorgfältigen und fundierten Festlegung der Eignungskriterien im Vorfeld.

Stellt sich im Verlauf der Studie heraus, dass ein Kriterium zu eng gefasst wurde (z. B. ein zu restriktiver BMI-Bereich) oder ein wichtiges Ausschlusskriterium übersehen wurde, kann ein Änderungsantrag (Amendment) bei der Ethikkommission eingereicht werden (siehe Abschn. 13.6). Erst nach dessen Genehmigung dürfen die angepassten Kriterien angewendet werden. Da ein solches Amendment jedoch in der Regel zu einer Verzögerung von mindestens einem Monat führt, sollte dies, insbesondere bei zeitlich begrenzten Projekten wie studentischen Studien, möglichst vermieden werden.

12.1.9 Studiendesign

Im Abschnitt „Studiendesign" des Studienprotokolls wird der Studientyp beschrieben und ggf. visualisiert. In diesem Abschnitt werden ggf. auch die Verfahren zur Minimierung bzw. Vermeidung von Bias (Randomisierung, Verblindung) erläutert.

12.1.9.1 Studientyp

Der Studientyp wurde bereits im Exposé beschrieben (siehe Abschn. 11.6) und wird nun in das Studienprotokoll übernommen.

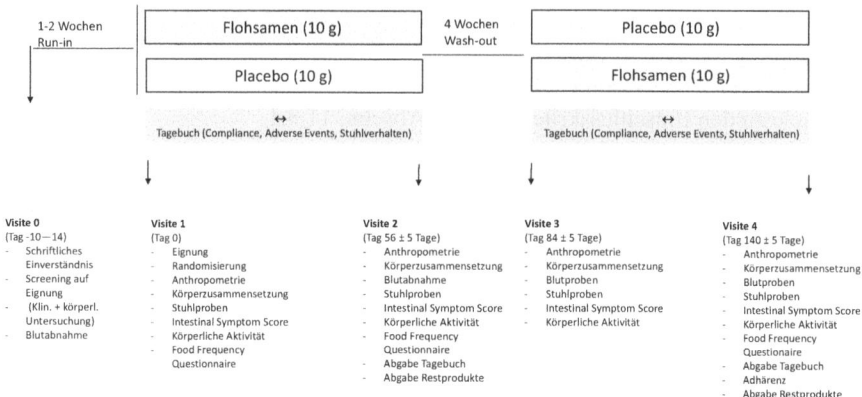

Abb. 12.3 **Studiendesign einer Crossover-RCT.** Übersicht der Untersuchungen pro Studienvisite

Bei Längsschnittstudien wird empfohlen, das Studiendesign durch eine Visualisierung darzustellen. Diese sollte wichtige Elemente wie die Beobachtungsdauer, die Abstände zwischen den Visiten und die Dauer der Intervention enthalten. Dafür können die Abb. 7.3, 7.4 und 7.5 aus Kap. 7 als Vorlage verwendet und entsprechend an die spezifischen Anforderungen der Studie angepasst werden.

Ein Beispiel für eine angepasste Visualisierung eines Studiendesigns für eine Interventionsstudie ist in Abb. 12.3 dargestellt. Die Datenerhebungen pro Visitentermin werden gelistet und später im Abschnitt Untersuchungsmethoden (Abschn. 12.1.11.2) detailliert beschrieben.

12.1.9.2 Interventionen

In diesem Abschnitt des Studienprotokolls werden die Ernährungsinterventionen für alle Studiengruppen – sowohl für die Verumgruppe(n) (die zu untersuchende Gruppe) als auch für die Vergleichsgruppe(n) (z. B. Routinebehandlung, Placebo oder alternative Behandlung) kurz und präzise beschrieben und erläutert.

> **Interventionen dokumentieren: was im Studienprotokoll stehen muss**
> 1) **Interventionsprodukt** (natürliches Lebensmittel, Nahrungsergänzungsmittel, künstliche Ernährung, Lebensmittel für spezielle medizinische Zwecke, Placebo)
>   - Dauer der Intervention pro Teilnehmendem
>   - Handelsname (Hersteller, Sitz, Land)
>   - Inhaltsstoffe, insbesondere bioaktive Inhaltsstoffe
>   - Dosierung (z. B. Menge, Häufigkeit, Dauer der Anwendung)
>   - Standardisierung (z. B. morgens auf nüchternen Magen)

- Verabreichungsweg (oral, über nasogastrale oder nasojejunale Sonde usw.)
- Bei enteraler oder parenteraler Ernährungstherapie ggf. Art und Handelsname (Hersteller, Sitz, Land) des verwendeten Sonden- oder Kathetermaterials
- Ggf. Instruktionen für die Teilnehmenden (Einnahmevorschriften, Verhaltensregeln während der Intervention)
- Messung der Compliance (Tagebücher, telefonische Kontrollanrufe)
- Ggf. Maßnahmen zur Überwachung der Sicherheit (z. B. Blutglukosemanagement bei parenteraler Ernährung auf Intensivstationen)
- Ggf. Begründung für Produktauswahl und Dosierung

2) **Ernährungsberatung**
- Anzahl, Dauer, Häufigkeit und Zeitraum der Sitzungen
- Durch wen (Ernährungsfachkräfte, ärztliches Personal, Qualifikationen, Berufserfahrung)
- Inhalt und Ablauf der Sitzungen (zielgerichtet, auf das Wesentliche beschränkt)
- Angewandte Kommunikationstechniken (Motivational Interviewing etc.)
- Verwendetes Prozessmodell (z. B. G-NCP)
- Überprüfung der Compliance und Zielformulierungen
- Ggf. wie die Individualisierung des Vorgehens umgesetzt wurde
- Ggf. Abweichungen von den Vorgaben des verwendeten Prozessmodells

3) **Ernährungsinformation**
- Art der Information (Broschüre, Flyer, Website etc.)
- Quelle der Information
- Bei selbst erstelltem Informationsmaterial: Beschreibung und Begründung der Entwicklung des Materials inkl. Überlegungen und Literaturhinweis
- Wann und wie kommuniziert

4) **Digitale Ernährungsinterventionen**
- Name und ggf. Entstehungsjahr des Programms
- Anbieter (Sitz, Land, Internetadresse)
- Kerninhalte des Programms
- Programmablauf und Interventionszeitraum
- Validierungen des Programms, falls vorhanden
- Begründung für die Auswahl des Programms

5) **Chirurgische oder endoskopische Interventionen**
- Art des chirurgischen oder endoskopischen Eingriffs (z. B. Sleeve-Gastrektomie, perkutane endoskopische Gastrostomie (PEG))
- Vorbereitungen des Eingriffs und perioperative Vorgehensweise (z. B. Nüchternzeiten)
- Zeitpunkt des chirurgischen Eingriffs

12.1.9.3 Randomisierungsverfahren (nur RCTs)

Die Randomisierung ist das zentrale methodische Element randomisierter kontrollierter Studien (RCTs).

Der gesamte Randomisierungsprozess muss im Studienprotokoll kurz und klar beschrieben werden, um aufzuzeigen, dass das Randomisierungsverfahren fachgerecht erfolgt. Es ist wichtig, dass das Studienpersonal (in unserem Fall die Studierenden) nicht direkt an der Randomisierung beteiligt ist, da es für die Zuteilung der Teilnehmenden zu den Studiengruppen verantwortlich ist. Wenn Randomisierung und Zuweisung in denselben Händen liegen, besteht die Gefahr einer bewussten oder unbewussten Manipulation. Beispielsweise könnte eine Randomisierungsnummer, die einer Kontrollgruppe zugewiesen wurde, übersprungen werden, weil angenommen wird, dass eine bestimmte Person besonders von der Intervention profitieren könnte. Auch wenn solche Absichten menschlich verständlich erscheinen, stellen sie einen klaren Verstoß gegen die Grundprinzipien von GCP dar und gefährden die strukturelle Vergleichbarkeit der Gruppen.

Um dies zu vermeiden, wird die Randomisierung idealerweise durch eine unabhängige Person oder Institution durchgeführt, z. B. durch die betreuende Professor*in, wissenschaftliche Mitarbeitende oder einen externen Kooperationspartner. Obwohl die eigentliche Durchführung der Randomisierung nicht direkt Teil der Studienplanung ist, sondern zur Vorbereitung der Datenerhebung gehört, muss ihre Methode und Organisation spätestens im Studienprotokoll festgelegt werden. Diese Angaben sind auch für die Einreichung eines Ethikantrags unerlässlich.

> **Inhalte der Randomisierungsbeschreibung im Studienprotokoll**
> - **Art der Randomisierung:** einfach, geblockt (Blocklänge), stratifiziert (Stratifizierungsfaktor, Begründung)
> - **Sequenzgenerierung:** Software, die zur Erstellung verwendet wurde (Name, ggf. Versionsnummer, Unternehmen, Sitz (Ort, Land), Link)
> - **Verantwortliche Stelle:** Wer für Erstellung der Randomisierungsfolgen verantwortlich ist
> - **Geheimhaltung der Zuweisung:** Wie diese garantiert wird (verschlossene Kuverts, Zuteilung der verblindeten und nach aufsteigenden Pseudonymisierungscodes beschrifteten Interventionsprodukte etc.), ggf. wie die Ergebnisse der Randomisierung an die Studienmitarbeitenden weitergegeben werden

Die Zuordnung der Teilnehmenden zu den Studiengruppen wird später im Abschnitt „Studiendurchführung" erläutert (siehe Abschn. 12.1.10.3).

Um die Inhalte der Randomisierungsbeschreibung besser zu verstehen, wird nun Schritt für Schritt erläutert, wie dieses Verfahren in einer Humanstudie angewendet wird.

12.1 Das Studienprotokoll

Der Randomisierungsprozess besteht aus drei Schritten:
Zunächst werden zufällige Zahlen- oder Buchstabenreihen generiert. Im Alltag eignet sich ein Münzwurf (Kopf oder Zahl) oder ein Zahlenwürfel (1 bis 6 Augen) sehr gut, um Zufallsfolgen zu erzeugen. In klinischen Studien werden jedoch aus Gründen der Qualitätssicherung besser nachvollziehbare Mechanismen gefordert. Zur Erzeugung von Zufallszahlen oder Zufallsbuchstabenfolgen werden validierte Computeralgorithmen verwendet, wie z. B. die über die Randomisierungs-Software von GraphPad erzeugten Zufallsbuchstabenfolgen, die im anschließenden Beispiel verwendet wurden.

Anschließend muss die Geheimhaltung der Zuordnung garantieren werden, sodass das Studienpersonal die Gruppenzuordnung am besten erst gleichzeitig mit dem Teilnehmenden erfährt, um Manipulation auszuschließen. Das kann durch unbeschriftete, verschlossene Umschläge geschehen, die die Gruppenzuordnung, wie z. B. A oder B, enthalten und deren Inhalt dem Studienpersonal nicht bekannt ist. Wenn die Studie verblindet ist, wissen die Teilnehmenden und auch das Studienpersonal nicht, welche Intervention sich hinter A oder B verbirgt.

Dann müssen Strukturen schaffen werden, die diese Geheimhaltung für alle Beteiligten gewährleistet. Dies kann dadurch geschehen, dass eine zentrale Stelle die Randomisierung ohne direkte Beteiligung des Studienteams durchführt und die verschlossenen Umschläge bereits mit dem Pseudonymisierungscode dem jeweiligen Studienzentrum zur Verfügung gestellt werden. In der Regel wird dies bei multizentrischen Studien so gehandhabt.

Damit das alles funktioniert, muss man sich schon früh in der Studienplanung mit der Logistik der Randomisierung beschäftigen.

Daher sehen wir uns hier bereits Schritt für Schritt an, wie die Sequenzgenerierung durchgeführt werden kann und warum die **geblockte** und ggf. **zusätzlich stratifizierte Randomisierung** der **einfachen Randomisierung** vorgezogen wird.

Anwendungsbeispiel: Erstellung von Randomisierungslisten mit Online-Tools

Einfache Randomisierung:

Wir beginnen mit der einfachen Randomisierung und stellen uns vor, dass wir eine randomisierte kontrollierte Studie vorbereiten, in welcher 16 Teilnehmende auf 2 Studiengruppen aufgeteilt werden sollen.

Wir erstellen über das GraphPad-Randomisierungprogramm (https://www.graphpad.com/quickcalcs/randomize1.cfm) eine Randomisierungsliste (siehe Abb. 12.4). Da es 2 Gruppen sind, geben wir 8 Teilnehmende pro Gruppe ein. Und die Zufallsfolge soll bei der einfachen Randomisierung nur einmal wiederholt werden. Durch Drücken auf „Do it" wird die Zufallsbuchstabenreihenfolge erstellt.

Es erscheint nun die Randomierungsliste. Das zufällig entstandene Ergebnis gewährleistet die gleiche Fallzahl in beiden Gruppen, wenn alle 16 geplanten Probanden inkludiert werden.

Wenn alle Teilnehmenden rekrutiert werden, gewährleistet die Liste die gleiche Fallzahl in jeder Gruppe. Nun kann es aber sein, dass wider Erwarten die volle Fallzahl nicht erreicht wird (Pandemieausbruch, Lasagna´s Law, Praktikumszeitraum geht zu Ende etc.)

Einfache Randomisierung
Randomly assign subjects to treatment groups

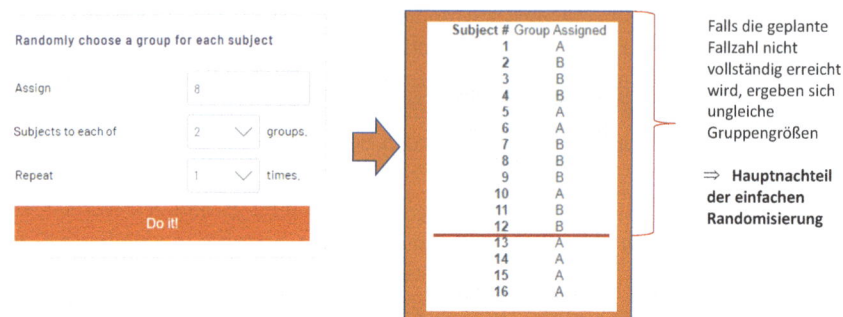

Abb. 12.4 Einfache Randomisierung. Fallzahl von 16 Teilnehmenden und 2 Studiengruppen. Zufallszahlenordnung erstellt über die GraphPad QuickCals Webeite https://www.graphpad.com/quickcalcs/randomize1.cfm (Zugegriffen am 01. Februar 2025)

Angenommen, wir müssen die Studie nach 12 Teilnehmenden beenden. In diesem Fall würden nur 4 Teilnehmende in Gruppe A und 8 Teilnehmende in Gruppe B randomisiert. Das Verhältnis zwischen den beiden Gruppen ist also unausgewogen. Dies beeinträchtigt die interne Validität der Studie und damit die Aussagen, die über sie gemacht werden können, erheblich.

Das ist der Hauptnachteil der einfachen Randomisierung.

Geblockte Randomisierung (Blockrandomisierung):

Daher werden in klinischen Studien sehr häufig Verfahren der Blockrandomisierung eingesetzt. Dabei wird die Stichprobe in kleinere Blöcke aufgeteilt (z. B. 4, 6 oder 8 Teilnehmende), die jeweils die gleiche Anzahl von Zuordnungen zur Interventions- und Vergleichsgruppe vorsehen.

In unserem Beispiel erzeugen wir 4 x 4 Randomisierungssequenzen. Wir generieren also statt einer Liste mit einer Länge von 16 Zuweisungen 4 Listen mit einer Blocklänge von 4. Im Programm geben wir jeweils 2 Teilnehmende je 2 Gruppen ein und lassen die Erstellung der Zufallslisten 4-mal wiederholen (siehe Abb. 12.5).

Die Listen werden blockweise „abgearbeitet". Wenn die Studie nach 12 Teilnehmenden beendet werden muss, ist die Vergleichbarkeit der Gruppengrößen dennoch gewährleistet. Dies ist der Hauptvorteil der Blockrandomisierung. Deshalb wird sie häufig angewendet.

Die Blocklänge wird bei der Beschreibung der Randomisierung im Studienprotokoll angegeben.

Stratifizierte Blockrandomisierung:

Die Stratifizierung wurde bereits in Abschn. 11.9.3 als zusätzliches Verfahren im Rahmen des Einschlusses von Studienteilnehmenden erläutert. In randomisierten kontrollierten Studien (RCTs) wird die Stratifizierung oft direkt in den Randomisierungsprozess integriert. Dies ist besonders wichtig bei multizentrischen Studien, bei denen jedes Studienzentrum eine eigene Randomisierungsliste erhält. Die Erwähnung der Stratifizierung bei den Einschlusskriterien bleibt bestehen.

12.1 Das Studienprotokoll

Blockrandomisierung
Randomly assign subjects to treatment groups

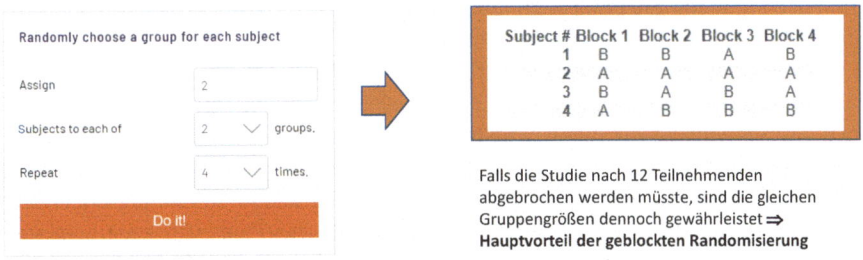

Abb. 12.5 Geblockte Randomisierung. Fallzahl von 16 Teilnehmenden und 2 Studiengruppen. Zufallszahlenordnung erstellt über die GraphPad QuickCals Webseite https://www.graphpad.com/quickcalcs/randomize1.cfm (Zugegriffen am 01. Februar 2025)

Abb. 12.6 Stratifizierte Blockrandomisierung. Fallzahl von 16 Teilnehmenden und 2 Studiengruppen. Zufallszahlenordnung erstellt über die GraphPad QuickCals Webseite https://www.graphpad.com/quickcalcs/randomize1.cfm (Zugegriffen am 01. Februar 2025)

Eine stratifizierte Randomisierung kann aber auch bei monozentrischen Studien sinnvoll sein. Typische Stratifizierungsfaktoren sind z. B. Geschlecht oder Alter. Die Auswahl solcher Faktoren sollte gut begründet sein, z. B. durch Daten aus früheren Studien, die zeigen, dass diese Variablen die Studienergebnisse beeinflussen können.

Wir setzen unser Beispiel fort und nehmen an, dass die Studie darauf abzielt, ein neues digitales Programm zur Gewichtsreduktion zu evaluieren. Die Stratifizierung begründen wir damit, dass wir untersuchen wollen, ob Frauen und Männer gleichermaßen erfolgreich auf dieses Programm ansprechen.

Es ist bekannt, dass Frauen häufiger als Männer freiwillig an Gewichtsreduktionsprogrammen teilnehmen, was auch durch Fachliteratur belegt werden kann. Um eine ausgewogene Stichprobe zu gewährleisten, wird daher festgelegt, dass 50 % der Teilnehmenden Frauen und 50 % Männer sein müssen. Diese Vorgabe ist bereits in den Eignungskriterien berücksichtigt.

Daraus folgt, dass die Randomisierungslisten nach Geschlecht getrennt erstellt werden müssen. Die einfachste Lösung ist in diesem Fall, die ersten beiden Randomisierungsblöcke für Männer und die anderen beiden Blöcke für Frauen zu nutzen (siehe Abb. 12.6).

Unser Beispiel verwendet einen einzigen Stratifizierungsfaktor, bei größeren Fallzahlen können weitere Stratifizierungsfaktoren hinzugefügt werden (z. B. Alter < 50; Alter ≥ 50). ◄

12.1.9.4 Verblindungsverfahren

Die Verblindung ist ein zentrales Element von RCTs, kann jedoch in ihrer einfachsten Form auch in nicht-randomisierten kontrollierten Studien (NRCTs) angewendet werden. Während die Randomisierung die Vergleichbarkeit der Gruppen (Strukturgleichheit) sicherstellt, gewährleistet die Verblindung die Unvoreingenommenheit der Beobachtungen (Beobachtungsgleichheit). Das bedeutet, dass weder die Teilnehmenden noch das Studienpersonal durch Vorwissen oder Erwartungen an das Studienprodukt beeinflusst werden.

In der EBD kann die Verblindung z. B. bei der Untersuchung von Nahrungsergänzungsmitteln oder im Bereich des Ernährungssupports (d. h. bei Trinknahrungen, enteraler oder parenteraler Ernährung) umgesetzt werden. Hier besteht die Möglichkeit, Placebos oder Vergleichsprodukte herzustellen, die in Aussehen und Geschmack nicht vom eigentlichen Prüfprodukt zu unterscheiden sind. Allerdings ist eine Verblindung in der EBD in vielen anderen Fällen nicht durchführbar.

Die verschiedenen Formen der Verblindung wurden bereits in Abschn 7.1.3 erläutert. Im Folgenden geht es darum, welche Aspekte bei der Verblindung zu beachten sind und wie diese im Studienprotokoll dokumentiert werden sollten.

Was ist bei der Verblindung zu beachten?
- Das Interventionsprodukt und das Vergleichsprodukt müssen gleich aussehen und gleich verpackt sein. Sie sollten möglichst gleich schmecken.
- Es sollte immer der höchstmögliche Grad der Verblindung angestrebt werden.
- Die Verfahren zur Verblindung und Entblindung müssen im Studienprotokoll dokumentiert werden.
- Es muss festgelegt werden, unter welchen Umständen und wie eine vorzeitige Entblindung erfolgt (z. B. im Notfall).
- Die Verblindung soll bis zur endgültigen Analyse der Daten aufrechterhalten werden, um sicherzustellen, dass keine Verzerrungen durch Voreingenommenheit in die Interpretation der Ergebnisse einfließen.

Genau diese Punkte werden im Studienprotokoll präzise und prägnant beschrieben und argumentiert.

12.1.10 Studiendurchführung

In diesem Abschnitt wird im Detail beschrieben, wie die Humanstudie praktisch umgesetzt wird. Der Schwerpunkt liegt dabei auf dem Nachweis, dass die Durchführung methodisch korrekt und in Übereinstimmung mit der ICH-GCP-Richtlinie (International Council for Harmonisation 2025) erfolgt. Inhalte, die für die geplante Humanstudie nicht relevant sind, können weggelassen werden.

12.1.10.1 Rekrutierungsmaßnahmen

Auf die Rekrutierung sind wir bereits im Exposé (Abschn. 11.9) eingegangen. Sie wird im Exposé bereits grob skizziert und nun im Studienprotokoll konkretisiert und zur Vorbereitung auf den Ethikantrag finalisiert. Wir greifen auf das Beispiel in Abschn. 11.9 zurück und sehen uns die ausformulierte Version für das Studienprotokoll an.

> **Beispiel DOdIE-Studie**
>
> (Studentisches Projekt – Befragung von Ernährungsfachkräften in Reha-Einrichtungen zu Organisation und infrastrukturellen Möglichkeiten der individuellen Ernährungsberatung)
>
> **Auszug aus dem Studienprotokoll:**
>
> Die Rekrutierung erfolgt in Kooperation mit der Deutschen Rentenversicherung (DRV), dem Verband der Diätassistenten – Deutscher Bundesverband e.V. (VDD) und dem BerufsVerband der Oecotrophologie e.V. (VDOE) ab dem 21.09.2023 mit Studienaufrufen über die E-Mail-Verteiler und Printmedien der Verbände (z. B. Diät & Information). Zusätzlich erfolgen Studienaufrufe über den Instagram-Account der VDD-Junioren, des VDOE und des Studiengangs Diätetik der Hochschule Neubrandenburg. Bei Interesse melden sich die Studieninteressierten mit ihrer privaten E-Mail-Adresse über eine eigens für die Studie eingerichtete E-Mail-Adresse der Hochschule Neubrandenburg (DOdiE@hs-nb.de). Datenschutzkonzept siehe [es folgt der Verweis auf den entsprechenden Abschnitt im Studienprotokoll]. ◀

▶ Kooperationspartner, die bei der Rekrutierung unterstützen, verlangen häufig die Zusendung des Exposés sowie ein Datenschutzkonzept. Letzteres dient dazu, sicherzustellen, dass die Datenschutzrechte ihrer Mitglieder gewahrt bleiben. Das im Beispiel genannte Datenschutzkonzept der DOdIE-Studie wird in Abschn. 12.1.16 vorgestellt. Diese Ausarbeitungen zum Datenschutz können gleichzeitig für den Datenschutzteil des Studienprotokolls verwendet werden.

12.1.10.2 Verfahren zur Aufklärung und Einholung der Einwilligung

Die informierte Einwilligung (informed consent) wird in der ICH-GCP-Richtlinie (International Council for Harmonisation 2025) ausführlich behandelt. Sie widmet diesem Thema einen eigenen Abschnitt mit 15 Unterpunkten, der sich über drei Seiten erstreckt.

Die spezifischen Anforderungen an die Einwilligungserklärung werden im Kapitel zum Ethikantrag detailliert erläutert (siehe Abschn. 13.5). Im Studienprotokoll liegt der Fokus drauf, das Verfahren zur Aufklärung der Teilnehmenden und zur Einholung ihrer Einwilligung im Studienprotokoll zu beschreiben.

Ein erster Schritt ist die Definition der informierten Einwilligung, da diese bereits viele der Anforderungen an diesen Teil des Studienprotokolls erklärt.

▶ **Informierte Einwilligung (Internation Council for Harmonisation 2025)** – (nicht autorisierte Übersetzung; „trial" mit Humanstudie übersetzt)

Informierte Einwilligung ist ein Prozess, bei dem Studienteilnehmende oder ihre rechtlich akzeptablen Vertretungen freiwillig bestätigen, an einer Humanstudie teilnehmen zu wollen, nachdem sie über alle für die Teilnahmeentscheidung relevanten

Aspekte der Studie aufgeklärt wurden und Gelegenheit zur Diskussion hatten. Es können unterschiedliche Ansätze zur Bereitstellung von Informationen und zur Diskussion über die Studie verwendet werden. Dies kann beispielsweise das Bereitstellen von Texten in verschiedenen Formaten, Bildern und Videos sowie die Nutzung von Telefon- und Videokonferenzen mit dem Personal der Studienleitung umfassen. Die Informierte Einwilligung wird durch ein schriftliches (in Papierform oder elektronisch), unterzeichnetes und datiertes Einwilligungsformular dokumentiert. Die Einholung der Einwilligung auf Distanz kann in geeigneten Fällen in Betracht gezogen werden.

Im Abschnitt II.2 der ICH-GCP-Richtlinie ist festgelegt, dass vor der Teilnahme an einer Humanstudie von jedem Studienteilnehmenden eine freiwillige Einwilligungserklärung nach vorheriger Aufklärung eingeholt werden soll. Dabei sollten die Studienleitung oder die Studienmitarbeitenden den Studienteilnehmenden über alle relevante Gesichtspunkte der Humanstudie im vollem Umfang informieren. Im Abschnitt 2.8. werden weitere Punkte gefordert.

> **Auszug aus Abschnitt 2.8. der ICH-GCP-Richtlinie (International Council for Harmonisation 2025)**
> 2.8.3 Weder die Studienleitung noch die Studienmitarbeitenden sollten einen Studienteilnehmenden zur Teilnahme an einer Humanstudie zwingen oder unangemessen beeinflussen.
> 2.8.6 Vor dem Einholen der Einwilligungserklärung des Studienteilnehmenden und nach dessen vorheriger Aufklärung sollten die Studienleitung oder die Studienmitarbeitenden dem Studienteilnehmenden* genügend Zeit und Gelegenheit geben, sich nach Einzelheiten der Humanstudie zu erkundigen und sich für oder gegen eine Teilnahme an der Humanstudie zu entscheiden. Alle Fragen zur Humanstudie sollten zur Zufriedenheit des Studienteilnehmenden* beantwortet werden.
> 2.8.7 Vor der Teilnahme eines Studienteilnehmenden an der Humanstudie sollte die Einwilligungserklärung vom Studienteilnehmenden* und vom Studienmitarbeitenden, die*der das Aufklärungsgespräch geführt hat, eigenhändig datiert und unterzeichnet werden.
> 2.8.11 Vor der Teilnahme an der Humanstudie sollte der Studienteilnehmende* eine Ausfertigung der unterzeichneten und datierten schriftlichen Einwilligungserklärung sowie alle weiteren für die Studienteilnehmenden bereitgestellten schriftlichen Informationen erhalten.
> * Gilt auch für die gesetzliche Vertretung, sofern der Studienteilnehmende selbst nicht einwilligungsfähig ist.

Daraus ergeben sich folgende Anforderungen an die Beschreibung des Verfahrens zur Aufklärung und Einholung der Einwilligung im Studienprotokoll.

▶ **Die Beschreibung im Studienprotokoll muss enthalten:**
  - Dass sowohl eine schriftliche als auch eine mündliche Aufklärung stattfinden wird.

12.1 Das Studienprotokoll

- Dass auf die Freiwilligkeit der Studienteilnahme Wert gelegt wird (im Falle eines Abhängigkeitsverhältnisses, wie z. B. Patient*in zu aufklärendem*r Arzt oder Ärztin, ist das besonders zu beachten).
- Wer die Aufklärung wann und wie durchgeführt (es soll glaubwürdig hervorgehen, dass über alle Details der Studie, wie Risiken und zeitliche Belastungen, informiert wird).
- Wann und wie die Teilnehmendeninformation und Einwilligungserklärung dem Studienteilnehmenden übermittelt wird.
- Dass zwischen Übermittlung der Teilnehmendeninformation und der Einwilligung mindestens 24 h liegen (das wird allgemein als ausreichende Bedenkzeit akzeptiert).
- Dass die Studienteilnehmenden Gelegenheit haben, Fragen zu stellen.
- Dass den Studienteilnehmenden eine Kopie der unterzeichneten Einwilligungserklärung ausgehändigt wird.
- Dass die erste Studienhandlung erst nach Unterzeichnung der Einwilligungserklärung erfolgt.

Auf Sonderfälle, wie nicht einwilligungsfähige Studienteilnehmende, wird in den Abschn. 13.4.1 und 13.5.1 eingegangen.

12.1.1.10.3 Zuweisung zu den Studiengruppen

Es ist darzustellen, zu welchem Zeitpunkt in der Studie die Zuweisung zu den Studiengruppen erfolgt (z. B. nach Screening, vor Intervention) und durch wen dies geschieht. Der genaue Ablauf der Zuweisung und das Vorgehen bei der Dokumentation sind ebenfalls zu beschreiben, um Transparenz und Nachvollziehbarkeit zu gewährleisten.

12.1.1.10.4 Ablauf der Datenerhebung (Studienablauf)

Das Studienprotokoll sollte den Ablauf der Datenerhebung kurz, klar und präzise beschreiben, um zu zeigen, dass die Datenerhebung systematisch, konsistent und genau erfolgt. Die wichtigsten Punkte, die dabei zu berücksichtigen sind, sind nachstehend aufgeführt.

> **Studienablauf: Was zur Datenerhebung beschrieben werden muss:**
> - Beschreibung der Schulung des Personals, das die Datenerhebung durchführt, um sicherzustellen, dass das Verfahren einheitlich und korrekt angewendet wird.
> - Verweis auf spezielle Standard Operating Procedures (SOPs), falls vorhanden.
> - Klare Beschreibung der Abfolge der einzelnen Datenerhebungen pro Studienvisite und wer die Datenerhebung durchführt (was wird wo, wann und von wem erhoben).
> - Klare Nennung der Untersuchungstechniken pro Studienvisite, sodass der Bezug zum Abschnitt „Erhebungsmethoden" hergestellt werden kann.
> - Nennung der Systeme, in denen die Daten erfasst werden (z. B. Case Report Form (CRF), elektronisch)

12.1.10.5 Abbruchkriterien

Teilnehmende, die die Studie aus unterschiedlichen Gründen eigenständig abbrechen, werden als Dropouts bezeichnet. Diese werden bereits bei der Fallzahlplanung berücksichtigt und sind in diesem Kontext nicht weiter relevant. Für bestimmte Studien kann es jedoch notwendig sein, Abbruchkriterien festzulegen, die spezifische Bedingungen definieren, unter denen die Studie oder die Teilnahme einzelner Personen beendet werden muss.

▶ **Definition von Abbruchkriterien Abbruch der gesamten Studie:**
Kriterien, die vorab festlegen, unter welchen Bedingungen die Studie gestoppt werden muss.
Beispiele:

- Eine Zwischenanalyse zeigt keinen Nutzen oder bereits einen ausreichenden Erfolg der Intervention.
- Die Mortalität in der Interventionsgruppe ist signifikant höher als in der Kontrollgruppe.

Ausschluss einzelner Teilnehmender während der Studie:
Kriterien, die definieren, wann Forschende einzelne Teilnehmende aus der Studie herausnehmen müssen.
Beispiele:

- Ethische oder klinische Gründe, wie ungeplante operative Eingriffe während der Datenerhebung.
- Wiederholte Nichteinhaltung der vorgegebenen Ernährungsintervention.

In Projekten der studentischen Lehre sowie bei Bachelor- oder Masterarbeiten spielen Abbruchkriterien meist eine untergeordnete Rolle. Dennoch sollte reflektiert werden, ob es spezifische Bedingungen gibt, die dazu führen könnten, dass einzelne Teilnehmende während der Datenerhebung ausgeschlossen werden müssen.

Da Ethikkommissionen häufig nach Abbruchkriterien fragen, ist es wichtig, die Bedeutung dieser Frage zu verstehen. Falls keine Abbruchkriterien erforderlich sind, kann in den entsprechenden Dokumenten die Antwort „n.a." ("not applicable", nicht anwendbar) angegeben werden.

12.1.11 Erhebungsmethoden (Methodikteil)

Im Methodenteil des Studienprotokolls müssen die Erhebungsinstrumente und -verfahren präzise beschrieben werden, um sicherzustellen, dass die Daten valide, zuverlässig und für die Beantwortung der Forschungsfrage geeignet sind. Wichtig ist, dass die Beschreibung der Methodik deutlich zeigt, dass die Erhebungsinstrumente den Forschungszielen entsprechen und die beste Vorgehensweise gewählt wurde. Die Beschreibung sollte in aller Kürze so detailliert sein, dass andere Forschende die Methoden problemlos reproduzieren können. Außerdem muss deutlich werden, dass die Forschung sorgfältig geplant und nach dem aktuellen Stand der Wissenschaft durchgeführt wird.

> **Der Methodikteil sollte folgende Punkte umfassen:**
> - Die zu erhebenden Daten.
> - Die eingesetzten Messinstrumente.
> - Die Zeitpunkte und Häufigkeit der Datenerhebung, sofern dies nicht bereits aus dem Studiendesign hervorgeht.
> - Besondere Überlegungen für spezifische Zielgruppen.
> - Maßnahmen zur Sicherstellung der Datenqualität.
> - Den ethischen Umgang mit den Daten.

Auch wenn Studierende sich noch am Anfang ihrer wissenschaftlichen Laufbahn befinden, ist es wichtig, die Methoden so professionell wie möglich zu beschreiben und die hohen wissenschaftlichen Standards bestmöglich zu erfüllen.

12.1.11.1 Datenquellen für Grundcharakterisierung

Die Teilnehmenden müssen für eine Veröffentlichung ausreichend charakterisiert sein. Daher müssen Daten zur Charakterisierung der Teilnehmenden erhoben werden. Diese Biomarker sind im einleitenden Teil der Erhebungsmethoden aufgeführt. Dazu gehören insbesondere Alter, ethnische Herkunft sowie anamnestische und soziodemografische Daten. Die Datenquellen sind anzugeben (z. B. elektronische Patientenakte).

12.1.11.2 Fragebögen und Untersuchungstechniken

Nach den Daten zur allgemeinen Grundcharakterisierung der Teilnehmenden folgen die weiteren Untersuchungsmethoden in logischer und nachvollziehbarer Reihenfolge, beginnend mit dem primären Endpunkt, gefolgt von den Methoden zu den sekundären Endpunkten.

> **Anforderungen an die Beschreibung von Datenerhebungsmethoden**
> - Die für die Datenerhebung verwendeten Instrumente und Geräte sollten exakt beschrieben werden. In der Diätetik können dies z. B. Körperwaagen, Blutdruckmessgeräte, Hautfaltenmessgeräte, Blutanalysegeräte oder Ernährungssoftware sein.
> - Bei Geräten wird dazu immer der Gerätetyp gefolgt von der Firma und dem Firmensitz, meist in Klammern, angegeben (z. B. BIA (mBCA515, seca, Hamburg, Deutschland)).
> - Die Methoden zur Erhebung der Ernährungsdaten sollten ebenfalls detailliert beschrieben werden. Dies könnte z. B. die Verwendung von Ernährungsprotokollen (z. B. 24-Stunden-Recall, Food-Frequency-Fragebogen, Ernährungsprotokolle) oder die Verwendung von Apps zur Echtzeiterfassung von Ernährungsdaten umfassen. Hier kann auch wichtig sein, die Schulung der Teilnehmenden zu beschreiben.

- Wenn möglich, sollten validierte Fragebögen verwendet werden, wobei die Validierungsstudie zu zitieren ist. Zusätzlich ist anzugeben, ob eine validierte deutsche Version vorliegt, und diese sollte auch zitiert werden.
- Bei den einzelnen Untersuchungstechniken sind alle tatsächlich durchgeführten Standardisierungen anzugeben und zu referenzieren. Weichen diese von den üblichen Standardisierungen ab, so ist dies zu begründen.
- Sofern sich dies nicht bereits aus dem Studiendesign ergibt, sollten die Zeitpunkte der Datenerhebung klar definiert werden. Dazu gehören Baseline-Messungen (vor der Intervention), Messungen während der Intervention und Follow-up-Messungen nach Abschluss der Intervention.
- Datenerhebungen, die nur in einer Studiengruppe durchgeführt wurden, sind zu kennzeichnen (z. B. Child-Pugh-Score (nur bei Personen mit Leberzirrhose)).

Im Studienprotokoll sollten für jede Untersuchungsmethode Validierungsdaten wie folgt angegeben werden.

Angabe der Validierungsdaten
- **Für validierte Fragebögen**: Konstrukt- und Kriteriumsvalidität, Reliabilität, Sensitivität und Spezifität, ob für die Zielpopulation validiert, und ggf. Übersetzungsvalidität.
- **Für Geräten-Techniken wie der z. B. BIA**: die Validität (im Vergleich zu Goldstandardverfahren). Es sollten Studien zitiert werden, die zeigen, dass das Gerät zuverlässige Schätzungen der untersuchten Biomarker liefert. Zusätzliche Angaben zur Präzision und Populationsvalidität. Auch Informationen darüber, wie bei bekannten Fehlerquellen, z. B. Abweichungen vom normalen Hydratationsstatus, vorgegangen wird.
- **Für Laboruntersuchungen, die keine Routineparameter sind**: Wo und von wem sie durchgeführt werden, die analytische Validität (Genauigkeit, Präzision, Referenzbereiche, Methodenvalidierung, Inter- und Intra-Laborreliabilität und Qualitätskontrollmaßnahmen)
- **Bei Routinelaborwerte:** Hier genügt die Nennung des Labors und dass es ringversuchszertifiziert ist.

Ausschnitt der Methodenbeschreibung aus der KuLMU-Studie

(Befragung zu ultraprozessierten Lebensmitteln bei Patient*innen mit chronisch-entzündlichen Darmerkrankungen)
10.1.1. Selbstangaben zur Person und zur Erkrankung
Dieser Teil umfasst 18 Fragen zur Patient*innen-Charakterisierung (Geschlecht, Alter, Bildungs- und Familienstand, Nikotin- und Alkoholkonsum). Zusätzlich werden spezielle Fragen zum jeweiligen Krankheitsbild gestellt. Der Teil

für Patient*innen mit MC enthält 9 Fragen und 7 Teilfragen, während der Teil der Colitis-ulcerosa-Patient*innen 10 Fragen mit 7 Teilfragen enthält. Zusätzlich werden je 2 Fragen zum Ernährungsverhalten gestellt (Ernährungsform, Adhärenz Ernährungsempfehlungen).

10.1.2. Short Questionnaire High Processed Foods (sQ-HPF)

Der Short Questionnaire High Processed Foods (sQ-HPF) ist ein Screeningtool zur Abschätzung des Konsums hochprozessierter Lebensmittel (Martinez-Perez et al. 2022). Es wird die Verzehrshäufigkeit von Lebensmitteln aus 14 Lebensmittelgruppen abgefragt. Dabei gibt es für jede Lebensmittelgruppe einen individuellen Schwellenwert, dessen Überschreiten mit einem Punkt bewertet wird. Aus der Endpunktzahl lässt sich abschätzen, welchen Anteil ultraprozessierte Lebensmittel an der Ernährung einer Person haben. Es sind bis zu 14 Punkte möglich, wobei 1 Punkt etwa einem geschätzten Anteil ultra-prozessierter Lebensmittel an der Ernährung von 11,3 % und 14 Punkte einem Anteil von 59,4 % entsprechen. Der Screeningbogen wurde in englischer und spanischer Sprache für erwachsene Patient*innen mit CED validiert und von V.B. und L.S.G. ins Deutsche übersetzt. Eine validierte deutsche Version lag zum Zeitpunkt der Studienplanung nicht vor.

10.1.3. IPAQ-SF

Der International Physical Activity Questionnaire – Short Form (IPAQ-SF) (Meh et al. 2021) ist ein Fragebogen zur Erfassung der körperlichen Aktivität, der bisher noch nicht explizit für chronisch-entzündliche Darmerkrankungen validiert wurde, jedoch bei verschiedenen Erkrankungen breite Anwendung findet. Er besteht aus 7 Fragen, welche die Intensität der körperlichen Aktivität ermitteln. Dabei wird die Häufigkeit in Tagen oder Stunden angegeben, aus welcher sich getrennte Werte für Gehen, mäßig intensive und starke körperliche Aktivität ergeben. Die Bewertung erfolgt anhand der Auswertungsleitlinie des IPAQ Research Committee (IPAQ Research Committee 2005). Zur Abschätzung des Aktivitätsvolumens können diese Werte in METs pro Minute pro Woche („MET-min", 1 MET = 1 Kilokalorie Energieumsatz je Kilogramm Körpergewicht) umgerechnet und gewichtet werden. Diese wird berechnet, indem der entsprechende MET-Wert mit den insgesamt in der Aktivität durchgeführten Minuten pro Tag oder pro Woche multipliziert wird. Dabei betragen die MET-Werte für Gehen = 3,3 METs, für mäßig intensive Aktivität = 4,0 METs und für starke Aktivität 8,0 METs. Die Daten werden anschließend in folgende Formel eingesetzt:

$$Energieverbrauch(Kcal) = MET \times Dauer(\min] \times Körpergewicht(Kg) \times 0.0175$$

10.1.4. .... ◄

12.1.12 Gesetze und Verordnungen

In diesem Abschnitt des Studienprotokolls werden die Gesetze, Verordnungen und ethischen Richtlinien aufgeführt, die bei der Studiendurchführung eingehalten werden müssen.

Zu den ethischen Richtlinien zählen die Deklaration von Helsinki (World Medical Association 2024), die hauseigenen GCP-Richtlinien und insbesondere bei Interventionsstudien die ICH-GCP-Kriterien (International Council for Harmonisation 2025).

Wichtig ist auch der Hinweis auf nationale und internationale Regularien zum Datenschutz. Dazu gehören die Datenschutzgrundverordnung (DSGVO), das Bundesdatenschutzgesetz und die jeweiligen Landesdatenschutzgesetze in der jeweils gültigen Fassung.

Nachfolgend ein Auszug aus einem Studienprotokoll am Beispiel einer Interventionsstudie, die von der Hochschule Neubrandenburg in Kooperation mit einem Studienzentrum in Baden-Württemberg durchgeführt wurde.

Beispielhafte Angaben zum Abschnitt „Gesetze und Verordnungen"

Es werden die gesetzlich vorgeschriebenen Angaben zum Datenschutz eingehalten (DSGVO, Verordnung (EU) 2026/679 vom 27.04.2016)), Hochschule Neubrandenburg: Landesdatenschutzgesetz Mecklenburg-Vorpommern (DSG-M-V) vom 22. Mai 2018 und Landesdatenschutzgesetz Baden-Württemberg (LDSG BW) vom 12. Juni 2018, zuletzt geändert am 6. Dezember 2022 (GBl. S. 622, 631).

Die Studie wird nach den Vorgaben der Deklaration von Helsinki in der Fassung von Oktober 2024 (75. Weltärztekongress, Helsinki, Finland) und den ICH-GCP (E6) Kriterien in der Revision 2 vom November 2016 durchgeführt. ◀

12.1.13 Versicherungen

In diesem Abschnitt des Studienprotokolls geht es um die Teilnehmenden- und Wegeversicherungen, die bei studentischen Studien nur sehr selten abgeschlossen werden. In der Regel reicht es hier aus, die Gründe für den Verzicht des Abschlusses zu nennen.

Es folgt ein Formulierungsbeispiel, das an die jeweilige Studie angepasst werden kann.

Beispielhafte Angaben zum Abschnitt „Versicherungen" im Studienprotokoll

Von einer Teilnehmendenversicherung wird aufgrund des [nicht-interventionellen,] nicht-invasiven Studiendesigns abgesehen. Auf eine Wegeversicherung wird verzichtet, da die persönlichen Kontakte zu den Teilnehmenden im Rahmen der Routineversorgung stattfinden und keine studienspezifischen Wege anfallen. ◀

12.1.14 Biometrie (Statistik)

Der biometrische (statistische) Teil eines Studienprotokolls ist entscheidend für die Analyse und Interpretation der Ergebnisse einer klinischen Studie. Die Überlegungen und Instrumente zur Durchführung der statistischen Analysen werden „a priori", d. h. im Voraus, festgelegt. Die Fallzahlrationale bzw. Fallzahlberechnung ist Teil des Abschnitts zur Biometrie.

Nachfolgend wird ein Auszug aus der ICH-GCP-Richtlinie zu den Anforderungen an den Statistikteil des Studienprotokolls vorgestellt.

> **Auszug aus ICH-GCP-Richtlinie (E6) (International Council for Harmonisation 2025): Anforderungen an den Statistikteil eines Studienprotokolls (gekürzt, Terminologie angepasst)**
> *Appendix B.10 Statistische Überlegungen*
> *B.10.1 Beschreibung der vorgesehenen statistischen Methoden, einschließlich der Zeitpunkte für geplante Zwischenauswertungen und die statistischen Kriterien zur Beendigung der Humanstudie.*
> *B.10.2 Die geplante Zahl von Studienteilnehmenden. ... Ebenso eine Begründung für den gewählten Stichprobenumfang, einschließlich Überlegungen (oder Berechnungen) zur Aussagekraft (power) der klinischen Prüfung und einer klinischen Begründung.*
> *B.10.3 Das geplante Signifikanzniveau.*
> *B.10.4 Die Auswahl von Studienteilnehmenden, deren Daten in die Auswertung einbezogen werden sollen (z. B. alle randomisierten Studienteilnehmenden, alle Studienteilnehmenden, die die Ernährungstherapie erhalten haben, alle geeigneten Studienteilnehmenden, auswertbare Studienteilnehmenden etc.) sowie die Verfahrensanweisungen zum Umgang mit fehlenden, nicht verwendeten und zweifelhaften Daten.*
> *B.10.5 Verfahrensanweisungen, wie Abweichungen von der ursprünglichen statistischen Planung berichtet werden.*

Die Anforderungen werden in der Regel wie in den folgenden Abschnitten beschrieben umgesetzt, wobei im Studienprotokoll auf Zwischenüberschriften verzichtet wird. Die Kriterien zur Beendigung der klinischen Studie können alternativ bei der Studiendurchführung zusammen mit den Abbruchkriterien für einzelne Studienteilnehmende beschrieben werden (siehe Abschn. 12.1.10.5).

12.1.14.1 Fallzahlrationale/Fallzahlberechnung
Die ausführliche Erläuterung zur Fallzahlrationale bzw. zur Fallzahlberechnung erfolgte bereits im Abschn. 11.10. Die ausformulierten Texte werden in den Anfangsteil des Abschnitts zur Biometrie übertragen und ggf. weiter ausformuliert. Falls eine Fallzahlberechnung erfolgt, wird der primäre Endpunkt bereits hier genannt, da er die Grundlage für die Berechnung darstellt.

12.1.14.2 Statistische Testerfahren
Es wird nun in logischer Reihenfolge zuerst beschrieben, wie die deskriptiven Analysen erfolgen (z. B. Mittelwerte mit Standardabweichungen oder in Abhängigkeit von der Normalverteilung anders), gefolgt von den inferentiellen Analysen des primären Endpunktes (z. B. t-Test, ANOVA, logistische Regression), dann die inferentiellen Analysen der sekundären Endpunkte, auch ob multivariate Analysen oder Adjustieren für Kovariaten vorgesehen sind. Falls zutreffend auch die Handhabung

von multiplen Tests (z. B. Bonferroni-Korrektur). Bei Interventionsstudie soll dargelegt werden, ob und wie Intention-to-Treat (ITT)-Analysen durchgeführt werden und welche Kriterien für eine Per-Protocol (PP)-Analyse gelten. In diesen Fällen sollte auch die Strategie bei fehlenden Daten dargelegt werden (z. B. Last Observation Carried Forward, Multiple Imputation).

ITT- und PP-Analysen sind zwei grundlegende Methoden zur Auswertung von Daten in klinischen Studien. Im Folgenden wird auf ihre Definition eingegangen.

▶ **Behandlungsanalysen im Fokus: Intention-to-Treat vs. Per-Protocol ITT-Analyse (Intention-to-Treat):**

Die ITT-Analyse bezieht alle Studienteilnehmenden in die Auswertung ein, unabhängig davon, ob sie die Behandlung vollständig abgeschlossen, abgebrochen oder in anderer Weise vom Studienprotokoll abgewichen sind.

Dies mag auf den ersten Blick unlogisch erscheinen, da Behandlungseffekte verdeckt werden können. Dieses Prinzip entspricht jedoch der täglichen Praxis, da auch in der realen Welt Menschen Ernährungstherapien abbrechen oder für sich anpassen, z. B. weil die studienprotokollgemäße Einnahme nicht in den Alltag integrierbar ist.

Für Dropouts oder Teilnehmende mit schlechter Compliance werden fehlende Daten entweder nach bestimmten Vorgaben (z. B. Last Observation Carried Forward, Baseline Observation Carried Forward) ergänzt oder spezielle statistische Modelle (z. B. Linear Mixed Models) zur Berechnung verwendet.

Der Hauptvorteil der ITT-Analyse besteht darin, dass sie besser widerspiegelt, was passieren würde, wenn die Behandlung einer großen Gruppe von Personen verabreicht würde.

PP-Analyse (Per-Protocol):

Bei der PP-Analyse werden nur die Teilnehmenden berücksichtigt, die die Studie gemäß Protokoll abgeschlossen haben, die sogenannten „Completers". Diese Methode wird gewählt, wenn in einer klinischen Studie die prinzipielle therapeutische Wirksamkeit einer Intervention geprüft werden soll. Personen, die die Behandlung abbrechen oder signifikant von der Behandlung abweichen, werden nicht in die Analyse einbezogen.

Die PP-Analyse beantwortet also die Frage: Wie gut wirkt die Behandlung, wenn sie genau wie vorgesehen durchgeführt wird?

Der Hauptnachteil der PP-Analyse besteht darin, dass sie durch die Nichtberücksichtigung der Dropouts zu einer zu optimistischen Einschätzung der Ergebnisse führen kann.

Gesamt:

ITT-Analysen liefern oft eine realistischere Einschätzung der Behandlungseffektivität in der Praxis, während PP-Analysen eine genauere Einschätzung der Wirksamkeit unter idealen Bedingungen liefern. In wissenschaftlichen Studien sind beide Analysen wertvoll und werden oft zusammen verwendet, um ein vollständigeres Bild der Wirksamkeit einer Behandlung zu erhalten.

Im Allgemeinen wird die ITT-Analyse als der PP-Analyse überlegen angesehen, da sie konservativer ist und die Realität in der Praxis besser berücksichtigt. Die ITT-Analyse gilt als Standardverfahren in klinischen Studien.

Fallbeispiel: Warum die ITT-Analyse praxisnähere Aussagen ermöglicht

In einer RCT werden zwei Ernährungsformen zur Gewichtsreduktion (A und B) miteinander verglichen. Dazu werden die Teilnehmenden randomisiert den Studienarmen A und B zugeteilt. Zu Beginn der Studie ist noch nicht bekannt, dass beide Ernährungsformen bei Einhaltung der Diät zur gleichen Gewichtsabnahme führen, die Intervention A für die Teilnehmenden aber wesentlich schwieriger in den Alltag zu integrieren ist als die Intervention B. Die Teilnehmenden werden in die Studienarme A und B randomisiert.

Bei Intervention A zeigen viele Teilnehmende im Verlauf der Studie Frustration, da sie die Diät nur schwer einhalten können und keinen ausreichenden Abnehmerfolg erzielen. Dies führt dazu, dass 60 % der Teilnehmenden entweder die Studie abbrechen oder schwere Verstöße gegen das Studienprotokoll begehen. Nur 40 % der Teilnehmenden können die Diät erfolgreich umsetzen und schließen die Studie protokollgemäß ab.

Im Gegensatz dazu bleiben die Teilnehmenden der Intervention B motiviert und halten sich weitgehend an die Vorgaben des Studienprotokolls. Nur 20 % brechen die Studie ab, meist aus persönlichen oder gesundheitlichen Gründen.

Bei einer PP-Analyse, die nur die Teilnehmenden berücksichtigt, die die Studie protokollgemäß abschließen, stünden 40 % der Teilnehmenden der Intervention A 80 % der Teilnehmenden aus der Intervention B gegenüber. Da beide Diätformen bei strikter Einhaltung gleich wirksam sind, würde das Ergebnis darauf hindeuten, dass sich die beiden Diätformen nicht unterscheiden.

Die ITT-Analyse, die alle Teilnehmenden einschließt, berücksichtigt jedoch auch die fehlende Wirksamkeit bei Personen, die die Studie abgebrochen haben. Fehlende Werte werden durch den Ausgangswert (Baseline) oder den letzten gemessenen Wert ersetzt. Dies führt dazu, dass die durchschnittliche Gewichtsabnahme bei Gruppe A geringer ausfällt, wodurch Intervention A insgesamt weniger effektiv erscheint als Intervention B.

Dieses Beispiel zeigt, dass die ITT-Analyse praxisnäher ist, da sie reale Herausforderungen wie geringe Adhärenz berücksichtigt. Für Ernährungstherapeut*innen, die eine Empfehlung zwischen den beiden Diäten aussprechen möchten, ist Intervention B vorteilhafter. Sie lässt sich leichter in den Alltag integrieren und erzielt bei einer größeren Anzahl von Personen nachhaltige Erfolge. Die PP-Analyse würde diese wichtige Information nicht liefern. ◄

12.1.14.3 Subgruppen- und Zwischenanalysen

Falls Subgruppenanalysen vorgesehen sind, wird beschrieben, für welche Endpunkte und Zeitpunkte diese geplant sind und wie sie analysiert werden. Es ist darauf zu achten, dass Fehler durch multiple Vergleiche minimiert werden (z. B. Bonferroni-Adjustierung). Gleiches gilt für Zwischenanalysen (Interimsanalysen).

12.1.14.4 Statistische Software, Signifikanzniveau

Am Ende des Statistikteils wird kurz angegeben, welche Statistiksoftware für die Analysen verwendet wird (z. B. SPSS Version 28 (IBM, Armonk, New York, USA)) und bei welcher Irrtumswahrscheinlichkeit das Signifikanzniveau festgelegt wird (in der Regel < 5 %).

12.1.15 Nutzen-Risiko-Abwägung

Gemäß Punkt II.1.1. der ICH-GCP-Richtlinie haben die Rechte, die Sicherheit und das Wohlergehen der Studienteilnehmenden Vorrang vor den Interessen der Wissenschaft und der Gesellschaft (International Council for Harmonisation 2025). Die Nutzen-Risiko-Abwägung ist für die EK von besonderer Bedeutung, um die ethische Vertretbarkeit und Sicherheit einer Humanstudie beurteilen zu können. Nutzen und Risiken werden objektiv und ausgewogen dargestellt. Der potenzielle Nutzen der Studie sollte die möglichen Risiken und Belastungen für die Teilnehmenden rechtfertigen, im Idealfall sogar überwiegen. Die Formulierungen werden so gewählt, dass sie nicht nur von Fachkräften, sondern auch von Laien, wie z. B. den Studienteilnehmenden, verstanden werden können, da sie in der Teilnehmendeninformation (siehe Abschn. 13.4) noch einmal eine Rolle spielen werden.

Die nächsten beiden Abschnitte zeigen, was bei der Formulierung berücksichtigt wird. Auch hier wird im Studienprotokoll auf Zwischenüberschriften verzichtet.

12.1.15.1 Mit der Studienteilnahme verbundener individueller Nutzen

Studienteilnehmende profitieren selten direkt von ihrer Teilnahme, da die gewonnenen Erkenntnisse oft erst später in die Praxis umgesetzt werden und somit für sie nicht unmittelbar nutzbar sind. Dennoch können sie von bestimmten Teilaspekten der Studie profitieren, z. B. durch die Rückmeldung von Untersuchungsergebnissen wie Laborwerten oder Körperanalysen (z. B. mittels BIA). Darüber hinaus kann der Abschluss der Studienteilnahme mit zusätzlichen Leistungen verbunden sein, wie z. B. einer individuellen Ernährungsberatung.

Solche Vorteile sind jedoch nur bei pseudonymisierten Studien möglich, da bei vollständig anonymisierten Studien eine personalisierte Rückmeldung nicht möglich ist. Es ist wichtig, diese möglichen Vorteile realistisch und transparent darzustellen, damit die Teilnehmenden eine informierte Entscheidung treffen können.

Beispiele für die Formulierung des individuellen Nutzens der Studienteilnahme
- Die Teilnahme an der Studie bietet keinen direkten Nutzen, jedoch werden die Untersuchungsergebnisse (welche genau?) mit den Teilnehmenden persönlich besprochen.
- Nach Abschluss aller Studienuntersuchungen erhält jede*r Teilnehmende z. B. eine kostenlose Auswertung der eigenen Ernährungsqualität anhand des eingereichten Ernährungsprotokolls.
- Nach Auswertung der Studie erhalten alle Teilnehmenden einen kurzen Abschlussbericht mit den wichtigsten Ergebnissen.
- Zusätzlich findet nach Abschluss der Studie eine Informationsveranstaltung speziell für die Teilnehmenden statt, in der die Studienergebnisse vorgestellt und diskutiert werden. ◄

12.1.15.2 Mit der Studienteilnahme verbundene Belastungen und Risiken

In diesem Abschnitt werden alle körperlichen, zeitlichen und psychischen Belastungen beschrieben, die durch die Teilnahme an der Studie entstehen können. Außerdem werden die Maßnahmen erläutert, die ergriffen werden, um diese Belastungen so gering wie möglich zu halten.

Dabei wird auf eine ausgewogene Darstellung geachtet, die Risiken weder übertreibt noch verharmlost. Auch wenn in der EBD im Vergleich zur EBM die mit den Untersuchungen verbundenen Risiken in der Regel gering sind, ist es dennoch wichtig, mögliche Belastungen zu benennen und Strategien zu deren Minimierung darzustellen.

> **Beispiele für die Formulierung von Belastungen und Risiken durch die Studienteilnahme**
>
> - **Einschränkungen der BIA:** Die Durchführung der BIA ist für Personen mit implantiertem Herzschrittmacher nicht geeignet. Dieses Risiko wurde bei der Festlegung der Ausschlusskriterien berücksichtigt.
> - **Zeitliche Belastung:** Die Teilnahme an der Studie ist mit einem gewissen Zeitaufwand verbunden. Dieser wird jedoch durch konkrete Maßnahmen (z. B. Verkürzung der Untersuchungsdauer, Zusammenlegung mehrerer Termine) so gering wie möglich gehalten.
> - **Psychische Belastung:** Befragungen und Tests können mit emotionalem Stress verbunden sein. Diese Belastung wird realistisch und ohne Übertreibung dargestellt und es wird auf eine einfühlsame und professionelle Gesprächsführung geachtet.
> - **Risiken bei Blutabnahmen:** Die Blutentnahme kann Schmerzen an der Einstichstelle, Blutergüsse oder Schwellungen verursachen. In seltenen Fällen kann es zu Infektionen oder Kreislaufreaktionen wie Schwindel oder Ohnmacht kommen. Diese Risiken werden minimiert, indem die Blutentnahme von speziell geschultem medizinischen Personal durchgeführt wird. ◄

12.1.16 Datenmanagement und Datenschutz

Dieser Abschnitt ist für die Ethikkommission (EK) besonders relevant und sollte mit besonderer Sorgfalt ausgearbeitet werden. Die ICH-GCP-Richtlinie (International Council for Harmonisation 2025) schreibt vor, dass der Umgang mit Daten und die Aufbewahrung von Studienunterlagen klar beschrieben werden müssen.

Ein zentraler Aspekt ist der Schutz der Teilnehmenden vor der missbräuchlichen Nutzung persönlicher Daten durch Dritte. Dieser Schutz gilt für alle personenbezogenen Daten, nicht nur für sensible Daten wie Angaben zu Krankheiten oder anderen Gesundheitszuständen.

Die Datenschutz-Grundverordnung (DSGVO) gilt nicht für vollständig anonymisierte Studien (siehe Abschn. 10.5). Es ist jedoch wichtig, nachvollziehbar darzulegen, dass es sich tatsächlich um eine anonyme Studie handelt. Dazu gehört eine klare Beschreibung, warum eine Rückverfolgung der Teilnehmenden ausgeschlossen ist und welche Maßnahmen ergriffen wurden, um die Anonymität zuverlässig zu gewährleisten.

▶ Anonymisierte Daten fallen nicht unter Datenschutzgesetze wie die EU-Datenschutz-Grundverordnung (DSGVO).

EKs beobachten häufig Unsicherheiten im Umgang mit Anonymisierung und Pseudonymisierung. Oft wird nur scheinbar anonymisiert oder die Begriffe werden verwechselt.

Bei einer echten Anonymisierung ist es nicht mehr möglich, die Daten zu den Teilnehmenden zurückzuverfolgen. Aus diesem Grund sind in solchen Fällen keine detaillierten Angaben zur Zuordnungsliste erforderlich und der Prozess der Datenerhebung, -speicherung und -weitergabe kann entsprechend vereinfacht dargestellt werden.

Anders verhält es sich bei pseudonymisierten Studien. Hier muss genau beschrieben werden, wie die Zuordnungsliste verwaltet wird und welche Maßnahmen für ein sicheres Datenmanagement getroffen werden.

Die grundsätzlichen Unterschiede zwischen pseudonymisierten und anonymisierten Studien wurden bereits in Abschn. 10.5 ausführlich erläutert. Zum besseren Verständnis werden die Definitionen und ihre Bedeutung an dieser Stelle nochmals aufgegriffen und näher erläutert.

▶ **Personenbezogene Daten** sind im Datenschutzrecht alle Informationen, die sich auf eine identifizierte oder identifizierbare natürliche Person beziehen. Der Rechtsbegriff ist rechtlich in Art. 4 Nr. 1 der europäischen Datenschutz-Grundverordnung (DSGVO) definiert.

Originalauszug Art. 4 Nr. 1 DSGVO: *Alle Informationen, die sich auf eine identifizierte oder identifizierbare natürliche Person (im Folgenden „betroffene Person") beziehen; als identifizierbar wird eine natürliche Person angesehen, die direkt oder indirekt, insbesondere mittels Zuordnung zu einer Kennung wie einem Namen, zu einer Kennnummer, zu Standortdaten, zu einer Online-Kennung oder zu einem oder mehreren besonderen Merkmalen, die Ausdruck der physischen, physiologischen, genetischen, psychischen, wirtschaftlichen, kulturellen oder sozialen Identität dieser natürlichen Person sind, identifiziert werden kann.*

Anonymisierung:
Personenbezogene Daten werden so erhoben oder nach der Erhebung so verändert, dass sie auch für die Untersuchenden nicht mehr einer bestimmten Person zugeordnet werden können. Bei und nach der Anonymisierung besteht keine Möglichkeit mehr, die Daten mit einer bestimmten Person in Verbindung zu bringen.

Pseudonymisierung:
Personenbezogene Daten werden so erhoben und verarbeitet, dass nur wenige befugte Personen über eine Zuordnungsliste Informationen über die untersuchte Person

erhalten können. Pseudonymisierte Daten sind weiterhin als personenbezogene Daten anzusehen, da die Möglichkeit der Re-Identifizierung besteht, sofern die Verknüpfungsinformationen zugänglich sind. Daher gelten für pseudonymisierte Daten die Datenschutzgesetze wie die EU-Datenschutz-Grundverordnung (DSGVO).

> **Beispiele für personenbezogene Daten**
>
> - Lena Musterfrau ist verheiratet.
> - Sie hat einen BMI von 32,6 kg/m^2.
> - Sie ernährt sich omnivor.
> - E-Mail-Adresse, Matrikelnummer, Ausweisnummer …
> - Die Beispiele zeigen, dass sich personenbezogene Daten nicht nur auf sensible Informationen beziehen. ◄

Im Folgenden werden die einzelnen Abschnitte zum Datenschutz und Datenmanagement im Studienprotokoll beschrieben.

12.1.16.1 Zuordnungsliste und Pseudonym

Die Zuordnungsliste ist eine zentrale Komponente pseudonymisierter Studien. In ihr werden die Pseudonyme (auch Pseudonymisierungscode, Identifizierungscodes oder Randomisierungscode genannt) den Klarnamen und Kontaktdaten der Teilnehmenden zugeordnet. Diese Liste muss sicher aufbewahrt werden, um den Datenschutz zu gewährleisten.

Es muss detailliert beschrieben werden, wie der Zugang zu dieser Liste geschützt wird. Beispiele für Schutzmaßnahmen sind die Aufbewahrung in einem abschließbaren Schrank in einem gesicherten Raum oder die Verwendung elektronischer Speicherorte mit beschränktem Zugriff und Passwortschutz. Darüber hinaus muss klar festgelegt werden, welche Personen aus dem Studienteam Zugang zu der Liste haben.

Die EKs verlangen in der Regel auch Informationen über den Aufbau des Pseudonyms, um sicherzustellen, dass die Pseudonymisierung korrekt durchgeführt wird. Ein solcher Code sollte aus einer Kombination von Buchstaben und Zahlen bestehen. Die Buchstabenkombination steht in der Regel für die jeweilige Studie, während die Zahlenkombination einen bestimmten Teilnehmenden identifiziert.

> **Beispiele für die strukturierte und datenschutzkonforme Bildung von Pseudonymen**
>
> PEET001–PEET100 (PEET = Studienakronym, 100 Teilnehmende werden den Zahlen 001–100 zugeordnet)
>
> PEET01F–PEET50F, PEET01M–PEET50M (PEET = Studienakronym, es wird 1:1 stratifiziert nach Geschlecht, jeweils 50 Frauen und 50 Männer werden den Zahlen 01–50 zugeordnet)
>
> Z1_PT001–PT100 bis Z3_PT001–PT100 (Z = Studienzentrum; PT = Studienakronym; multizentrische Studien, pro Zentrum werden 100 Teilnehmende den Zahlen 001–100 zugeordnet) ◄

12.1.16.2 Erfassung, Speicherung und Weitergabe von Daten

Der Abschnitt zum Datenmanagement beschreibt, wie die Erfassung, Speicherung und Verarbeitung der Studiendaten organisiert ist. Dies umfasst die Systeme, in denen die Daten erfasst und gespeichert werden, wie z. B. elektronische Datenerfassungssysteme, Fragebögen, Interviews, Aufzeichnungen, Wearables oder elektronische Fallberichtsformulare (eCRFs, siehe Abschn. 14.1.1.). Es wird auch erklärt, welche Verfahren zur Eingabe der Daten in die Systeme verwendet werden und wer dafür verantwortlich ist. Darüber hinaus wird beschrieben, wie die Daten auf Vollständigkeit und Richtigkeit überprüft werden.

Zusätzlich wird angegeben, wo und wie lange die Daten gespeichert werden. Im Bereich der EBD beträgt die Mindestaufbewahrungsdauer in der Regel 10 Jahre. In anderen Bereichen, z. B. bei Arzneimittelstudien, gelten oft längere gesetzliche Aufbewahrungsfristen. In diesem Abschnitt wird auch erläutert, was nach Ablauf der Aufbewahrungsfrist geschieht: Es wird beschrieben, wie und wann die Daten sicher gelöscht oder vernichtet werden, z. B. durch zertifizierte Löschmethoden für elektronische Daten oder das Schreddern von physischen Dokumenten.

Zudem wird erläutert, ob und wie die Studiendaten an Dritte weitergegeben werden. Dazu gehört eine Beschreibung, wie die Daten innerhalb des Studienteams oder der Institution geteilt werden. Werden die Daten an externe Institutionen oder Forschende weitergegeben, z. B. für Sekundäranalysen oder Kooperationen mit anderen Forschungseinrichtungen, muss dies ebenfalls beschrieben werden. Dabei ist wichtig darzulegen, wie die Sicherheit der Datenübertragung gewährleistet wird, z. B. durch verschlüsselte Verbindungen oder die Nutzung sicherer Datentransferplattformen.

12.1.16.3 Widerruf, Datenlöschung

Außerdem muss kurz beschrieben werden, wie die Daten gelöscht werden, wenn die Teilnahme widerrufen wird.

Beschreibung des Datenmanagements im Studienprotokoll

Beispiel 1: Die Standardsituation

Das erste Beispiel beschreibt die Standardsituation für eine Bachelorarbeit im Studiengang Diätetik der Hochschule Neubrandenburg in Kooperation mit einer externen Praktikumseinrichtung, in der die*der Studierende die Datenerhebung durchführt. Es sind keine anderen externen Kooperationspartner involviert. Die Zuordnung zu den einzelnen Personen des Studienteams erfolgt über die Initialen des Vor- und Nachnamens:

Die Durchführung, Dokumentation und Auswertung der Studie erfolgen ausschließlich pseudonymisiert. Die Zuordnungslisten und Einwilligungserklärungen verbleiben im Studienzentrum, das auch die Pseudonymisierung vornimmt. Dort werden die digitalen Originale als Excel-Datei auf lokalen Servern der Institution und in Papierform separat in einem abschließbaren Schrank zugriffsgeschützt aufbewahrt. Einsicht in die Zuordnungslisten haben nur die lokale Studienleitung im Studienzentrum (X.X.) sowie die Studienmitarbeiterin (Y.Y.), nicht jedoch die Projektleitung am Standort Neubrandenburg (L.V.).

12.1 Das Studienprotokoll

Die pseudonymisierten Daten werden in einem Forschungsordner auf den Servern der Hochschule Neubrandenburg zugriffsgeschützt gespeichert. Auf diesen Forschungsordner haben nur L.V. und Y.Y. Zugriff.
Die Darstellung und Veröffentlichung der Ergebnisse erfolgen anonymisiert.
Die Teilnehmenden werden nach folgendem Prinzip codiert:

- *„MU" als Kürzel des Studienakronyms „MUSTER" + eine dreistellige aufsteigende Zahlenreihenfolge*
- *Z. B. MU001, MU002,...*

Bei Widerruf der Einwilligung der Studienteilnehmenden bis zu 3 Monate nach Durchführung der Befragung werden die gewonnenen pseudonymisierten Daten auf Wunsch der Teilnehmenden gelöscht. Die ausgefüllten Case Report Forms sowie die Zuordnungsliste und die Einwilligungserklärungen werden in ausgedruckter Form für 10 Jahre im Studienzentrum zugriffsgeschützt aufbewahrt und anschließend sicher vernichtet. Die Zuordnungsliste und die Einwilligungserklärungen werden in einem verschlossenen Umschlag gesichert. Die digitalen Versionen werden ebenfalls für 10 Jahre zugriffsgeschützt auf den Servern der Hochschule Neubrandenburg gespeichert und anschließend gelöscht.

Während der Durchführung der Studie erfolgt keine Weitergabe der Daten an Dritte. Nach Abschluss der Studie kann eine Weitergabe der Daten an Dritte mit Einwilligung der Teilnehmenden (siehe Einwilligungserklärung) ausschließlich zu wissenschaftlichen Zwecken und unter Beachtung der geltenden Datenschutzbestimmungen in pseudonymisierter oder anonymisierter Form erfolgen.

Beispiel 2: Eine Sondersituation – die DOdiE-Studie

Das zweite Beispiel beschreibt eine besondere Situation, die aus einem realen Studierendenprojekt, der DOdiE-Studie, stammt (Gabriel et al. 2024). In dieser Studie führten Studierende persönliche Befragungen mit Ernährungsfachkräften in deutschen Reha-Einrichtungen durch. Mitglieder der Deutschen Rentenversicherung sowie Vertreter*innen des Berufsverbands Deutscher Diätassistenten (VDD) und des Verbands der Oecotrophologen (VDOE) waren Teil des Studienteams. Es war daher entscheidend, sicherzustellen und transparent darzulegen, dass die Ergebnisse nicht einzelnen Ernährungsfachkräften zugeordnet werden konnten.

Besonders sensibel war dies im Hinblick auf die Deutsche Rentenversicherung, da einige der Teilnehmenden Angestellte dieser Institution waren. Um den datenschutzrechtlichen Anforderungen gerecht zu werden, forderte die Rentenversicherung ein Verfahren, das den Schutz der Teilnehmenden umfassend gewährleistete. Dies machte eine besonders detaillierte Beschreibung des Datenmanagements notwendig.

Die Verwendung einer Tabelle (siehe Tab. 12.3) erwies sich in diesem Zusammenhang als besonders nützlich, um jeden Schritt des Datenmanagements systematisch zu dokumentieren und transparent darzustellen. Solche Tabellen werden häufig von Datenschutzbeauftragten angefordert und eignen sich zudem hervorragend zur Integration in das Studienprotokoll.

Tab. 12.3 Datenschutzkonzept der DOdIE-Studie

Abkürzungsverzeichnis	
DOdiE-E-Mail:	*Studieneigener, passwortgeschützter E-Mail-Account (Zugang ausschließlich STUD)*
DOdiE-Forschungsordner:	*Passwortgeschützter Bereich auf den Serverlaufwerken der HSNB (Zugang ausschließlich STUD + Prof. Dr. Luzia Valentini + M.Sc., cand. Dr. rer. medic Fatuma Meyer)*
HSNB:	*Studienteam der Hochschule Neubrandenburg*
KOOP:	*Kooperationspartner*
STUD:	*Studierenden-Team*
TN:	*Studieninteressierte/Studienteilnehmende*
Studienaufruf	
HSNB	*STUD erstellen Studienaufruf*
KOOP	*KOOP senden Info-Mail über Verteiler mit DOdiE-E-Mail-Adresse als Kontakt für TN* *Aufruf über die Instagram Accounts des Studiengang Diätetik, der VDD-Junior*innen, VDOE („bachelor_diaetetik", „junior_dietitians", „vdoe_berufsverband")* *Studieninteressierte werden darauf hingewiesen, dass aus Gründen des Persönlichkeits-/Datenschutzes für die Kontaktaufnahme die private E-Mail-Adresse und Telefonnummer verwendet werden soll.*
Erstkontakt bis Inklusion	
HSNB	*TN melden sich zurück an DOdiE E-Mail-Adresse* *Versendung der Einwilligungserklärungen und Teilnehmendeninformation, Anleitung zum Ausfüllen der Einwilligungserklärung, Terminoptionen für Befragung.* *Rücksendung des Terminwunsches und der Einwilligungserklärungen durch TN an DOdiE E-Mail-Adresse* *Unterzeichnung und Zuordnung eines Pseudonyms in der Einwilligungserklärung durch Mitglied von STUD mit Rücksendung an TN.* *⇒ Einschluss der TN* *Kontaktaufnahme per Telefon am vereinbarten Termin, Screening zur nachträglichen Abklärung der Studieneignung* *Start der Interviews* *Unterzeichnete Einwilligungserklärungen werden zugangsgeschützt im DOdiE-Forschungsordner hinterlegt.* *Die Studienleitung (L.V.) überwacht anfangs die Kommunikation, um eine gute Datenqualität zu gewährleisten.*
KOOP	*Nicht beteiligt*
Befragung	
HSNB	*Erfolgt durch die zuständige STUD telefonisch über vom TN angegebene Telefonnummer.* *Es erfolgt keine Aufzeichnung des Gesprächs.* *Dauer circa 20 min.* *Schriftliche Dokumentation ausschließlich pseudonymisiert.*
KOOP	*Nicht beteiligt*

(Fortsetzung)

12.1 Das Studienprotokoll

Tab. 12.3 (Fortsetzung)

Pseudonymisierung	
HSNB	*Pseudonymisierungscode beinhaltet Kürzel „DO".* *Daran schließt sich eine 3-stellige Zahl (z. B. DO001, DO002, …) an.* *Jedem der 4 STUD werden a priori 10 Codes zugeordnet, welche selbstständig vom jeweiligen STUD-Mitglied verwaltet werden: DO 001–10, DO 011–20, DO 021–30, DO 031–40* *Zuordnungsliste (Code mit Vorname, Nachname, privater E-Mail-Adresse, Telefonnummer) wird elektronisch und zugangsgeschützt in einer Excelliste im DOdiE-Forschungsordner verwahrt.* *Eine Version wird ausgedruckt und verwahrt.* *Zusätzlicher Zugriff durch: Studienleitung (L.V.), Lehrbeauftragte (F.M.)*
KOOP	*Nicht beteiligt*
Ausgefüllte Fragebögen	
HSNB	*Sind pseudonymisiert* *Einsicht: STUD* *Studienleitung (L.V.), Lehrbeauftragte (F.M.) ausschließlich zum Studierendensupport*
KOOP	*Nicht beteiligt*
Datenverwahrung	
HSNB	*Ausgefüllte Fragebögen werden während des Durchführungszeitraums in einem abschließbaren Schrank in der Hochschule aufbewahrt.* *Zuordnungsschlüssel wird in einem separaten abschließbaren Schrank im NIED verwahrt.* *DOdiE E-Mail-Adresse bleibt bis Mai 2024 bestehen, anschließend wird diese gelöscht.*
KOOP	*Nicht beteiligt*
Datenverarbeitung und Auswertung	
HSNB	*STUD:* *Eingabe der Daten in SPSS über PCs der HSNB* *Speicherung im DOdiE-Forschungsordner* *Support:* *Studienleitung (L.V.), Lehrbeauftragte (F.M.)*
KOOP	*Nicht beteiligt*
Analysebericht und Ergebnispräsentation (Teilprüfungsleistungen) = Anonymisierte Darstellung der Ergebnisse	
HSNB	*STUD* *Erstellung (= Teilprüfungsleistung)* *Support:* *Studienleitung (L.V.), Lehrbeauftragte (F.M.)*
KOOP	*Januar 2024* *Einladung von KOOP zur Ergebnispräsentation* *Februar 2024:* *Sendung des finalisierten Analyseberichts bzw. der Ergebnispräsentation an KOOP*

(Fortsetzung)

Tab. 12.3 (Fortsetzung)

Archivierung	
HSNB	Die Archivierung erfolgt 10 Jahre lang in der Hochschule Neubrandenburg. DOdiE-Forschungsordner Quellendokumente (ausgefüllte Fragebögen) werden in einem verschlossenen Umschlag im Arbeitszimmer der Studienleitung (L.V.) verwahrt. Kopien der Einwilligungserklärungen und Zuordnungsschlüssel werden in einem zweiten Kuvert verschlossen in einem abgeschlossenen Schrank im NIED verwahrt.
KOOP	Nicht beteiligt
Dissemination	ALLE: Ausschließlich anonymisiert Angestrebt werden: Abstract-Einreichung auf Fachtagungen Verfassen von Kurz- oder Originalbeiträgen in deutschen oder internationalen Fachzeitschriften Integration der Ergebnisse in die Lehre des Studienganges Diätetik

Bei anonymisierten Studien können sie zusätzlich im Vorfeld zur Abstimmung mit der Ethikkommission oder den Datenschutzbeauftragten genutzt werden, um sicherzustellen, dass tatsächlich eine „echte" Anonymisierung vorliegt.

Es handelt sich bei dieser Studie um eine pseudonymisierte Befragung.
Die Teilnehmer*innen werden nach folgendem Prinzip codiert:
Kürzel des Studienakronyms „DO" von „DOdiE" + eine 3-stellige Zahlenreihenfolge, z. B. 001, 002, ...
Zum Beispiel DO001, DO002, ...
Jeder Studienmitarbeiterin werden a priori 10 Codes zugeordnet, welche selbstständig verwaltet werden: DO 001–010, DO 011–020, DO 021–030, DO 031–040
Zugriff auf die Pseudonymisierungsliste haben ausschließlich die Studienmitarbeiterinnen V. B., L. G., V. K. und G. S. wie auch die Studienleitung Prof. Dr. L. V. und Frau F. M. als Lehrbeauftragte im Modul „Wissenschaftliches Arbeiten". Der Zuordnungsschlüssel wird in Papierform getrennt von den erhobenen Daten im NIED in einem verschlossenen Schrank aufbewahrt. Das digitale Original wird als Exceldatei in einem eigens angelegten, passwortgeschützten DOdiE-Forschungsordner auf dem Server der Hochschule gespeichert.
Das Datenschutzkonzept sieht folgende Maßnahmen vor (Tab. 12.3): ◂

12.1.17 Literatur

In der EBD und der EBM wird vorzugsweise der Vancouver-Stil für das Zitieren verwendet.

Im Vancouver-Stil werden Literaturangaben im Text und im Literaturverzeichnis fortlaufend nummeriert. Ausführliche Informationen hierzu finden Sie unter: http://www.nlm.nih.gov/bsd/uniform_requirements.html.

Im Text können die Nummern in eckigen [ ] oder runden ( ) Klammern oder hochgestellt ohne Klammern angegeben werden. Eine Textquelle behält immer dieselbe Nummer, auch wenn sie mehrfach zitiert wird.

Bei Literaturangaben mit mehr als sechs Autor*innen werden die ersten sechs Autor*innen im Vollzitat genannt, gefolgt von „et al.". Die Angabe eines DOI (Digital Object Identifier) bei Fachartikeln ist nicht obligatorisch, wird aber zunehmend genutzt.

Zitation im Vancouver-Stil

Artikel aus Fachzeitschriften:
Schema:
Verweisnummer. Autor/en. Titel des Artikels. Zeitschrift (Abkürzung der Zeitschrift) Jahr/Datum; Band/Volume (Heft):erste bis letzte Seite des Artikels. DOI
Beispiel:
1. Guiducci S, Duci M, Moschino L, Meneghelli M, Fascetti Leon F, Bonadies L, et al. Providing the best parental nutrition before and after surgery for NEC: Macro and micronutrients intakes. Nutrients 2022;14, 919. DOI: https://doi.org/10.3390/nu14050919

Online Quellen:
Schema:
Verweisnummer. Autor/en. Titel des Artikels. Jahr/Datum; [letzter Zugriff: tt.mm.jjjj]. URL:
Beispiel: (Leitlinie, die in keiner Fachzeitschrift veröffentlicht wurde)
26. Wabitsch M, Moß A, Hauner H, Kromeyer-Hauschild K, Kunze D, Reinehr T et al. Evidenzbasierte (S3-) Leitlinie der Arbeitsgemeinschaft Adipositas im Kindes- und Jugendalter (AGA) der Deutschen Adipositas-Gesellschaft (DAG) und der Deutschen Gesellschaft für Kinder-und Jugendmedizin (DGKJ). Therapie und Prävention der Adipositas im Kindes- und Jugendalter [Internet]. August 2019. [letzter Zugriff: 23.03.2023]. URL: https://register.awmf.org/assets/guidelines/050-002l_S3_Therapie-Praevention-Adipositas-Kinder-Jugendliche_2019-11.pdf

Bücher (Print- und E-Books):
Schema:
Verweisnummer. Autoren. Titel. Auflage. Erster Verlagsort: Verlag; Jahr.
Verweisnummer. Herausgeber (Hrsg.). Titel. Auflage. Erster Verlagsort: Verlag; Jahr.
Verweisnummer. Autoren. Titel [E-Book]. Auflage. Erster Verlagsort: Verlag; Jahr.
Beispiel:
5. Biesalski HK, Bischoff SC, Pirlich M, Weimann A (Hrsg). Ernährungsmedizin. 6. Auflage. Stuttgart: Thieme Verlag; 2023.
6. Bernstein LE; Rohr F; Calcar S Nutrition management of inherited metabolic diseases [E-Book]. 2. Edition. Switzerland: Springer international publishing; 2022. ◀

12.1.18 Unterschriften

Das Studienprotokoll wird von der Studienleitung mit Angabe des Datums unterschrieben. In der Regel akzeptieren EKs auch elektronische Unterschriften.

12.2 Anfertigung eigener Fragebögen

In Humanstudien, die auf Interviews oder Befragungen basieren, müssen häufig neue Fragebögen entwickelt werden, da für viele Fragestellungen keine validierten Instrumente zur Verfügung stehen. Dies gilt sowohl für Online-Befragungen, z. B. mit Tools wie LimeSurvey, als auch für Papierfragebögen, z. B. zu Themen wie Einstellungen zu vegetarischer Ernährung, Bekanntheitsgrad von Diätassistent*innen oder Wissen über leitliniengerechte Ernährungstherapien.

Diese Fragebögen sind ethikrelevant. Die Ethikkommission (EK) prüft u. a. die korrekte Umsetzung der Pseudonymisierung bzw. Anonymisierung, die Verständlichkeit und Zielgruppengerechtigkeit der Sprache, die klare und eindeutige Formulierung der Fragen sowie deren Übereinstimmung mit der Teilnehmendeninformation. Der Fragebogen muss der EK zusammen mit dem Studienprotokoll vorgelegt werden, daher werden sie in diesem Kapitel thematisiert.

Ein guter Fragebogen ist eng auf die Forschungsfrage abgestimmt. Jede einzelne Frage sollte direkt zum Ziel der Studie beitragen. Ziele und Fragen beeinflussen sich gegenseitig: Es kann notwendig sein, die sekundären Ziele der Studie während der Fragebogenentwicklung anzupassen. Diese dynamische Wechselwirkung führt zu einer besseren Passung zwischen Zielen und Messinstrument.

Sorgfältige Planung, präzise Formulierung der Fragen und die Einhaltung ethischer Standards machen den Fragebogen zu einem wertvollen Instrument in der EBD oder EBM.

Nachfolgend einige Tipps zur Erstellung von aussagekräftigen und eindeutigen Fragebögen, die zu validen Ergebnissen führen.

▶ **Tipps zur Erstellung von eigenen Fragebögen**

Der Start:

Erster Weg:	Einfach drauf los schreiben, Fragen sammeln, dann sortieren
Zweiter Weg:	Jedes formulierte Ziel einzeln betrachten und Fragen dazu formulieren

- Sich genaue Ziele der Studie vergegenwärtigen (z. B. Beurteilung der Ernährungsgewohnheiten, Wissen über bestimmte Krankheitsbilder)
- An die Grundcharakterisierung der Stichprobe denken, also an die demografischen Daten (z. B. Alter, Geschlecht, Berufserfahrung, Bildungsstand, Gesundheitszustand)
- Nach der Erstellung und Sortierung der Fragen diese auf Dopplungen, Lücken und Eindeutigkeit überprüfen

- Darauf achten, dass die Fragen logisch aufgebaut sind und in einer sinnvollen Reihenfolge stehen
- Die Fragen sollten am Ende einen roten Faden ergeben und auswertbar sein.

Zur Formulierung guter Fragen:
- Sprachlich an die Zielgruppe anpassen (z. B. Bildungsstand, Alter)
- Fremdwörter, Fachjargon, Floskeln und komplexe Begriffe möglichst vermeiden
- Einfache, klare und verständliche Sprache verwenden
- Fragen prägnant und exakt auf den Punkt formulieren, keine Mehrdeutigkeiten zulassen
- Lange, verschachtelte Sätze oder komplizierte Antwortoptionen vermeiden
- Fragen neutral formulieren, um die Antworten der Teilnehmenden nicht in eine Richtung zu lenken
- Keine Negationen oder Suggestivfragen:
  - „Finden Sie nicht auch, dass die vegetarische Ernährung eine vollwertige Ernährung ist?"
  - „Warum denken Sie, dass diese Ernährungsform schlecht ist?"
- Auf Augenhöhe kommunizieren:
  - Formulieren Sie nicht von oben herab.
- Immer wieder hinterfragen, ob die Frage eindeutig ist und die Teilnehmenden die Frage verstehen können
- Verwenden von konkreten und messbaren Indikatoren (z. B. „Wie viele Portionen Obst essen Sie täglich?" statt „Wie gesund ernähren Sie sich?")

Frageformate sorgfältig auswählen
- **Geschlossene Fragen** (z. B. Multiple Choice, Likert-Skalen) eignen sich gut für quantitative Daten und die Standardisierung von Antworten.
- **Offene Fragen** sollten sparsam eingesetzt werden, da sie qualitativ auszuwerten sind, was zeitintensiver ist.
- **Skalen** (z. B. Likert) eignen sich gut für subjektive Einschätzungen (z. B. „Wie stark stimmen Sie dieser Aussage zu?").
- **Fragen mit Mehrfachantwortmöglichkeiten** als solche kennzeichnen

Pretest
- Durchführung eines Pilottests an 3–4 Personen, um sicherzustellen, dass die Fragen von der Zielgruppe verstanden werden und die Antworten valide und reliabel sind. Mögliche Missverständnisse oder technische Probleme können so frühzeitig erkannt werden.

Länge des Fragebogens und Belastung der Teilnehmenden
- Den Fragebogen so kurz und präzise wie möglich gestalten, um die Motivation der Teilnehmenden aufrechtzuerhalten und die Wahrscheinlichkeit vollständiger Antworten zu erhöhen.

Operationalisierung von Begriffen
- Interpretierbare Begriffe, wie bei bestimmten Ernährungsformen (z. B. vegetarische Ernährung kann mit oder ohne vegane Ernährung verstanden werden) oder „Gesundheit" müssen klar definiert und operationalisiert werden. Das bedeutet, dass abstrakte Begriffe so konkret formuliert und erklärt werden, dass alle Teilnehmenden und Studienteamglieder dasselbe darunter verstehen.
- Für das Konzept der „Lebensqualität" sollten in jedem Fall validierte Fragebögen verwendet werden.

Visuelle Gestaltung und Benutzerfreundlichkeit
- Der Fragebogen sollte visuell ansprechend und leicht verständlich gestaltet sein, insbesondere bei Online-Fragebögen.
- Eine klare Struktur mit ausreichend Platz zwischen den Fragen und eine intuitive Navigation sind wichtig.
- Sollen Fragen bei bestimmten Antworten übersprungen werden, den Sprung zur entsprechenden Frage ausweisen.

Antwortformate konsistent halten
- Verwenden Sie einheitliche Antwortskalen und -formate. Wechselnde Antwortformate (z. B. von „ja/nein" zu „stimme stark zu/stimme überhaupt nicht zu") können verwirren.
- Gegebenenfalls sind Ausweich-, Ergänzungs- und Zwischenkategorien einzufügen, um „Notfallantworten" oder fehlende Antworten zu vermeiden. Jede Frage sollte von jedem Teilnehmenden beantwortet werden können.
    - z. B. Kategorie „Keine Antwort" bei sensiblen Fragen wie z. B. Haushaltseinkommen
    - z. B. Ergänzung der Kategorie „Sonstiges" mit Freitextfeld, um andere Antworten zu berücksichtigen, die nicht in der Kategorienliste enthalten sind
    - z. B. „weiß nicht" oder „teils/teils" als Ergänzung zu „ja/nein"

Unabhängig davon, ob der Fragebogen von den Studienmitarbeitenden gemeinsam mit den Teilnehmenden ausgefüllt oder von den Teilnehmenden selbst ausgefüllt wird, ist eine standardisierte schriftliche Einleitung in den Fragebogen von großem Vorteil. Unterschiedliche Informationen, die den Teilnehmenden vor Beginn der Befragung gegeben werden, können die Antworten unbeabsichtigt beeinflussen und damit die Vergleichbarkeit der Ergebnisse beeinträchtigen.

Abb. 12.7 zeigt ein Beispiel aus der bereits mehrfach erwähnten DOdiE-Studie, einer pseudonymisierten Befragung von Ernährungsfachkräften (Gabriel et al. 2024). In dieser Studie wurden die Teilnehmenden in der Einleitung nochmals über ihre Rechte informiert und darauf hingewiesen, dass ihre Antworten vertraulich behandelt werden. Eine solche Einleitung schafft Transparenz, stärkt das Vertrauen der Teilnehmenden und trägt zur Qualität der erhobenen Daten bei.

12.2 Anfertigung eigener Fragebögen

Teilnehmer*in: DO _ _ _

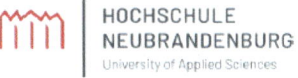

Durchführung und Organisation der individuellen Ernährungsberatung in Reha-Einrichtungen

Eine deutschlandweite Befragung (DOdiE)

Liebe Teilnehmende,

wir freuen uns, dass Sie sich die Zeit nehmen, an unserer Studie teilzunehmen. Über die Ziele und Inhalte der Befragung wurden Sie bereits aufgeklärt. Es ist jederzeit möglich, Fragen zu stellen, zu unterbrechen, falls etwas nicht verstanden wurde, oder auch das Interview komplett abzubrechen. Das Nicht-Beantworten einzelner Fragen ist ebenfalls möglich.

Insgesamt dauert das Interview etwa 20 Minuten.

Ihre Antworten werden pseudonymisiert dokumentiert, vertraulich behandelt und nicht an Dritte weitergeleitet. Die Ergebnisdarstellung und Übermittlung an Dritte erfolgt ausschließlich, über alle Teilnehmenden zusammengefasst, anonymisiert. Das heißt, Ihre Antworten können nicht Ihrer Person zugeordnet werden. Somit wird gewährleistet, dass keine personenbezogenen Daten freigegeben werden.

Abb. 12.7 Einheitlicher Einleitungsteil bei Befragungen. Beispiel aus DOdiE-Studie. (Gabriel et al. 2024)

Fragebögen sollten übersichtlich gestaltet und intuitiv ausfüllbar sein. Abb. 12.8 zeigt anhand eines Fragebogenausschnitts aus der KuLMU-Studie, einer kooperativen Bachelorarbeit zweier Studierender des Studiengangs Diätetik der Hochschule Neubrandenburg, einige wichtige Merkmale von Fragebögen.

Verständnisfragen
1) Was ist bei der Gliederung eines Studienprotokolls zu beachten?
2) Welche drei Strukturelemente sollte der wissenschaftliche Hintergrund umfassen, und wie kann eine überzeugende Rationale formuliert werden, um die Relevanz einer Humanstudie klar darzulegen?
3) Welche Anforderungen stellt die ICH-GCP-Richtlinie an das Verfahren zur Aufklärung und Einholung der informierten Einwilligung von Studienteilnehmenden, und welche Aspekte sollten dabei im Studienprotokoll präzise beschrieben werden?
4) Welche Unterschiede bestehen zwischen Anonymisierung und Pseudonymisierung personenbezogener Daten, und welche Anforderungen stellt die ICH-GCP-Richtlinie an den Schutz der Studienteilnehmenden bei der Datenerfassung und -speicherung?
5) Wie sollten Fragebögen für einmalige Humanstudien, bei denen Interviews oder Befragungen im Mittelpunkt stehen, gestaltet werden, wenn keine validierten Fragebögen vorliegen, und welche Rolle spielen dabei ethische Überlegungen sowie die Anpassung der Fragen an die Zielsetzung und die Zielgruppe?

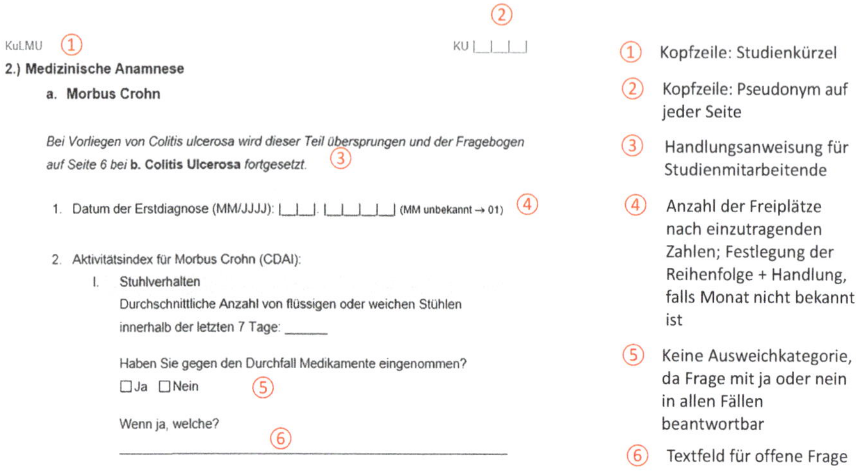

Abb. 12.8 Merkmale eines guten Fragebogens. Ausschnitt aus dem Patient*innenfragebogen der KuLMU-Studie, in der Menschen mit Morbus Crohn oder Colitis Ulcerosa zum Konsum ultraprozessierter Lebensmittel im Rahmen einer Kooperations-Bachelorarbeit befragt wurden (unveröffentlicht)

Literatur

Arbeitsgemeinschaft Medizinischer Ethikkommissionen (AKEK). Checkliste für Studienprotokolle bei prospektiven Datenerhebungen. https://www.akek.de/wp-content/uploads/Checkliste-prospektive-Datenerhebung.docx. Zugegriffen am 25.08.2024.

Gabriel LS, Bartels V, Krahl V, Siemers G, Meyer F, Reudelsterz C, Köpcke U, Lambeck A, Valentini L. Durchführung und Organisation der individuellen Ernährungsberatung in Reha-Einrichtungen: eine deutschlandweite Befragung. Aktuelle Ernährungsmedizin. 2024;49(03):15–6.

Hoffmann L, Peuker M, Hager U, Wiegand T, Amerschläger K, Weidenbach I, et al. Welche Herausforderungen und Chancen bietet der Transfer des prozessgeleiteten Arbeitens in die Praxis der Ernährungsberatung und -therapie? Ergebnisse zum Diätetischen Assessment und zur Diätetischen Diagnosestellung. Ernährungs Umschau. 2023;70(1):2–11.

International Council for Harmonisation (ICH). ICH E6(R3): guideline for good clinical practice. 2025 Januar 6. https://database.ich.org/sites/default/files/ICH_E6%28R3%29_Step4_FinalGuideline_2025_0106.pdf. Zugegriffen am 07.06.2025.

IPAQ Research Committee. Guidelines for Data Processing and Analysis of the International Physical Activity Questionnaire (IPAQ) [Internet]. 2005 November. https://sites.google.com/view/ipaq/score?authuser=0. Zugegriffen am 01.04.2024.

Martinez-Perez C, Daimiel L, Climent-Mainar C, Martínez-González MA, Salas-Salvadó J, Corella D. Integrative development of a short screening questionnaire of highly processed food consumption (sQ-HPF). Int J Behav Nutr Phys Act. 2022;19(1):6.

Meh K, Jurak G, Sorić M, Rocha P, Sember V. Validity and reliability of IPAQ-SF and GPAQ for assessing sedentary behaviour in adults in the european union: a systematic review and meta-analysis. Int J Environ Res Public Health. 2021;18(9).

Ohlrich-Hahn S, Buchholz D. Der German-Nutrition Care Prozess (G-NCP) mit besonderem Fokus auf die Ernährungsberatung: Update 2022. Ernährungs Umschau. 2022;69(12):M668–77. https://doi.org/10.4455/eu.2022.038.

Peuker M, Lachmann K, Hoffmann L, Wiegand T, Siebert H, Kohlenberg-Müller K. Umsetzung der prozessgeleiteten Ernährungsberatung und -therapie in Deutschland – Wie sieht die Praxis aus? Ergebnisse einer deskriptiven Pilotstudie. Ernährungs Umschau. 2022;69(12):176–83.

World Medical Association. Declaration of Helsinki – Ethical principles for medical research involving human subjects. 2024 October. https://www.wma.net/policies-post/wma-declaration-of-helsinki-ethical-principles-for-medical-research-involving-human-subjects/. Zugegriffen am 14.12.2024.

Der Ethikantrag 13

Zusammenfassung

Das Studienprotokoll und die Fragebögen sind fertiggestellt. Dieses Kapitel beschreibt die Erstellung und Einreichung des Ethikantrags sowie die Einholung des Ethikvotums. Es wird zudem erläutert, wann ein Ethikantrag erforderlich ist. Das Studienprotokoll, das bereits wesentliche ethische und datenschutzrechtliche Aspekte berücksichtigt, bildet dabei den Kern des Antrags. Ergänzend werden die Teilnehmendeninformation, die Einwilligungserklärung und weitere notwendige Unterlagen erstellt.

13.1 Wann ist ein Ethikvotum erforderlich?

Grundsätzlich ist für fast alle Studien am Menschen ein Ethikvotum erforderlich, unabhängig davon, ob sensible Daten erhoben werden oder vulnerable Personengruppen beteiligt sind.

▶ **Vulnerable Personengruppen** **Vulnerable Personengruppen** werden im Glossar der ICH-GCP-Richtlinie E6 wie folgt definiert:

Personen, deren Bereitschaft zur freiwilligen Teilnahme an einer Studie unangemessen beeinflusst werden kann durch die Erwartung von mit der Teilnahme verknüpften Vorteilen (ob gerechtfertigt oder nicht) oder von Repressalien ranghöherer Mitglieder in einer Hierarchie im Falle einer Teilnahmeverweigerung.

Beispiele hierfür sind Mitglieder einer hierarchisch gegliederten Gruppe, z. B. Medizin-, Pharmazie-, Zahnmedizinstudenten und Lehrschwestern, untergeordnetes Krankenhaus- und Laborpersonal, Angestellte der pharmazeutischen Industrie, Angehörige der Streitkräfte sowie auf gerichtliche oder behördliche Anordnung in einer Anstalt verwahrte Personen bzw. Häftlinge.

Weiterhin zählen zu dieser Gruppe:

- Menschen mit unheilbaren Krankheiten oder in Notfallsituationen
- Personen in Pflegeheimen
- Arbeitslose, Mittellose, Obdachlose
- Ethnische Minderheiten
- Flüchtlinge
- Minderjährige
- Nicht einwilligungsfähige Personen

Die Datenschutz-Grundverordnung (DSGVO) und die ICH-GCP-Richtlinie (siehe Abschn. 1.5 und 10.1) fordern die Prüfung der datenschutzrechtlichen Aspekte und ein positives Ethikvotum für Studien, die personenbezogene (pseudonymisierte) Daten dokumentieren oder verarbeiten (siehe auch Abschn. 12.1.16). Dies gilt auch für Förderorganisationen wie die Deutsche Forschungsgemeinschaft (DFG) und das Bundesministerium für Bildung und Forschung (BMBF), die bei Projekten mit personenbezogenen Daten ein Ethikvotum verlangen.

Deutsche Forschungsgemeinschaft: Forschung am Menschen erfordert Ethikvotum

Die DFG betont (DFG 2024):
„Ist die Durchführung von Untersuchungen am Menschen, an identifizierbarem menschlichem Material oder an identifizierbaren Daten geplant, so ist im Grundsatz die Stellungnahme der örtlich zuständigen Ethikkommission erforderlich." ◄

Auch bei pseudonymisierten Studien, bei denen eine Zuordnungsliste Klarnamen mit Identifizierungscodes verknüpft, bleiben die Daten personenbezogen (siehe auch Abschn. 12.1.16). Die Ethikkommission prüft, ob der Datenschutz, insbesondere der Zugriff auf die Zuordnungsliste, ausreichend gewährleistet ist. Interventionsstudien, die immer eine personenbezogene Zuordnung erfordern, sind daher ohne Ethikvotum nicht durchführbar.

Die 2024 überarbeitete Deklaration von Helsinki (World Medical Association 2024) hat die ethischen Standards weiter verschärft. Sie fordert für alle medizinischen Studien – unabhängig von ihrer Art – ein detailliertes Studienprotokoll und die Einreichung eines Ethikvotums. Ziel der medizinischen Forschung ist es, Erkenntnisse über Ursachen, Verlauf und Auswirkungen von Krankheiten zu gewinnen, präventive, diagnostische und therapeutische Maßnahmen zu verbessern und die Gesundheit zu fördern. Nahezu alle Studien in der EBD und Ernährungsmedizin unterliegen daher diesen Anforderungen. Damit werden auch anonymisierte Studien ethisch relevant, deren Zielpopulation kranke Menschen sind oder die gesundheitsorientierte Fragestellungen an weitgehend gesunden Menschen untersuchen.

13.1 Wann ist ein Ethikvotum erforderlich?

Detailliertes Studienprotokoll und Ethikprüfung vor Studienbeginn

Auszüge aus der Deklaration von Helsinki (World Medical Association 2024)

Punkt 22:

Die Planung und Durchführung jedes medizinischen Forschungsvorhabens am Menschen muss in einem Forschungsprotokoll klar beschrieben und begründet werden.

Das Protokoll sollte eine Erläuterung der damit verbundenen ethischen Überlegungen enthalten und angeben, wie die Grundsätze dieser Deklaration berücksichtigt wurden …

Punkt 23:

Das Protokoll muss der zuständigen Forschungsethikkommission VOR Beginn der Datenerhebung zur Prüfung, Kommentierung, Beratung und Genehmigung vorgelegt werden … ◀

▶ **Ethikvotum erforderlich? Ja oder nein** Abb. 13.1 zeigt den Entscheidungspfad zur Notwendigkeit eines Ethikvotums. Bei pseudonymisierten Daten ist immer ein Ethikvotum erforderlich. Bei anonymisierter Datenerhebung ist sicherzustellen, dass eine „echte" Anonymisierung vorliegt. In Zweifelsfällen sollte die Stellungnahme des zuständigen Datenschutzbeauftragten oder der Ethikkommission (EK) eingeholt werden. Dies ist oft schon frühzeitig durch die Übersendung des Exposés und eines Datenschutzkonzeptes möglich. Die Datenschutzbeauftragten bzw. die EK prüfen dann, ob das Studienvorhaben den Anforderungen der Anonymisierung entspricht und ob ein Ethikantrag notwendig ist. Ist dies nicht der Fall, wird schriftlich bestätigt, dass die Einholung eines Ethikvotums für nicht erforderlich gehalten wurde. Damit ist man aus dem Schneider, wenn später Zeitschriften oder Gutachter ein Ethikvotum fordern.

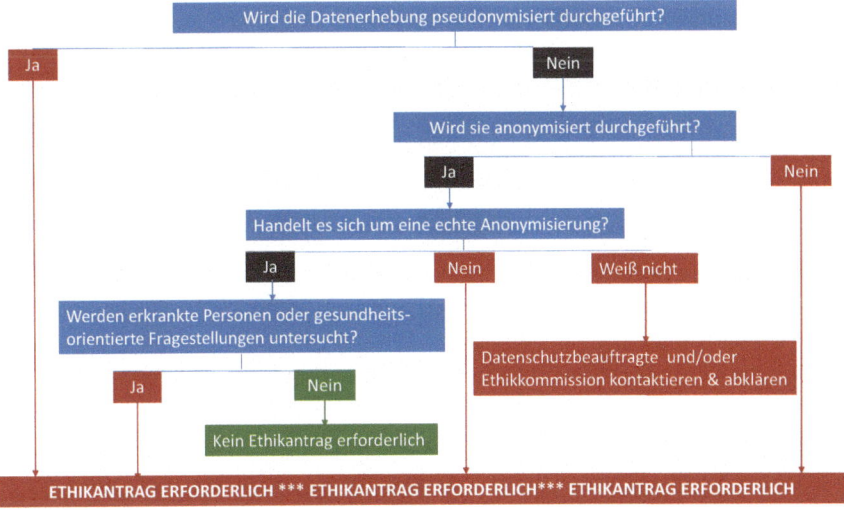

Abb. 13.1 Entscheidungspfad zur Notwendigkeit der Einreichung eines Ethikantrags

Bei persönlichen Befragungen und körperlichen Untersuchungen ist eine „echte" Anonymisierung in der Regel nicht möglich, sodass hier immer ein Ethikvotum eingeholt werden muss.

Selbst bei echter Anonymisierung ist ein Ethikantrag notwendig, wenn gesundheits- oder krankheitsbezogene Fragestellungen untersucht werden oder die Erhebung bei vulnerablen Gruppen wie Patient*innen oder chronisch erkrankten Menschen erfolgt. Liegt keiner dieser Fälle vor, genügt die Zustimmung der zuständigen Datenschutzbeauftragten. Anonymisierte Online-Befragungen können unter diesen Voraussetzungen in der Regel gut ohne Ethikvotum durchgeführt werden.

Beispiele für die Notwendigkeit eines Ethikvotums bei anonymisierten Datenerhebungen

Ein Ethikvotum ist erforderlich, wenn:

- Patient*innen mit Essstörungen befragt werden, unabhängig davon, ob die Fragen krankheitsbezogen sind.
- Die Zielpopulation Menschen mit körperlichen Einschränkungen sind, unabhängig davon, ob diese chronisch oder akut erkrankt sind.

Ein Ethikvotum ist nicht erforderlich, wenn:

- Konsument*innen zu ihrem Wissen und ihrer Meinung zum Nutri-Score befragt werden.
- Passant*innen auf der Straße über ihr Wissen zur Berufsgruppe der Diätassistent*innen befragt werden. ◂

Unter bestimmten Voraussetzungen können Routinedaten aus der Versorgung ohne Ethikvotum für wissenschaftliche Zwecke genutzt werden. Dies muss jedoch im Einzelfall mit der datenverantwortlichen Institution und den zuständigen Datenschutzbeauftragten geklärt werden. Solche Daten können beispielsweise im Rahmen von Fallstudien, Fallserien, Anwendungsbeobachtungen oder retrospektiven Datenerhebungen verwendet werden.

Hat der*die Patient*in oder Klient*in im Rahmen des Behandlungsvertrags ihr*sein Einverständnis zur wissenschaftlichen Nutzung der Daten gegeben, lassen sich retrospektive oder prospektive Erhebungen von Routinedaten meist unkompliziert umsetzen. Fehlt dieses Einverständnis, muss es nachträglich eingeholt werden. Dies erfordert in der Regel mindestens eine Pseudonymisierung, um das Einverständnis eindeutig einem Datensatz zuordnen zu können. In solchen Fällen sind häufig ein Ethikantrag und ein positives Ethikvotum notwendig. Die Verantwortung für diese Klärung liegt bei der Studienleitung, Studierende können jedoch bei der Organisation und Durchführung der Klärung unterstützen.

Ein weiteres wichtiges Argument für die Einholung eines Ethikvotums ist, dass nahezu alle renommierten Fachzeitschriften – national wie international – den Nachweis eines Ethikvotums verlangen. Hierfür müssen die zuständige EK und das entsprechende Aktenzeichen angegeben werden. Es wird daher empfohlen, im Zweifelsfall immer ein Ethikvotum einzuholen oder die EK um eine schriftliche Einschätzung zu bitten, ob ein Antrag notwendig ist. Wird dies von der EK verneint, kann die schriftliche Bestätigung auf Nachfrage bei Fachjournalen vorgelegt werden.

> **Warum sind eine Ethikkommission und ein Ethikvotum wichtig?**
> - **Schutz der Studienteilnehmenden:** Sicherstellung der Wahrung ihrer Rechte, ihrer Gesundheit und ihres Wohlbefindens.
> - **Schutz der Forschenden:** Unterstützung bei der Einhaltung gesetzlicher und ethischer Vorgaben, um rechtliche und fachliche Sicherheit zu gewährleisten.
> - **Schutz der Allgemeinheit:** Sicherstellung der Qualität und Zuverlässigkeit der erhobenen Daten, die als Grundlage für wissenschaftliche Erkenntnisse dienen.
> - **Förderung des öffentlichen Vertrauens:** Stärkung des Vertrauens der Gesellschaft in die Wissenschaft und die ethische Integrität von Forschungsprojekten.
> - **Voraussetzung für Veröffentlichungen:** Ein Ethikvotum ist mittlerweile eine unverzichtbare Voraussetzung, um Forschungsergebnisse in renommierten Fachzeitschriften zu veröffentlichen.

13.2 Was beurteilt die Ethikkommission?

Eine EK beurteilt eine Vielzahl von Aspekten, um sicherzustellen, dass eine geplante Studie ethisch und rechtlich vertretbar ist und die Teilnehmenden angemessen geschützt werden. Grundlage stellt die Deklaration von Helsinki (World Medical Association 2024), auf die die ICH-GCP-Richtlinie E6 (R3) sowohl in der Einleitung, als auch bei den allgemeinen Prinzipien der GCP (Abschnitt II) und bei der informierten Einwilligung (Punkt 2.8.) verweist (International Council for Harmonisation 2025). Weitere Details werden aus der ICH-GCP-Richtlinieselbst und der DSGVO entnommen.

> **Aspekte in Ethikanträgen, die von den Ethikkommission beurteilt werden**
> 1. **Ethik und Recht**
>   - Einhaltung ethischer Standards: Sicherstellung, dass die Forschung den ethischen Richtlinien (z. B. Deklaration von Helsinki) und der guten klinischen Praxis (ICH-GCP-Richtlinie) entspricht.
> 2. **Schutz der Studienteilnehmenden**
>   - Freiwilligkeit und Einwilligung: Überprüfung, ob die Teilnahme freiwillig ist und eine informierte Einwilligung der Teilnehmenden vorliegt.
>   - Verständlichkeit der Teilnehmendeninformation: Prüfung, ob die Informationen klar, umfassend und für die Zielgruppe verständlich sind.
>   - Risiko-Nutzen-Abwägung: Bewertung, ob potenzielle Risiken für die Teilnehmenden minimiert und durch den zu erwartenden Nutzen gerechtfertigt sind.

3. **Datenschutz und Vertraulichkeit**
   - Umgang mit personenbezogenen Daten: Sicherstellung, dass die Erhebung, Verarbeitung und Speicherung von Daten gemäß geltenden Datenschutzgesetzen (z. B. DSGVO) erfolgt.
   - Pseudonymisierung oder Anonymisierung: Prüfung der Maßnahmen zur Wahrung der Vertraulichkeit der Teilnehmenden.
4. **Wissenschaftliche Qualität**
   - Studienprotokoll: Bewertung, ob die Studienziele, Methodik und geplante Auswertung wissenschaftlich fundiert und klar beschrieben sind.
   - Fallzahl: Beurteilung, ob die Fallzahlrationale oder -berechnung plausibel und realistisch oder überambitioniert ist und ob die Fallzahl für die Beantwortung der Fragestellung angemessen ist.
   - Selbst erstellte Fragebögen: Wissenschaftlichkeit, Klarheit und Auswertbarkeit der Fragen, Verwendung einer diskriminierungsfreien Sprache.
   - Relevanz: Prüfung, ob die Studie wichtige wissenschaftliche Fragestellungen adressiert und einen Beitrag zum Erkenntnisgewinn leistet.
5. **Durchführbarkeit der Studie**
   - Fehlende Durchführbarkeit aufgrund überambitionierter Ziele oder unklarer wissenschaftlicher Nutzen stellen auch ethische Kriterien dar, da beim Scheitern einer Studie die zeitlichen Ressourcen aller Studienbeteiligten, inklusive den Teilnehmenden, unnütz beansprucht werden.
6. **Schutz vulnerabler Personengruppen**
   - Besondere Schutzmaßnahmen: Sicherstellung, dass bei vulnerablen Gruppen (z. B. Kindern, Schwangeren, Patient*innen mit eingeschränkter Entscheidungsfähigkeit) besondere Maßnahmen getroffen werden, um Risiken zu minimieren und ihre Rechte zu schützen.
7. **Interessenkonflikte**
   - Unabhängigkeit der Forschung: Prüfung, ob mögliche Interessenkonflikte (z. B. durch Finanzierung) transparent gemacht und angemessen berücksichtigt werden.
8. **Qualifikation des Studienteams**
   - Studienleitung: Haben die Studienleitung und ihr Team eine ausreichende Expertise zur Durchführung der Studie.

▶ **Gendern in Ethikanträgen** Zum Thema Gendern in Ethikanträgen gibt es keine einheitlichen Regeln, aber Empfehlungen und Positionen, die je nach Institution, Fachdisziplin und Land variieren können. Die Mitglieder unserer EK an der Hochschule Neubrandenburg legen z. B. großen Wert auf eine geschlechtergerechte, inklusive Sprache (z. B. durch Gendersternchen, Doppelnennungen oder neutrale Begriffe wie „Personen"). Fehlendes Gendern führt bei uns zu Auflagen. Andere EKs reagieren unterschiedlich, sodass hier keine einheitlichen Empfehlungen gegeben werden können.

Ziel des Genderns in wissenschaftlichen Texten, auch in Ethikanträgen, ist eine inklusive und präzise Sprache, die alle Geschlechter anspricht und Diskriminierungen vermeidet. Einige Förderinstitutionen (z. B. DFG oder EU-Programme) betonen die Bedeutung von Gender- und Diversity-Aspekten in der Forschung. Sie erwarten nicht nur eine geschlechtergerechte Sprache, sondern auch die Berücksichtigung von Genderaspekten bei der Planung und Durchführung von Studien.

13.3 Einreichung des Ethikantrags

Der erste Schritt bei der Einreichung eines Ethikantrags besteht darin, sich frühzeitig über die zuständige EK zu informieren. Dabei sollten deren Anforderungen und Fristen sorgfältig geprüft werden. Dieser Schritt sollte idealerweise bereits in der frühen Planungsphase einer Studie erfolgen, da die Bearbeitungszeiten der EK die gesamte Zeitplanung maßgeblich beeinflussen können.

▶ **Das Ethikvotum muss vor Studienbeginn vorliegen** Das positive Ethikvotum muss unbedingt vor Beginn der Studie vorliegen, also bevor die erste studienspezifische Maßnahme durchgeführt wird. Bei pseudonymisierten Studien zählt hierzu bereits die Übergabe oder Übermittlung der Teilnehmendeninformation und der Einwilligungserklärung an Studieninteressierte. Diese Dokumente müssen in der von der EK genehmigten Version verwendet werden. Nachträgliche Änderungen, die über rein orthografische oder grammatikalische Korrekturen hinausgehen, erfordern eine erneute Genehmigung durch die EK.

Von der ersten Projektidee bis zur Fertigstellung des Studienprotokolls dauert die Planung einer Studie üblicherweise zwei bis drei Monate. Die Bearbeitungszeit eines Ethikantrags kann bis zu zwei Monate betragen, insbesondere wenn die EK Änderungen oder Ergänzungen in Form von Auflagen fordert. Durchschnittlich sollte mit einer Bearbeitungszeit von mindestens einem Monat gerechnet werden. Diese Zeiträume sind bei der Studienplanung unbedingt zu berücksichtigen, vor allem, wenn der Studienbeginn an feste Termine gebunden ist, wie beispielsweise im Rahmen von Lehrveranstaltungen oder Pflichtpraktika.

Die Einreichung des Ethikantrags erfolgt in der Regel durch die Studienleitung. Studierende können jedoch wesentlich zur Vorbereitung des Antrags beitragen. Viele EKs stellen Vorlagen für die Teilnehmendeninformation und die Einwilligungserklärung bereit, die als Orientierung dienen können. Zusätzlich verlangen die meisten Kommissionen ein spezielles Zusatzformular, das alle für die ethische Beurteilung relevanten Informationen enthält. Dieses Formular sollte erst dann ausgefüllt werden, wenn das Studienprotokoll, die Fragebögen sowie die Teilnehmendeninformation und die Einwilligungserklärung vollständig ausgearbeitet sind. Dadurch lassen sich Fehler durch doppelte oder inkonsistente Übertragungen von Korrekturen vermeiden.

Bei der Suche nach geeigneten Informationen und Mustervorlagen auf den Webseiten medizinischer EKs ist es wichtig, die Vorgaben für Studien zu berücksichtigen, die nicht dem Arzneimittelgesetz (AMG) oder dem Medizinproduktegesetz (MPG) unterliegen. Solche Informationen sind häufig in der Rubrik „Berufsrechtliche Beratung" zu finden. EKs an nicht-medizinischen Hochschulen stellen in der Regel ausschließlich Materialien und Hinweise für Studien bereit, die nicht unter das AMG oder MPG fallen.

Ablauf der Einreichung eines Ethikantrags

1. **Vorbereitung: Informationen über Ethikkommissionen recherchieren**
   - Zuständige EK finden: Webseite der EK aufrufen und relevante Antragsinformationen lesen.
   - Sitzungstermine prüfen: Wann tagt die Kommission? Welche Sitzung passt zum eigenen Antrag?
   - Einreichfristen beachten: Bis wann muss der Antrag vor einer Sitzung eingereicht werden?
   - Mustertexte nutzen: Welche Vorlagen gibt es, z. B. für Teilnehmendeninformationen und Einwilligungserklärungen?
   - EK-spezifische Antragsformulare: Muss zusätzlich ein Formular der Kommission ausgefüllt werden, in dem speziell ethikrelevante Aspekte der Studie abgefragt werden?
2. **Erstellung des Antrags**
   - Studienprotokoll und Fragebögen erstellen
   - Teilnehmendeninformation: Eine verständliche Erklärung der Studie, ihrer Ziele, Risiken und ihres Nutzens (siehe Abschn. 13.4). Häufig sind Mustertexte verfügbar.
   - Einwilligungserklärung: Ein Dokument, in dem die Teilnehmenden ihre freiwillige Einwilligung zur Teilnahme an der Studie geben (siehe Abschn. 13.5). Mustertexte sind häufig verfügbar.
   - Rekrutierungsmaterial (optional): Erstellung von Flyern, Aushängen oder Anschreiben.
   - EK-spezifisches Formular: Zusammenfassung der ethikrelevanten Inhalte der Studie, falls erforderlich.
   - Checkliste (optional): Falls von der EK gefordert, auszufüllen.
   - Anschreiben: Wird in der Regel von der Studienleitung verfasst.
   - Vollständigkeit sicherstellen: Prüfen, ob alle geforderten Dokumente und Informationen enthalten sind.
3. **Einreichung des Antrags**
   - Fristen beachten: Insbesondere bei zeitkritischen Studien (z. B. studentische Projekte oder Drittmittelstudien) ist eine frühzeitige Einreichung essenziell.
   - Einreichungsvorgaben einhalten: Unvollständige oder formal fehlerhafte Einreichungen führen zu Rücksendungen oder Nachforderungen, die Verzögerungen verursachen können.
   - Einreichungsweg:
     - Elektronisch: Per E-Mail an die angegebene Adresse (meist Standard).
     - Per Post: In Ausnahmefällen ist eine postalische Einreichung erforderlich.

4. **Prüfung durch die Ethikkommission**
   - Formale Prüfung: Kontrolle der Vollständigkeit. Innerhalb weniger Tage erfolgt meist eine Rückmeldung über:
     - den Eingang des Antrags,
     - den geplanten Sitzungstermin bzw. die geplante Rückmeldefrist,
     - die Notwendigkeit der persönlichen Anwesenheit.
   - Inhaltliche Prüfung: Bewertung der ethischen, rechtlichen und wissenschaftlichen Aspekte durch die Kommissionsmitglieder (siehe Abschn. 13.2).
5. **Rückmeldung der Ethikkommission**
   - Arten der Rückmeldung:
     - Positives Votum: Die Studie kann wie geplant durchgeführt werden.
     - Auflagen: Änderungen oder Ergänzungen sind erforderlich (z. B. Anpassung der Einwilligungserklärung).
     - Hinweise/Empfehlungen: Ergänzende, aber unverbindliche Vorschläge, die sinnvoll sein können.
     - Negatives Votum: Ablehnung bei schwerwiegenden ethischen oder rechtlichen Bedenken.
   - Kommunikation: Bei Rückfragen empfiehlt sich eine direkte Kontaktaufnahme mit der Kommission, in der Regel über die Studienleitung.
6. **Umsetzung der Auflagen und Erhalt des Ethikvotums**
   - Erfüllung der Auflagen: Anpassung der Dokumente oder Studienaspekte, um ein abschließendes positives Votum zu erhalten.
   - Finale Freigabe: Nach Erfüllung aller Auflagen wird das endgültige Ethikvotum erteilt, sodass mit der Studiendurchführung begonnen werden kann.

13.4 Teilnehmendeninformation

Sowohl die Teilnehmendeninformation als auch die Einwilligungserklärung sind sehr wichtige Dokumente für die EK.

Bevor wir beginnen, einige allgemeine Hinweise zur Sprache.

▶ **Aktuelle sprachliche Entwicklungen in der Forschung** **Teilnehmende statt Probanden**

Es ist Ihnen sicher schon aufgefallen, dass im ganzen Buch weitgehend auf die Bezeichnung „Proband" verzichtet wird. Das hat seinen Grund. Der Begriff „Proband" wird in der wissenschaftlichen und ethischen Diskussion zunehmend kritisch gesehen. Der Verzicht auf diesen Begriff empfiehlt sich aus mehreren Gründen

1. **Respekt vor den Teilnehmenden**

Der Begriff „Proband" wird oft als technisch und distanziert wahrgenommen. Er vermittelt den Eindruck, dass die Teilnehmenden vor allem als „Versuchsobjekte" oder passive Studienteilnehmer betrachtet werden.

2. Betonung von Autonomie und Freiwilligkeit der Teilnahme

Der Begriff „Proband" stammt ursprünglich aus einem Kontext, der die Rolle der Teilnehmenden als „Getestete" oder „Geprüfte" betont. Moderne ethische Standards betonen jedoch, dass Studienteilnehmende aktive und freiwillig handelnde Individuen sind.

3. Bessere Verständlichkeit und Zugänglichkeit

„Proband" ist ein Fachbegriff, der in der Öffentlichkeit weniger gebräuchlich ist. In der Teilnehmendeninformation, die für Laien verständlich sein sollen, sind Begriffe wie „Teilnehmende" klarer und zugänglicher.

4. Ethische und rechtliche Anforderungen

Internationale Richtlinien und Regularien, wie die Deklaration von Helsinki oder die ICH-GCP-Richtlinie, legen großen Wert auf einen menschenwürdigen und respektvollen Umgang mit Studienteilnehmenden. Die Wortwahl in Studienprotokollen und -dokumenten sollte diese Prinzipien widerspiegeln.

Empfehlung: Der Begriff „Studienteilnehmende" oder „Teilnehmende" wird als neutraler, inklusiver und respektvoller angesehen. Er stellt den Menschen als aktiven und freiwilligen Akteur in den Mittelpunkt und trägt zu einem positiven und ethisch korrekten Image der klinischen Forschung bei.

Menschen mit ... statt Patienten

Der zunehmende Verzicht auf den Begriff „Patienten" zugunsten der „People-First-Sprache" (Menschen mit …) wird ebenfalls aus Gründen der Inklusion, Ethik und des Respekts vor der Individualität der Menschen propagiert. Diese Sprachpraxis wird von verschiedenen Organisationen, Richtlinien und Bewegungen, wie der WHO oder den Vereinten Nationen (UN), gefordert, um eine wertschätzende und respektvolle Kommunikation zu födern.

Die Gründe dafür sind:

1) Weg von der Reduktion auf den Krankheitsstatus:

Der Begriff „Patienten" fokussiert auf die Rolle einer Person als krank oder in medizinischer Behandlung stehend. Dies kann dazu führen, dass Menschen ausschließlich über ihre Erkrankung definiert werden und andere Aspekte ihrer Identität in den Hintergrund treten.

2) Förderung einer ganzheitlichen Sichtweise:

Die Verwendung der „People-First-Sprache" betont, dass ein Mensch mehr ist als seine Krankheit. Zum Beispiel verdeutlicht „Menschen mit Diabetes" statt „Diabetiker", dass die Person und nicht die Krankheit an erster Stelle steht (siehe Tab. 13.1).

13.4 Teilnehmendeninformation

Tab. 13.1 Beispiele für den Einsatz der „People-First-Sprache"

Traditionelle Sprache	„People-First-Sprache"
Diabetiker	Menschen mit Diabetes
Patienten mit Behinderung	Menschen mit einer Behinderung
Krebspatienten	Menschen mit einer Krebserkrankung
Psychisch Kranke	Menschen mit einer psychischen Erkrankung

3) **Einbeziehung von Gesunden oder anderer Gruppen:**

In klinischen Studien oder in der Forschung umfasst der Begriff „Patienten" nicht immer alle Teilnehmenden, da viele Studien auch gesunde Freiwillige oder andere Zielgruppen einschließen. Begriffe wie „Teilnehmende" oder „Menschen" sind inklusiver.

Empfehlung: Die „People-First-Sprache" signalisiert Respekt und stellt die Person als Individuum in den Vordergrund, anstatt sie über eine Diagnose oder eine Rolle im Gesundheitssystem zu definieren. Sie reduziert Stigmatisierung und fördert Gleichwertigkeit.

Die Deklaration von Helsinki (World Medical Association 2024) betont in den Punkten 25 und 26, dass die Entscheidung zur Teilnahme an einer Studie freiwillig erfolgen muss. Darüber hinaus wird beschrieben, über welche Aspekte eine einwilligungsfähige Person umfassend und angemessen aufgeklärt werden muss. Die ICH-GCP-Richtlinie (International Council for Harmonisation 2025) bestätigt diese Anforderungen und ergänzt weitere relevante Informationen, die den Teilnehmenden mitgeteilt werden sollten. Diese Aspekte sind wesentliche Bestandteile der Teilnehmendeninformation und dürfen nicht fehlen. Im Folgenden werden wir diese Punkte näher betrachten.

Inhalte der Teilnehmendeninformation gemäß Deklaration von Helsinki und ICH-GCP

Hinweis: Eine offizielle deutsche Übersetzung der neuesten Version der Deklaration von Helsinki (World Medical Association 2024) und der im Jahr 2025 verabschiedeten dritten Revision der ICH-GCP-Richtlinie lagen zum Zeitpunkt der Erstellung dieses Buches noch nicht vor. Die hier verwendeten Formulierungen können daher von einer späteren offiziellen Übersetzung abweichen.

Auszug aus Ziffer 25 der Deklaration von Helsinki:
Die freie und informierte Einwilligung ist ein wesentliches Element des Respekts vor der individuellen Autonomie. Die Teilnahme von Personen, die in der Lage sind, eine informierte Einwilligung zu erteilen, muss freiwillig sein …

Auszug aus Ziffer 26 der Deklaration von Helsinki (gekürzt, modifiziert):
Jede einwilligungsfähige Person muss in angemessener Weise und in einer für sie verständlichen Sprache über Folgendes informiert (aufgeklärt) werden:

- Ziele, Methoden, erwarteter Nutzen und mögliche Risiken und Belastungen
- Die Qualifikation des Forschers
- Die Finanzierungsquellen, mögliche Interessenkonflikte
- Bestimmungen zum Schutz der Privatsphäre und der Vertraulichkeit
- Anreize für die Teilnehmenden
- Vorkehrungen für die Behandlung und/oder Entschädigung von Teilnehmenden, die infolge der Teilnahme geschädigt werden
- Alle anderen relevanten Aspekte der Forschung (siehe nachfolgenden Auszug aus ICH-GCP)
- Das Recht, die Teilnahme an der Studie zu verweigern und eine einmal erteilte Einwilligung jederzeit ohne Nachteile zu widerrufen

Auszug aus Punkt 2.8.10 der ICH-GCP-Richtlinie E6 (gekürzt, modifiziert):
In der schriftlichen Aufklärung der Studienteilnehmenden sind die folgenden Aspekte zu erläutern. Punkte, die bereits in der Deklaration von Helsinki aufgeführt sind, wurden hier weggelassen. Die Formulierungen wurden an die EBD angepasst.

- Dass die Untersuchung Teil eines Forschungsvorhabens ist, sowie eine Zusammenfassung der experimentellen Bestandteile der Studie.
- Der Zweck der Humanstudie.
- Sofern zutreffend, die Arten der Studieninterventionen und die Wahrscheinlichkeit für eine randomisierte Zuteilung zu jeder Studiengruppe.
- Den detaillierten Studien- bzw. Untersuchungsablauf.
- Die Pflichten der Studienteilnehmenden.
- Der nach dem gegenwärtigen Stand des Wissens zu erwartende Nutzen. Ist kein klinischer Nutzen für die Studienteilnehmenden zu erwarten, so ist dies anzugeben.
- Gegebenenfalls die Aufwandsentschädigung für die Studienteilnehmenden.
- Gegebenenfalls die Kosten, die den Studienteilnehmenden durch die Teilnahme an der Studie entstehen.
- Dass die Teilnahme an der klinischen Prüfung freiwillig ist und dass die Studienteilnehmenden die Teilnahme jederzeit verweigern oder aus der Studie ausscheiden können, ohne dass ihnen daraus Nachteile entstehen.
- Gegebenenfalls, dass die Studienteilnehmenden bzw. ihre gesetzlichen Vertretungen rechtzeitig informiert werden, falls Informationen bekannt werden, die für die Bereitschaft der Studienteilnehmenden zur weiteren Teilnahme an der Humanstudie relevant sein könnten.
- Die Personen, die für weitere Informationen über die Studie und die Rechte der Studienteilnehmenden zu kontaktieren sind, sowie die Personen, die im Falle eines Schadens im Zusammenhang mit der Humanstudie zu kontaktieren sind.

13.4 Teilnehmendeninformation

- Die vorhersehbaren Umstände und/oder Gründe, bei deren Eintreten die Teilnahme des Studienteilnehmenden an der Humanstudie beendet werden kann.
- Die voraussichtliche Studiendauer für jeden Studienteilnehmenden.
- Die ungefähre Anzahl der Studienteilnehmenden.
- Das Verfahren, nach dem die Daten der teilnehmenden Person verarbeitet werden, einschließlich im Fall eines Rücktritts oder Abbruchs der Studienteilnahme, in Übereinstimmung mit den geltenden regulatorischen Vorgaben.
- (falls zutreffend) dass die teilnehmende Person mit der Zustimmung zur Studienteilnahme autorisierten Prüfinstanzen (z. B. Aufsichtsbehörden, Ethikkommissionen, Sponsorenvertretungen) den Zugriff auf ihre medizinischen Originalunterlagen – unter Wahrung der Vertraulichkeit und ausschließlich zur Überprüfung der Studiendaten – erlaubt.

Es liegt auf der Hand, dass bei der Erstellung der Teilnehmendeninformation zahlreiche Aspekte zu berücksichtigen sind. Für einzelne Antragstellende wäre dies sehr aufwendig und fehleranfällig. Deshalb gibt es die Mustertexte und Formulare der Ethikkommissionen. Diese enthalten alle notwendigen Punkte in einer sinnvollen Reihenfolge, sodass man sich gut daran orientieren und Schritt für Schritt vorgehen kann.

Ein wichtiger Bestandteil dieser Texte ist die realistische Darstellung von Nutzen und Risiken. Oft wird kein direkter gesundheitlicher Nutzen für die Teilnehmenden erwartet. Dennoch wird es von EKs als wertschätzend angesehen, wenn die Teilnahme mit einer kleinen Aufwandsentschädigung honoriert wird. Beispiele für die Formulierung von Nutzen, nichtmonetären Aufwandsentschädigungen und Textbausteinen zu Belastungen finden sich in Abschn. 12.1.15, da diese bereits bei der Erstellung des Studienprotokolls eine Rolle spielen.

Ein weiterer zentraler Punkt ist, dass keine obligatorischen Inhalte der Mustertexte weggelassen werden dürfen. So muss z. B. die Frage „Bin ich während der Studie versichert?" auch dann beantwortet werden, wenn keine spezielle Versicherung abgeschlossen wurde. Dagegen kann die Frage „Erhalte ich die Intervention auf jeden Fall?" bei nicht-interventionellen Studien entfallen. Viele EKs geben in ihren Mustertexten genaue Hinweise, welche Inhalte an die jeweilige Studie angepasst oder gestrichen werden können und welche unverändert bleiben müssen.

Besonders wichtig ist eine zielgruppengerechte Sprache. Die Teilnehmendeninformation sollte möglichst ohne Fachbegriffe formuliert werden und für die Zielgruppe, einschließlich der gesetzlichen Vertretungen, leicht verständlich bleiben. Dies entspricht den Anforderungen des Punktes 2.8.1(b) der ICH-GCP-Richtlinie (International Council for Harmonisation 2025).

▶ Lassen Sie die Teilnehmendeninformation vor der finalen Einreichung von Kolleg*innen oder Laien gegenlesen, um sicherzustellen, dass sie verständlich ist.

13.4.1 Besonderheiten bei nicht einwilligungsfähigen Personengruppen

Die Teilnehmendeninformation richtet sich bei einwilligungsfähigen Studieninteressierten direkt an die Teilnehmenden. Bei nicht einwilligungsfähigen Personen, wie z. B. Kindern oder Menschen mit demenziellem Syndrom, ist sie hingegen an die gesetzlich bevollmächtigten Vertreter adressiert. Dennoch sollten auch nichteinwilligungsfähige potenzielle Teilnehmende, soweit es ihnen möglich ist, über die Studie informiert werden und ihre Einwilligung zur Teilnahme geben (siehe Abschn. 13.5, Punkt 29 der Deklaration von Helsinki).

In solchen Fällen kann es sinnvoll sein, eine zweite, vereinfachte und zielgruppengerechte Version der Teilnehmendeninformation zu erstellen, die speziell auf die Bedürfnisse der nichteinwilligungsfähigen Personen zugeschnitten ist.

13.5 Einwilligungserklärung

Auch für die Einwilligungserklärung liegen bei den EKs meist Mustertexte vor. Dies ist umso wichtiger, da hier nicht nur die Vorgaben der Deklaration von Helsinki und der ICH-GCP-Richtlinie, sondern auch datenschutzrechtliche Anforderungen zu berücksichtigen sind.

Die Datenschutz-Grundverordnung (DSGVO) fordert, dass umfassende Informationen zur Transparenz und zum Schutz der Daten bereitgestellt werden. Dabei sind der Datenschutzbeauftragte sowie die für die Datenverarbeitung verantwortliche Stelle und Person explizit und namentlich zu benennen. Darüber hinaus muss angegeben werden, wer Zugang zu den unverschlüsselten Daten hat, entweder durch Nennung der Namen oder der entsprechenden Funktionen. Ebenso muss das Auskunftsrecht der Teilnehmenden über die erhobenen personenbezogenen Daten klar formuliert werden.

Aufgrund dieser Anforderungen kann die Einwilligungserklärung recht umfangreich ausfallen. Es wird empfohlen, so wenig wie möglich an den bereitgestellten Mustertexten zu ändern, um sicherzustellen, dass alle rechtlichen und ethischen Anforderungen erfüllt werden.

Ein zentraler Grundsatz ist, dass die Verarbeitung personenbezogener Daten nur dann zulässig ist, wenn sie entweder durch eine gesetzliche Regelung erlaubt ist oder wenn die betroffene Person über die beabsichtigte Datenverarbeitung informiert wurde und freiwillig zugestimmt hat. Die gesetzlich geforderten Informationen zum Datenschutz müssen nicht zwingend in der Einwilligungserklärung enthalten sein, sondern können grundsätzlich auch in die Teilnehmendeninformation integriert werden.

Im Abschnitt zur Verwendung der Studienergebnisse ist es wichtig, alle geplanten Verwendungen detailliert aufzuführen, selbst wenn sie nur mit geringer Wahrscheinlichkeit eintreten (z. B. Veröffentlichungen in Fachzeitschriften, Kongresspräsentationen, Presse- und Medienaktivitäten oder die Weitergabe an Dritte zu rein wissenschaftlichen Zwecken). Alle hier nicht explizit genannten Verwendungen dürfen zu einem späteren Zeitpunkt nur mit erneuter Einwilligung der Studienteilnehmenden erfolgen.

13.5 Einwilligungserklärung

Die Einwilligungserklärung muss von dem*der aufklärenden Studienmitarbeiter*in unterschrieben werden; die Unterschrift der Studienleitung ist jedoch nicht zwingend erforderlich.

Für die Sammlung, Verarbeitung, Lagerung und geplante SEKUNDÄRE Nutzung von biologischem Material sowie identifizierbaren oder re-identifizierbaren Daten ist eine separate, unentgeltliche und informierte Einwilligung erforderlich. Dabei sind die Anforderungen der Deklaration von Taipeh (World Medical Association 2016) zu beachten.

▶ **Vorlagen der Hochschule Neubrandenburg als hilfreiche Ressource** Stellt die eigene EK keine Formblätter/Mustertexte für die Teilnehmendeninformation und Einwilligungserklärung zur Verfügung, können die Vorlagen der EK der Hochschule Neubrandenburg heruntergeladen und ohne Rücksprache verwendet werden.
Link: https://www.hs-nb.de/forschung/forschung-und-transfer/ethikkommission/antragstellung/

13.5.1 Besonderheiten bei nicht einwilligungsfähigen Personengruppen

Schauen wir uns zunächst an, was die Deklaration von Helsinki dazu sagt.

> **Auszüge aus der Deklaration von Helsinki**
> *Hinweis: Zum Zeitpunkt der Fertigstellung dieses Buches lag noch keine offizielle deutsche Übersetzung der neuesten Version der Deklaration von Helsinki (World Medical Association 2024) vor. Die hier verwendeten Formulierungen können daher von einer späteren offiziellen Übersetzung abweichen.*
> **Punkt 28:**
> *Bei medizinischen Forschungsvorhaben, an denen Menschen teilnehmen, die nicht in der Lage sind, eine freie und informierte Einwilligung zu erteilen, muss der Arzt oder eine andere qualifizierte Person die informierte Einwilligung der gesetzlich bevollmächtigten Vertretung einholen, wobei die vom potenziellen Teilnehmenden geäußerten Präferenzen und Wertvorstellungen zu berücksichtigen sind.*
> *Personen, die nicht in der Lage sind, eine freie und informierte Einwilligung zu erteilen, befinden sich in einer besonders verletzlichen Situation und haben Anspruch auf entsprechende Schutzmaßnahmen. Zusätzlich zu den Schutzmaßnahmen für besonders gefährdete Personen dürfen Personen, die nicht in der Lage sind, eine Einwilligung zu erteilen, nur dann in die Forschung einbezogen werden, wenn die Forschung für sie voraussichtlich von persönlichem Nutzen ist oder nur minimale Risiken und Belastungen mit sich bringt.*

Punkt 29:
Wenn ein potenzieller Forschungsteilnehmender, der nicht in der Lage ist, eine freie und informierte Zustimmung zu erteilen, in der Lage ist, Entscheidungen über die Teilnahme an der Forschung zuzustimmen, muss der Arzt oder eine andere qualifizierte Person diese Zustimmung zusätzlich zur Zustimmung der gesetzlich bevollmächtigten Vertretung einholen und dabei die vom potenziellen Teilnehmenden geäußerten Präferenzen und Wertvorstellungen berücksichtigen. Die Ablehnung des potenziellen Teilnehmenden ist zu respektieren.

Punkt 30:
Forschung an Teilnehmenden, die körperlich oder geistig nicht in der Lage sind, ihre Einwilligung zu erteilen (z. B. bewusstlose Patienten), darf nur durchgeführt werden, wenn der körperliche oder geistige Zustand, der die Erteilung einer informierten Zustimmung verhindert, ein notwendiges Merkmal der Forschung ist. In solchen Fällen muss der Arzt oder eine andere qualifizierte Person die informierte Zustimmung der gesetzlich bevollmächtigten Vertretung einholen. Wenn keine solche Vertretung verfügbar ist und die Forschung nicht verzögert werden kann, kann die Forschung ohne informierte Zustimmung fortgesetzt werden, vorausgesetzt, die spezifischen Gründe für die Einbeziehung von Teilnehmenden mit einem Zustand, der sie unfähig macht, eine informierte Zustimmung zu erteilen, wurden im Forschungsprotokoll angegeben und die Forschung wurde von einer Forschungsethikkommission genehmigt.

Die freie und informierte Einwilligung, an der Forschung teilzunehmen, muss so bald wie möglich von einem gesetzlich bevollmächtigten Vertreter oder, wenn der Teilnehmende wieder in der Lage ist, seine Zustimmung zu erteilen, vom Teilnehmenden selbst eingeholt werden.

Zusammenfassend lässt sich sagen, dass nichteinwilligungsfähige potenzielle Studienteilnehmende so weit wie möglich aktiv in die Entscheidung über ihre Teilnahme an der Studie einbezogen werden sollten. Ihre Entscheidung sollte in jedem Fall respektiert werden. Forschung mit diesen vulnerablen Personengruppen darf nur durchgeführt werden, wenn sie ihnen direkt nützt oder mit minimalen Risiken und Belastungen verbunden ist. Letzteres ist bei der EBD häufig der Fall.

Für vulnerable Personengruppen gelten besondere Regeln für die Aufklärung und die Teilnahme an Studien. So ist z. B. bei Kindern die Einwilligung beider Elternteile erforderlich.

Punkt 2.8.13 der ICH-GCP-Richtlinie sieht darüber hinaus vor, dass nicht einwilligungsfähige Studienteilnehmende – sofern sie dazu in der Lage sind – zusätzlich zur Unterschrift ihrer gesetzlichen Vertretung ihre Einwilligung eigenständig durch Unterschrift und Datum auf der Einwilligungserklärung dokumentieren sollten.

Im Punkt 2.8.9. der ICH-GCP-Richtlinie wird das Vorgehen bei Studienteilnehmenden oder gesetzlichen Vertretungen beschrieben, die nicht lesen können. Hier sollte ein unparteiischer Zeuge während des Aufklärungsgesprächs anwesend sein. Nachdem die schriftliche Einwilligungserklärung und alle weiteren den Studienteilnehmenden auszuhändigenden, schriftlichen Informationen vorgelesen und dem Studienteilnehmenden bzw. seiner gesetzlichen Vertretung erläutert worden sind und der Prüfungsteilnehmer bzw. sein gesetzlicher Vertreter mündlich in die Teilnahme des Prüfungsteilnehmers an der klinischen Prüfung eingewilligt und – falls er dazu in der Lage ist – die schriftliche Einwilligungserklärung eigenhändig datiert und unterzeichnet hat, sollte der unparteiische Zeuge die Einwilligungserklärung eigenhändig datieren und unterzeichnen. Durch Unterzeichnung der Einwilligungserklärung bestätigt der unparteiische Zeuge, dass die Informationen umfassend erläutert und offensichtlich verstanden wurden und dass der Prüfungsteilnehmende bzw. seine gesetzliche Vertretung nach der Aufklärung freiwillig eingewilligt hat.

13.6 Was ist nach Erhalt des Ethikvotums zu beachten?

Verpflichtungen nach Erhalt des Ethikvotums
Nach Erhalt des Ethikvotums sind folgende Punkte zu beachten:

- Bewahren Sie das Ethikvotum an einem sicheren Ort auf, da es bei Veröffentlichungen oder Förderanträgen eine Rolle spielt.
- Die Teilnehmerinformation und die Einwilligungserklärung dürfen nur in der von der EK genehmigten Fassung verwendet werden. Ausnahmen sind redaktionelle Änderungen wie orthografische oder grammatikalische Korrekturen.
- Amendment: Ergeben sich während der Studie Änderungen, wie z. B. eine Anpassung der Eignungskriterien, Änderungen in der Teilnehmendeninformation oder Einwilligungserklärung, andere wesentliche Änderungen des Studienprotokolls oder zusätzliche Erhebungen, muss die EK erneut konsultiert und ein Amendment (= Ergänzungsantrag) gestellt werden. Auch hier muss die Zustimmung der EK abgewartet werden, bevor die Änderungen oder Ergänzungen umgesetzt werden können.
- Abschlussbericht: Nach Abschluss der Studie verlangen viele EKs einen Bericht über den Verlauf und die Ergebnisse der Studie.
- Allen Studienteilnehmenden sollte die Möglichkeit gegeben werden, über den allgemeinen Ausgang und die allgemeinen Ergebnisse der Studie informiert zu werden.

Verständnisfragen
1. Warum ist ein Ethikvotum für fast alle Humanstudien erforderlich?
2. Welche Personengruppen gelten als vulnerabel?
3. Warum ist es wichtig, vor Beginn einer Studie ein positives Ethikvotum einzuholen und welche Schritte sind bei der Einreichung eines Ethikantrags zu beachten?
4. Warum wird empfohlen, in der Studienkommunikation den Begriff „Teilnehmende" statt „Probanden" zu verwenden?
5. Was versteht man unter einem Amendment?

Literatur

Deutsche Forschungsgemeinschaft (DFG). Leitfaden für die Antragstellung. Version 03/24. https://www.dfg.de/resource/blob/168312/599de0d17fe6300d445bfaf9dabacbc9/54-01-de-data.pdf. Zugegriffen am 12.11.2024.

International Council for Harmonisation (ICH). ICH E6(R3): guideline for good clinical practice. 2025 Januar https://database.ich.org/sites/default/files/ICH_E6%28R3%29_Step4_FinalGuideline_2025_0106.pdf. Zugegriffen am 07.06.2025.

World Medical Association. Declaration of Taipeh on Ethical Considerations regarding Health Databases and Biobanks. 2016 Oktober. https://www.wma.net/policies-post/wma-declaration-of-taipei-on-ethical-considerations-regarding-health-databases-and-biobanks/. Zugegriffen am 17.11.2024.

World Medical Association. Declaration of Helsinki – Ethical principles for medical research involving human subjects. 2024 Oktober. https://www.wma.net/policies-post/wma-declaration-of-helsinki-ethical-principles-for-medical-research-involving-human-subjects/. Zugegriffen am 14.11.2024

Studiendurchführung und Auswertung 14

> **Zusammenfassung**
>
> Der Ethikantrag ist gestellt und bis zum Erhalt des Ethikvotums kann die Zeit genutzt werden, um die Studiendurchführung vorzubereiten. Dazu gehören z. B. die Erstellung der Case Report Form (CRF), die Überprüfung der Rekrutierungsstrategien und die Einübung der Erhebungstechniken. Sobald das Ethikvotum vorliegt, kann mit der Datenerhebung begonnen werden. Dieses Kapitel gibt u. a. praktische Hinweise zur Planung von Studienvisiten, zur Betreuung der Teilnehmenden und zur Dokumentation der Daten. Abschließend wird kurz auf die Datenanalyse eingegangen.

Wie die vorhergehenden Kapitel ist auch dieses in erster Linie als Leitfaden für Studierende und in der Praxis tätige Ernährungsfachkräfte gedacht. In diesem letzten Kapitel wollen wir uns nicht lange mit der Einleitung aufhalten, sondern gleich zu den Fakten kommen.

14.1 Vorbereitung der Datenerhebung

Nach der Einreichung des Ethikantrags hat man oft zum ersten Mal den Kopf frei, um sich intensiv auf die Vorbereitung der Datenerhebung zu konzentrieren. Die mindestens vierwöchige Wartezeit bis zum Erhalt des positiven Ethikvotums bietet eine ideale Gelegenheit, die logistischen und organisatorischen Grundlagen für die Studie zu legen. Dabei ist zu beachten, dass mit der Datenerhebung erst begonnen werden darf, wenn das positive Ethikvotum vorliegt.

In dieser Phase sollten alle benötigten Materialien und Ressourcen geprüft und ggf. beschafft werden, damit sie rechtzeitig zum Beginn der Datenerhebung zur

Verfügung stehen. Ebenso können geeignete Räumlichkeiten organisiert und vorbereitet werden. Gegebenenfalls können in dieser Phase auch spezielle Erhebungstechniken geübt werden, um die Qualität der Datenerhebung zu gewährleisten.

Sofern diese Schritte noch nicht mit den Unterlagen für die Ethikkommission (EK) erfolgt sind, können in dieser Phase auch die Case Report Forms erstellt sowie die Studienregistrierung und die Randomisierung vorbereitet werden. Gleichzeitig können die letzten Schritte zur Rekrutierung der Teilnehmenden geplant und ggf. bereits eingeleitet werden.

Gehen wir nun die einzelnen Schritte systematisch durch.

14.1.1 Case Report Form (CRFs)

Zuerst wollen wir klären, was Case Report Forms (CRFs) sind.

▶ **Case Report Form (CRF)** CRFs sind standardisierte Erhebungsbögen in Humanstudien, in denen die bei Studienvisiten oder persönlichen Befragungen erhobenen Daten eines Teilnehmenden gemäß Studienprotokoll vom Studienpersonal (in unserem Fall also von Studierenden oder praktisch tätigen Ernährungsfachkräften) dokumentiert werden. Sie dienen dazu, die Einheitlichkeit, weitgehend gleiche Reihenfolge und Vollständigkeit der Datenerhebung sicherzustellen und eine spätere Auswertung entsprechend den Studienzielen und regulatorischen Anforderungen zu ermöglichen.

Die Dokumentation kann in Papierform oder elektronisch erfolgen. In der Regel erfolgt die Dokumentation in pseudonymisierter Form.

Erfolgt die Datenerfassung elektronisch, spricht man von eCRF oder Electronic Data Capture (EDC). Gegenüber der Erfassung auf Papier hat die elektronische Variante den Vorteil, dass durch automatische Vollständigkeits- und Plausibilitätsprüfungen hohe Qualitätsstandards eingehalten werden. Darüber hinaus erleichtern eCRFs die Datenerhebung durch eine benutzerfreundliche Navigation und ermöglichen ein präzises und zeitnahes Rückfragenmanagement, bei dem Nachfragen direkt im System dokumentiert werden können („Query Management"). Daher sind eCRFs inzwischen weltweit die bevorzugte Methode für CRFs großer klinischer Studien. Sie sind wesentlich zeitsparender und benutzerfreundlicher für das Studienteam und die Studienleitung. Die Nutzung dieser Technologie erfolgt in der Regel über lizenzierte Softwarelösungen wie Castor EDC (New York, USA, www.castoredc.com) und ist mit Kosten und Schulungsaufwand verbunden.

Für kleinere Humanstudien, wie sie z. B. in der Lehre, in Abschlussarbeiten oder in der diätetischen Praxis durchgeführt werden, ist die papierbasierte CRF nach wie vor die am besten geeignete Option, da sie einfach zu implementieren ist und keine zusätzlichen Kosten verursacht. Daher konzentrieren wir uns im Folgenden auf das Papier-CRF.

Zusammenfassend lässt sich sagen, dass CRFs das Rückgrat der Datendokumentation in Humanstudien darstellen. Ihr sorgfältiges und durchdachtes Design stellt sicher, dass die erhobenen Daten vollständig, korrekt und auswertbar sind, was letztlich den Erfolg der Studie entscheidend beeinflusst.

14.1 Vorbereitung der Datenerhebung

Diese CRFs können von Screeningdaten zur Abfrage oder Bestätigung der Eignung über Basis- und Anamnesedaten bis hin zur Dokumentation aller Daten bei den nachfolgenden Studienvisiten alles erfassen. In der Regel wird bei kleineren Studien pro Teilnehmenden ein CRF erstellt, das die gesamte Datenerhebung abdeckt.

Was ist nun bei der Erstellung der CRFs zu beachten?
Die Planung der in einer Studie zu erhebenden Daten ist im Studienprotokoll festgelegt. Dort ist jedoch nicht immer genau definiert, wie die Datenerhebung im Detail erfolgen soll – dies wird im CRF umgesetzt. Die Datenerhebung sollte so genau wie nötig, aber auch so effizient wie möglich erfolgen, um sowohl die Belastung der Teilnehmenden als auch den personellen und zeitlichen Aufwand zu minimieren.

Bei reinen Befragungsstudien dient der selbst erstellte Fragebogen (siehe Abschn. 12.2) gleichzeitig als CRF. Solche Fragebögen müssen bereits mit dem Ethikantrag eingereicht werden, sodass kein separates CRF erforderlich ist. In komplexeren Studien, in denen Befragungen durch körperliche Untersuchungen ergänzt werden, umfangreiche Kriterien überprüft werden, validierte Instrumente integriert werden oder mehrere Untersuchungszeitpunkte geplant sind, wird ein CRF zur Standardisierung der Dokumentation benötigt.

Papierbasierte CRFs haben den Nachteil, dass sie aufwändig in der Erstellung und fehleranfällig bei der Dateneingabe und -übertragung sind, insbesondere wenn sie schlecht gestaltet sind. Ein sorgfältig und detailliert gestaltetes CRF ist daher entscheidend, um die Datenqualität und -integrität zu gewährleisten. Ein schlecht gestaltetes CRF hingegen erhöht das Risiko einer unvollständigen oder fehlerhaften Datenerfassung und schwächt damit die Qualität der Studie.

▶ Die ICH-GCP-Richtlinie (International Council for Harmonisation 2025) hebt in mehreren Abschnitten die Bedeutung der Case Report Form (CRF) hervor. In Abschn. 2.12.5 der ICH-GCP-Richtlinie wird betont, dass die Studienleitung die Richtigkeit, Vollständigkeit, Lesbarkeit und rechtzeitige Übermittlung von Studiendaten vom Studienzentrum an den Sponsor sicherstellen sollte. Abschn. 2.12.6 weist darauf hin, dass die im CRF dokumentierten Daten mit den Originalunterlagen übereinstimmen müssen. Falls Abweichungen auftreten, sollten diese nachvollziehbar erklärt werden.

Hier die Zusammenfassung der wichtigsten Tipps, die zur Verbesserung des CRF-Designs beitragen sollen:

▶ **Gestaltungshinweise für Case Report Forms (CRFs) (adaptiert nach Bellary et al. 2014)** Allgemeiner Aufbau und Layout

- **Struktur:** Vor der inhaltlichen Gestaltung der CRFs sollten die zu erhebenden Informationen gesammelt und in eine logische und chronologische Reihenfolge gebracht werden.
- **Eindeutige Kennzeichnung:** Jedes CRF sollte mit dem Studien-Akronym und einer Versionsnummer (mit Erstellungsdatum) gekennzeichnet sein.

- **Seitenübersicht:** Kopfzeile mit Visiten-Nummer (z. B. Screening, Visite 1, Visite 2) und Angabe des Pseudonyms des jeweiligen Teilnehmenden auf jeder Seite. Fußzeile mit Dokumentversion und fortlaufender Seitennummerierung in Bezug auf die Gesamtseitenzahl (Seite X von YY).
- **Einheitlichkeit:** Verwenden Sie durchgehend dieselbe Schriftart und -größe und ein einheitliches Layout.
- **Nummerierung der Abschnitte/Fragen:** Nummerieren Sie die Fragen bzw. Abschnitte fortlaufend. Nur so kann bei Besprechungen im Studienteam eindeutig, kurz und prägnant auf bestimmte Stellen im CRF verwiesen werden (z. B. „bei Frage 15.3 steht …" statt „bei der zweiten Frage zum Ernährungsverhalten in der Freizeit auf Seite 13 steht …").
- **Strukturelle Klarheit:** Klare Markierungen für Einträge (z. B. Checkboxen, Linien) und genügend Leerraum, um ein überladenes Layout zu vermeiden.
- **Visuelle Hinweise:** Verwenden Sie Rahmen, Fett- oder Kursivdruck, um wichtige Informationen oder Anweisungen hervorzuheben.
- **Numerische Variablen:** Geben Sie bei numerischen Variablen die Anzahl der erforderlichen Dezimalstellen (= Angabe der erforderlichen Messgenauigkeit) vor und die Einheiten an.
- **Kategoriale Variablen:** Die Kodierung der Antworten ist für die Aufbereitung der Daten und die statistische Analyse sehr hilfreich und erspart die Erstellung von Kodieranweisungen.

Klarheit und Verständlichkeit des Inhalts

- **Klare Sprache:** Vermeiden Sie Unklarheiten durch präzise, kurze, eindeutige und positive Formulierungen. Vermeiden Sie unnötige Details oder doppelte Angaben.
- **Lückenlose Beantwortbarkeit der Fragen:** Jede Frage sollte beantwortbar sein. Diese Forderung kann z. B. durch ankreuzbare Alternativkategorien als Antwortvorgaben wie „nicht bestimmt", „unbekannt", „teilweise", „andere" etc. erfüllt werden.
- **Freifelder für Kommentare:** An geeigneten Stellen gut gekennzeichnete Felder für erläuternde Kommentare der Studienmitarbeitenden einfügen (diese Kommentare werden i. d. R. nicht in die Statistiksoftware übernommen, können aber entscheidende Informationen für die Datenauswertung enthalten).
- **Klare Anweisungen:** Machen Sie deutlich, wenn Fragen oder Abschnitte übersprungen werden sollen. Stellen Sie sicher, dass alle Fragen und Anweisungen einfach und klar verständlich sind.
- **Erklärende Anmerkungen:** Fügen Sie Definitionen und Anmerkungen hinzu, falls erforderlich.
- **Einheitliche Datumsformate:** Datumsangaben sollten standardisiert sein (z. B. TT.MM.JJJJ).

Benutzerfreundlichkeit und Fehlervermeidung

- **Vordefinierte Antworten:** Verwenden Sie Multiple-Choice-Optionen (z. B. Ja/Nein, leicht/mittel/schwer) oder Checkboxen, um die Dateneingabe zu erleichtern und Fehler zu reduzieren.
- **Minimierung von Freitext:** Begrenzen Sie Freitextantworten, da diese schwer automatisiert auszuwerten sind.
- **Vermeidung von Berechnungen:** Platzieren Sie keine Berechnungen in das CRF – diese sollten später automatisiert in der Statistiksoftware erfolgen.
- **Anweisungen für fehlenden Daten:** Geben Sie Anweisungen, wie bei fehlenden Daten vorzugehen ist.

Qualitätskontrolle und Rückverfolgbarkeit

- **Datenkonsistenz:** Stellen Sie sicher, dass alle Elemente im gesamten Dokument konsistent sind, z. B. Nummerierung, Seitenzahlen oder Einheiten.
- **Korrekturmaßnahmen:** Stellen Sie sicher, dass potenzielle Fehler durch klare Prüf- und Plausibilitätshinweise minimiert werden (z. B. Alter: _ _ (18–80 Jahre)).
- **Kontrolle durch Studienteam, Studienleitung und Pretests:** CRFs sollten am besten zuerst im studentischen Studienteam erstellt und mit der Studienleitung abgestimmt werden. Dazu ist in der Regel ein Delphi-ähnlicher Prozess über mehrere Bearbeitungsrunden notwendig. Das finale CRF sollte von der Studienleitung freigegeben werden.

Beispiele für CRFs

Beispiel 1: Ausschnitt eines CRFs – Erstentwurf im Vergleich zur Endfassung

Abb. 14.1 zeigt links den Erstentwurf eines CRF-Abschnitts, der von zwei Studierenden des Studiengangs im Rahmen einer kooperativen Bachelorarbeit an zwei Standorten (im Kontext des bereits erwähnten KuLMU-Projekts) erstellt wurde. Der Entwurf weist typische Schwächen eines Erstentwurfs auf: Er ist unübersichtlich und in einem Punkt sogar datenschutzrechtlich problematisch, da er das Geburtsdatum der Teilnehmenden enthält. Solche Angaben wie Geburtsdatum, Krankenversicherungsnummer oder Patienten-ID dürfen im CRF nicht erfasst werden, da sie Rückschlüsse auf einzelne Personen zulassen.

Positiv hervorzuheben sind die vorgegebenen Eingabefelder für numerische Daten mit einer definierten Anzahl von Dezimalstellen sowie die vorgesehenen Checkboxen. Insgesamt ist das Dokument jedoch sehr überladen und die Abfrage des Familienstandes ist inkonsistent. So ist unklar, warum zwischen Ein- und Vierpersonenhaushalten detailliert unterschieden wird, größere Haushalte aber nur mit einer allgemeinen Checkbox erfasst werden. Zudem fehlen Angaben zur Zusammensetzung der Haushalte, was die Auswertung erheblich erschwert (z. B. Zweipersonenhaushalt: Ehepartner oder alleinerziehende Mutter mit Kind?).

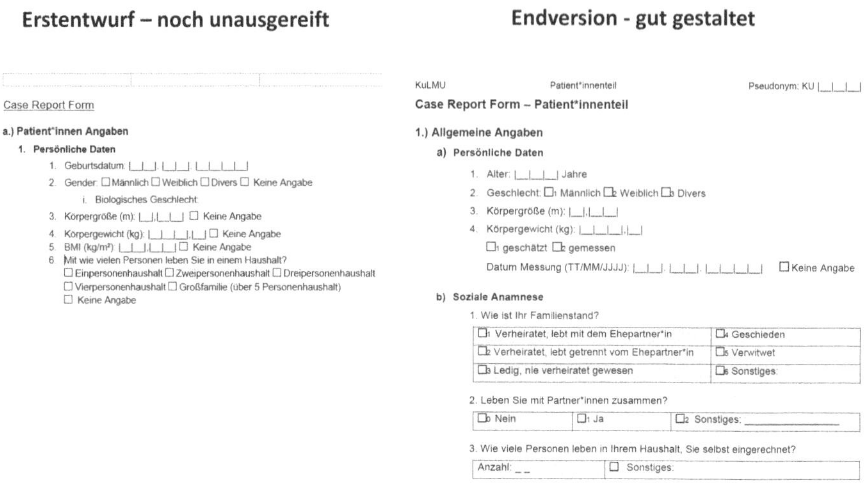

Erstentwurf – noch unausgereift

Case Report Form

a.) Patient*innen Angaben

1. **Persönliche Daten**
   1. Geburtsdatum: |__|__|. |__|__|. |__|__|__|__|
   2. Gender: ☐ Männlich ☐ Weiblich ☐ Divers ☐ Keine Angabe
      i. Biologisches Geschlecht:
   3. Körpergröße (m): |__|,|__|__| ☐ Keine Angabe
   4. Körpergewicht (kg): |__|__|__|,|__| ☐ Keine Angabe
   5. BMI (kg/m²): |__|__|,|__|__| ☐ Keine Angabe
   6. Mit wie vielen Personen leben Sie in einem Haushalt?
      ☐ Einpersonenhaushalt ☐ Zweipersonenhaushalt ☐ Dreipersonenhaushalt
      ☐ Vierpersonenhaushalt ☐ Großfamilie (über 5 Personenhaushalt)
      ☐ Keine Angabe

Endversion - gut gestaltet

KuLMU Patient*innenteil Pseudonym: KU |__|__|__|

Case Report Form – Patient*innenteil

1.) Allgemeine Angaben

a) Persönliche Daten

1. Alter: |__|__|__| Jahre
2. Geschlecht: ☐1 Männlich ☐2 Weiblich ☐3 Divers
3. Körpergröße (m): |__|,|__|__|
4. Körpergewicht (kg): |__|__|__|,|__|
   ☐1 geschätzt ☐2 gemessen
   Datum Messung (TT/MM/JJJJ): |__|__|. |__|__|. |__|__|__|__| ☐ Keine Angabe

b) Soziale Anamnese

1. Wie ist Ihr Familienstand?

☐1 Verheiratet, lebt mit dem Ehepartner*in	☐4 Geschieden
☐2 Verheiratet, lebt getrennt vom Ehepartner*in	☐5 Verwitwet
☐3 Ledig, nie verheiratet gewesen	☐6 Sonstiges:

2. Leben Sie mit Partner*innen zusammen?

☐0 Nein	☐1 Ja	☐2 Sonstiges: ______________

3. Wie viele Personen leben in Ihrem Haushalt, Sie selbst eingerechnet?

Anzahl: _ _	☐ Sonstiges:

Abb. 14.1 **Beispiel eines CRFs: Erstentwurf versus Endversion.** Erläuterungen siehe Text

Weitere Mängel betreffen die Berechnung des BMI, die unnötige Fehlerquellen birgt, da dies effizienter und fehlerfreier durch die Statistiksoftware erfolgen kann. Außerdem fehlen Eingabemöglichkeiten für das Pseudonym der Teilnehmenden in der Kopfzeile.

Rechts ist die überarbeitete Endversion des CRF zu sehen, die deutlich verbessert wurde. Die Fragen zum Familienstand wurden präzisiert und die allgemeinen Empfehlungen zur Gestaltung von CRFs weitgehend umgesetzt, sodass eine übersichtlichere und datenschutzkonforme Erhebung möglich ist.

Beispiel 2: Screening auf Studieneignung

Die Abfrage der Studieneignung kann entweder am Anfang des CRFs integriert oder in einem separaten Dokument erfasst werden. Diese Dokumentation ist für die Darstellung des Teilnehmendenflusses (siehe Abschn. 14.3.3.2) essenziell, da sie nachvollziehbar macht, wie viele Studieninteressierte auf ihre Eignung geprüft wurden und wie viele aufgrund von Ausschlusskriterien nicht teilnehmen konnten. Dabei werden auch die Ausschlussgründe transparent dokumentiert.

Das Beispiel in Abb. 14.2 stammt aus der PEET-Studie (Gabriel et al. 2024) und zeigt eine übersichtliche Auflistung der Eignungskriterien, die in anderen Studien allerdings deutlich umfangreicher ausfallen kann. Grundsätzlich gilt, dass alle Einschlusskriterien erfüllt sein müssen und kein Ausschlusskriterium zutreffen darf.

Da die Eignungsprüfung vor dem Einschluss stattfindet, sind die Teilnehmenden zu diesem Zeitpunkt noch nicht pseudonymisiert. Ausnahmen sind Studien, bei denen z. B. das Ergebnis einer tagesaktuellen Blutuntersuchung für den Einschluss erforderlich ist und dafür eine separate Screening-Visite im Rahmen der Studie stattfinden muss. In diesen Fällen muss die Einwilligung vor Abschluss der Eignungsprüfung erfolgen und es werden häufig zwei Pseudonyme

Screening auf Studieneignung

Screening-ID: S _ _ _   Datum (TT/MM/JJJJ): _ _ / _ _ / _ _ _ _

	Trifft zu	Trifft nicht zu
Einschlusskriterien für die Studienteilnahme: *(ankreuzen, alle 3 Kriterien müssen zutreffen)*		
Diätassistent*in, Bachelor of Science Diätetik, Oecotrophologe*in oder Ernährungswissenschaftler*in mit mindestens 2 Jahren Berufserfahrung	☐	☐
In den letzten 2 Jahren mindestens halbtags im ambulanten Bereich oder in der Rehabilitation in der Ernährungstherapie tätig	☐	☐
Mindestens 1x pro Quartal Betreuung von Menschen unter PEET	☐	☐
Ausschlusskriterien für die Studienteilnahme: *(ankreuzen, sobald ein Kriterium zutrifft, ist keine Studienteilnahme möglich)*		
Fokus auf Durchführung von PEET-Erstschulungen	☐	☐
Zusätzlich Approbation zum*r Arzt/Ärztin	☐	☐
Studieneignung	☐	☐

Abb. 14.2 Aufbau eines CRF(teils)s zum Screening auf Studieneignung. PEET: Pankreasenzymersatztherapie

vergeben (ein Screening-Code und ein Code für die tatsächlich eingeschlossenen Teilnehmenden). Im vorliegenden Beispiel wurde für das Screening ein separates Dokument erstellt, in das auch die Kontaktdaten der Teilnehmenden eingetragen werden können. Die fortlaufende Nummerierung, die mit S001 beginnt, ist hier also noch keine Pseudonymisierung, sondern lediglich ein Hilfsmittel, um einen besseren Überblick über die Anzahl, die zeitliche Abfolge der Screening-Interviews und die Kontaktdaten der Studieninteressierten zu erhalten, was unmittelbar für die Kontaktaufnahme zur Zusendung von Studieninformationen und für das Visitenmanagement (siehe Abschn. 14.2.1 und 14.2.2) sowie später für die Erstellung des Teilnehmendenflusses hilfreich ist. Es versteht sich von selbst, dass in diesem Fall die Dokumente – ebenso wie die spätere Zuordnungsliste – besonders geschützt werden müssen, da sie unverschlüsselte personenbezogene Daten enthalten. ◄

Aber nun zurück zu den CRFs. Zusammenfassend ist es sehr wichtig, dass auf jeder Seite des CRFs das Pseudonym des Teilnehmenden und die Seitenzahl erscheinen, damit die Blätter eindeutig zugeordnet werden können, auch wenn sie durcheinander geraten. Ebenso ist die Verwendung von Checkboxen anstelle von eingekreisten Antworten unerlässlich, da letztere nach den GCP-Richtlinien nicht zulässig sind und zu Missverständnissen führen können.

In professionellen Studien werden die CRFs nach jeder Visite von der Studienleitung oder dem Prüfarzt bzw. der Prüfärztin geprüft und unterschrieben. Bei studentischen Projekten im Rahmen der regulären Lehre und bei Abschlussarbeiten sowie bei Projekten, die von in der Praxis tätigen Ernährungsfachkräften initiiert werden, entfällt dieser Schritt jedoch häufig, ebenso wie Monitoring-Visiten durch externe Fachkräfte.

Zur Qualitätssicherung sollte das CRF iterativ entwickelt und vor dem Einsatz in einem Investigator-Training mit simulierten Visiten getestet werden (siehe Abschn. 14.1.6). So können Missverständnisse und unpraktische Frageformulierungen frühzeitig erkannt und korrigiert werden.

Das CRF muss spätestens vor der Rekrutierung des ersten Teilnehmenden fertiggestellt sein, um konsistente Daten zu gewährleisten.

▶ **Vorlagen für CRFs** Für Dozierende:
Die Anforderungen an die CRFs in studentischen Studien überschneiden sich häufig. Daher ist es sinnvoll, an Ihrer Institution Standard-CRFs zu entwickeln, die als Vorlage für zukünftige Arbeiten dienen können. Denken Sie daran, dass die Entwicklung eines CRF ein fortlaufender Prozess ist. Durch Überarbeitungen und Anpassungen werden die Vorlagen im Laufe der Zeit immer besser und praxisorientierter.

Für Studierende:
Im Internet finden Sie unter Begriffen wie „CRF", „Vorlagen" oder „Templates" hilfreiche Beispiele, die Ihnen den Einstieg erleichtern können. Da sich die Anforderungen an CRFs ständig weiterentwickeln, sollten Sie nach möglichst aktuellen Vorlagen suchen. Insbesondere für Themen wie Demografie, Anamnese oder körperliche Untersuchungen können passende Beispiele helfen, ein CRF zu erstellen, das gut zu Ihrer Studie passt.

Bei professionellen Humanstudien gibt es für das Ausfüllen des CRFs einen „CRF Completion Guide", d. h. zusätzlich zum CRF eine Anleitung, die Schritt-für-Schritt-Anweisungen zum Ausfüllen enthält. Bei studentischen Projekten und Abschlussarbeiten auf Bachelor- und Masterniveau ist dies in der Regel nicht notwendig.

14.1.1.1 Kodieren von kategorialen Variablen

Die kategorialen Variablen müssen spätestens bei der Eingabe in die Statistiksoftware zur Auswertung kodiert werden, da viele Statistiktools numerisch kodierte Daten erwarten. Obwohl die Kodierung theoretisch auch erst bei der Dateneingabe erfolgen könnte, ist es sinnvoller, sie bereits in das CRF zu integrieren.

Die Integration der Kodierung direkt in das CRF stellt sicher, dass alle Mitglieder des operativen Studienteams dieselbe Kodierung verwenden und verstehen. Dies minimiert Interpretationsspielräume, reduziert Kodierfehler und gewährleistet Konsistenz, Effizienz und Genauigkeit bei der späteren Dateneingabe. Dies ist besonders hilfreich, wenn mehrere Personen, z. B. Studierende, an der Dateneingabe beteiligt sind.

Durch die vorgegebene Kodierung im CRF wird die Erstellung zusätzlicher Kodieranleitungen vermieden, was den Prozess weiter vereinfacht.

▶ **Was ist bei der Kodierung zu beachten?**
- Die Kodierung der Antwortkategorien für dichotome nominale Variablen sollte für alle Merkmale gleich und intuitiv sein (z. B. immer 0 = nein, immer 1 = ja).
- Für ordinale Variablen (mit natürlicher Rangordnung) kann eine numerische Kodierung verwendet werden, die die Rangordnung widerspiegelt. Dabei ist darauf zu achten, dass die Abstände zwischen den Kategorien sinnvoll interpretiert werden können. (z. B. Ernährungszustand: 0 = gut ernährt, 1 = mäßig unterernährt, 2 = stark unterernährt).
- Die Kodierung sollte immer mit diskreten Zahlen in aufsteigender Reihenfolge erfolgen. Unnötig komplexe Kodierungen können die Analyse und Kommunikation der Ergebnisse erschweren.
- Viele Statistikprogramme (z. B. SPSS, Stata) ermöglichen es, den Kodierungen Labels hinzuzufügen. Dadurch bleibt die Analyse im Statistikprogramm numerisch effizient und die Ausgabe lesbar.

14.1.2 Studienregistrierung

Der Zugang zu wissenschaftlichen Erkenntnissen und Daten ist eine wesentliche Grundlage für Forschung, Entwicklung und Innovation. In der Wissenschaft wird zunehmend eine hohe Transparenz der durchgeführten Forschung durch Registrierung von Studien vor Einschluss des ersten Teilnehmenden gefordert. Damit soll auch wissenschaftlichem Fehlverhalten vorgebeugt werden.

Was bedeutet dies aber konkret für Studien im Bereich der evidenzbasierten Diätetik (EBD), insbesondere für Humanstudien im Rahmen der studentischen Lehre sowie für Abschlussarbeiten auf Bachelor- und Masterniveau oder bei der Durchführung von Studien in der diätetischen oder ernährungsmedizinischen Praxis?

▶ **Wann müssen Humanstudien in der EBD registriert werden?**
1) **Registrierungspflicht für randomisierte kontrollierte Studien (RCTs):** Alle RCTs müssen registriert werden, auch wenn sie nur Teil einer studentischen Arbeit im Rahmen des regulären Curriculums sind.
2) **Registrierung von nicht-randomisierten kontrollierten Interventionsstudien (NRCTs):** Auch für NRCTs ist eine Registrierung ratsam, da nationale Fachzeitschriften zukünftig eine Registrierung als Voraussetzung für eine Publikation verlangen könnten.
3) **Humanstudien mit erkrankten Personen:** Studien mit erkrankten Personengruppen sollten unabhängig vom Studiendesign registriert werden, da diese Art der Forschung gemäß der Deklaration von Helsinki (2024) als medizinische Forschung gilt.

4) **Internationale Publikationsabsicht:** Eine Registrierung wird insbesondere dann empfohlen, wenn die Ergebnisse – wenn auch nur eventuell und mit geringer Wahrscheinlichkeit – international publiziert werden sollen. Dies kann in Ausnahmefällen auch bei studentischen Projekten oder Bachelorarbeiten der Fall sein.

Die frühzeitige Registrierung von Studien stärkt nicht nur die wissenschaftliche Integrität, sondern trägt auch dazu bei, die Ergebnisse breiter zugänglich zu machen und hohe wissenschaftliche Standards einzuhalten.

Die aktualisierte Deklaration von Helsinki (World Medical Association 2024) fordert unter Punkt 35, dass medizinische Forschung mit menschlichen Studienteilnehmenden vor der Rekrutierung der ersten Person in einer öffentlich zugänglichen Datenbank registriert wird. Dies unabhängig vom Studiendesign. Auch die Grundsätze des Bundesministeriums für Bildung und Forschung (BMBF) zur Studienregistrierung und -publikation (BMBF 2023) fordern, dass alle vom BMBF geförderten kontrollierten Studien in einem WHO-kompatiblen Primärregister wie dem Deutschen Register Klinischer Studien (DRKS) oder dem Clinical Trials Information System (CTIS) registriert werden. Darüber hinaus akzeptieren viele Fachzeitschriften, die Mitglied im International Committee of Medical Journal Editors (ICMJE) sind, nur Manuskripte von Studien, die vor Studienbeginn registriert wurden.

Die Registrierung von Studien gilt daher als wichtiges Qualitätsmerkmal. Sie minimiert das Risiko einer selektiven Berichterstattung und reduziert den sogenannten *Publication Bias*. Darunter versteht man die systematische Verzerrung, die entsteht, wenn die Wahrscheinlichkeit, dass Studienergebnisse veröffentlicht werden, von der Art oder Richtung dieser Ergebnisse abhängt. Insbesondere betrifft dies meist die Bevorzugung positiver, statistisch signifikanter oder „interessanter" Ergebnisse gegenüber negativen oder nicht signifikanten Ergebnissen. Die Studienregistrierung verdeutlicht somit die ethische Forderung, Ergebnisse unabhängig vom Ausgang der Studie zu veröffentlichen. Darüber hinaus schafft sie Transparenz, indem die ursprünglich geplanten Ziele und Methoden für die Fachwelt und die Öffentlichkeit nachvollziehbar dokumentiert werden. So wird der im Studienprotokoll a priori festgelegte primäre Endpunkt transparent. Im Studienregister sollten auch alle sekundären Endpunkte erfasst werden, nicht nur eine Auswahl. Das erspart unter Umständen Probleme bei der Publikation. Denn streng genommen ist alles, was nicht angegeben wird, auch nicht untersucht worden. Damit werden der Möglichkeit einer „ergebnisfreundlichen" Nachjustierung der Studienziele klare Grenzen gesetzt.

Die Registrierung hat aber auch praktische Vorteile für die Forschenden. Sie erhöht die Sichtbarkeit von Studien, erleichtert deren Auffindbarkeit und kann potenzielle Studienteilnehmende oder Kooperationspartner anziehen. Gleichzeitig trägt sie dazu bei, Doppelspurigkeiten zu vermeiden, da sich Forschende über ähnliche, bereits registrierte Studien informieren können und so unnötige Wiederholungen von Studien vermieden werden. Selbstverständlich kann die elektronische Stich-

14.1 Vorbereitung der Datenerhebung

wortsuche auch unabhängig von der eigenen Studie genutzt werden, um sich über laufende Studien zu informieren und einen Überblick über aktuelle Forschungsprojekte zu erhalten.

Die Nicht-Registrierung von Studien kann schwerwiegende Folgen haben: Sie kann dazu führen, dass renommierte Fachzeitschriften oder Konferenzen die Studie nicht annehmen. Darüber hinaus kann eine fehlende Registrierung die Glaubwürdigkeit der Ergebnisse beeinträchtigen und ethische Fragen aufwerfen, da Transparenz und Reproduzierbarkeit nicht gewährleistet sind.

In Deutschland erfolgt die Registrierung von Studien inzwischen fast ausschließlich über das Deutsche Register Klinischer Studien (DRKS, drks.de). Dieses Register hat das früher häufig genutzte amerikanische Register clinicaltrials.gov der United States National Library of Medicine (NLM) weitgehend abgelöst, da letzteres nur noch in Ausnahmefällen deutsche Studien akzeptiert. Das DRKS wird vom Deutschen Zentrum für Gesundheitsforschung (DZGF) betrieben und ist ein von der WHO anerkanntes Primärregister. Die Registrierung im DRKS ist kostenfrei, was den Zugang für Forschende erleichtert.

▶ **Die Registrierung von Humanstudien im Deutschen Register Klinischer Studien (DRKS) Zugang und Anmeldung:**
Die Studienregistrierung erfolgt über das Online-Portal des DRKS (drks.de). Für die Registrierung ist die Einrichtung eines kostenlosen DRKS-Accounts erforderlich. Auf der Website wird man Schritt für Schritt durch die Account-Anmeldung geleitet.

Erforderliche Angaben in der Studienregistrierung:
Im Rahmen der Registrierung sind u. a. folgende Angaben zur Studie in deutscher und englischer Sprache zu hinterlegen:

- Titel und Ziel der Studie
- Methodik (z. B. Studiendesign, Beschreibung der Intervention)
- Eignungskriterien
- Primärer Endpunkt
- Alle sekundären Endpunkte
- Studienleitung, Studienstandorte und Sponsor

Diese Informationen sind nach Registrierung für jeden Internetnutzenden öffentlich zugänglich.

Pflichten nach der Registrierung:
Die Studieninformationen müssen regelmäßig aktualisiert werden, insbesondere wenn sich der Status der Studie ändert (z. B. Beginn der Rekrutierung, Abschluss der Studie).

Einbindung in internationale Register:
Im DRKS registrierte Studien werden automatisch in das internationale WHO-Register International Clinical Trials Registry Platform (ICTRP) (http://www.who.int/ictrp/en/) integriert und sind damit weltweit sichtbar.

14.1.3 Vorbereitung des Randomisierungsprozesses (nur RCTs)

Der Randomisierungsprozess, einschließlich der Generierung der Randomisierungssequenzen, der Geheimhaltung der Zuteilung und der Durchführung bis zur endgültigen Zuteilung, wurde bereits im Studienprotokoll beschrieben (siehe Abschn. 12.1.9.3). Die bloße Dokumentation reicht jedoch nicht aus – die Randomisierung muss entsprechend dem Studienprotokoll und den Anforderungen der guten klinischen Praxis (GCP) durchgeführt werden. Eine sorgfältig vorbereitete Randomisierung stärkt die interne Validität der Studie und erhöht die Glaubwürdigkeit der Ergebnisse.

Nun geht es an die praktische Umsetzung: Im Rahmen der Studienvorbereitung werden alle Beteiligten kontaktiert, die Abläufe nochmals besprochen und mögliche Unklarheiten oder Herausforderungen identifiziert und geklärt. Der GCP-gerechten Durchführung kommt dabei höchste Bedeutung zu. Jedes Mitglied des Studienteams muss genau wissen, welche Aufgaben es wann zu erledigen hat und warum die Randomisierung für die Studie entscheidend ist.

▶ **Vorbereitung der praktischen Umsetzung des Randomisierungsverfahrens**
1. Dokumentation und Nachvollziehbarkeit: Alle Prozesse sollten lückenlos dokumentiert und auf Machbarkeit geprüft werden.
2. Sicherstellung des rechtzeitigen Erhalts der Zuteilungsinformationen:
   - Die Zuteilung darf erst nach Einschluss der*des Teilnehmenden erfolgen.
   - Erfolgt die Zuteilung z. B. über verschlossene Umschläge, müssen diese griffbereit sein.
   - Erfolgt die Information über die Zuteilung an das operative Studienteam z. B. über eine randomisierungsbeauftragte Person, muss ihre Erreichbarkeit sichergestellt sein, um Verzögerungen zu vermeiden.
   - Randomisierungslisten sind vor unbefugtem Zugriff zu schützen und dürfen dem operativen Studienteam nicht zugänglich sein.

Genaue Planung und klare Kommunikation sind entscheidend, um einen reibungslosen Studienablauf zu gewährleisten und sicherzustellen, dass die Randomisierung wie geplant durchgeführt wird.

14.1.4 Organisatorische Vorbereitung der Datenerhebung

Die erfolgreiche Durchführung der Datenerhebung setzt eine sorgfältige logistische und organisatorische Vorbereitung voraus. Dazu gehören die Klärung von Schnittstellen, die Sicherstellung von Erreichbarkeit und Räumlichkeiten sowie die rechtzeitige Information aller Beteiligten über den Studienbeginn und dessen Rahmenbedingungen. Durch eine frühzeitige Planung können mögliche Herausforderungen bereits im Vorfeld erkannt und gelöst werden. Konkret bedeutet dies, dass klare Absprachen getroffen werden müssen: Wer übernimmt welche Aufgaben in welchem Zeitraum?

14.1 Vorbereitung der Datenerhebung

▶ **Verantwortlichkeiten und Zuständigkeiten** Die Organisation der Datenerhebung liegt in erster Linie in der Verantwortung des operativen Studienteams. In unserem Fall sind dies Studierende oder in der Praxis tätige Ernährungsfachkräfte, die von der Studienleitung unterstützt werden.

Drei zentrale Säulen einer erfolgreichen Studienorganisation sind:
- Termine und Vereinbarungen einhalten.
- Die Verantwortlichkeiten im Studienteam belassen: Personen, die nicht zum Kernstudienteam gehören, Kooperationspartner oder Studienteilnehmende sollten nicht für kritische Prozesse verantwortlich gemacht werden.
- Gute und verbindliche Kommunikation: Sowohl innerhalb des Studienteams als auch mit den Studienteilnehmenden und allen kooperierenden Personen und Institutionen.

Studentische Projekte unterliegen oft einem engen Zeitrahmen und erfordern daher ein hohes Maß an Organisation und Flexibilität. Auf Probleme muss schnell reagiert und lösungsorientiert gehandelt werden. Dabei ist es wichtig, die Verantwortung für zentrale Prozesse nicht an externe Personen und Institutionen oder die Studienteilnehmenden zu delegieren. Kooperierende Personen und Institutionen handeln aus Goodwill und haben in der Regel weder die gleiche Dringlichkeit noch die gleiche Verantwortung für den Erfolg der Studie. Einzelne Aufgaben können delegiert werden, die Gesamtverantwortung bleibt jedoch beim operativen Studienteam.

> **Unterstützung durch Personen, die nicht zum Kernstudienteam gehören**
>
> Ein häufiges Szenario ist die Rekrutierung von Patient*innen in Krankenhäusern. Obwohl Ärzt*innen oder Pflegepersonal diese Aufgabe übernehmen können, ist eine enge Unterstützung durch das Studienteam notwendig. Dies kann durch regelmäßige Rückfragen, die Organisation von Informationsveranstaltungen und die aktive Präsenz vor Ort gewährleistet werden.
>
> Wenn auf einer Station Patient*innen rekrutiert werden sollen, sollte nicht nur eine verantwortliche Person, sondern das gesamte Team der Station einschließlich der Pflegekräfte informiert werden. Informationsveranstaltungen und tägliche Präsenz in der Anfangsphase helfen, den Prozess zu etablieren. Zudem kann es sinnvoll sein, direkten Zugang zu den Aufnahmeinformationen von Patient*innen zu erhalten, um die Abläufe proaktiver gestalten zu können.
>
> **Blutentnahme als kritischer Prozess:**
> Ein weiteres Beispiel sind studienspezifische Blutentnahmen. Werden diese zentral in einem Krankenhaus durchgeführt, ist es ratsam, die Teilnehmenden zu begleiten und die Proben persönlich in Empfang zu nehmen. Dies reduziert das Risiko von Fehlern, wie falsch beschriftete oder verlorengegangene Proben, und ermöglicht die Klärung von Unklarheiten vor Ort. ◀

Es ist wichtig zu verstehen, dass externe Personen und Institutionen die Studie freiwillig und ohne Verpflichtung unterstützen. Das bedeutet, dass sie nicht für Probleme verantwortlich gemacht werden können. Es ist Aufgabe des Studienteams, diese frühzeitig zu erkennen, proaktiv zu reagieren und Alternativen zu entwickeln. Externe können allenfalls die Ursache dafür sein, dass etwas im Studienablauf nicht funktioniert, die Lösungsfindung liegt jedoch in der Verantwortung des Studienteam.

Gute Kommunikation ist entscheidend – sowohl innerhalb des Teams (siehe auch Abschn. 10.6.4) als auch mit externen Partnern und Studienteilnehmenden. Sie sollte verbindlich, zeitnah und klar strukturiert sein, um die Belastung aller Beteiligten so gering wie möglich zu halten. Verlässliche Kommunikation stärkt die Zusammenarbeit und erhöht die Bereitschaft anderer, zuverlässig mitzuarbeiten.

Eine fundierte organisatorische Planung vor Beginn der Datenerhebung ist daher unerlässlich, um Effizienz, Regelkonformität und Erfolg der Studie zu gewährleisten. Sie umfasst alle administrativen, logistischen und operativen Maßnahmen, die notwendig sind, um die Studienziele im vorgegebenen Zeitrahmen zu erreichen. Dies geschieht selbstverständlich unter Einhaltung aller ethischen, rechtlichen und wissenschaftlichen Standards.

Durch eine vorausschauende Organisation und eine klar definierte Verantwortungsstruktur stellt das Studienteam sicher, dass die Datenerhebung reibungslos abläuft und die gewünschten Ergebnisse erzielt werden.

14.1.5 Vorbereitung der Rekrutierung

Die Prinzipien der Datenerhebungsvorbereitung gelten ebenso für die Rekrutierungsstrategie. Die Wartezeit auf das Ethikvotum lässt sich effektiv für die Vorbereitung nutzen, um einen reibungslosen Start zu gewährleisten. Mit dem positiven EK-Votum kann die Rekrutierung sofort beginnen.

Das Studienprotokoll legt die geplanten Rekrutierungsmaßnahmen fest, die nun organisiert und umgesetzt werden. Dabei wird deutlich, ob die frühzeitig entwickelten Strategien praktikabel sind oder Anpassungen benötigen.

▶ **Vorbereitung des Rekrutierungsstarts**
   1. **Überprüfung der Rekrutierungskanäle:**

   Alle geplanten Rekrutierungswege sollten im Vorfeld nochmals überprüft werden. Dazu gehört auch die Abstimmung mit den am Rekrutierungsprozess beteiligten Kooperationspartnern.

   2. **Aufrufe und Veröffentlichungen planen:**

   Erfolgt die Rekrutierung über Newsletter, Zeitschriften oder andere Publikationen von Kooperationspartnern, ist eine frühzeitige Organisation unerlässlich. Der Studienaufruf muss rechtzeitig bereitgestellt und die jeweiligen Redaktionsschlüsse beachtet werden.

3. **Technische Umsetzung elektronischer Befragungen:**

Bei elektronischen Befragungen, z. B. über LimeSurvey, kann bereits während der Wartezeit auf das Ethikvotum mit der technischen Umsetzung begonnen werden. Diese umfasst das Design und Testen des Fragebogens sowie die Sicherstellung der Benutzerfreundlichkeit und Datensicherheit.

Zusätzliche Rekrutierungsansätze, die mit den Angaben im Studienprotokoll weitgehend übereinstimmen, können genutzt werden, müssen jedoch transparent dokumentiert werden, um Regelkonformität sicherzustellen.

14.1.5.1 Gestaltung eines erfolgreichen Studienaufrufs

Ein Studienaufruf kann z. B. als Aushang, Flyer, E-Mail, Brief, Zeitungsanzeige, in elektronischen Newslettern, auf einer Website oder als Beitrag in sozialen Medien erfolgen.

Langjährige Erfahrungen aus der Praxis zeigen, dass Aushänge und Flyer oft wenig Resonanz erzeugen und als alleinige Rekrutierungsstrategie nicht ausreichen. Als begleitende Maßnahme können sie jedoch verwendet werden. Effektiver sind gezielte E-Mails über Verteiler, die die gewünschte Zielgruppe direkt ansprechen (z. B. E-Mail-Verteiler, die Hochschulen, Verbände, Vereine oder Selbsthilfegruppen verwalten). Auch die Nutzung von Social Media gewinnt zunehmend an Bedeutung.

Der Inhalt von Studienaufrufen sollte informativ, präzise, attraktiv und auf die Zielgruppe abgestimmt sein. Die folgenden Tipps helfen, effektive und ethisch einwandfreie Studienaufrufe zu erstellen:

▶ **Tipps für einen erfolgreichen Studienaufruf**
1. **Klare Zielgruppenansprache:**
   - Definieren Sie genau, wer angesprochen werden soll (z. B. gesunde Freiwillige, Menschen mit bestimmten Krankheiten, bestimmte Altersgruppen).
   - Verwenden Sie eine einfache und verständliche Sprache, die der Zielgruppe entspricht, und vermeiden Sie Fachjargon.
   - Eine prägnante Überschrift weckt Interesse, z. B. „Teilnehmende für Ernährungsstudie gesucht".
   - Verwenden Sie einen Call to Action (CTA): „Jetzt anmelden!" oder „Kontaktieren Sie uns für weitere Informationen".
2. **Seriöser Inhalt und Design:**
   - Der Aufruf muss ethisch korrekt sein: keine falschen Versprechungen oder unangemessenen Anreize. Die Freiwilligkeit der Teilnahme sollte deutlich gemacht werden.
   - Informieren Sie über den Umgang mit persönlichen Daten (z. B. Anonymität, Datenschutz).

- Nennen Sie die Forschungseinrichtung und fügen Sie Logos oder Links zu offiziellen Webseiten ein.
- Geben Sie an, wer für die Studie verantwortlich ist (z. B. Name und Institution der Studienleitung).

3. **Ansprechende Visualisierung:**
   - Strukturieren Sie den Aufruf klar mit Überschriften, Aufzählungspunkten und kurzen Absätzen.
   - Verwenden Sie aussagekräftige und ansprechende Bilder, Grafiken oder Symbole, die Aufmerksamkeit erregen, ohne reißerisch zu sein.

4. **Schlüsselinformationen über die Studie:**
   - Ziel der Studie: Erklären Sie, warum die Studie durchgeführt wird und welchen Beitrag die Teilnehmenden leisten können (z. B. „Verbesserung der Ernährungsberatung").
   - Ablauf der Studie: Beschreiben Sie, was die Teilnehmenden erwartet (z. B. Zeitaufwand, Dauer, Ort der Besuche, Art der Datenerhebung).
   - Nutzen: Zeigen Sie mögliche Vorteile auf, z. B. Feedback zum eigenen Ernährungsverhalten.

5. **Eignungskriterien:**
   - Nennen Sie die wichtigsten Eignungskriterien (z. B. Alter, Geschlecht, Gesundheitszustand).
   - Schließen Sie Personen, die nicht teilnehmen können, explizit aus, um unnötige Nachfragen zu vermeiden.

6. **Kontaktmöglichkeiten:**
   - Stellen Sie sicher, dass Interessierte leicht Kontakt aufnehmen können.
   - Nennen Sie eine konkrete Ansprechperson/-stelle (Name, Funktion) und deren Erreichbarkeit.
   - Bieten Sie verschiedene Optionen an (Telefonnummer, E-Mail, Online-Formular).

7. **Plattform- und kanalspezifische Anpassung:**
   - Passen Sie die Tonalität und Gestaltung an den jeweiligen Verbreitungskanal an (z. B. Flyer, Website, Social Media).
   - Für Social-Media-Posts eignen sich kurze, aufmerksamkeitsstarke Botschaften mit einem Link zu weiteren Details.
   - Flexibilität durch QR-Codes: QR-Codes können den Zugang zu Online-Ressourcen erleichtern und den Platzbedarf für detaillierte Informationen in Printmedien reduzieren.

Ein gut gestalteter Studienaufruf informiert potenzielle Teilnehmende transparent über die wichtigsten Aspekte der Studie und motiviert sie zur Teilnahme. Die Beachtung dieser Tipps erhöht die Wahrscheinlichkeit, geeignete Teilnehmende zu gewinnen. Ein weiterer Tipp bezieht sich auf formatspezifische Anpassungen.

14.1 Vorbereitung der Datenerhebung

▶ **Tipps für kanalspezifische Anpassungen E-Mail-Verteiler**

- Der Studienaufruf kann als Anhang versendet oder klar strukturiert direkt in das Anschreiben integriert werden.
- Halten Sie die E-Mail prägnant und heben Sie den Call-to-Action (z. B. „Jetzt teilnehmen!") deutlich hervor.

Webseiten und Printmedien

- Nutzen Sie zusätzliche Elemente wie QR-Codes, die direkt zur Anmeldeseite oder zu weiterführenden Informationen führen.
- Achten Sie auf eine übersichtliche Gestaltung mit klaren Abschnitten für Zielgruppe, Teilnahmevoraussetzungen und Kontaktmöglichkeiten.

Social Media

- Verwenden Sie verkürzte, aufmerksamkeitsstarke Texte mit visuell ansprechenden Elementen, wie Bildern oder Infografiken. Verlinken Sie auf weitere Informationen auf eine Webseite, wenn möglich.

Flyer und Aushänge

- Verwenden Sie ansprechende, aber seriöse visuelle Elemente.
- Halten Sie die Inhalte kurz und konzentrieren Sie sich auf die wichtigsten Informationen, ergänzt durch Kontaktmöglichkeiten oder QR-Codes.

Im Folgenden finden Sie Beispiele für die Visualisierung und kompakte Darstellung von Studienaufrufen.

Beispiel 1: Formatierte Studienaufrufe

Abb. 14.3 zeigt zwei Beispiele für Studienaufrufe, deren Inhalte flexibel für verschiedene Formate angepasst und verwendet werden können, darunter E-Mail-Anhänge, Flyer und Aushänge, Webseiten und Social-Media-Beiträge sowie die Veröffentlichung in Printmedien.

Beispiel 2: Kurzform eines Studienaufrufes

„Teilnehmende für eine Studie zu [Thema] gesucht!"
Sind Sie [z. B. „eine Ernährungsfachkraft", „von einer bestimmten Erkrankung betroffen"] und [z. B. „zwischen 18 und 65 Jahre alt", „seit mindestens zwei Jahren berufstätig"]?
Wir suchen freiwillige Teilnehmende für eine wissenschaftliche Studie, die [kurze Beschreibung des Ziels der Studie, z. B. „die Auswirkungen von Ernährungsgewohnheiten auf die Gesundheit untersucht"].

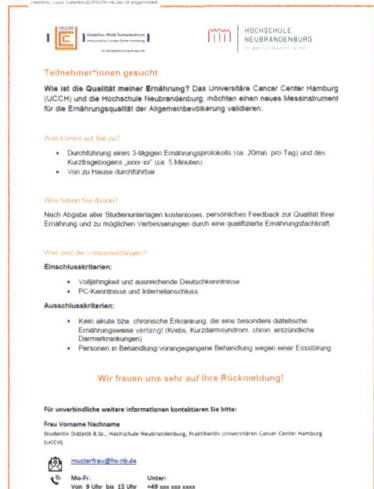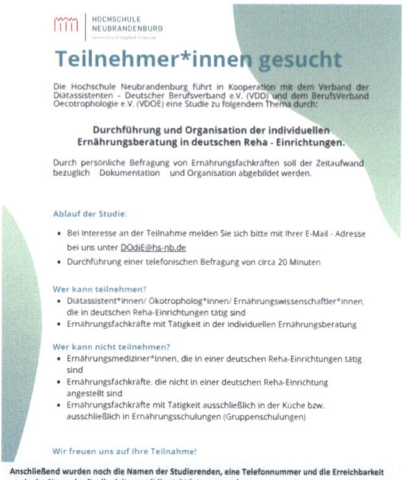

Abb. 14.3 Beispiele für Studienaufrufe: Links Studienaufruf im Rahmen einer Bachelorarbeit mit Nennung des Kooperationspartners, rechts Studienaufruf zum Studierendenprojekt „DOdiE" (Gabriel et al. 2024)

Das erwartet Sie:

- Eine kostenlose Einschätzung Ihres [z. B. „Ernährungsverhaltens"]
- Ein Zeitaufwand von ca. [xx Minuten/Stunden]

Teilnahmevoraussetzungen:

- Mindestalter: 18 Jahre
- [1–2 weitere relevante Kriterien, z. B. „keine akuten Erkrankungen", „regelmäßige Berufstätigkeit"]

Haben Sie Interesse? Kontaktieren Sie uns: 📞 [Telefonnummer] | ✉ [E-Mail-Adresse]

Optional: **Scannen Sie den QR-Code**, um weitere Informationen zu erhalten oder sich direkt anzumelden! ◄

▶ Stellen Sie bei Beginn der Rekrutierung sicher, dass Sie zu den angegebenen Zeiten für Studieninteressierte erreichbar sind.

14.1.6 Investigator-Training – Grundlagen und Praxis

Investigator-Training bezeichnet ein Schulungsprogramm, das im Rahmen größerer klinischer Studien für die Studienleitung (Principal Investigator) und andere Mitglieder des Studienteams durchgeführt wird. Ziel ist es, sicherzustellen, dass

14.2 Datenerhebung

alle Beteiligten die Studienprotokolle, regulatorischen Anforderungen, ethischen Richtlinien und Sicherheitsanforderungen vollständig verstehen und korrekt anwenden, um die Qualität und Integrität der Studie und die Einhaltung der GCP zu gewährleisten.

In kleineren Studien, wie sie z. B. im Rahmen der hochschulischen Pflichtlehre und Abschlussarbeiten durchgeführt werden, wurden die meisten Aspekte des Investigator-Trainings während der Studienplanung und -vorbereitung bereits intensiv behandelt. Die Praxisphase mit Übungen und Rollenspielen bleibt jedoch ein besonders wertvoller Bestandteil, der aus den klassischen Investigator-Trainings übernommen werden sollte.

▶ **Praxisnahe Probedurchläufe** Sobald das CRF fertiggestellt und von der Studienleitung freigegeben wurde, sollte der Ablauf wichtiger Prozesse gemeinsam erprobt werden. Dazu gehören z.B:

- Screening auf Studieneignung
- Erste Studienvisite
- Befragungen von Teilnehmenden

Bei diesen Probedurchläufen kann die Studienleitung oder ein Teammitglied die Rolle des Studienteilnehmenden übernehmen. So können der Ablauf und die Datendokumentation unter realitätsnahen Bedingungen getestet werden. Dabei kann die Studienleitung Hinweise geben, um das GCP-konforme Vorgehen weiter zu optimieren und die Kommunikation und den Prozessablauf zu verbessern. Häufig werden bei diesen Tests noch kleinere Schwachstellen im CRF aufgedeckt, die vor Beginn der Datenerhebung behoben werden können.

Abgleich von körperlichen Untersuchungen
Sind in der Studie körperliche Untersuchungen vorgesehen, die im Rahmen der Humanstudie von mehreren Mitgliedern des Studienteams durchgeführt werden, bietet das Investigator-Training die Möglichkeit, Messmethoden und Abläufe zwischen den Durchführenden zu harmonisieren. So wird sichergestellt, dass z. B. die Messung des Taillenumfangs bei allen Durchführenden standardisiert nach den gleichen Kriterien erfolgt und zu vergleichbaren Ergebnissen führt.

Durch diesen praxisorientierten Ansatz verbessert das Investigator-Training die Qualität der Datenerhebung und reduziert Unsicherheiten in der Teilnehmendenkommunikation, der Datendokumentation und der Durchführung körperlicher Untersuchungen.

14.2 Datenerhebung

Die Datenerhebung entspricht dem Zeitraum zwischen dem Einschluss des ersten Teilnehmenden und dem Abschluss der letzten Studienvisite, des letzten Interviews oder dem Abschlusstag einer Online-Befragung.

14.2.1 Studienvisiten und Interviews: Blockrekrutierung und Kommunikation

Wenn Studienvisiten oder Interviews geplant sind, empfiehlt es sich, das Verfahren der Blockrekrutierung anzuwenden. Dabei wird die Rekrutierungsphase der eigentlichen Datenerhebung vorgeschaltet. Interessierte Personen werden zunächst auf ihre Eignung geprüft und ihre Termine für die Studienvisite oder das Interview innerhalb eines festgelegten Zeitraums der Erhebungsphase geplant.

Durch die Blockrekrutierung können mehrere Präsenzvisiten nahtlos an einem Tag oder innerhalb eines festgelegten Zeitraums durchgeführt werden. Dies ermöglicht eine zeit- und ressourceneffiziente Studienorganisation. Zur Unterstützung der Terminplanung ist ein strukturierter Visitenkalender, z. B. in Excel, besonders hilfreich.

▶ **Kommunikation mit den Studienteilnehmenden** Zwischen der Terminvereinbarung und dem tatsächlichen Visitentermin oder Online-Interview liegen oft Tage und Wochen. Daher sollten ca. zwei Tage vor dem geplanten Termin Erinnerungs-Mails verschickt werden. Diese sollten enthalten:

- Genaue Angaben zum Termin: Datum, Uhrzeit und Ort
- Standardisierte Anweisungen: Zum Beispiel: „Bitte 8 Stunden vor dem Termin nichts mehr essen."
- Was zum Termin mitgebracht werden soll (z. B. Liste der Arzneimittel)
- Informationen zur Anreise: Adresse, Wegbeschreibung oder Hinweise zur Nutzung öffentlicher Verkehrsmittel
- Ansprechpartner*in mit telefonischen Kontaktdaten und Zeiten der Erreichbarkeit

Gut gestaltete und verständliche Erinnerungs-Mails stellen sicher, dass die Teilnehmenden rechtzeitig und gut vorbereitet erscheinen und keine Termine versehentlich versäumen. Sorgfältige Blockrekrutierung und gezielte Kommunikation ermöglichen eine strukturierte und effiziente Durchführung von Studienvisiten und Interviews (Hinweise und Tipps für die Kommunikation im Studienteam siehe Abschn. 10.7.4).

14.2.2 Betreuung von Studienteilnehmenden

Die Betreuung der Teilnehmenden in den Humanstudien erfordert ein hohes Maß an Professionalität, Zuverlässigkeit und Einfühlungsvermögen. Die Teilnehmenden zeigen oft ein bemerkenswertes Engagement, das aktiv gefördert und gewürdigt werden sollte. Es ist wichtig, ihre Motivation aufrechtzuerhalten, respektvoll mit ihrer Zeit umzugehen und ihnen eine durchweg positive Studienerfahrung zu bieten. Ziel ist es, dass sie den vorgegebenen Studienabläufen folgen, pünktlich zu den vereinbarten Terminen erscheinen, präzise und qualitativ hochwertige Antworten auf die Fragen geben und vor allem die Studie nicht abbrechen. Denn das Prinzip der Freiwilligkeit ist immer zentral: Jede Person hat das Recht, jederzeit und ohne Angabe von Gründen aus der Studie auszusteigen.

Eine hohe Drop-out-Rate kann die Qualität der Studie erheblich beeinträchtigen. Dies betrifft sowohl die interne Validität, d. h. die Aussagekraft der Ergebnisse innerhalb des Studienkontextes, als auch die externe Validität, d. h. ihre Verallgemeinerbarkeit (siehe Abschn. 10.4). Darüber hinaus kann eine hohe Abbruchrate dazu führen, dass die angestrebte Stichprobengröße nicht erreicht wird, was statistische Probleme aufwirft und zu einem sogenannten Attrition Bias führen kann.

Attrition Bias entsteht, wenn sich die Teilnehmenden, die im Laufe der Studie ausscheiden, systematisch von den verbleibenden Personen unterscheiden. Dies kann die Ergebnisse verzerren und ihre Aussagekraft einschränken. Um dies zu vermeiden, ist es wichtig, die Adhärenz der Teilnehmenden aktiv zu fördern.

▶ **Adhärenz** Adhärenz ("adherence") bezeichnet die Bereitschaft und Fähigkeit der Teilnehmenden, sich konsequent an die vorgegebenen Anforderungen und Abläufe der Studie zu halten. Dazu gehören beispielsweise das pünktliche Erscheinen zu den geplanten Studienvisiten, die protokollgemäße Durchführung der Ernährungsintervention, das Befolgen von Verhaltensrichtlinien (z. B. zur Standardisierung von Studienuntersuchungen) sowie das vollständige und korrekte Ausfüllen von Fragebögen.

Adhärenz unterscheidet sich vom verwandten Begriff Compliance, der das passive Befolgen von Vorgaben beschreibt, während Adhärenz die aktive und bewusste Teilnahme der Teilnehmenden betont.

Eine hohe Adhärenz ist daher entscheidend für die Zuverlässigkeit und Aussagekraft der Studienergebnisse. Eine geringe Adhärenz kann die Qualität der Daten beeinträchtigen und zu Verzerrungen wie dem Attrition Bias beitragen.

Sich in die Lage der Teilnehmenden zu versetzen, kann eine wertvolle Übung sein: Stellen Sie sich vor, Sie nehmen selbst an einer Studie teil. Sie investieren Ihre kostbare Zeit, oft ohne direkten persönlichen Nutzen, und leisten damit einen Beitrag zur Wissenschaft. In einer Gesellschaft, in der Zeit ein äußerst knappes Gut ist, stellt dies eine erhebliche Hürde dar.

▶ **Tipps zur Förderung der Adhärenz**

- **Klare Kommunikation der Studienziele und Anforderungen:**

    Machen Sie den Teilnehmenden verständlich und transparent, warum ihre Teilnahme für den Erfolg der Studie entscheidend ist. Eine klare Erläuterung der wissenschaftlichen und gesellschaftlichen Relevanz stärkt ihre Motivation.

- **Effiziente Organisation**:

    Minimieren Sie den Aufwand und die Belastung für die Teilnehmenden durch eine gut durchdachte Terminplanung, kurze Wartezeiten und eine reibungslose Durchführung.

- **Seien Sie ein Vorbild für Verbindlichkeit und Genauigkeit:**

  Ihre eigenen Standards in der Kommunikation und Organisation setzen den Ton für die gesamte Studie. Zeigen Sie Pünktlichkeit, Präzision und Verlässlichkeit, um das Vertrauen der Teilnehmenden zu stärken. Wenn Sie Zusagen machen – sei es in Bezug auf Informationen, Terminbestätigungen oder Rückmeldungen – halten Sie diese unbedingt ein.

- **Kommunizieren Sie auf Augenhöhe:**

  Begegnen Sie den Teilnehmenden mit Respekt und Wertschätzung. Eine offene und wertfreie Kommunikation fördert ein gutes Verhältnis und motiviert die Teilnehmenden, engagiert zu bleiben.

- **Reagieren Sie zeitnah auf Anfragen:**

  Schnelle Kommunikation ist wichtig. Orientieren Sie sich an der „24-Stunden-Regel": Versuchen Sie, Anfragen innerhalb eines Tages zu beantworten – je schneller, desto besser. Stehen Sie für Rückfragen und Unterstützung zur Verfügung, um Unsicherheiten oder Barrieren frühzeitig zu klären. Gehen Sie auf die Anliegen der Teilnehmenden ein. Wenn Sie eine Frage nicht spontan beantworten können, notieren Sie sie und liefern Sie die Antwort zeitnah nach. Dies zeugt von Engagement und Professionalität.

- **Leiten Sie die Teilnehmenden Schritt für Schritt an:**

  Formulieren Sie klar, was die Teilnehmenden tun sollen, wie sie es tun sollen und bis wann. Klarheit reduziert Unsicherheiten und erhöht die Bereitschaft, die Aufgaben zuverlässig zu erfüllen. Informieren Sie die Teilnehmenden spätestens zwei Tage vor jeder Studienvisite über Ort, Zeit und Vorbereitung der Studienuntersuchungen. Begleiten Sie die Teilnehmenden zu Untersuchungen wie Blutentnahmen, um mögliche Unklarheiten vor Ort selbst zu klären. Stehen Sie bereit, wenn die Teilnehmenden die Studienunterlagen selbst ausfüllen.

- **Seien Sie bei Terminvereinbarungen flexibel:**

  Erleichtern Sie die Teilnahme, indem Sie bei der Terminfindung die individuellen Zeitpläne der Teilnehmenden berücksichtigen. Flexibilität zeigt, dass Sie die Bedürfnisse der Teilnehmenden ernst nehmen.

14.2.2.1 Einholung der informierten Einwilligung

Ein ethisch sehr kritischer Schritt ist die Einholung der informierten Einwilligung („informed consent") (siehe auch Abschn. 13.5). Hierzu gibt die ICH-GCP-Richtlinie (International Council for Harmonisation 2025) einige Anforderungen für die praktische Durchführung vor, die zu beachten sind.

GCP-konforme Einholung der Einwilligung
GCP-konforme Einholung der Einwilligung der Studienteilnehmenden (die Punkte in Klammern beziehen sich auf die ICH-GCP-Richtlinie E6) (International Council for Harmonisation 2025):

- Studieninteressierte dürfen nicht zur Teilnahme oder zur weiteren Teilnahme an einer Humanstudie gezwungen oder unangemessen beeinflusst werden (Punkt 2.8.3).
- Keine der Informationen, die dem Teilnehmenden oder seiner rechtlich anerkannten Vertretung im Rahmen des Einwilligungsprozesses zur Verfügung gestellt werden, darf Formulierungen enthalten, die den Teilnehmenden dazu bringen, auf gesetzliche Rechte zu verzichten oder einen solchen Verzicht andeuten, noch darf sie die Studienleitung, die Einrichtung, den Sponsor oder deren Dienstleister von der Haftung für Fahrlässigkeit entbinden oder den Anschein erwecken, dass eine solche Entbindung erfolgt (Punkt 2.8.4).
- Der Prozess der Aufklärung und Einwilligung sollte von der Studienleitung oder von der Studienleitung beauftragten Studienmitarbeitenden gemäß den geltenden gesetzlichen Vorgaben durchgeführt werden. Ist der*die Teilnehmende nicht in der Lage, selbst in die Teilnahme einzuwilligen (z.B. Minderjährige, Menschen mit stark eingeschränkter Entscheidungsfähigkeit), sollte die rechtlich anerkannte Vertretung des*der Teilnehmenden die Einwilligung stellvertretend erteilen (Punkt 4.8.5).
- Studieninteressierten sollte ausreichend Zeit und Gelegenheit gegeben werden, sich über Details der Studie zu informieren und zu entscheiden, ob sie an der Studie teilnehmen möchten oder nicht. Alle Fragen zur Studie sollten zur Zufriedenheit der Studieninteressierten beantwortet werden (Punkt 2.8.6).
- Die schriftliche Einwilligungserklärung muss sowohl vom Studienteilnehmenden* als auch von der aufklärenden Person vor der ersten Studienmaßnahme eigenhändig datiert und unterschrieben werden (Punkt 2.8.8).
- Wenn eine studieninteressierte Person* nicht lesen kann, sollte während des gesamten Aufklärungsgesprächs ein unparteiischer Zeuge anwesend sein, der die Teilnehmendeninformation und Einwilligungserklärung vorliest und der studieninteressierten Person erklärt. Der Zeuge sollte die Einwilligungserklärung mitunterzeichnen (Punkt 2.8.9.).
- Vor der ersten Studienmaßnahme sollten die Studienteilnehmenden* eine Ausfertigung der unterzeichneten und datierten schriftlichen Einwilligungserklärung sowie der Teilnehmendeninformation erhalten. Bei nachträglichen Änderungen der Teilnehmendeninformation oder der Einwilligungserklärung sollten diese allen Teilnehmenden zur Verfügung gestellt werden (Punkt 2.8.11).

* oder die gesetzliche Vertretung

Was heißt das konkret für die praktische Umsetzung? Studieninteressierte sollten ausreichend Zeit für Rückfragen und ihre Entscheidung haben. Dafür akzeptieren die EKs in der Regel einen zeitlichen Abstand von ca. 24 Stunden zwischen der Teilnehmendeninformation und der Einwilligungserklärung. Zur Vorbereitung können ihnen die Teilnehmendeninformation und die Einwilligungserklärung vorab, z. B. per E-Mail, zugesandt werden.

Die Einwilligung zur Studienteilnahme (informed consent) muss nach umfassender mündlicher und schriftlicher Aufklärung schriftlich erfolgen. Mindestens zwei handschriftlich unterschriebene Originale werden in Anwesenheit des Studienpersonals ausgefüllt. Ein Exemplar verbleibt bei den Studienverantwortlichen, das andere Exemplar wird den Teilnehmenden ausgehändigt.

Besondere Anforderungen gelten für vulnerable Gruppen wie Nichteinwilligungsfähige, Personen mit hohem Leidensdruck und Kinder (siehe Abschn. 13.4 und 13.5). Es muss sichergestellt werden, dass alle Schritte bei der Betreuung der Teilnehmenden sorgfältig eingehalten werden.

14.2.3 Datendokumentation

Die Datendokumentation in studentischen Humanstudien, sei es im Rahmen von Lehrveranstaltungen oder Abschlussarbeiten, erfolgt häufig über Case Report Forms (CRFs) oder individuell erstellte Fragebögen. In einigen Studien kommen zusätzliche Dokumente hinzu, wie beispielsweise Ernährungs- und Compliance-Protokolle, Selbstbeurteilungsskalen oder klinische Befunde von Ärzt*innen sowie Laborbefunde.

Früher war es einfach zu bestimmen, wo die Quelldaten beginnen: Es war der erste Eintrag mit einem Kugelschreiber auf Papier, zum Beispiel in einem CRF. Im digitalen Zeitalter ist die Definition jedoch weiter gefasst.

▶ **Quelldaten und Quelldokumente** **Quelldaten (Source Data):**
Alle Informationen, die aus Originaldokumenten und -aufzeichnungen im CRF, aus klinischen Befunden, Beobachtungen oder anderen Aktivitäten im Rahmen der Studie stammen.

Quelldokumente (Source Documents):
Alle Originaldokumente und -aufzeichnungen, die die Quelldaten enthalten und als Nachweis für die Durchführung einer klinischen Studie dienen. Dazu gehören sowohl physische als auch elektronische Formate, die bei der Ersterfassung der Studiendaten verwendet wurden.

Beispiele für Quelldokumente sind:

- **CRFs**
- **Klinische Unterlagen**, wie Krankenakte, Arztbriefe, Laborbefunde, Ergebnisse von bildgebenden Verfahren, Verschreibungen und Verordnungen
- **Teilnehmendendokumente**, wie Selbstbeurteilungsfragebögen, Tagebücher oder Teilnehmendenberichte (z. B. ePRO – electronic Patient-Reported Outcomes)

14.2 Datenerhebung

- **Gerätedaten**, wie Ausdrucke oder digitale Daten von medizinischen Geräten, die in der Studie verwendet werden (z. B. EKG-Daten)
- **Regulatorische und organisatorische Dokumente**, wie Einwilligungserklärungen oder Delegierungsprotokolle (Delegationslogs)

Anforderungen und Zweck von Quelldaten

Anforderungen an Quelldaten

- **Integrität:** Sie müssen original, authentisch und überprüfbar sein.
- **Nachvollziehbarkeit:** Änderungen müssen dokumentiert und nachvollziehbar sein (Audit-Trail).
- **Datenschutz:** Der Schutz der Vertraulichkeit und der personenbezogenen Daten der Studienteilnehmenden muss gewährleistet sein.
- **Genaue Wiedergabe:** Sie müssen die originalen Daten präzise und ohne Verzerrung wiedergeben.

Zweck von Quelldokumenten

- **Datenvalidierung:** Sie dienen als Grundlage für die Überprüfung der Korrektheit und Vollständigkeit der in die Studiendokumentation bzw. Auswertung überführten Daten (Source Data Verification, SDV).
- **Compliance und Nachweis:** Sie belegen die Einhaltung des Studienprotokolls, regulatorischer Vorgaben und ethischer Standards.
- **Sicherheit der Teilnehmenden:** Sie tragen dazu bei, die Sicherheit und das Wohl der Teilnehmenden zu überwachen.

Besonderheiten bei Drittmittelprojekten

In professionell finanzierten Humanstudien erfolgt die Datenerhebung häufig direkt in eCRFs. Diese Daten werden später in Statistikprogramme exportiert. Eine wichtige Vorgabe dabei ist die Source Data Location List:

- Diese Liste definiert eindeutig die Quelle für jede dokumentierte Information.
- Sie stellt sicher, dass die Daten über die gesamte Studiendauer und für alle Teilnehmenden konsistent aus denselben Quellen stammen.
- Werden neue Daten direkt im eCRF erfasst (z. B. während eines Interviews), muss das eCRF als Quelle in der Source Data Location List angegeben werden.

Dieses Vorgehen gewährleistet eine hohe Datenqualität und Nachvollziehbarkeit, die für professionelle Studien unerlässlich sind.

Doch zurück zu den studentischen Projekten. Hier wird ein Großteil der Quelldaten manuell erfasst und es sind besondere Anforderungen zu beachten, um die Datenintegrität und Nachvollziehbarkeit zu gewährleisten.

▶ GCP-konforme Eintragungen in Quelldokumenten
- **Verbot von radierbaren Stiften:**
  - Eintragungen in Quelldokumenten dürfen nur mit nicht radierbaren Stiften, wie z. B. Kugelschreibern, vorgenommen werden. Der Einsatz von Bleistiften oder anderen radierbaren Schreibgeräten ist nicht zulässig, da Einträge nicht nachträglich manipuliert werden dürfen.
- **Korrekturen in Quelldokumenten** (siehe Punkt 2.12.2 der ICH-GCP-Richtlinie (International Council for Harmonisation 2025))**:**
  - Jede Änderung muss ordnungsgemäß dokumentiert werden.
  - Fehler dürfen nicht durch Überschreiben, Schwärzen oder Tipp-Ex korrigiert werden.
  - Alle Änderungen oder Korrekturen müssen nachvollziehbar sein. Dies beinhaltet:
    - Fehler werden mit einem Strich durchgestrichen.
    - Die korrekten Daten werden daneben eingetragen.
    - Angabe des Datums der Korrektur.
    - Angabe des Grundes für die Änderung.
    - Initialen oder Name der Person, die die Korrektur vorgenommen hat.
    - Der ursprüngliche Eintrag muss weiterhin lesbar bleiben (kein Überschreiben oder Verbergen).
  - Diese Vorgaben gelten gleichermaßen für handschriftliche als auch für elektronische Dokumentationen.
- **Einhaltung des Datenschutzes (Datenschutzgrundverordnung):**
  - In den Teilnehmenden-Ordnern, die die CRFs und andere Quelldokumente enthalten, dürfen ausschließlich pseudonymisierte oder anonymisierte Informationen abgelegt werden. Wenn Quelldokumente, wie Labor- oder Untersuchungsbefunde, den Klarnamen, die Adresse, das Geburtsdatum oder andere Informationen enthalten, die die Person eindeutig identifizieren, müssen diese durch Schwärzen oder Tipp-Ex unkenntlich gemacht werden. Bei pseudonymisierten Studien werden sie durch das Einfügen des Pseudonyms ersetzt.
- **Übereinstimmung mit Quelldokumenten:**
  - Es ist sicherzustellen, dass die in den CRFs dokumentierten Daten mit den Quelldokumenten übereinstimmen. Eventuelle Abweichungen müssen klar erklärt und begründet werden (Punkt 2.12.6 der ICH-GCP-Richtlinie (International Council for Harmonisation 2025)).

Abb. 14.4 zeigt anhand des CRF-Ausschnitts aus Abb. 14.1 ein Beispiel für eine GCP-konforme Datenkorrektur

14.2 Datenerhebung

Beispiel einer GCP-konformen Korrektur im CRF

KuLMU Patient*innenteil Pseudonym: KU |0|5|1|

Case Report Form – Patient*innenteil

1.) Allgemeine Angaben

a) **Persönliche Daten**
  1. Alter: |0|2|7| Jahre
  2. Geschlecht: ☒1 Männlich ☐2 Weiblich ☐3 Divers
  3. Körpergröße (m): |1|,|8|3|
  4. Körpergewicht (kg): |0|9|2|,|0| 94,7 korr + erg. ME 21/01/25 ME
     Gewicht Nuxck am Untersuchungs-
     ☒1 geschätzt ☐2 gemessen   tag nochtmopeid gemessen
     Datum Messung (TT/MM/JJJJ): |2|1|.|0|1|.|2|0|2|5| ☐ Keine Angabe

b) **Soziale Anamnese**
  1. Wie ist Ihr Familienstand?

☒1 Verheiratet, lebt mit dem Ehepartner*in	☐4 Geschieden
☐2 Verheiratet, lebt getrennt vom Ehepartner*in	☐5 Verwitwet
☐3 Ledig, nie verheiratet gewesen	☐6 Sonstiges:

Abb. 14.4 Beispiel einer GCP-konformen Korrektur in einem CRF ◀

Neben diesen formalen Notwendigkeiten sind hier ergänzend einige Tipps für eine qualitativ hochwertige und regelkonforme Datendokumentation aufgeführt.

▶ **Tipps für die GCP-konforme Datendokumentation**
  1. **Ordnung und Aufbewahrung der Studiendokumente**
     - **Strukturierte Ablage:**
       – CRFs und andere Quelldokumente sollten systematisch nach Pseudonym, Teilnehmendennummer oder Studienabschnitten sortiert werden.
       – Verwenden Sie klar beschriftete Ordner mit Trennblättern oder digitale Hilfsmittel, um den Überblick zu behalten.
     - **Sichere Aufbewahrung:**
       – Alle Dokumente, die unverschlüsselte Daten enthalten (z. B. Einwilligungserklärung), müssen in einem separaten Ordner an einem sicheren, abschließbaren Ort aufbewahrt werden, um Datenschutz und Vertraulichkeit zu gewährleisten.
       – Bei digitalen Daten: Speicherung in verschlüsselten und regelmäßig gesicherten Systemen (Backup nicht vergessen).
     - **Zugriffsrechte:**
       – Stellen Sie sicher, dass nur autorisierte Personen Zugang zu den Dokumenten haben. In der Regel sind dies die Studiendurchführenden und die Studienleitung.

2. **Korrektes Ausfüllen der CRFs und Fragebögen**
   - **Lesbarkeit sicherstellen:**
     – Schreiben Sie sauber und leserlich mit einem Kugelschreiber. Vermeiden Sie Abkürzungen oder schwer verständliche Notizen.
   - **Alle Felder ausfüllen:**
     – Füllen Sie alle Felder des CRFs oder Fragebogens aus (natürlich nicht dort, wo es Anweisungen zum Überspringen von Fragen gibt …). Felder, die nicht zutreffen, sollten mit „N/A" ("not applicable") gekennzeichnet werden, anstatt sie leer zu lassen.
   - **Fehlende Werte dokumentieren:**
     – Wenn Daten fehlen, ist dies klar und genau zu begründen. Beispiel: „technischer Fehler bei der Messung".
3. **Umgang mit Quelldokumenten**
   - **Datenabgleich:**
     – Vergleichen Sie die CRF-Daten regelmäßig mit den Quelldokumenten. Notieren Sie absichtliche Abweichungen mit einer kurzen Erklärung.
4. **Fehlende Werte und deren Behandlung**
   - **Standardvorgehen:**
     – Definieren Sie vorab mit der Studienleitung, wie mit fehlenden Daten umgegangen werden soll (z. B. genaue Dokumentation der Gründe).
     – Verwenden Sie festgelegte Codes für fehlende Werte, z. B. „999" für „nicht gemessen" oder „-1" für „technischer Fehler".
   - **Statistische Implikationen:**
     – Seien Sie sich bewusst, dass fehlende Werte die Auswertung beeinflussen können. Dokumentieren Sie sorgfältig und vollständig, um Verzerrungen zu minimieren.
5. **Digitalisierte Erfassung**
   - **Regelmäßige Backups:**
     – Führen Sie wöchentliche Backups durch, und bewahren Sie diese an einem separaten, sicheren Ort auf.
   - **Eingabekontrolle:**
     – Überprüfen Sie die digital erfassten Daten auf Vollständigkeit und Konsistenz.
6. **Praktische Gewohnheiten für den Alltag**
   - **Tägliche Kontrolle:**
     – Überprüfen Sie am Ende jedes Studientages Ihre Einträge auf Vollständigkeit und Richtigkeit.

14.2.4 Was tun, wenn man im Studiendesign noch etwas ändern muss?

Nach Erhalt eines positiven Ethikvotums müssen alle ethisch relevanten Änderungen am Studiendesign oder -ablauf der Ethikkommission (EK) zur Genehmigung vorgelegt werden (siehe Abschn. 13.6). Diese Änderungen werden „Amendments" genannt.

> **Wann sind Amendments erforderlich?**
> Amendments sind erforderlich bei:
>
> - Änderungen der Teilnehmendeninformation und der Einwilligungserklärung (ausgenommen sind rein redaktionelle Änderungen wie Rechtschreib- oder Grammatikkorrekturen),
> - Änderungen der Eignungskriterien,
> - ethisch relevanten Änderungen des Datenmanagements,
> - wesentlichen Anpassungen der Rekrutierungswege sowie
> - Änderungen der Verantwortlichkeiten im Studienteam.

Diese Anforderungen stellen sicher, dass die EK kontinuierlich über potenziell relevante Änderungen informiert wird, um den Schutz der Studienteilnehmenden und die Integrität der Studie zu gewährleisten.

Bei studentischen Studien sollten Amendments möglichst vermieden werden, da die Genehmigung durch die EK bis zu 4 Wochen dauern kann und die geänderten Maßnahmen bis zum Erhalt der Genehmigung nicht durchgeführt werden dürfen.

In der Regel entscheidet die Studienleitung, ob für die geplante Änderung ein Amendment bei der EK erforderlich ist.

14.3 Datenanalyse

14.3.1 Dateneingabe

Der erste Schritt der Datenanalyse ist die Eingabe der Daten aus dem CRF und anderen Quelldokumenten in eine Statistiksoftware. Bevor mit der Eingabe begonnen wird, sollte sichergestellt werden, dass die CRFs und Fragebögen vollständig und korrekt ausgefüllt sind.

Die manuelle Dateneingabe erfordert Sorgfalt, Struktur und ein gutes Fehlerkontrollsystem. Sorgfältige Vorbereitung und regelmäßige Überprüfung stellen sicher, dass die Daten sauber und auswertbar sind.

▶ **Praxistippes für eine strukturierte und fehlerfreie Dateneingabe**
1. **Vorbereitung der Quelldaten**
   - Codes für häufig vorkommende Kategorien vereinbaren (z. B. „1" für „ja", „=" für „nein") und alle Codes in einer Kodierliste festhalten, falls die Kodierung nicht im CRF festgelegt wurde (siehe Abschn. 14.1.1.1).
2. **Struktur und Reihenfolge bei der Eingabe**
   - Verwenden Sie Spalten für die Variablen (z. B. Alter, Geschlecht, Messwert) und jeweils eine Zeile für jeden Studienteilnehmenden.
   - Verwenden Sie für kategoriale Variablen Labels zur besseren Lesbarkeit.
   - Benennen Sie Variablen kurz, aber eindeutig, z. B. „Alter_J" statt „A".
   - Geben Sie die Daten in der Reihenfolge ein, in der sie in den Quelldokumenten erscheinen. So vermeiden Sie Verwechslungen.
3. **Sicherstellen der Genauigkeit**
   - Überprüfen Sie jeden eingegebenen Datensatz direkt auf seine Richtigkeit. Geben Sie zu zweit ein oder lassen Sie die Eingabe später von einer zweiten Person überprüfen (Vier-Augen-Prinzip).
   - Wenn die Statistiksoftware Validierungsfunktionen anbietet, aktivieren Sie diese (z. B. Warnungen bei der Eingabe von Werten außerhalb eines definierten Bereichs).
4. **Umgang mit Fehlern**
   - Wenn Sie einen Fehler im Quelldokument bemerken, notieren Sie diesen separat und klären Sie den Sachverhalt mit Ihrem Studierendenteam und der Studienleitung.
   - Vermerken Sie Änderungen in einer Änderungsliste mit Datum, Grund und Initialen der Person, die die Änderung vorgenommen hat.
   - Vermerken Sie unplausible Daten und besprechen Sie diese mit der Studienleitung.
5. **Technische Aspekte beachten**
   - Speichern Sie Ihre Eingabedatei regelmäßig und arbeiten Sie mit eindeutig benannten Versionen der Datei, die das aktuelle Datum im Dateinamen enthalten (z. B. Studienname_ JJMMTT). So bleiben Änderungen nachvollziehbar.
   - Erstellen Sie regelmäßig Sicherungskopien auf einem separaten Speichermedium.
6. **Selbstorganisation und Effizienz**
   - Planen Sie ausreichend Zeit für die Dateneingabe ein und vermeiden Sie Hektik. Kurze Pausen helfen, konzentriert zu bleiben.
   - Teilen Sie bei studentischen Projekten mit mehreren Studierenden die Dateneingabe in Zweierteams auf und achten Sie darauf, dass alle Beteiligten die gleichen Standards einhalten.

14.3.2 Datenbereinigung (Data-Clearing)

Nach der Eingabe der Datensätze in die Statistiksoftware sollte vor Beginn der Analyse eine gründliche Überprüfung auf Tippfehler, fehlende Werte und inkonsistente Einträge erfolgen. Dies wird als Phase der Datenvalidierung und -verifizierung bezeichnet. Eine sorgfältige Überprüfung verringert das Risiko, dass Analysen aufgrund von Eingabefehlern mehrfach wiederholt werden müssen oder dass solche Fehler unbemerkt bleiben und die Auswertung verfälschen.

Die Verifizierung der Studiendaten erfolgt durch visuelle und computergestützte Kontrollen auf Vollständigkeit, Konsistenz und Plausibilität. Dabei werden verschiedene Arten von Kontrollen unterschieden: Wertebereichskontrollen überprüfen, ob die Daten in einem sinnvollen Bereich liegen (z. B. ein Alter von 180 Jahren ist physiologisch unmöglich). Feldtypprüfungen stellen sicher, dass die eingegebenen Werte dem definierten Datentyp eines Feldes entsprechen. Logische Plausibilitätsprüfungen analysieren die Beziehungen zwischen verschiedenen Datenfeldern.

In professionellen wissenschaftlichen Projekten werden Validierungs- und Verifizierungsprozesse häufig von Biometrikern in spezialisierten Zentren durchgeführt. In studentischen Projekten hingegen übernehmen die Studierenden selbst die Verantwortung für einfache, aber effektive Kontrollmaßnahmen.

▶ **Tipps für das Data-Clearing**
  1. **Überprüfen Sie die Daten visuell** auf Vollständigkeit und Auffälligkeiten, und kontrollieren Sie die Richtigkeit der Feldtypen.
  2. **Führen Sie erste Plausibilitätsanalysen durch:**
     Metrische Variablen
     - Durch die Berechnung deskriptiver Kennzahlen, wie arithmetisches Mittel, Standardabweichung, Minimum und Maximum, können Eingabefehler schnell erkannt werden.
     - Eventuell nach Subgruppen trennen, um unplausible Daten schneller zu erkennen.

     Kategoriale Variablen
     - Überprüfung, ob alle Merkmalsausprägungen im Kodierplan enthalten sind (z. B. männlich = 1, weiblich = 2, divers = 3, Eingabe von 4???).
     - Deskriptive Auswertung hilft, Fehleingaben zu erkennen.
     - Gleichzeitige Prüfung von zwei Merkmalen zur Erkennung unplausibler Merkmalskombinationen (z. B. schwangere Männer).
  3. **Führen Sie ein Protokoll** über den gesamten Prozess der Datenbereinigung, um später nachvollziehen zu können, was wann und wie geändert wurde.

14.3.3 Erstellung des Analyseberichts

Der Analysebericht ist eine systematische und detaillierte Zusammenstellung aller Ergebnisse einer Studie. Die Hauptfunktion des Analyseberichts liegt in der strukturierenden und umfassenden Darstellung der Ergebnisse, die es ermöglicht, diese innerhalb des Studienteams oder mit externen Expert*innen, wie Statistiker*innen oder anderen Berater*innen, zu diskutieren. Diese Diskussionen ermöglichen es, die Bedeutung und Tragweite der Ergebnisse einzuschätzen und ihre Plausibilität und Belastbarkeit zu überprüfen.

Ein weiterer wichtiger Aspekt ist die Rolle des Analyseberichts als Entwurfsfassung für den Ergebnisteil wissenschaftlicher Arbeiten, wie z. B. akademische Abschlussarbeiten und Originalartikel in wissenschaftlichen Fachzeitschriften.

> **Der Analysebericht als Diskussionsgrundlage**
> Innerhalb des Studienteams ermöglicht der Analysebericht eine umfassende Diskussion der Ergebnisse. Diese Diskussion kann:
>
> - **Neue Erkenntnisse hervorheben:** Was ist besonders überraschend, neu oder relevant?
> - **Weniger wichtige Ergebnisse identifizieren**: Welche Ergebnisse sollten eventuell weggelassen werden?
> - **Unplausible Ergebnisse aufdecken**: Diese können durch Datenchecks weiter überprüft werden, um potenzielle Fehler zu identifizieren.
> - **Neue Ideen für die Darstellung generieren:** Dies umfasst alternative Möglichkeiten der grafischen oder tabellarischen Darstellung.
> - **Die Auswahl von Ergebnissen für Veröffentlichungen unterstützen:** Gemeinsam wird entschieden, welche Ergebnisse für die Publikation oder Präsentation besonders geeignet sind.

Der Analysebericht konzentriert sich also auf das Wesentliche und dies umfassend. Er baut direkt auf dem Studienprotokoll auf, vermeidet Dopplungen und ergänzt nur die Abweichungen zum Studienprotokoll, bevor er auf die Ergebnisse eingeht. Die Ergebnisse werden so umfassend wie möglich dargestellt. Dopplungen von Abbildungen und Tabellen spielen noch keine Rolle. Die Abbildungen müssen zwar schon selbsterklärend sein, aber noch nicht schön ausgestaltet. Viele davon bleiben Momentaufnahmen und sie dienen nur als Ausgangspunkt der Diskussion.

14.3.3.1 Aufbau des Analyseberichts

Die Grundstruktur des Analyseberichts kann im Voraus festgelegt werden. So wird im Einleitungsteil immer das Titelblatt mit Deckblatt, Studienteam und Datum enthalten sein. Dazu kann das Deckblatt des Studienprotokolls adaptiert und um die

Nennung des Studienteams ergänzt werden (siehe Abschn. 12.1.2). Der Aufbau des Inhaltsverzeichnisses, der Tabellen und des Abbildungsverzeichnisses entspricht ebenfalls dem des Studienprotokolls.

Die Darstellung der Ergebnisse erfordert insbesondere bei ausschließlich befragungsbasierten Humanstudien eine Beschreibung der Ergebnisse in der Reihenfolge der Befragung, bevor auf die vordefinierten primären und sekundären Endpunkte eingegangen wird. Andernfalls besteht die Gefahr, dass der Zusammenhang und der Überblick über die Ergebnisse verlorengehen. Bei anderen Studien ist dies nicht in gleichem Maße erforderlich.

Typischer Aufbau eines Analyseberichts
- Deckblatt mit Studientitel, Studienteam und Datum
- Inhaltsverzeichnis
- Tabellen- und Abbildungsverzeichnis
- Einleitung
  - Abweichungen und Ergänzungen zum Studienprotokoll, inklusive Protokollverletzungen
- Ergebnisse
  - Teilnehmendenfluss (Flowchart)
  - Grundcharakteristik der Studienteilnehmenden (Tabelle)
  - Deskription der Ergebnisse (falls separat erforderlich, z. B. bei eigenen Fragebögen)
  - Primärer Endpunkt (Deskription und inferentielle Analysen)
  - Sekundäre Endpunkte (Deskription und inferentielle Analysen)
  - Weitere Analysen
- Kurze Konklusion

Die transparente Darstellung von Abweichungen und Ergänzungen zum Studienprotokoll im einleitenden Teil des Analyseberichts gibt einen klaren Überblick über alle nachträglichen Änderungen in der Studiendurchführung und Datenerhebung. Dokumentiert werden z. B. Änderungen in den Rekrutierungsmaßnahmen oder Fälle, in denen eine Untersuchungsmethode nicht wie geplant durchgeführt werden konnte. Protokollverletzungen ("protocol violations") liegen vor, wenn z. B. bei einzelnen Teilnehmenden die standardisierte Durchführung bestimmter Untersuchungen nicht gewährleistet war, z. B. wenn eine Blutentnahme nicht nüchtern erfolgte oder bei der bioelektrischen Impedanzanalyse (BIA) der erforderliche zeitliche Abstand zur letzten Mahlzeit nicht eingehalten wurde. In diesen Fällen wird das Pseudonym des betroffenen Teilnehmenden bzw. bei anonymisierten Studien die Teilnehmendennummer angegeben. Protokollverletzungen werden vorzugsweise tabellarisch dokumentiert und durch die getroffenen Maßnahmen bzw. Konsequenzen ergänzt.

▶ **Bedeutung von Protokollverletzungen**
- **Ethik und Patientensicherheit:** Protokollverletzungen können das Risiko für Teilnehmende erhöhen und ethische Grundsätze verletzen.
- **Datenqualität und Studienergebnisse:** Abweichungen vom Protokoll können die Gültigkeit und Verlässlichkeit der Studienergebnisse beeinträchtigen.
- **Regulatorische Konsequenzen:** In professionellen Studien können wiederholte oder schwerwiegende Verstöße regulatorische Maßnahmen nach sich ziehen, einschließlich des Abbruchs der Studie.

Protokollverletzungen können nach ihrer Schwere eingeteilt werden:

- **Geringfügige (minor) Protokollverletzungen:** Haben keinen wesentlichen Einfluss auf die Sicherheit der Teilnehmenden oder die Datenintegrität.
- **Schwerwiegende (major) Protokollverletzungen:** Gefährden die Sicherheit der Teilnehmenden, beeinträchtigen die wissenschaftliche Validität der Ergebnisse oder verstoßen gegen ethische Standards.

Protokollverletzungen sollen daher möglichst vermieden werden.

14.3.3.2 Darstellung des Teilnehmendenflusses

Im Ergebnisteil eines Analyseberichts ist die Darstellung des Teilnehmendenflusses, häufig in Form eines Flowcharts, ein unverzichtbarer Bestandteil. Insbesondere für RCTs wird diese Darstellung gemäß Punkt 13a des CONSORT-Statements ausdrücklich empfohlen (siehe Abschn. 10.6.1). Mittlerweile hat sich diese Praxis jedoch auch für andere Studientypen als wertvoll erwiesen. Daher wird im letzten Teil dieses Kapitels auf die Bedeutung und Struktur solcher Flussdiagramme eingegangen.

Grundlage für viele dieser Darstellungen ist das Flussdiagramm des CONSORT 2010, das als „Mutter aller Flussdiagramme" bezeichnet werden kann (Moher et al. 2001, 2010; Moreira Falci und Margues 2015). Dieses Diagramm ist ein zentraler Bestandteil der CONSORT-Richtlinien, die darauf abzielen, Transparenz und Vollständigkeit in der Darstellung von Studiendaten zu gewährleisten.

Das CONSORT-Flussdiagramm visualisiert den gesamten Fluss der Studienteilnehmenden von der Rekrutierung bis zur Datenanalyse. Es umfasst die Phasen des Einschlusses, der Randomisierung, der Durchführung und der Analyse und zeigt genau, wie viele Teilnehmende in jeder Phase eingeschlossen, ausgeschlossen, abgebrochen oder in die finale Analyse einbezogen wurden (siehe Abb. 14.5).

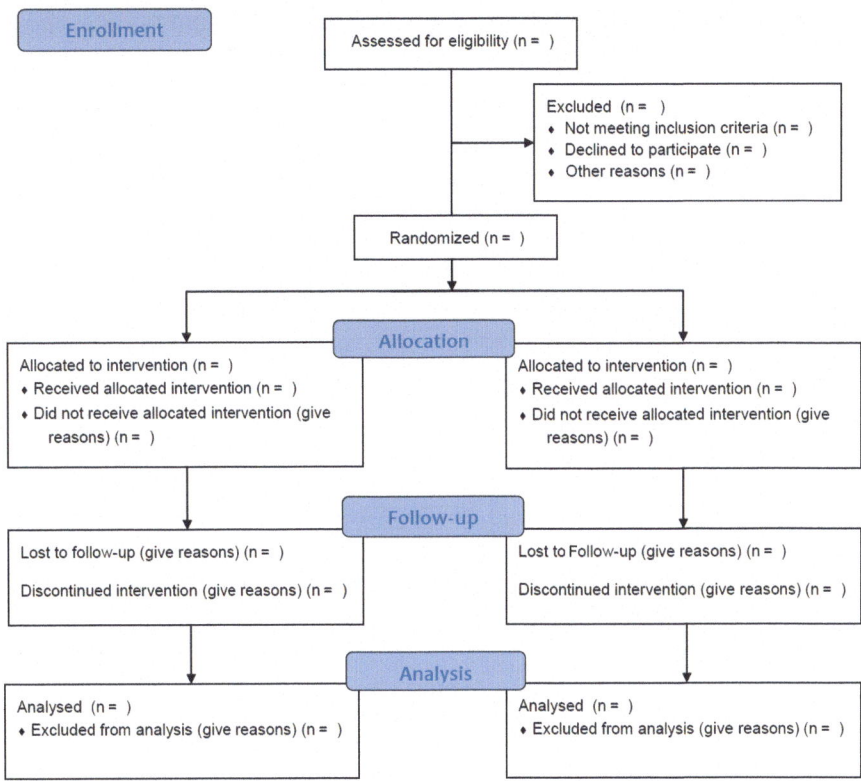

Abb. 14.5 Das Consort-Flussdiagramm

Diese visuelle Darstellung erfüllt mehrere Funktionen: Sie hilft, mögliche Verzerrungen und Selektionsfehler zu erkennen, indem sie die Bewegungen und den Verbleib der Teilnehmenden transparent dokumentiert. Darüber hinaus unterstützt sie die Nachvollziehbarkeit und Replizierbarkeit der Studienergebnisse, was für die wissenschaftliche Qualität und Glaubwürdigkeit einer Studie entscheidend ist.

Flussdiagramme wie das CONSORT-Diagramm haben sich daher als unverzichtbares Instrument zur Verbesserung der methodischen Integrität und Berichterstattung von Studien etabliert.

Abb. 14.6 und 14.7 zeigen beispielhaft die Abwandlung des CONSORT-Flussdiagramms für eine RCT, die im Rahmen einer Bachelorarbeit an der Hochschule Neubrandenburg durchgeführt wurde, sowie für eine Querschnittsstudie, der bereits mehrmals erwähnten PEET-Studie (Alawa et al. 2022).

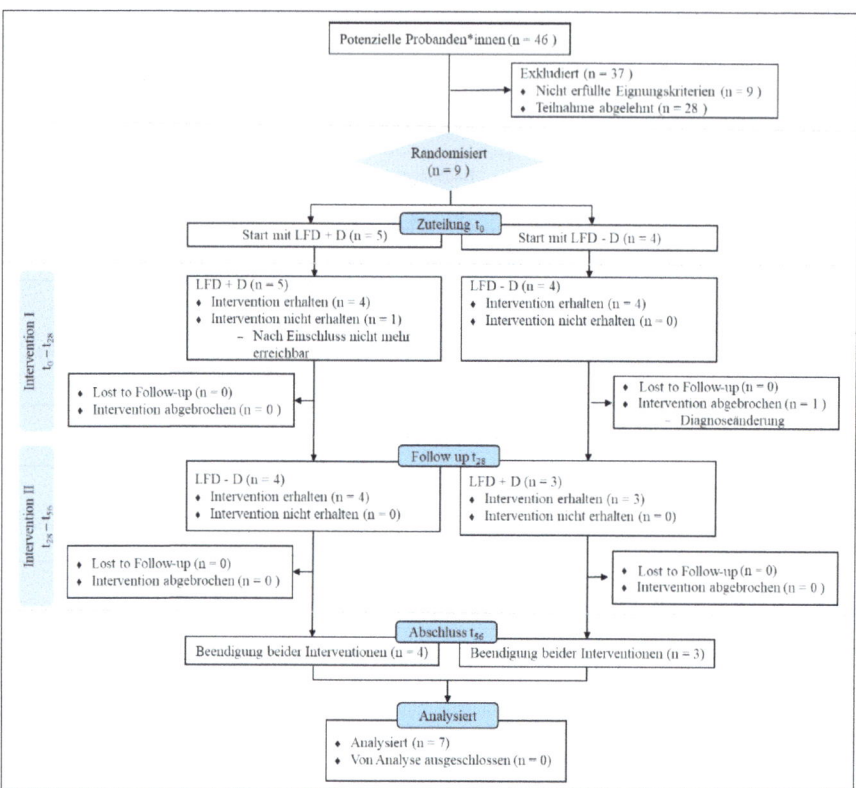

Abb. 14.6 Flussdiagramm einer RCT im Rahmen einer Bachelorarbeit. LFD+D: Low-FODMAP-Diät mit Dinkel, LFD-D: Low-FODMAP-Diät ohne Dinkel, t0: Tag 0 – Zeitpunkt des Einschlusses, t28: Tag 28 – Beginn Intervention I, t56: Tag 56 – Beginn Intervention II (Thomas 2023, Studienregister: DRKS00028991)

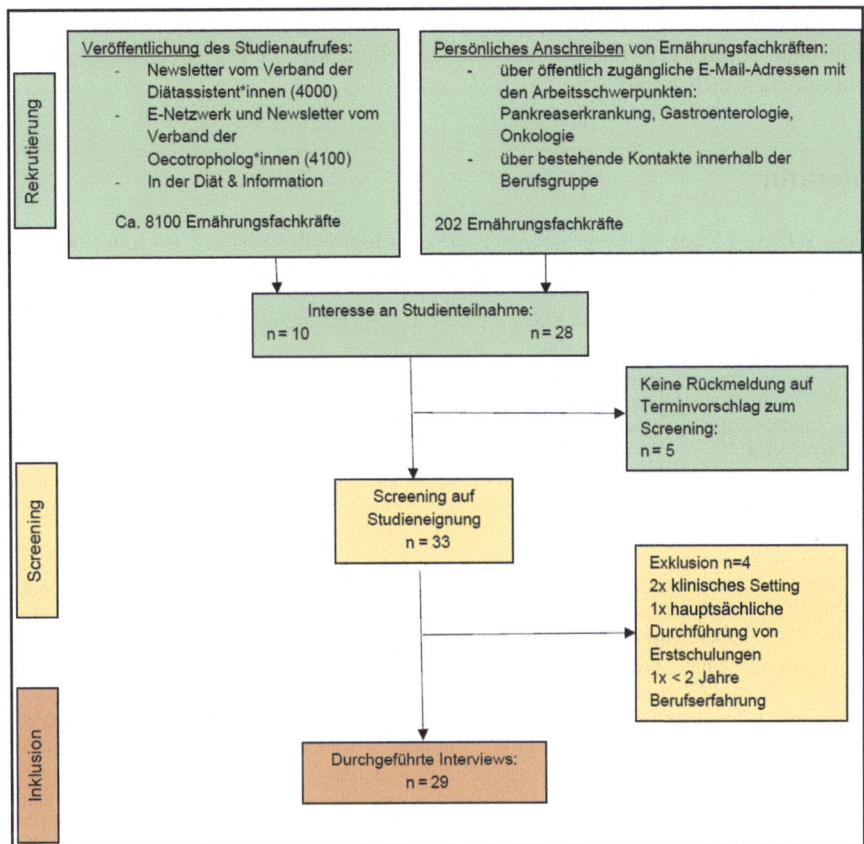

Abb. 14.7 Flussdiagramm für die PEET-Studie (Alawa et al. 2022) in Anlehnung an das CONSORT-Flussdiagramm. Dieses Flussdiagramm zeigt, wie das CONSORT-Flussdiagramm für eine Querschnittsstudie modifiziert werden kann ◀

Verständnisfragen

Warum ist es wichtig, CRFs sorgfältig zu gestalten, und welche spezifischen Aspekte tragen dazu bei, die Qualität der Datendokumentation in Humanstudien zu gewährleisten?

Warum ist die Registrierung von Humanstudien ein wichtiges Qualitätsmerkmal, und welche Vorteile ergeben sich sowohl für die wissenschaftliche Integrität als auch für die Forschenden?

Welche Aspekte sollten bei der Gestaltung eines erfolgreichen Studienaufrufs berücksichtigt werden, um potenzielle Teilnehmende gezielt anzusprechen und ethisch korrekte Informationen bereitzustellen?

Welche Anforderungen stellt die ICH-GCP-Richtlinie an die Einholung der informierten Einwilligung, und wie wird sichergestellt, dass Studieninteressierte umfassend und ethisch korrekt aufgeklärt werden?

Welche Schritte und Maßnahmen sind bei der Dateneingabe und -bereinigung in klinischen Studien erforderlich, um sicherzustellen, dass die Daten vollständig, korrekt und auswertbar sind?

Literatur

Alawa F, Diercks-Frank M, Roehr A, Schön L, Garzon-Riveros MP, Valentini L. Herausforderungen der Pankreasenzymersatztherapie aus Sicht von außerklinisch tätigen ErnährungstherapeutInnen. Aktuelle Ernährungsmedizin. 2022;48:E1. https://doi.org/10.1055/s-0043-1768082.

Bellary S, Krishnankutty B, Latha MS. Basics of case report form designing in clinical research. Perspect Clin Res. 2014;5:159–66.

Bundesministerium für Bildung und Forschung (BMBF). Grundsätze und Verantwortlichkeiten bei der Durchführung klinischer Studien (Version 20.10.2023). https://projekttraeger.dlr.de/media/gesundheit/GF/Grundsaetze_Verantwortlichkeiten_Klinische_Studien.pdf. Zugegriffen am 09.08.2024.

Gabriel LS, Bartels V, Krahl V, Siemers G, Meyer F, Reudelsterz C, Köpcke U, Lambeck A, Valentini L. Durchführung und Organisation der individuellen Ernährungsberatung in Reha-Einrichtungen: eine deutschlandweite Befragung. Aktuelle Ernährungsmedizin. 2024;49(03):15–6.

International Council for Harmonisation (ICH) ICH E6(R3): guideline for good clinical practice. 2025 Januar 6. https://database.ich.org/sites/default/files/ICH_E6%28R3%29_Step4_Final-Guideline_2025_0106.pdf. Zugegriffen am 07.06.2025.

Moher D, Schulz KF, Altman DG. The CONSORT statement: revised 54 recommendations for improving the quality of reports of parallel-group randomised trials. Lancet. 2001;357:1191–4.

Moher D, Hopewell S, Schulz KF, Montori V, Gøtzsche PC, Devereaux PJ, Elbourne D, Egger M, Altman DG, for the CONSORT Group. CONSORT 2010 Explanation and elaboration: updated guidelines for reporting parallel group randomised trial. BMJ. 2010;(340):c869. PMID: 20332511.

Moreira Falci SG, Marques LS. CONSORT: when and how to use it. Dental Press J Orthod. 2015;20(3):13–5.

Thomas Y. Evaluierung der Toleranz und Adhärenz einer Low-FODMAP Diät mit Dinkel im Vergleich zu einer bisherigen Standard-Low-FODMAP Diät ohne Dinkel bei Personen mit Reizdarmsyndrom: Eine kontrollierte randomisierte Cross-over-Studie. Hochschule Neubrandenburg, 2021. Bachelor-Thesis Studiengang Diätetik, URN: urn:nbn:de:gbv:519-thesis: 2023 0004 0.

World Medical Association. Declaration of Helsinki – Ethical principles for medical research involving human subjects. 2024 October. https://www.wma.net/policies-post/wma-declaration-of-helsinki-ethical-principles-for-medical-research-involving-human-subjects/. Zugegriffen am 14.11.2024.

Veröffentlichung der Studienergebnisse 15

Zusammenfassung

Studiendurchführung und Veröffentlichung sind untrennbar miteinander verbunden. Die Veröffentlichung von Studienergebnissen ist eine ethische Verpflichtung, die dazu beiträgt, unnötige Doppelarbeit zu vermeiden und anderen Forschenden die Grundlage für eine optimale Weiterentwicklung ihrer Arbeit zu bieten. Das letzte Kapitel fasst die grundlegenden Anforderungen an das wissenschaftliche Schreiben zusammen. Es folgen praktische Hinweise zur Einreichung von Abstracts bei wissenschaftlichen Kongressen, zur Gestaltung und Präsentation von Postern und freien wissenschaftlichen Vorträgen sowie zum Verfassen von prägnanten Kurzartikeln.

Nun ist es soweit – der Analysebericht ist fertig und nun kann mit der Veröffentlichung der Ergebnisse begonnen werden.

15.1 Warum es wichtig ist, die Studienergebnisse zu veröffentlichen

Die Veröffentlichung von Studienergebnissen ist nicht nur ein wichtiger Schritt im Forschungsprozess, sondern auch eine ethische Verpflichtung, die in der Deklaration von Helsinki klar formuliert ist. Bevor wir uns den praktischen Aspekten zuwenden, werfen wir daher einen Blick auf die relevanten Aussagen dieser Deklaration.

▶ **Ethische Verpflichtung zur Veröffentlichung von Forschungsergebnissen Deklaration von Helsinki, Punkt 36** (unautorisierte Übersetzung, World Medical Association 2024)

- Forschende, Verfasser, Sponsoren, Herausgeber und Verleger tragen ethische Verantwortung für die Veröffentlichung und Verbreitung von Forschungsergebnissen.
- Forschende sind verpflichtet, die Ergebnisse ihrer Studien öffentlich zugänglich zu machen und für Aktualität, Vollständigkeit und Genauigkeit ihrer Berichte einzustehen.
- Alle Beteiligten sollen anerkannte Leitlinien für ethische Berichterstattung befolgen.
- Negative und nicht schlüssige Ergebnisse sind genauso wie positive Ergebnisse zu veröffentlichen oder auf andere Weise zugänglich zu machen.
- Finanzierungsquellen, institutionelle Zugehörigkeiten und mögliche Interessenkonflikte müssen offengelegt werden.
- Veröffentlichungen, die diesen ethischen Grundsätzen widersprechen, sollen nicht akzeptiert werden.

Die Veröffentlichung von Forschungsergebnissen ist daher weit mehr als ein persönliches Prestigeprojekt. Ohne die Verbreitung der Ergebnisse bleibt das gewonnene Wissen ungenutzt (Müller 2013). Forschung wird erst dann wertvoll, wenn sie öffentlich zugänglich ist und von anderen in ihre Überlegungen und Arbeiten einbezogen werden kann.

Was aber, wenn die Qualität der Studie oder der Ergebnisse für eine Veröffentlichung nicht ausreichen? In diesem Fall stehen wir vor einer weiteren ethischen Herausforderung: Es ist unethisch, Studien durchzuführen, die nicht den Qualitätsstandards für eine Veröffentlichung entsprechen (siehe Kapitel zum Ethikantrag, Abschn. 13.2). Dies gilt auch für studentische Projekte oder Abschlussarbeiten.

Selbst das kleinste studentische Forschungsprojekt sollte so angelegt sein, dass es veröffentlicht werden kann – sei es als Abstract für einen wissenschaftlichen Kongress oder als Kurzartikel in einer Fachzeitschrift. Der Peer-Review-Prozess durch Fachgesellschaften oder Verlage stellt sicher, dass nur qualitativ adäquate Arbeiten veröffentlicht werden.

Ein zusätzlicher Vorteil: Jede Veröffentlichung schafft eine zitierfähige Literaturstelle, die den Lebenslauf stärkt und bei zukünftigen Bewerbungen von Nutzen sein kann.

Bevor wir uns den Anforderungen für Abstract-Einreichungen zuwenden, betrachten wir zunächst die Grundprinzipien des wissenschaftlichen Schreibens.

15.2 Wissenschaftliches Schreiben

15.2.1 Die wissenschaftliche Sprache

Die wissenschaftliche Sprache zeichnet sich durch Präzision, Sachlichkeit, Fachterminologie, Struktur und Nachvollziehbarkeit aus. Dadurch wird eine korrekte und transparente Kommunikation in der EBD und der EBM gewährleistet.

Kerncharakteristiken der wissenschaftlichen Sprache
1. **Nachvollziehbarkeit:** Aussagen werden durch Evidenz in Form von Literaturangaben belegt (siehe auch Abschn. 12.1.17)
   - **Beispiel:**
     - *„Nach einer Metaanalyse von Smith et al. aus (7) erhöht die Aufnahme von Omega-3-Fettsäuren die HDL-Cholesterinkonzentration um durchschnittlich 5,2 mg/dL (p < 0,01)."*
2. **Einführen von Abkürzungen:** Im Allgemeinen werden Abkürzungen im Text eingeführt, indem bei der ersten Nennung des Wortes im Text der vollständige Name und die Abkürzung in Klammern genannt wird. Die Abkürzung sollte von da an durchgängig verwendet werden. Die Einführung der Abkürzung soll auch dann erfolgen, wenn die Abkürzung in einem Abkürzungsverzeichnis genannt wird.
   - **Beispiel:**
     - **Statt:** ... RKI (Robert Koch-Institut)...
     - **Richtig:** ... Robert Koch-Institut (RKI) ...
3. **Präzision:** In der wissenschaftlichen Kommunikation wird darauf geachtet, dass Begriffe und Aussagen eindeutig und klar formuliert sind, um Missverständnisse zu vermeiden.
   - **Beispiele**:
     - **Statt** allgemein „unter Therapie"
     - **Besser**: *„unter Ernährungstherapie"* oder *„unter Pharmakotherapie"* oder *„unter antitumoraler Therapie"*...)
     - **Statt:** Proteine sind gut für den Körper.
     - **Besser:** *„Proteine tragen zur Aufrechterhaltung und Wiederherstellung von Gewebestrukturen bei, insbesondere bei postoperativen Patient*innen mit erhöhtem Proteinbedarf (Literaturverweis einfügen)."*
4. **Objektivität:** Die wissenschaftliche Sprache ist neutral und objektiv, frei von emotionalen und subjektiven Bewertungen.
   - **Beispiele**
     - **Statt:** Ballaststoffreiche Ernährung ist besser.
     - **Besser:** *„Eine ballaststoffreiche Ernährung kann das Risiko für kardiovaskuläre Erkrankungen in der Allgemeinbevölkerung senken (Literaturverweis einfügen)."*
     - **Statt:** Absolutaussagen, wie z. B. „Es muss ...", „Immer ...",
     - **Besser:** Wahrscheinlichkeiten, z. B. „Aufgrund der Ergebnisse ist davon auszugehen, dass ..."
5. **Fachterminologie**: Die Verwendung einer fachspezifischen Terminologie erleichtert die präzise Kommunikation zwischen Fachkräften und spiegelt Fachwissen wider. Ein übermäßiger Gebrauch von nicht fachbezogenen Fremdwörtern sollte jedoch vermieden werden.
   - **Beispiele**
     - **Statt:** Verstopfung
     - **Besser:** *Obstipation*

- **Statt:** Magenverkleinerung
- **Besser:** *Rouen-Y-Magenbypass (RYGB), Sleeve-Gastrektomie* (... je nachdem)
6. **Klarheit**: Kurze, verständliche Sätze statt langer, komplizierter Schachtelsätze.
7. **Umgangssprachliche Floskeln** („Auf diese Art und Weise ...", „normalerweise ...") und unnötige Füllwörter (Phrasen) sowie persönliche Aussagen („ich") vermeiden.
8. Auf **korrekte Rechtschreibung** und **Grammatik** achten.

In der evidenzbasierten Diätetik (EBD) und Ernährungsmedizin gelten dieselben Grundregeln wie in anderen wissenschaftlichen Disziplinen, wenn es um die Verwendung von Zeitformen in Originalarbeiten geht, einschließlich Abstract-Einreichungen für wissenschaftliche Fachtagungen und Kurzartikel. Für Anfänger ist es hilfreich, die Zeitform in Bezug auf den Zweck und den Kontext der Aussage zu verstehen.

▶ **Verwendung von Zeitformen bei wissenschaftlichen Originalarbeiten**
 1. **Gegenwartsform (Präsens):**
     Das Präsens wird in folgenden Fällen verwendet:
     - **Allgemeingültige Aussagen:** Wenn die Aussage allgemein gültig und nicht an eine spezifische Studie gebunden ist.
         - Beispiel: „Proteine sind biologische Makromoleküle, die aus Aminosäuren aufgebaut sind."
     - **Vorstellung bereits veröffentlichter Studien:** Wenn Ergebnisse anderer, bereits veröffentlichter Studien zitiert werden, die weiterhin als relevant angesehen werden.
         - Beispiel: „Smith et al. (13) zeigen, dass eine hohe Ballaststoffaufnahme die Diversität der Darmmikrobiota fördert."
 2. **Vergangenheitsform (Präteritum):**
     Die Vergangenheitsform wird in den folgenden Fällen verwendet:
     - **Beschreibung der Methodik inklusive Ablauf der Studie und Erläuterung des Studiendesigns:** Wenn beschrieben wird, wie eine Studie durchgeführt wurde.
         - Beispiel: „Die Teilnehmenden wurden in zwei Gruppen randomisiert."
     - **Die eigenen Ergebnisse der Originalarbeit, die man gerade zusammenschreibt:**
         - Beispiel: „In der Interventionsgruppe reduzierte sich LDL-Cholesterin statistisch signifikant im Vergleich zur Kontrollgruppe."

Warum diese Unterscheidung der Zeitformen? Die Gegenwartsform zeigt, dass eine Aussage aktuell und relevant ist oder dass ein Ergebnis immer noch gültig ist.

Die Vergangenheitsform zeigt, dass eine bestimmte Handlung oder Beobachtung in der Vergangenheit lag und einmalig war. Zum Zeitpunkt des Schreibens sind die eigenen Ergebnisse noch unveröffentlicht, daher sollte man ihnen noch nicht den Stempel der dauerhaften Gültigkeit aufdrücken. Der Ritterschlag für die zukünftige Verwendung des Präsens erfolgt erst nach der Veröffentlichung.

15.2.2 Aufbau von wissenschaftlichen Arbeiten

Der Aufbau wissenschaftlicher Arbeiten zur Darstellung von Originaldaten aus Humanstudien folgt unabhängig vom Format einem einheitlichen Grundmuster. Dies gilt für Studienprotokolle, Analyseberichte, akademische Abschlussarbeiten (z. B. Bachelor- oder Masterarbeiten sowie Dissertationen), Abstracts für wissenschaftliche Tagungen, Kurzartikel, Originalarbeiten (Vollartikel) und wissenschaftliche Vorträge zur Präsentation von Ergebnissen. Obwohl je nach Format oder Zweck einzelne Abschnitte fehlen können – z. B. der Ergebnis- und Diskussionsteil in einem Studienprotokoll oder die Diskussion aus Platzgründen in einem Abstract – bleibt die grundlegende Struktur und Logik des Aufbaus immer erhalten.

Bei der Veröffentlichung von RCTs müssen zusätzlich die Vorgaben der Consort-Checkliste beachtet werden (siehe Abschn. 10.6.1)

Aufbau von wissenschaftlichen Arbeiten zur Vorstellung von Originaldaten aus der eigenen Humanstudie
- **Titel** (Bei RCTs muss „randomisierte kontrollierte Studie" im Titel genannt werden)
- **Autor*innen** und **Affiliations**
- **Abstract** (Bei RCTs erfolgt hier die Erstnennung der Registrierungsnummer)
- **Wissenschaftlicher Hintergrund** (alternativ Einleitung, Rationale)
- **Methoden**
- **Ergebnisse**
- **Diskussion**
- **Schlussfolgerung**
- **Acknowledgment (Danksagung)** (fakultativ)
- **Literaturverzeichnis**

15.2.3 Autorenschaft und Zugehörigkeiten

Mit Ausnahme von akademischen Abschlussarbeiten werden immer alle Mitglieder des Studienteams als Autor*innen genannt (siehe auch Abschn. 10.7). Die Liste der Autor*innen sollte die tatsächlichen Beiträge aller Beteiligten angemessen widerspiegeln. Die Positionen des*der Erstautor*in und der des*der Seniorautor*in (= Letztautor*in) sind besonders wichtig, da sie den Hauptbeitrag zur Studie und die Verantwortung für die Durchführung und Integrität der Studie kennzeichnen.

▶ **Wissenschaftliche Autorenschaft: Wer gehört wirklich dazu?** Das International Committee of Medical Journal Editors (ICMJE) (ICMJE 2024) definiert klare Kriterien, die auch für die EBD und die Ernährungsmedizin gelten. Eine Person sollte nur dann als Autor*in aufgeführt werden, wenn sie

- einen wesentlichen Beitrag zur Konzeption, Planung, Durchführung oder Analyse der Studie geleistet hat,
- an der Erstellung oder kritischen Durchsicht des Manuskripts beteiligt war,
- die endgültige Fassung des Manuskripts genehmigt hat,
- die Verantwortung für alle Aspekte der Arbeit übernimmt, insbesondere für deren Genauigkeit und Integrität.
- Personen, die nicht alle diese Kriterien erfüllen, können im Abschnitt „Acknowledgments" (Danksagungen) genannt werden.

Die Reihenfolge der Autor*innen ist Ausdruck ihrer jeweiligen Beiträge zur Arbeit. Es gibt einige Konventionen.

Reihenfolge der Autor*innen
Erstautor*in:
Die Erstautor*in hat in der Regel den größten Beitrag zur Studie geleistet, z. B. bei der Konzeption, der Datenerhebung, der Analyse und dem Verfassen des Manuskripts. Sie ist oft die Ansprechperson für Rückfragen zu inhaltlichen Details. Für Nachwuchswissenschaftler*innen ist diese Position besonders wichtig, da sie wissenschaftliche Sichtbarkeit und Anerkennung bringt.
Letztautor*in (Seniorautor*in):
Die Seniorautor*in ist oft die Studienleitung, die das Projekt initiiert und beaufsichtigt hat. Sie trägt die Hauptverantwortung für die wissenschaftliche Qualität und Integrität der Arbeit. Diese Position wird oft von erfahrenen Forschenden besetzt, die für die Betreuung und die Ressourcen der Humanstudie verantwortlich waren. Im Falle von studentischen Humanstudien ist dies die*der betreuende Professor*in.
Weitere Positionen:
Koautor*innen zwischen Erstautor*innen und Letztautor*innen werden in der Regel nach ihrem Beitrag geordnet, es sei denn, ein anderes System (z. B. alphabetische Reihenfolge) wird verwendet und im Manuskript erläutert. In der Regel wird ein U-förmiges System gewählt. Vorne die Jungwissenschaftler*innen in absteigender Reihenfolge der Wichtigkeit, von hinten beginnend die erfahrenen Wissenschaftler*innen in absteigender Reihenfolge zur Mitte hin.
Gleichberechtigte Beiträge können durch Fußnoten hervorgehoben werden („These authors contributed equally"). Die geteilte Erstautorenschaft kann insbesondere bei studentischen Projekten sinnvoll sein.

15.2 Wissenschaftliches Schreiben

Bereits zu Beginn des Projekts sollte das Studienteam unter Einbeziehung der Studienleitung die Autor*innennennung und die Reihenfolge klären, um Konflikte zu vermeiden. Einige Journale verlangen, dass die spezifischen Beiträge der einzelnen Autor*innen im Manuskript dokumentiert werden (z. B. wer für die Datenanalyse oder das Schreiben verantwortlich war). Eine unberechtigte Autorenschaft (z. B. „Ehrenautorschaft") oder das Auslassen berechtigter Personen ist unethisch und kann schwerwiegende Folgen haben.

Den Autor*innen wird jeweils ihre institutionelle Zugehörigkeit (Affiliation) zugewiesen. Unter der Affiliation in der Autorenliste einer wissenschaftlichen Arbeit versteht man die institutionelle Zugehörigkeit der Autor*innen. Sie gibt an, für welche Institution (z. B. Universität, Forschungseinrichtung, Krankenhaus oder Unternehmen) die jeweilige Person zum Zeitpunkt ihrer Beteiligung an der Arbeit tätig war. Die Affiliation hilft Lesenden und Fachkolleg*innen, den institutionellen Hintergrund der Autor*innen zu verstehen, und erleichtert die Kontaktaufnahme oder die Zuordnung der Forschung zu einer Institution.

▶ **Wichtige Aspekte der Affiliation (institutionelle Zugehörigkeit)**
1. **Inhalt der Affiliation:**
   Eine vollständige Affiliation umfasst in der Regel
   - den Namen der Institution (z. B. Hochschule oder Forschungseinrichtung),
   - die Abteilung oder das Institut (z. B. Fachbereich, Sektion, Fakultät für Medizin),
   - den Ort (Stadt und Land).

   Beispiel:
   Klinik für Innere Medizin, Universitätsklinikum XY, Greifswald, Deutschland
   Studiengang X, Fachbereich Y, Hochschule Z, Neubrandenburg, Deutschland

2. **Zuordnung:**
   Jede*r Autor*in wird mit der Affiliation gelistet, die für den Zeitraum der Forschungsarbeit zutrifft. Wechselt eine Person nach Abschluss der Arbeit die Institution, wird in der Regel die frühere Zugehörigkeit angegeben.

3. **Mehrfache Affiliationen:**
   Wenn eine Person an mehreren Einrichtungen tätig ist oder war, können mehrere Zugehörigkeiten angegeben werden. Diese werden oft durch hochgestellte Zahlen oder Symbole mit dem Namen verknüpft.

   Beispiel:
   Anna Müller[1], Thomas Schmidt[1,2]
   [1] Studiengang X , Fachbereich Y , Hochschule Z, Neubrandenburg, Deutschland
   [2] Klinik für Innere Medizin, Universitätsklinikum XY, Greifswald, Deutschland

4. **Kontaktinformationen:**
Häufig wird die Affiliation mit der Angabe einer Korrespondenzadresse kombiniert, vor allem für die korrespondierende Autor*in. Diese ist meist entweder der*die Seniorautor*in oder der*die Erstautor*in.

Die Affiliation zeigt, wo die Forschung durchgeführt wurde, und kann auf verfügbare Ressourcen und Expertise hinweisen. Die Anbindung an eine renommierte Institution kann die Wahrnehmung der Arbeit positiv beeinflussen. Sie ermöglicht es anderen Forschenden, für Kooperationen oder Rückfragen mit den Autor*innen oder der Institution in Kontakt zu treten. Die Affiliation ist somit ein wesentlicher Bestandteil wissenschaftlicher Publikationen und erhöht die Transparenz und Nachvollziehbarkeit der Forschungsarbeit.

15.2.4 Einleitung, wissenschaftlicher Hintergrund

Der wissenschaftliche Hintergrund wurde bereits bei der Erstellung des Studienprotokolls diskutiert und wird dort auch anhand von Beispielen dargestellt (siehe Abschn. 12.1.5). In Originalarbeiten und Kurzartikeln wird dieser Teil oft als Einleitung bezeichnet. Daher soll hier noch einmal speziell darauf eingegangen werden.

Die Einleitung in wissenschaftlichen Originalarbeiten und Kurzbeiträgen dient dazu, das Interesse am Thema zu wecken und wichtige Hintergrundinformationen zu liefern, die für das Verständnis des Artikels unerlässlich sind. Sie legt den Grundstein für die Arbeit, indem sie das behandelte Problem klar darstellt, den aktuellen Stand der Forschung zusammenfasst und die offenen Wissenslücken präzise benennt. Darüber hinaus werden in der Einleitung die Fragestellungen des Artikels einschließlich der zugrunde liegenden Methodik und der wissenschaftlichen Motivation erläutert.

Ein zentrales Element der Einleitung ist die Formulierung der Forschungsziele am Ende des Einleitungsteils, die in Originalarbeiten idealerweise nach dem PICO-Schema strukturiert sind. Dabei werden die primären und sekundären Ziele klar benannt (z. B. „Das primäre Ziel dieser Studie war...", „Die sekundären Ziele umfassten..."). Bei Originalarbeiten kann dies in einem eigenen Absatz erfolgen, bei Kurzartikeln und Abstracts genügt eine kürzere Formulierung.

Die Einleitung soll nicht nur die Lesenden für das Thema begeistern, sondern auch die Begutachtenden von der Relevanz und Qualität der Arbeit überzeugen. Zu diesem Zweck ist sie prägnant und gut strukturiert: Bei Originalbeiträgen umfasst sie in der Regel 300 bis maximal 800 Wörter, bei Kurzbeiträgen und Abstracts entsprechend weniger (bei Abstracts oft nur zwei kurze Sätze).

Zusammenfassend lässt sich sagen, dass die Einleitung eine doppelte Funktion erfüllt: Sie liefert die notwendigen wissenschaftlichen Grundlagen und schafft gleichzeitig eine überzeugende Basis, um die Bedeutung und den Mehrwert der Studie hervorzuheben. Letztere bezeichnet man als Rationale der Arbeit, also die wissenschaftliche Begründung der Notwendigkeit und des Mehrwerts der vorliegenden Humanstudie.

15.2 Wissenschaftliches Schreiben

▶ **Verfassen der Einleitung/des wissenschaftlichen Hintergrundes/der Rationale**
- Steigen Sie direkt in Ihr (spezielles) Thema ein und vermeiden Sie eine zu lange Herleitung.
- Stellen Sie den Hintergrund des Problems kurz und prägnant dar. Führen Sie nur das aus, was für das vorliegende Problem unmittelbar relevant ist.
- Führen Sie den Lesenden in die relevante Literatur ein.
- Schätzen Sie das Vorwissen der Zielgruppe ein und mache Sie sich die Leserschaft bewusst (in der Regel akademisch ausgebildete Fachkräfte aus der Ernährung und Medizin).
- Erklären Sie die Bedeutung Ihrer Arbeit: Warum musste die Studie durchgeführt werden?
- Tabellen, Abbildungen etc. gehören nicht in die Einleitung.
- Nennen Sie am Ende des Einleitungsteils die Ziele der Untersuchung. Die Forschungsziele sind der wichtigste Teil der Einleitung.

15.2.5 Methodik

Der Methodenteil beschreibt detailliert das Studiendesign, den Studienablauf und die Studiendurchführung, die Studienteilnehmenden, die gewählten Untersuchungsmethoden und informiert über die statistischen Analysemethoden. Das heißt, es wird genau und kurz beschrieben, was im Studienprotokoll vorgegeben wurde. Bei Interventionsstudien kann eine grafische Darstellung des Studiendesigns vorteilhaft sein (siehe auch Studienprotokoll Abschn. 12.1.9). Im Abschnitt Erhebungsmethoden sind alle relevanten Erhebungstechniken mit Literaturangaben kurz zu beschreiben. Bei validierten Fragebögen ist auf die Validierung der deutschen Version zu verweisen. Wesentlich ist, dass alle Teile der Methodik für Dritte reproduzierbar („nachkochbar") dargestellt werden.

Bei Abstract-Einreichungen für wissenschaftliche Fachtagungen und bei Kurzartikeln muss der Methodenteil entsprechend kürzer gehalten werden. Hier sind die wesentlichen qualitätsbestimmenden Merkmale zu nennen und bei den Untersuchungsmethoden sind nur diejenigen aufzuführen, deren Ergebnisse vorgestellt werden.

Die Struktur des Methodenteils in einer Originalarbeit
1. Allgemeiner einleitender Absatz
   - Durchführungsort, wo und wann wurde die Studie durchgeführt?
   - Wurde die Studie in Übereinstimmung mit der Deklaration von Helsinki durchgeführt?
   - Liegt ein Ethikvotum vor? Wann und von wem wurde das Ethikvotum erteilt?

- Wurde von allen Studienteilnehmenden eine informierte Einwilligung eingeholt?
2. Studiendesign
   - Randomisierte kontrollierte Studie? Online-Survey? Prospektiv? Retrospektiv? Etc.
3. Studienteilnehmende
   - Rekrutierung: Zeitraum, wie? (z. B. über Zeitungsannonce, Aushänge), Ablauf
   - Eignungskriterien, Ein- und Ausschlusskriterien
4. Interventionen
   - Konkrete Beschreibung der Interventionen (Dosierung, Frequenz) in der Verum- und Kontrollgruppe
   - Erläuterung des Randomisierungs- und Verblindungsverfahrens (falls zutreffend)
5. Ablauf der Studie
   - Was wurde wann von wem durchgeführt? Darlegung der Schnittstellen
   - Bei Interventionsstudien eignen sich Abbildungen oder Tabellen meist sehr gut zur Visualisierung des Ablaufs
6. Untersuchungsmethoden
   - Auflistung und Beschreibung der einzelnen Untersuchungsmethoden (siehe auch Abschn. 12.1.11.2)
   - Genaue Bezeichnung der Geräte, z. B. medical Body Composition Analyzer seca 515/514 (seca, Hamburg, Deutschland)
7. Statistische Analysen
   - Überlegungen zur Fallzahlbestimmung. Wurde eine Fallzahlrationale oder Fallzahlberechnung durchgeführt?
   - Beschreibung der deskriptiven und inferentiellen Statistik

Der Methodenteil einer wissenschaftlichen Arbeit soll also die Studie so transparent und nachvollziehbar darstellen, dass eine Reproduktion möglich ist. Ziel ist es nicht lediglich, die durchgeführten Schritte zu beschreiben, sondern die fachgerechte Anwendung der Methoden zur Minimierung von Verzerrungen zu erläutern, beispielsweise durch die Einhaltung von Standardisierungen. Dieser Abschnitt dient der Begründung der Studienqualität: Jeder Schritt sollte durchdacht und reflektiert präsentiert werden.

Es ist wichtig zu zeigen, dass die angewandte Methodik den Forschungszielen entspricht und dass der bestmögliche Ansatz zur Beantwortung der Fragestellung gewählt wurde. Dabei steht die Qualität der Untersuchungsmethoden im Vordergrund, z. B. durch die Darstellung ihrer Validität, Standardisierung und Überprüfung. Auch eine angemessene Fallzahl sollte erläutert werden. Der Text sollte stets

15.2 Wissenschaftliches Schreiben

auf die Zielgruppe abgestimmt sein: Bei etablierten Standardmethoden genügt eine kurze Erwähnung ohne detaillierte Begründung. Werden hingegen weniger verbreitete Ansätze genutzt, ist eine fachliche Argumentation erforderlich.

> **Auszug von Untersuchungstechniken aus dem Methodenteil einer Originalarbeit (nach Von der Weiden et al. 2022)**
>
> **Anthropometrie und Körperzusammensetzung**
> Das Körpergewicht wurde standardisiert mit einer Standwaage (Seca 799, Hamburg, Deutschland) ermittelt. Das Wiegen erfolgte nüchtern und leicht bekleidet (nachträglicher Gewichtsabzug von 200 g), wobei die Schuhe ausgezogen wurden. Die Körpergröße wurde mit einem Stadiometer auf 0,5 cm genau gemessen. Zur Ermittlung des Body-Mass-Index (BMI) wurden die BMI-Perzentilen von Kromeyer-Hauschild et al. verwendet (Kromeyer-Hauschild et al. 2001). Der Taillenumfang wurde am freien Oberkörper nach dem Ausatmen 1 cm oberhalb des Bauchnabels auf 0,5 cm genau gemessen.
>
> Die Messung der Körperzusammensetzung erfolgte im Liegen mittels bioelektrischer Impedanzanalyse (BIA) mit Nutri-Guard MS (Data-Input, Pöcking, Deutschland). Für die Messung wurden je zwei Klebeelektroden an Hand und Fuß der dominanten Körperseite angebracht. Dokumentiert wurden Resistanz, Reaktanz, Phasenwinkel, fettfreie Masse (FFM), Fettmasse (FM) und Gesamtkörperwasser. Anschließend wurden die Werte mit den entsprechenden Normwerten für 3- bis 18-Jährige verglichen (Data Input GmbH o. J.-a, b). Die vom Gerät verwendeten Regressionsformeln für Kinder und Jugendliche sind validiert (Deurenberg et al. 1990). Zur standardisierten Messung wurden die Teilnehmenden gebeten, bis 12 h vor der Messung keine sportlichen Aktivitäten durchzuführen und mindestens 8 Stunden vorher nichts zu essen. ◄

15.2.6 Ergebnisse

Die Ergebnisse werden sachlich und neutral präsentiert, anschaulich aufbereitet und umfassend dargestellt, ohne sie quantitativ oder qualitativ zu interpretieren. Interpretationen gehören ausschließlich in den Diskussionsteil. Eine vorsichtige Gewichtung der Ergebnisse ist jedoch in begrenztem Umfang zulässig. Dabei gilt die folgende Orientierung: Aussagen, die auch in 20 Jahren noch als reine Beschreibung Bestand haben, können im Ergebnisteil verbleiben.

> **Wertung ist nicht gleich Interpretation**
>
> „**Nur** 3 % der Teilnehmenden zeigten Interesse an der Schulungsmaßnahme" kann verwendet werden, da 3 % auch in 20 Jahren noch einen sehr geringen Anteil darstellen. ◄

Die Ergebnisse werden nach Wichtigkeit und Logik sortiert.

> **Faustregel für die Strukturierung des Ergebnisteils**
> - Darstellung des Teilnehmendenflusses bis hin zum Einschluss in die statistische Analyse (siehe auch Abschn. 14.3.3.2)
> - Grundcharakterisierung der Teilnehmenden
> - Ergebnisse zum primären Endpunkt
> - Ergebnisse zu den sekundären Endpunkten ◄

Die Reihenfolge der Ergebnisse folgt daher einem roten Faden, der der gewählten Fragestellung am besten entspricht. Die wichtigsten Ergebnisse werden vorzugsweise grafisch dargestellt. Tabellenformate bieten die Möglichkeit, komplexe Ergebnisse platzsparend darzustellen. Es ist zu überlegen, welches der Darstellungsformate (Tabelle, Abbildung) am besten geeignet ist, den spezifischen Datensatz übersichtlich und verständlich darzustellen.

▶ Wann sollte eine Tabelle verwendet werden?
1) **Wenn reale Werte wichtig sind:**
   - Grundcharakteristik der Teilnehmenden
   - Gewichtsreduktion in absoluten Zahlen und %
   - etc.
2) **Wenn Sie viele Daten auf einmal präsentieren und vergleichen wollen**
   - Mehrere Parameter zu verschiedenen Erhebungszeitpunkten
   - Mehrere Parameter für verschiedene Untersuchungsgruppen

Was ist bei Tabellen zusätzlich zu beachten (nach Müller 2013)?

Tabellen werden unabhängig von den Abbildungen forlaufend nummeriert und müssen aus sich selbst heraus (ohne Erläuterungen im Text) verständlich sein.

Tabellen enthalten oft viele Informationen, darum ist es wichtig, diese gut zu organisieren:

- Überlegen Sie sich daher, was die Botschaft jeder einzelnen Tabelle sein soll bzw. was die Lesenden daraus lernen sollen.
- Ordnen Sie die Tabelle so an, dass diese Botschaft klar erkennbar ist.

Die Anordnung und Formatierung der Spalten und Zeilen in der Tabelle erfordert manchmal einige Versuche, bis eine gute und leicht verständliche Struktur gefunden ist:

- Oft gibt es eine logische Reihenfolge, welche Inhalte an den Anfang und welche an das Ende der Tabelle gehören.

Wenn Sie sich für eine Anordnung der Inhalte in den Spalten und Zeilen entschieden haben, suchen Sie nach möglichst kurzen und prägnanten Spalten- und Zeilentiteln:

- Am Anfang sind diese meist zu lang:
  - Patient*innen ≤ 60 Jahre; Patient*innen > 60 Jahre
  - Anzahl und Prozent der Komorbiditäten
- Nach einigem Überarbeiten und Nachschauen in anderen Publikationen werden sie aber bald perfekt:
  - Alter, ≤ 60 J, Alter > 60 J
  - Komorbiditäten, n (%)

Titel über der Tabelle, ergänzende Informationen in Fußnoten direkt unter der Tabelle:

- Erklärung der in der Tabelle verwendeten Abkürzungen
- Zusatzinformationen zu Signifikanzen, Hintergrundinformationen
- Legenden wie bei Abbildungen sind bei Tabellen in der Regel nicht üblich

Die Anzahl der Abbildungen und Tabellen in wissenschaftlichen Artikeln ist oft begrenzt. Es empfiehlt sich daher, die Autorenrichtlinien des jeweiligen Journals im Vorfeld sorgfältig zu prüfen. Sofern keine spezifischen Vorgaben gemacht werden, gilt als Faustregel, dass eine Originalarbeit in der Regel nicht mehr als acht Abbildungen und Tabellen enthalten sollte. Bei Kurzartikeln ist die Anzahl in der Regel auf zwei Abbildungen oder Tabellen begrenzt. Sollten dennoch mehr Abbildungen erforderlich sein, können Multi-Panel-Grafiken verwendet werden, bei denen mehrere Einzelabbildungen zu einer zusammengefasst werden.

Der Ergebnisteil „lebt" von den Tabellen und Abbildungen. Der Fließtext ist nur begleitend, fasst das Wesentliche für die Lesenden zusammen und verweist auf die jeweilige Tabelle oder Abbildung.

Abbildungen und Tabellen werden durch Legenden oder Fußnoten verständlich gemacht. Das heißt, wenn Ihre Leserschaft eine Abbildung oder Tabelle betrachtet und die Legende bzw. Fußnote dazu liest, dann sollten sie die Botschaft, die darin steckt, verstehen, ohne im Text nachlesen zu müssen.

Bei der Darstellung der Ergebnisse ist es wichtig, Dopplungen zu vermeiden. Beispielsweise sollten Zahlen, die bereits in einer Tabelle aufgeführt sind, im Fließtext nicht noch einmal vollständig wiederholt werden. Ergebnisse, die als vertiefende Zusatzinformation dienen, können bei einigen Fachzeitschriften in einem „Online Supplement" veröffentlicht werden.

▶ **Gute Abbildungen gestalten: Klar, lesbar und selbsterklärend** **Was ist bei Abbildungen zu beachten** (nach Müller 2013)**?**
  - Wenn Sie sich nicht sicher sind, wie Sie Ihre Daten am besten grafisch darstellen sollen, dann hilft – wie immer – Lesen.
    - Suchen Sie nach ähnlichen Studien, und schauen Sie, wie dort das Problem der Datendarstellung gelöst wurde.
  - Abbildungen plus Legende sollten für sich stehen können!
    - Lesende sollen nur im Artikeltext nachlesen müssen, wenn sie sich für Details dieses Datensatzes interessieren.

- Der Titel der Abbildung sollte kurz und aussagekräftig gestaltet sein.
- Abbildungstitel stehen unterhalb der Abbildung und werden durch die Legenden ergänzt (z. B. Erklärung von Abkürzungen).
  - Größe der Abbildungen dem Inhalt anpassen (nicht zu klein, aber auch nicht überdimensioniert), bei guter Lesbarkeit können zwei Abbildungen/Diagramme nebeneinander stehen.
  - Bei Abbildungen auf Lesbarkeit/Größe der Achsenbeschriftungen, Achsentitel und Beschriftungen innerhalb des Diagramms achten.
  - Achsenbeschriftungen und Achsentitel so optimieren, dass sie wesentlich zur Selbsterklärung der Abbildung beitragen.

15.2.7 Diskussion

Die Diskussion der Ergebnisse umfasst den kritischen Vergleich Ihrer Ergebnisse mit bereits veröffentlichten Studien. Ziel ist es, einerseits Ihre Beobachtungen durch die vorhandene Literatur zu untermauern und andererseits Abweichungen zwischen Ihren Ergebnissen und den publizierten Daten zu erklären bzw. zu interpretieren. Im Diskussionsteil sollten nur die Ergebnisse behandelt werden, die zuvor im Ergebnisteil dargestellt wurden. Neue Ergebnisse sollten hier nicht präsentiert werden und eine bloße Wiederholung der Inhalte des Ergebnisteils sollte vermieden werden.

Eine bewährte Gliederung für Originalarbeiten beginnt mit einer Zusammenfassung der zentralen Ergebnisse Ihrer Studie und deren Bedeutung. Im Gegensatz zum Ergebnisteil können Sie diese hier bereits interpretieren. Anschließend wählen Sie drei Hauptpunkte Ihrer Arbeit aus und diskutieren diese ausführlich, indem Sie Ihre Ergebnisse mit der vorhandenen wissenschaftlichen Literatur vergleichen. Achten Sie dabei auf einen klaren roten Faden. Es müssen nicht alle Ergebnisse diskutiert werden. Weitere relevante Ergebnisse, die nicht unter die Hauptpunkte fallen, werden im zusammenfassenden Abschnitt am Anfang der Diskussion erwähnt.

Wenn es Studien gibt, deren Ergebnisse im Widerspruch zu Ihren Ergebnissen stehen, ist es wichtig, die Gründe für diese Unterschiede herauszuarbeiten. Dabei ist sachlich zu erläutern, warum auch Ihre Ergebnisse gültig sind bzw. welche Schlussfolgerungen sich aus den Widersprüchen ableiten lassen. Vermeiden Sie polemische Kritik an anderen Studien, es sei denn, deutliche Qualitätsunterschiede rechtfertigen eine solche Bemerkung. Nutzen Sie Ihre eigenen Ergebnisse und die der Literatur, um neue Schlussfolgerungen zu ziehen (z. B. „Basierend auf unseren und den Ergebnissen von XY [LIT] …").

Am Ende des Diskussionsteils sollten Sie die Stärken und Limitationen Ihrer Studie kurz und sachlich darlegen. Schwächen sollten transparent und ohne Übertreibung beschrieben werden. Wenn möglich, können Sie diesen Schwächen sachliche Argumente oder Erklärungen entgegensetzen (z. B. „Die geringe Fallzahl ist eine Schwäche, entsprach jedoch der a priori geplanten Anzahl aufgrund begrenzter Erhebungszeit.").

Bei Kurzartikeln ist oft nur Platz für eine Schlussfolgerung, aber es besteht die Möglichkeit, im Ergebnisteil einzelne Ergebnisse direkt mit der Literatur zu verknüpfen, also Ergebnisse und Diskussion zu verbinden. In Abstracts entfällt die Diskussion, hier genügt eine kurze Schlussfolgerung, die sich direkt auf die Ergebnisse beziehen sollte.

> **Empfohlene Gliederung des Diskussionsteils in Originalarbeiten**
> - Zusammenfassender Absatz
> - Diskussionsthema 1
> - Diskussionsthema 2
> - Diskussionsthema 3
> - Stärken und Limitationen

15.2.8 Literaturverzeichnis

Im Text und damit auch im Literaturverzeichnis werden die Vollzitate in der Reihenfolge ihres Erscheinens im Text durchnummeriert (siehe auch Abschn. 12.1.17). Zur Erstellung des Literaturverzeichnisses wird vorzugsweise ein Literaturverwaltungsprogramm wie EndNote® verwendet. Der übergeordnete Stil für wissenschaftliche Arbeiten in der EBD ist Vancouver, dieser wird an die konkreten Anforderungen des jeweiligen Journals angepasst.

15.2.9 Ablauf des wissenschaftlichen Schreibens

Eine ungeschriebene Konvention des wissenschaftlichen Arbeitens besagt, dass die Person, die den ersten Entwurf einer Publikation erstellt, in der Regel auch als Erstautor*in genannt wird (siehe Abschn. 15.2.2). Wie bereits erwähnt, sind geteilte Erstautorenschaften möglich, aber in der Regel auf maximal zwei Personen beschränkt. Der Erstentwurf wird im Kernteam der jeweiligen Publikation erstellt, d. h. in enger Zusammenarbeit mit dem*der Seniorautor*in. Erst wenn ein vollständiger Erstentwurf vorliegt, wird eine erste Koautorenaussendung durchgeführt. Dabei werden alle Mitautor*innen in einer gemeinsamen E-Mail kontaktiert und um Rückmeldung in Form von Verbesserungsvorschlägen und Korrekturen bis zu einer vorgegebenen Frist gebeten. Diese Frist sollte bei Originalbeiträgen mindestens zwei Wochen betragen, bei Abstract-Einreichungen reichen in der Regel zwei bis drei Tage. Die eingegangenen Kommentare werden von den Erstautor*innen in Absprache mit dem*der Seniorautor*in bearbeitet und in die Endfassung der Publikation eingearbeitet. Bei Original- und Kurzartikeln sollte vor der Einreichung eine abschließende Aussendung an alle Autor*innen erfolgen. Bei Abstract-Einreichungen reicht dagegen oft die Information über die Einreichung und die Zusendung des eingereichten Abstracts. Wichtig ist hier, dass alle Koautor*innen der Nennung als Koautor*innen und der Positionierung in der Autorenliste zugestimmt haben.

Wissenschaftliche Arbeiten werden ausgehend von der Ergebnisdarstellung (siehe Abb. 15.1) entwickelt. Es ist zu entscheiden, welche Ergebnisse mit welcher Priorität und in welcher Form in die Publikation aufgenommen werden sollen. Dies geschieht

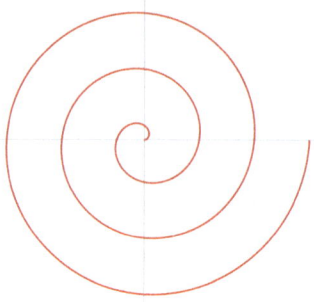

Struktur einer wissenschaftlichen Arbeit:	Empfohlene Reihenfolge der Ausarbeitung:
1. Titel	1. Ergebnisse
2. Abstract	2. Diskussion
3. Einleitung (Hintergrund)	3. Methoden
4. Methoden	4. Einleitung (Hintergrund)
5. Ergebnisse	5. Schlussfolgerung
6. Diskussion	6. Literaturverzeichnis*
7. Schlussfolgerung	7. Abstract
8. Literaturverzeichnis*	8. Titel
9. Acknowledgment	9. Acknowledgement

* Trifft (natürlich) nicht zu, wenn ein elektronisches Literaturverwaltungsprogramm verwendet wird, (EndNote)

Abb. 15.1 Reihenfolge der Erstellung einer wissenschaftlichen Arbeit, adaptiert nach Müller 2013. Die Reihenfolge der Ausarbeitung einer wissenschaftlichen Arbeit entspricht nicht ihrem Aufbau

meist im Kernteam aus Erstautor*innen und Seniorautor*in. Dabei spielt der Analysebericht eine zentrale Rolle, da er die Grundlage für die Diskussion im Kernteam bildet. Auf dieser Basis werden Ergebnisse ausgewählt, ein erster Arbeitstitel der Veröffentlichung formuliert, die Autorenliste abgestimmt sowie potenzielle Unterstützende identifiziert, die die Kriterien für eine Autorenschaft nicht erfüllen, aber in der Danksagung (Acknowledgement) berücksichtigt werden sollen. Orientierung bietet hier ein Blick in das Exposé und das Studienprotokoll (siehe Abschn. 11.4 und 12.1.3).

Sobald der Ergebnisteil abgeschlossen ist, einen kohärenten roten Faden aufweist und die Kernaussagen klar herausgearbeitet sind, können die Diskussionspunkte im Kernteam besprochen werden. Idealerweise beginnt die Diskussion unmittelbar nach Fertigstellung des Ergebnisteils, da die intensive Beschäftigung mit den Ergebnissen eine fundierte Auseinandersetzung in der Diskussion erleichtert. Die Diskussion nimmt in der Regel einige Zeit in Anspruch. Während der Wartephasen auf die Rückmeldung des*der Seniorautor*in kann der Methodenteil erarbeitet werden. Einleitung, Schlussfolgerung und das Abstract werden in der Regel erst am Ende des Prozesses verfasst, um eine optimale Anpassung an das fertige Artikelmanuskript zu gewährleisten. Hier ist es besonders wichtig, sich Gedanken über die Kernbotschaften des Artikels zu machen – welche ein bis drei Botschaften oder Take-Home-Messages, die sich direkt auf die Ergebnisse beziehen, sollen dem Leser mit auf den Weg gegeben werden? Obwohl der Arbeitstitel von Anfang an feststeht, wird der endgültige Titel der Publikation oft erst am Ende des Schreibprozesses präzisiert. Auch die Danksagung wird abschließend überarbeitet und gegebenenfalls angepasst.

15.3 Abstract-Einreichung und Präsentation auf Fachtagungen

Die meisten wissenschaftlichen Konferenzen bieten die Möglichkeit, Abstracts einzureichen. Für Nachwuchswissenschaftler*innen stellt dies einen wichtigen Schritt dar, um ihre Forschungsergebnisse zu präsentieren und sich innerhalb der wissenschaftlichen Gemeinschaft zu vernetzen und zu positionieren. Wird ein Abstract angenommen, erscheint es häufig in einer Fachzeitschrift, was eine zitierfähige Publikation darstellt und den Lebenslauf bereichert. Die Einreichung eines Abstracts hat aber nicht nur den Vorteil, die eigene Forschung sichtbar zu machen. Sie eröffnet auch wertvolle Vernetzungsmöglichkeiten und bietet Studierenden vor dem Berufseinstieg die Möglichkeit, diesen Prozess einmal zu üben und zu erleben.

Doch was genau ist ein Abstract? Ein Abstract ist eine kurze und prägnante Zusammenfassung einer wissenschaftlichen Arbeit. Es folgt dem klassischen Aufbau einer wissenschaftlichen Originalarbeit, ist jedoch stark komprimiert und umfasst in der Regel etwa 250 Wörter. In einer Originalarbeit steht das Abstract direkt nach dem Titel und dient als kurzer Überblick über die Studie. Im Kontext von Konferenzen handelt es sich jedoch um die gesonderte Einreichung eines Abstracts, das häufig denselben inhaltlichen und formalen Anforderungen unterliegt wie ein Manuskript-Abstract.

Jede Konferenz hat spezifische Anforderungen an die Länge, das Format und die Struktur des Abstracts. Dazu gehören beispielsweise Wort- oder Zeichenbegrenzungen, die Verwendung bestimmter Abschnittsüberschriften und Schlüsselwörter. Diese Vorgaben sowie die Einreichungsfristen sind strikt einzuhalten. Detaillierte Informationen sind auf den Internetseiten der jeweiligen Konferenzen zu finden. Die Einreichung erfolgt heute fast ausschließlich über Online-Plattformen, für die eine kostenlose Registrierung erforderlich ist.

Kerninhalte eines Abstracts
- *Einleitung/Hintergrund/Rationale/Introduction/Background/Rationale/ Background & Aims*: Stellen Sie den Kontext und die Fragestellung Ihrer Studie klar dar.
- *Methoden, Methodology, Methods, Participants and Methods* : Beschreiben Sie kurz und präzise die verwendeten Methoden.
- *Ergebnisse, Results*: Präsentieren Sie die wichtigsten Ergebnisse. Achten Sie darauf, möglichst konkrete Zahlen oder Fakten zu nennen.
- *Schlussfolgerung, Zusammenfassung, Konklusion, Conclusion, Summary*: Erläutern Sie die Bedeutung Ihrer Ergebnisse und ihren Beitrag zum jeweiligen Forschungsfeld.

Der Sprachstil ist wissenschaftlich klar und knapp. Das Abstract lebt von der inhaltlichen Dichte, jedes Wort und jede Aussage müssen sitzen. Ansonsten gelten die Empfehlungen für wissenschaftliches Schreiben (siehe Abschn. 15.2). Verwenden Sie eine aktive Sprache und betonen Sie die Neuheit oder Bedeutung Ihrer Ergebnisse. Lassen Sie das Abstract zuerst von der betreuenden Professor*in gegenlesen, um inhaltliche und sprachliche Schwächen zu vermeiden. Senden Sie es dann an alle Koautor*innen und klären Sie vor der Einreichung ab, ob alle mit der Einreichung einverstanden sind.

Informieren Sie alle Koautor*innen nach der Einreichung über den Status und ob das Abstract angenommen wurde und in welcher Form – als Poster oder freier Vortrag. Wenn das Abstract abgelehnt wird, nutzen Sie das Feedback zur Überarbeitung und reichen Sie es bei einer anderen Konferenz oder in einem geeigneten Kontext ein.

▶ **Tipps zur Erstellung von Abstracts für wissenschaftliche Tagungen**
- Beginnen Sie mindestens einen Monat vor Ablauf der Einreichungsfrist mit der Erstellung des Erstentwurfs des Abstracts.
- Machen Sie sich frühzeitig mit der Einreichungsplattform vertraut. Die Vertrautheit mit dem Einreichungssystem der Konferenz kann helfen, technische Schwierigkeiten zu vermeiden. In einigen Fällen ist eine Registrierung erforderlich, um alle Informationen zu den Einreichvoraussetzungen zu erhalten.
- Senden Sie den Erstentwurf zusammen mit dem Titelvorschlag, der Autor*innenliste und der maximal erlaubten Zeichenanzahl Ihrer betreuenden Professor*in zu. Die Fertigstellung des Abstracts erfordert in der Regel zwei bis drei Zyklen.
- Sobald Sie von Ihrer*m Professor*in die Freigabe zur Aussendung an die Koautor*innen erhalten haben, führen Sie diese durch.
- In den meisten Fällen kann das Abstract bis zum Ende der Einreichungsfrist geändert und als Entwurf eingereicht werden. Füllen Sie daher das Abstract-Formular zumindest einige Tage vor der Einreichungsfrist aus, besprechen Sie Unklarheiten mit Ihrem*r Professor*in und reichen Sie es ein, sobald Sie die endgültige Freigabe Ihrer Professor*in erhalten haben.

Das folgende Beispiel zeigt das Abstract eines studentischen Projektes im Rahmen des wissenschaftlichen Arbeitens an der Hochschule Neubrandenburg, das für den Jahreskongress der European Society of Clinical Nutrition and Metabolism (ESPEN) im Jahr 2020 eingereicht wurde (Eggers et al. 2020).

INTEREST OF CALL CENTRES AND CARING INSTITUTIONS IN NUTRITION-FOCUSED WORKPLACE HEALTH PROMOTION PROGRAMMES

N. Eggers*[1], G. Ahlemann[1], S.-J. Ostmeier[1], M. Meloni[1], C. Langenfeld[1], L. Baier[1], L. Laininger[2], R. Renter[2], S. Ramminger[1], L. Valentini[1,2]
[1]University of Applied Sciences Neubrandenburg, Section of Dietetics, [2]Institut für evidenzbasierte Diätetik (NIED), Neubrandenburg, Germany

Rationale: To prevent diet-related diseases the demand has risen for workplace health promotion providing sustainable concepts. The aim of the study was to evaluate the interest of selected call centres and caring institutions to provide tailored nutrition programmes, such as Armonia. Armonia is a blended learning programme suitable for smartphones which was newly developed by the University of Neubrandenburg.

Methods: Interviews with 20 budget managers in 13 call centres and 7 caring institutions (67 %: <249 employees) located in Mecklenburg-Vorpommern, Brandenburg and Berlin from 17.10.–15.11.2019. The questionnaire contained 13 questions about the company and Armonia.

Results: Overall, 65 % (13/20) of companies already implemented health promotion programmes. Of these 92 % (12/13) provided stress management and each

69 % (9/13) provided exercise or nutrition, respectively. Nutrition was rated twice as much as least important (50 %) than stress management or exercise (each 25 %). For call centres the leading cause to implement prevention measures was to reduce sick leaves (77 %), whereas in caring institutions it was to raise work performance (86 %). Concerning Armonia, gain in nutrition literacy (90 %), tracking of personal data (75 %) and personal coaching (71 %) were considered as most important features, whereas calorie counting (40 %), recipes (55 %) and physical exercises (60 %) were rated as less important. After introducing Armonia's content 70 % (n = 14) could envision using Armonia in future. Companies are willing to pay about 6–10 € per employee to use Armonia for 6 months.

Conclusion: Nutritional measures succumb stress management and exercise in workplace health promotion. However more than half of companies can envision using Armonia even though their cost sharing would be insufficient to ensure personal coaching which it is not subsidised by health insurances. ◀

Nach der Abstract-Einreichung werden die Abstracts in der Regel von zwei bis drei Gutachtenden in einem Peer-Review-Verfahren bewertet und bei ausreichender Qualität entweder als Poster oder als freier Vortrag angenommen. Auf diese beiden Formen wird im Folgenden eingegangen.

15.3.1 Die Posterpräsentation

Ein wissenschaftliches Poster fasst die zentralen Ergebnisse einer Studie prägnant und ansprechend zusammen. Dabei bildet das eingereichte Abstract die Textgrundlage, insbesondere der Ergebnisteil wird jedoch durch anschauliche Visualisierungen wie Diagramme, Tabellen oder Abbildungen ergänzt. Der Einsatz von Grafiken ist unerlässlich, da der Textanteil auf ein Minimum reduziert werden sollte.

Gerade auf internationalen Kongressen, auf denen oft mehrere tausend Poster gleichzeitig präsentiert werden, ist eine klare und ansprechende Visualisierung besonders wichtig. Um in diesem Umfeld Aufmerksamkeit zu gewinnen, sollte das Poster Interesse wecken und die Betrachter*innen motivieren, sich näher mit den Inhalten zu beschäftigen. Ein durchdachtes und ästhetisches Design hinterlässt nicht nur einen professionellen Eindruck, sondern fördert auch den fachlichen Austausch mit anderen Wissenschaftler*innen.

Zur Erstellung eines Posters kann eine gängige Software wie PowerPoint verwendet werden, wobei die Größe des Posters individuell angepasst werden muss. Dabei sind immer die Vorgaben der jeweiligen Konferenz zu berücksichtigen. Falls keine spezifischen Vorgaben gemacht werden, empfiehlt es sich, das Corporate Design der eigenen Hochschule oder Institution zu verwenden. Bei Kooperationsprojekten sollten zusätzlich die Logos der Partnerinstitutionen eingebunden werden, um die Zusammenarbeit sichtbar zu machen.

Ein regelmäßiger Austausch mit dem betreuenden Professor während des Erstellungsprozesses wird empfohlen. Das Poster repräsentiert nicht nur die eigene Arbeit, sondern auch die Institution, an der die Forschung durchgeführt wurde.

Abb. 15.2 und 15.3 zeigen Beispiele von Posterpräsentationen, die eher zufällig aus studentischen Präsentationen auf internationalen Tagungen stammen und daher in englischer Sprache verfasst sind. Abb. 15.2 zeigt das Poster zum Abstract-Beispiel im vorigen Abschnitt, das im Querformat erstellt werden musste. Abb. 15.3 zeigt zwei Posterbeispiele im Hochformat. Im rechten Beispiel wurde das Layout mit Farbgestaltung vom Kongress vorgegeben.

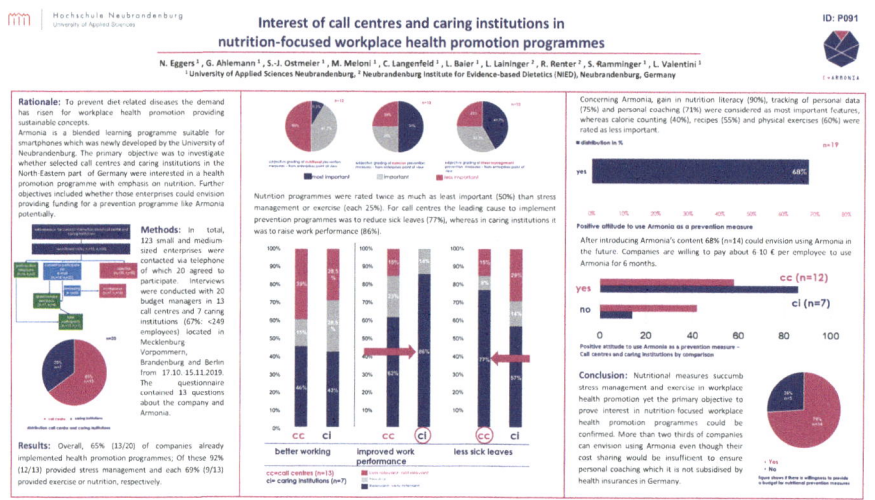

Abb. 15.2 Beispiel einer Posterpräsentation im Querformat (Eggers et al. 2020)

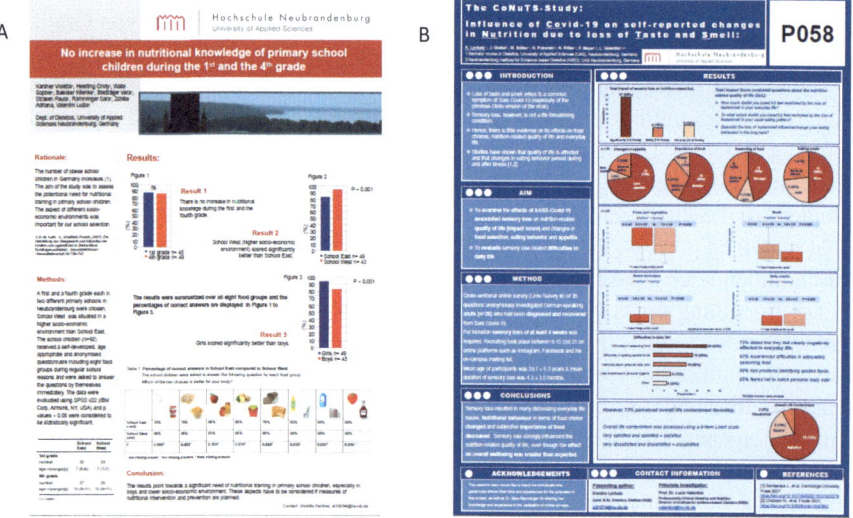

Abb. 15.3 Zwei Beispiele für Posterpräsentationen im Hochformat: A: Präsentation beim Treffen der European Federation of Associations of Dietitians (EFAD) 2016 (Kantner et al. 2016). B: Präsentation beim Jahreskongress der European Society of Clinical Nutrition and Metabolism (ESPEN) 2022 (Lychatz et al. 2022)

▶ **Tipps zur Gestaltung einer wirkungsvollen Posterpräsentation für wissenschaftliche Fachtagungen**
1. **Struktur und Layout**
   - Verwenden Sie ein übersichtliches Layout mit klar definierten Abschnitten, wie Einleitung, Methodik, Ergebnisse und Schlussfolgerung.
   - Ein mehrspaltiges Layout (z. B. zwei oder drei Spalten) erleichtert das Lesen und wirkt professionell.
   - Lassen Sie genügend Leerraum zwischen den Abschnitten, um eine Überfrachtung zu vermeiden.
   - Standardformate für Poster sind oft A0 oder A1. Informieren Sie sich über die Anforderungen der Konferenz.
2. **Design und visuelle Elemente**
   - Wählen Sie ein professionelles Farbschema mit maximal 2–3 Hauptfarben. Achten Sie auf Kontraste, um Text und Grafiken gut lesbar zu machen.
   - Wählen Sie die Schriftgröße so, dass der Text aus einer Entfernung von 1,5 m noch gut lesbar ist. Folgende Schriftgrößen werden empfohlen:
     - Titel: Groß, klar und fett (z. B. 85–120 Punkt)
     - Überschriften: 36–60 Punkt
     - Fließtext: 24–36 Punkt
     - Achsenbeschriftungen und Text in Abbildungen: 12 Punkt
   - Visualisierungen:
     - Verwenden Sie Diagramme, Tabellen und Grafiken, um Ergebnisse darzustellen.
     - Vermeiden Sie überladene Grafiken – vereinfachen Sie Darstellungen.
     - Verwenden Sie hochauflösende Bilder und Icons.
     - Verwenden Sie Fettdruck, Farben oder Kästen, um wichtige Punkte hervorzuheben. Vermeiden Sie Unterstreichungen, sie erschweren die Lesbarkeit.
3. **Inhalt**
   - Halten Sie den Text kurz und präzise. Verwenden Sie den Abstract-Text als Ausgangspunkt und leiten Sie daraus, wenn möglich, Stichpunkte ab.
   - Definieren Sie für die Abbildungen zentrale Aussagen, die sofort erkennbar sind, und vermeiden Sie inhaltliche Dopplungen von Begleittexten zu Grafiken.
   - Präsentieren Sie Ihre Hauptergebnisse und deren Bedeutung klar und prominent.
4. **Interaktive Elemente**
   - Fügen Sie QR-Codes ein, die auf weiterführende Informationen, Publikationen oder Ihr LinkedIn-Profil verweisen.

- Achten Sie darauf, dass Ihr Name, Ihre Institution und Ihre E-Mail-Adresse sichtbar sind.
5. **Technische Überprüfung**
   - Überprüfen Sie die Auflösung von Bildern und Logos (mindestens 300 dpi).
   - Lassen Sie Ihren Text vom Studienteam gegenlesen, um Fehler zu vermeiden.
   - Machen Sie ggf. einen Probedruck, um sicherzustellen, dass alle Elemente gut sichtbar sind.

Viele Kongresse geben feste Zeitfenster vor, in denen Poster aufgehängt werden können, sowie Zeiträume, in denen der*die präsentierende Autor*in persönlich am Poster anwesend sein sollte. In solchen Fällen ist es wichtig, den Inhalt des Posters auf Nachfrage in 1 bis 2 min prägnant zusammenfassen zu können.

Zusätzlich bieten viele Konferenzen Posterführungen an, bei denen der*die präsentierende Autor*in die Studie im Namen des Studienteams in einem vorgegebenen Zeitrahmen – meist 3 bis 5 Minuten – präsentieren soll. Dabei ist es wichtig, die Zeitvorgabe einzuhalten und die Kernaussagen des Posters klar und strukturiert zu vermitteln. Dies erfordert eine sorgfältige Unterscheidung zwischen wesentlichen und unwesentlichen Inhalten.

Gerade am Anfang der wissenschaftlichen Karriere kann dies eine Herausforderung sein und erfordert Übung. Ein Probevortrag im eigenen Studienteam, am besten vor der*dem betreuenden Professor*in, ist eine wertvolle Gelegenheit, das Timing zu optimieren und Feedback zur inhaltlichen und sprachlichen Gestaltung der Präsentation zu erhalten.

15.3.2 Der freie Vortrag

Als „freie Vorträge" werden Kurzpräsentationen bezeichnet, die in einem Zeitrahmen von 5 bis 8 min gehalten werden. Der Begriff „frei" dient der Abgrenzung zu eingeladenen Vorträgen. Freie Vorträge sind wissenschaftliche Kurzpräsentationen, die typischerweise mit Hilfe gängiger Präsentationssoftware wie PowerPoint erstellt werden. Das Abstract bildet hier zwar die Grundlage, im Vergleich zu Posterpräsentationen hat der Vortragende jedoch einen größeren Gestaltungsspielraum und erweiterte Darstellungsmöglichkeiten.

Auch beim freien Vortrag ist zumindest ein Probevortrag im eigenen Studienteam – am besten vor der*dem betreuenden Professor*in – sehr wertvoll, um das Timing zu optimieren und Feedback zu erhalten.

Aufbau des freien Vortrags
- **Cover-Folie (1 Folie)**
  - Corporate Identity der eigenen Institution verwenden
  - Logos der Projektpartner*innen werden ergänzt

15.3 Abstract-Einreichung und Präsentation auf Fachtagungen

- Abstract-Titel mit allen Koautor*innen und Affiliations
- **Hintergrund (1–2 Folien)**
  - Kurz, pointiert und möglichst aktuelle und internationale Literatur zitieren
  - Zielformulierung nicht vergessen
- **Methodik (1–4 Folien)**
  - Transparente Darstellung
  - Es geht hauptsächlich um den Nachweis der Studienqualität, diese bestimmt das Vertrauen in die Ergebnisse
  - Daher sind alle qualitätsbestimmenden Merkmale besonders hervorzuheben (Studiendesign, verwendete validierte Methoden, Nennung der Gerätetypen etc.)
- **Ergebnisse (x Folien)**
  - Hauptteil der Präsentation
  - Auswahl der wichtigsten Ergebnisse, diese exakt und präzise
  - Vermeiden Sie eine selektive Auswahl nur der statistisch signifikanten Ergebnisse
- **Schlussfolgerung (1–2 Folien)**
  - Bei Kurzpräsentationen ausschließlich Zusammenfassung der wichtigsten Ergebnisse
  - Eventuell können die Stärken/Limitationen auf einer Folie genannt werden
- **Insgesamt**
  - Inhalte logisch klar nachvollziehbar und verständlich aufbauen
  - Zielgruppengerechte Wahl der Fachbegriffe und Schwerpunkte

▶ **Gestaltung eines freien Vortrags für eine wissenschaftliche Fachtagung**
- **Faustregel: 1 Folie pro Minute**
  - Die vorgegebene Zeit sollte unbedingt eingehalten werden.
  - Folienanzahl kann je nach Sprechgeschwindigkeit adaptiert werden.
- **Zahlen und Fakten auf den Folien**
  - Alles Wesentliche/Konkrete sollte auf den Folien stehen.
  - Weniger wichtige Informationen können mündlich ergänzt werden.
  - Folien nicht überladen, Stichworte statt ganzer Sätze
- **Zitate auf der aktuellen Folie**
  - Grund: Unmittelbare Einschätzung der Qualität und Aktualität der zitierten Literatur
  - Auf jeder Folie mit 1 beginnend
  - Bevorzugt in Form von Kurzzitaten (Erstautor*in et al. Journal Jahr; Volume:Erste Seite)

- **Folien sollten selbsterklärend sein**
  - Sparsame Verwendung von Abkürzungen
  - Tabellen und Abbildungen sollten selbsterklärend sein.
  - Tabellen und Abbildungen nicht überfrachten – vereinfachen und auf das Wesentliche reduzieren.
- **Expertenposition einnehmen**
  - Seien Sie professionell und zeigen Sie Ihre diätetische und wissenschaftliche Fachexpertise.
  - Das Publikum muss die meisten, aber nicht alle Inhalte verstehen – wenn es trotz klarer und logischer Gliederung nicht alles versteht, wird es Ihre Fachexpertise positiv bewerten.

15.4 Der Kurzartikel

Einige Ernährungsfachzeitschriften im deutschsprachigen Raum, wie z. B. die Ernährungs Umschau und die Aktuelle Ernährungsmedizin, bieten Studierenden die Möglichkeit, ihre Arbeiten in Form von ein- bis zweiseitigen Kurzartikeln zu veröffentlichen. Dies stellt für studentische Projekte und Bachelorarbeiten eine attraktive Möglichkeit dar, die eigenen Ergebnisse zu publizieren.

Für Kurzartikel gelten die allgemeinen Regeln des wissenschaftlichen Schreibens, auf die Besonderheiten wurde bereits in Abschn. 15.2 eingegangen.

Verständnisfragen
- Welche ethischen Verpflichtungen beschreibt die Deklaration von Helsinki in Bezug auf die Veröffentlichung von Forschungsergebnissen, und warum sind auch negative oder nicht schlüssige Ergebnisse wichtig?
- Welche Merkmale kennzeichnen die wissenschaftliche Sprache und warum ist die Unterscheidung der Zeitformen bei wissenschaftlichen Originalarbeiten wichtig?
- Welche Schritte umfasst der Prozess der Erstellung einer wissenschaftlichen Publikation, und welche Rolle spielt dabei die Zusammenarbeit zwischen Erstautor*innen und Seniorautor*in?
- Welche Schritte und Anforderungen sind bei der Erstellung und Einreichung eines Abstracts für wissenschaftliche Konferenzen zu beachten, und welche Inhalte sollten im Abstract enthalten sein?
- Welche wesentlichen Gestaltungselemente und Inhalte sollten bei der Erstellung eines wissenschaftlichen Posters und bei der Vorbereitung eines freien Vortrags für eine Konferenz berücksichtigt werden, und wie kann die Präsentation effektiv vorbereitet werden?

Literatur

Data Input GmbH. Normwerte zur Body Composition: Mädchen n = 6.392. o.J. https://data-input.de/media/pdf_deutsch_2017/Data_Input_Perzentilentabelle_Maedchen_2018.pdf. Zugegriffen am 07.05.2020.

Literatur

Data Input GmbH. Normwerte zur Body Composition: Jungen n = 5.627. o.J. https://data-input.de/media/pdf_deutsch_2017/Data_Input_Perzentilentabelle_Jungen_2018.pdf. Zugegriffen am 07.05.2020.

Deurenberg P, Kusters C, Smit H. Assessment of body composition by bioelectrical impedance in children and young adults is strongly age-dependent. European Journal of Clinical Nutrition. 1990;44:261–8.

Eggers N, Ahlemann G, Ostmeier SJ, Meloni M, Langenfeld C, Baier L, Laininger L, Renter R, Ramminger S, Valentini L. Interest of call centres and caring institutions in nutrition-focused workplace health promotion programmes. Clin Nutr ESPEN. 2020;40:P496.

International Committee of Medical Journal Editors (ICMJE). Recommendations for the Conduct, Reporting, Editing, and Publication of Scholarly Work in Medical Journals. Fassung von Januar 2024. https://www.icmje.org/icmje-recommendations.pdf. Zugegriffen am 23.12.2024.

Kantner V, Heerling C, Waibl S, Baecker W, Brettrager V, Strasen P, Ramminger S, Zühlke A. Valentini L. No increase in nutritional knowledge of primary school children during the 1st and the 4th grade. 9th Conference of the European Federation of Association of Dietitians (EFAD). 2016 Oktober 23.–24.. Amsterdam, NL.

Kromeyer-Hauschild K, Wabitsch M, Kunze D, et al. Perzentile für den Body-mass-Index für das Kindes- und Jugendalter unter Heranziehung verschiedener deutscher Stichproben. Monatsschrift Kinderheilkunde. 2001;149(8):807–18.

Lychatz K, Gießel J, Bülter M, Pokorski N, Ritter N, Meyer F, Valentini L. Influence of COVID-19 on self-reported changes in nutrition due to loss of taste and smell. Clin Nutr ESPEN. 2023;54:524–5. https://doi.org/10.1016/j.clnesp.2022.09.196.

Müller E. Schreiben in Naturwissenschaften und Medizin; erste Auflage UTB Verlag 2013.

Von der Weiden N, Leitzke C, Eisenblätter T, Ramminger S, Valentini L. Dietary habits of children and adolescents with phenylketonuria. Ernährungs Umschau. 2022;69(11):162–71.

World Medical Association. Declaration of Helsinki – Ethical principles for medical research involving human subjects. 2024 October. https://www.wma.net/policies-post/wma-declaration-of-helsinki-ethical-principles-for-medical-research-involving-human-subjects/. Zugegriffen am 14.11.2024

Stichwortverzeichnis

A
Abbildungen 333
Abbruchkriterium 240
Abkürzungen 323
Abstract-Einreichung 329, 335, 336
Adhärenz 303
Affiliation 327
Alternativhypothese 49
Analysebericht
    Aufbau 314
    Erstellung 314
Anwendungsbeobachtung 97, 100
Attrition Bias 169
Ausschlusskriterium 199
Auswaschphase 224
Autorenschaft 325

B
Belastung 249
Beobachtungszeitraum 71, 73
Biometrie 244
Blockrekrutierung 302

C
Case Report Form (CRF) 284
Confounder 170
CONSORT 316
    Flussdiagramm 316
Core Outcome Set 138
COS 138
Cost-effectiveness 105
CRF
    Beispiele 287
    Erstellung 285
    Vorlagen 290

Crossover-Design 119
Curriculum 149

D
Data-Clearing 313
Daten 252
    Erfassung 252
    Speicherung 252
    Weitergabe 252
Datenanalyse 311
    bestätigende 48
Datenbereinigung 313
Datendokumentation 306
Dateneingabe 311
Datenerhebung 301
    organisatorische Vorbereitung 294
    retrospektive 98
    Vorbereitung 283
Datenlöschung 252
Datenmanagement 249
Datenschutz 249
Deklaration von Helsinki 267, 275, 279, 292
Deskription 48
Detection Bias 169
Deutsches Register Klinischer Studien 293
Diskussion 334
Dokumentation 186
Dokumente
    Handhabung 186
Drop-outs 205

E
EBD 3
EBM
    traditionelle 127, 129

Effektivität 104
Efficiency 105
Effizienz 104
Eignungskriterium 196, 229
   Auswahltipps 202
Einleitung 328
Einschlusskriterium 196
Einwilligung
   informierte 237
Einwilligungserklärung 278
EK 146
E-Mail Policy 185
Endpunkt 196, 228
   sekundärer 127
   weicher 129
Epidemiologie
   deskriptive 65
Ergebnis 331
Erhebungszeitraum 224
Ernährungsfachkraft 91
Ernährungsforschung
   epidemiologische 66
Ernährungsforschung
   epidemiologische 64
Erstautorenschaften 335
Erstautor*in 326
Ethikantrag 270
   Einreichung 271
Ethikkommission 146
   Bedeutung 269
   Beurteilungskriterien 269
Ethikvotum
   Bedeutung 269
   Entscheidungspfad 267
   Erforderlichkeit 265
   Erhalt 281
   Notwendigkeit 267
European Prospective Investigation into Cancer and Nutrition (EPIC-Europe) 77
Evidence-Based Dietetics (EBD) 5
Evidenzstärke 163
EWGSOP-2 214
Exposition 70–72

F
Fallbericht 85
   Nachteile 91
Fall-Kontroll-Studie 79
Fallserie 84, 86, 91
   in der Lehre 88
   Nachteile 91

Fallzahl 204
Fallzahlberechnung 208
Fallzahlrationale 207
Fallzahlschätzung 207
First Patient First Visit (FPFV) 224
Flussdiagramm 316
Follow-up-Phase 225
Forschungsansatz
   deskriptiver 47
Forschungs-EK 143
Forschungs-Ethikkommission 143, 146
Forschungskolloquium 158
Fragebogen 241
   eigener 258
   Messqualität 213
   psychometrische Kriterien 213
   validierter 213
Freier Vortrag 342

G
Gantt-Chart 226
Gantt-Diagramm 226
Gendern 270
Gesetz 243
GLIM 214
Grundcharakterisierung 241
Grundgesamtheit 72
Gute klinische Praxis (GCP) 162

H
Humanstudie
   Registrierung 291
Humanstudie
   Integration 143
Hypothese 196, 228
   sekundäre 51

I
ICH-GCP-Richtlinie 280
ICH-GCP-Richtlinie E6 (R2) 276, 305
Informierte Einwilligung
   Einholung 304
Infrastruktur 146
Intervention 230
Interventionsstudie 110
   kontrollierte 105
   unkontrollierte 105
Investigator-Training 300
Inzidenz 65, 70
ITT-Analyse 246

K

Kategoriale Variablen
   Kodierung 290
Kohorte 72
   geschlossene 73
   historische 73
   offene 73
   prospektive 73
   retrospektive 73
Kohortenstudie 70
   Design 74
Kommunikation 182, 302
   externe 186
   interne 186
Kommunikation
   mündliche 185
   schriftliche 183
Kommunikationsweg 182
Kosteneffektivität 104
Kurzartikel 344

L

Lasagna's Law 205
Last Patient Last Visit (LPLV) 224
Lehre
   akademische 149
Lehre
   curriculare 143
Lehrende
   Qualifikation 145
Letalität 64
Letztautor*in 326
Literatur 256
Literaturverzeichnis 335
Lost to follow-up 74
LPLV 225

M

Machbarkeit 17
Machbarkeitsstudie 110
Messqualität 213
Methodenteil 329
Morbidität 64
Mortalität 64

N

Nachbeobachtungszeit 225
Nocebo-Effekt 108
Nutzen
   individueller 248
Nutzen-Risiko-Abwägung 248

O

Objektivität 58
Online-Plattform 66
Originalarbeit 36
Outcome-Parameter 125

P

Paralleldesign 118
Performance Bias 169
Personengruppe
   Besonderheiten nicht einwilligungsfähiger 278, 279
Personengruppe
   vulnerable 265
Pflichtpraktikum 157
Placebo 107
Planungsphase 151
Population 71
Population 72
Posterpräsentation 339
PP-Analyse 246
Prävalenz 64
Projektzeitraum 224
PROM 131
Protokollverletzung 316
Pseudonym 251

Q

Quality of Life 131
Quelldaten
   Anforderungen 307
Quelldaten 306
Quelldokument
   GCP-konforme Eintragungen 308
Quelldokument 306
Querschnittstudie 68, 93

R

Randomisierte kontrollierte Studie (RCT) 3, 173
Randomisierung
   einfache 233
   geblockte 234
Randomisierungsprozess
   Vorbereitung 294
Randomisierungsverfahren 232
Rationale 195
Rekrutierung 204
   Vorbereitung 296
Rekrutierungsmaßnahme 237
Relevanz 17

Reliabilität 58
Risiko 249
Run-in-Phase 224

S
Selection Bias 169
Seniorautor*in 326
Source Data 306
Source Document 306
Sprache 273
Statista 66
Statistik 244
Statistisches Bundesamt (Destatis) 66
Stichprobe 72
Stratifizierung 196, 201
Struktur 192
Studie
   doppel-blind 106
   dreifach-blind 107
   einfach-blind 106
   hypothesengenerierende 207
   hypothesenprüfende 47, 48, 208
   unverblindet 107
Studienablauf 239
Studienabschluss 225
Studienakronym 194
Studienaufruf
   Gestaltung 297
Studiendesign 195, 229, 311
Studiendokument
   Aufbewahrung 309
   Ordnung 309
Studiendurchführung
   anonymisierte 170, 172
   pseudonymisierte 170, 172
Studiendurchführung 224
Studieneignung
   Screening 288
Studienkollektiv 72
Studienleitung 178
Studienpopulation 228
Studienprotokoll
   Aufbau 220
   Struktur 220
Studienregister 223
Studienregistrierung 291
Studienteam 178, 195
Studienteilnehmende 228
   Betreuung 302
Studientitel 193
Studienzeitraum 224
Studierendenteam
   Aufgaben 180

T
Tabelle 332
Teilnehmendenfluss 316
Teilnehmendeninformation 273
Tierversuch
   Nachteile 61
Titelfindung 193

U
Untersuchungsmethode 212
Untersuchungstechnik 241

V
Validierungsdaten 242
Validität 164
   externe 167
   interne 165
Validität
   Verletzung der externen 168
Verantwortlichkeit 221
Verblindungsverfahren 236
Verordnung 243
Versicherung 244
Verumgruppe 4
Verzerrungsfaktor 164
Vortrag
   freier 342

W
Wash-out-Phase 224
Weltgesundheitsorganisation (WHO) 66
Widerruf 252
Wirksamkeit 104
Wissenschaftliche Sprache 322
Wissenschaftlicher Hintergrund 226, 328
Wissenschaftliches Arbeiten
   Module 150
Wissenschaftlichkeit 19

Z
Zeitformen 324
Zeitraum 195
Zellversuch
   Nachteile 61
Ziel 196, 228
Zufallszuteilung 109
Zugehörigkeit 325
Zuordnungsliste 251

The manufacturer's authorised representative in the EU is Springer Nature Customer Service Centre GmbH, Europaplatz 3, 69115 Heidelberg, Germany. If you have any concerns regarding our products, please contact ProductSafety@springernature.com

Printed and bound by CPI Group (UK) Ltd, Croydon, CR0 4YY

26/03/2026

02078972-0003